康复新液
临床研究与应用

耿福能　主编

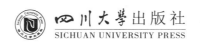

四川大学出版社
SICHUAN UNIVERSITY PRESS

图书在版编目（CIP）数据

康复新液临床研究与应用 / 耿福能主编. — 成都：
四川大学出版社，2022.11
ISBN 978-7-5690-5808-6

Ⅰ. ①康… Ⅱ. ①耿… Ⅲ. ①中成药—临床应用
Ⅳ. ① R286

中国版本图书馆 CIP 数据核字（2022）第 230710 号

书　　名：康复新液临床研究与应用
　　　　　Kangfuxin Ye Linchuang Yanjiu yu Yingyong
主　　编：耿福能

选题策划：周　艳　张　澄
责任编辑：张　澄
责任校对：刘柳序
装帧设计：墨创文化
责任印制：王　炜

出版发行：四川大学出版社有限责任公司
　　　　　地址：成都市一环路南一段 24 号（610065）
　　　　　电话：（028）85408311（发行部）、85400276（总编室）
　　　　　电子邮箱：scupress@vip.163.com
　　　　　网址：https://press.scu.edu.cn
印前制作：四川胜翔数码印务设计有限公司
印刷装订：四川煤田地质制图印务有限责任公司

成品尺寸：185mm×260mm
印　　张：34.75
字　　数：833 千字

版　　次：2023 年 1 月 第 1 版
印　　次：2023 年 1 月 第 1 次印刷
定　　价：498.00 元

扫码查看数字版

四川大学出版社
微信公众号

编 委 会

序一

2007年11月，我到了凉山州布拖县走访调研，看到了全国最大的中药材附子无污染种源基地，以及全国最大的单一品种、传统工艺的附子生产企业——好医生佳能达攀西药业。在山高坡陡、土地贫瘠的凉山州布拖县发展种植附子，并且带动当地群众脱贫致富的，就是好医生集团的董事长耿福能。

2015年，我和耿福能结缘成为师徒；2020年耿福能学成出师。从认识至今这十五年，我们结下了深厚情谊。耿福能通过学习与论证相结合、理论与实践相结合、传统与现代相结合，在继承传统、创新学习的道路上不断成长进步。修业五年期间，他不仅对中药的种植和炮制技术有了更加系统的认识，对整个行业的传承和发展也有了更加深刻的理解。在发展的同时不忘社会责任，耿福能带领企业进行中药材产业扶贫，助力乡村振兴，解决了大凉山布拖县很多深度贫困群众的就业问题和脱贫问题，受到了社会大众和国家的认可。他不仅获得国务院扶贫办颁发的"全国脱贫攻坚奉献奖"，中共中央、国务院颁发的"全国脱贫攻坚先进个人"，在担任全国人大代表期间，还为中医药的持续发展与凉山贫困地区的乡村振兴履职尽责、建言献策。以上种种，我感到十分骄傲。"热爱中药事业，恪守职业道德，继承传统文化，发扬优秀精华"是我的人生准则，也是我对徒弟们的期望。耿福能用他的至诚至善很好地做到了这四点。

习近平总书记强调："中医药学是中国古代科学的瑰宝，也是打开中华文明宝库的钥匙。"中医中药同是一个理论体系，有着不可分割的唇齿相依关系。"医靠药治，药为医用"，中医的正确辩证需要结合高质量的药才能战胜疾病。中药材的真、伪、优、劣与临床疗效和用药安全有着直接关系，因此药品的质量需要从源头开始把控。耿福能提出来"中药原材料'第一车间'在土里"，为此他在大凉山等地发展了适合当地种植的附子、木香、大黄、川续断等中药材，还建设了全国最大的昆虫药美洲大蠊GAP养殖基地，为生产高质量的药品提供了保障。

中医药振兴发展离不开中医药文化的传承和弘扬。中医自古就有著书立说，以文传承的传统。如今，耿福能继承传统中医文化，发扬优秀精华，围绕美洲大蠊的主要临床制剂康复新液，主编撰写了《康复新液临床研究与应用》。本书里既有扎实详细的专业

1

知识，又有通俗直观的案例，通过系统归纳中成药康复新液的研究与应用，联通中药的过去和未来，更好地凸显了中药应用与实践的核心品质，值得学医学药的人士认真研读，也适合喜爱中医药的家庭人员时常翻阅。未来，希望他能继续弘扬工匠精神，把中医药这个伟大的宝库继承好、发展好、利用好，把中医药事业发扬光大。

国医大师

中华中医药学会终身理事

2023 年 1 月 12 日于北京

序二

　　创伤是最古老的医学问题，也是最广泛的临床事件。机体创伤尽管部位不同、大小存在差异，但均存在着组织修复与再生问题。创伤修复与组织再生的研究历史悠久而漫长，《本草拾遗》《神农本草经》和《治百病方》等都记载有对以冷兵器损伤为代表的各种组织损伤发挥治疗作用的药物或验方。美洲大蠊是一味历代本草均有入药记录的中药材，其干燥虫体提取物康复新液，具有通利血脉、养阴生肌等功效，在临床上广泛用于黏膜及皮肤创面的修复，是好医生集团的黄金单品。

　　我与耿福能董事长相识于 2010 年，见证了他作为一名学者型企业家，带领中医药企业不断发展壮大，而且在企业发展的同时，不忘履行社会责任。通过发展中药材种植加工，在凉山 9 个县种植中药材超过 3 万亩，在助力脱贫攻坚、推动乡村振兴方面做出了重要贡献，为此受到国家表彰。

　　耿福能董事长作为一名中医药人，对中医药有着深厚的热爱，多年来坚持致力于中医药文化的传承与发展。他认为中医药企业要走向世界，科技创新是必经途径，"要用现代科技阐明中医药理论"，才能真正实现中药现代化。他领导的好医生药业在发展过程中一直坚持创新，建立了国内首个药用昆虫美洲大蠊 GAP 认证工厂化养殖基地，首次进行了国内药用昆虫美洲大蠊全基因组和转录组研究，实现了中成药原料药材 100％来源于规范化、标准化生产，质量可控；成立药用美洲大蠊四川省重点实验室，围绕美洲大蠊和康复新液的药用机理及物质基础展开深入研究，发现了一系列活性化合物，期待未来有更多可用于创面修复的新药问世。

　　这次由四川大学出版社出版的《康复新液临床研究与应用》专著，在《中药美洲大蠊大全》对美洲大蠊药材系统阐述的基础上，更加全面介绍了其主要制剂康复新液的临床应用，既有实验研究数据，又展示了部分临床治疗效果，是一本具有鲜明特色和重要参考价值的学术专著。我对此书的出版表示热烈祝贺，并非常高兴为其撰写序言。

中国工程院院士

中华医学会组织修复与再生分会主任委员

2023 年 1 月 10 日于北京

自序

　　中医药，顾名思义，是中国人的医药，是中华民族的医药。作为中华民族原创的医学科学，中医药在历史长河中已经流传几千年，在多次的瘟疫、战乱和灾害中，让中华民族转危为安，保障了中华民族的生生不息与中华文明的绵延发展。

　　古代行医治病有坐堂医生与走方医生。坐堂医生服务的对象往往是达官贵族、社会上有身份、有地位的人。而走方医生因为价格低廉，接诊的对象往往是普通民众与社会的底层阶级。走方医生与坐堂医生相比，常缺乏理论性，但处方用药针对性强，常常是一方对一症或一病，药方见效快。医者不需要懂得深奥的医学理论就能给患者治疗。这也是民间医药得以传播和流传于世的主要原因之一。一些家族中的长者，生活阅历丰富，有一些防病、治病的技巧，他们也可以成为家庭中的走方医生。走方医生体现了中医药的亲民性、便捷性与有效性等特点。现代人的生活方式、工作方式发生了巨大的变化，但我们仍希望中医药治病仍能保留其亲民、价格低廉、有效、安全的特点，为此我们编写了《康复新液临床研究与应用》这本内容翔实的书籍，以期为大家提供一些治病的经验与有效的药物。

　　这是一本临床医生可以研读的书籍，参与本书编撰的高级临床医生、专家有数十名，本书为临床应用提供了很多值得研究的疑难病例；这是一本药物学家可以研读的书籍，书中的研究成果与病例可以为开发药物的专家提供许多思考与灵感；这是一本家庭主妇或是退休、赋闲在家的老人们可以研读的书籍，书中的很多病例会告诉你，康复新液在很多疾病治疗中都可能发挥一定作用。十几年来，我们专注于此药物开发的愿景就是："天下康复新，人间无溃疡"。

　　康复新液的原料美洲大蠊属蜚蠊科昆虫，是世界上较为古老、繁衍成功的昆虫类群之一，也是一类有代表性的昆虫药物，它与恐龙同衍生息，与白蚁"相亲相近"，是昆虫研究、中药运用和创新的代表作。美洲大蠊是我国传统的中药材，最早见于《神农本草经》，此后历代本草都有入药记录，将其功效概括为"通利血脉"，并明确记载"白颈者良"。蜚蠊中的"白颈者"通过全基因组测序验证，即为美洲大蠊。现代研究表明，美洲大蠊具有极高的药用价值，其性寒味咸，归心、肝、脾、肾经，具有清热解毒、活血散瘀、通利血脉、利水消肿以及敛疮生肌等多种功效。结合现代科技手段人们又发现，美洲大蠊含有氨基酸、抗坏血酸，以及海藻糖酶、糖蛋白、肌醇、肽类、黏糖氨酸、黏氨酸等多种元素，可以活血、利水，治疗毒疮，不仅对创面、烧烫伤和溃疡等创伤愈合具有明显效果，其提取物还对肿瘤细胞株具有一定的生长抑制作用。康复新液源于美洲大蠊的干燥虫提取物。康复新液最重要的功效是"通利血脉，养阴生肌"。"通利血脉"即消除炎症水肿，改善创面微循环和局部血流量，提高溃疡的愈合质量；"养阴生肌"即促进肉芽组织生长，加速机体病损组织修复，抗炎，提高机体免疫力。康复新液主要有三个药理作用，一是消除炎症水肿，二是促进创面愈合，三是调节免疫功能。它的药理作用虽然概括为简简单单的十几个字，使用范围却涵盖了众多临床科室与疾病。

康复新液是全科用药，广泛应用于外科、皮肤科、消化内科、口腔科、肛肠科、妇产科、儿科、耳鼻喉科等临床科室。至今，康复新液已在国内数千家医院应用 30 余年，在医生及患者心中倍受认可，近年来逐渐成为很多家庭的常备用药。2021 年，好医生康复新液冲出中国，获得加拿大卫生部颁发的天然药物（Natural Health Product）产品许可证（Product Licence），成为国内唯一在加拿大注册成功的创面修复中药品种。2022 年，好医生康复新液年销售额已经突破十五亿元。

康复新液既可内服，也可外用，广泛运用于各类溃疡、创面及炎症消除的治疗。央视 4 套《本草中国 2》中曾报道一个病例，北京通州的孙师傅患有严重的食管溃疡，如果任由溃疡继续发展，可能会穿透食管肌层，严重者甚至危及生命。30 多年来孙师傅尝试了很多常规治疗方法，均没有取得满意的疗效。在消化内科李军祥医生的建议下，孙师傅开始服用康复新液，并佐以中药汤剂调理。3 个月后，孙师傅的食道溃疡消失，之后也没有复发。除了消化道溃疡，康复新液还可以成功逆转萎缩性胃炎。在赣南医学院附属第一医院，51 岁的患者因萎缩性胃炎伴肠化生住院，同时伴有胆汁反流性胃炎与胃溃疡，再发展下去很可能发生胃体癌变。该院医生用康复新液联合常规治疗两个月，成果逆转了肠化生与腺体萎缩。目前临床上消化溃疡通常以抑酸为主进行治疗（即四联疗法），也许在不久的将来，我们会看到以调节免疫、修复创面为主，以抑酸为辅的方式进行治疗。

在癌症治疗领域，康复新液主要用于口腔、食道、胃、结直肠、乳腺、肺等器官的癌症病例。有研究显示，康复新液＋研动（美洲大蠊研粉）配合现代医学的辅助治疗，在癌症治疗领域取得了良好的效果。有的患者在早期被治愈，有的则是在晚期延长他们的生存期。康复新液主要通过解毒增效（中医认为是化癥瘕积聚），从而减缓患者痛苦。很多放化疗期间难以坚持的患者，通过使用康复新液，完成了整个疗程。在未来，我们希望通过康复新液与研动结合，在修复基因、稳定基因、保护基因方面获得进一步的发现。

除此之外，在妇科、结核病、口腔科、肛肠科还有很多鲜活的病例，这些病例不仅启迪着临床应用，也是我们研发灵感的不竭动力之源。近几年，我们还在不断攀登高峰，正在推进的多个原创一类新药，都是从美洲大蠊里发现的。这些创新药将会进一步填补医学上临床使用的空白，为我们不断擦亮中医药这块金字招牌，为中医药产业的质量提升做出贡献。

长期以来，西医以化合物为单元的物质为研究基础，对药理的研究已经达到了细胞层面。中医以哲学、医学哲学及中医理论为基础，对中医药的研究大部分还停留在器官层面。为了让世界人民认可中医药，中医药也需要从科技的角度思考问题，从细胞层面说清楚中医药的药理作用，回答中医药是否有效、如何起效、什么成分在起效、起效的过程是怎样等"中医药四问"。

发展中医药，守正与创新必须同时并举。传承师古不泥古、创新发展不离宗，中医药事业的发展离不开守正创新。中医药的守正守的是疗效、是大医精神、是它的亲民性，是一切以病人为中心的准则。中医药的创新就是用现代人的思维方式、现代的语言、现代的科技思维，解读好祖先留下的"宝贝"，对于康复新液而言，就是解读好康复新液及其类似的产品，把康复新液祛腐生新的机理研究清楚，让人们相信，中医药并不是没有科学基础的学科。二十多年来，我们建立了中医药与干细胞研究院，利用现代的科技手段，如分子、细胞层面相关技术，对美洲大蠊和康复新液的靶点和通路进行研究，让中医药发展全方位与现代科学新技术新方法紧密相连，切切实实地把这一味药继承好、发展好、利用好。

实践是检验真理的唯一标准，疗效是检验一切医药医术的唯一标准。中医药历经千年，至今保持着旺盛的生命力，维护人类健康，其生命力之源便在于疗效。认识康复新液的科学性，也必须要用疗效"说话"。多年来，我们收集了大量康复新液的临床病例，并针对病例开展相关的药学研究，同时发表了千余篇美洲大蠊及康复新液的相关论文。为了让人们较为完整地认识美洲大蠊，我们在前人研究的基础上，结合现代科研成果，于2020年编写出版了《中药美洲大蠊大全》一书。此后，我们系统研究了康复新液的使用方法，收集了相关的典型病例、药理研究等内容，最终形成了《康复新液临床研究与应用》一书。本书集30多年的临床观察与研究，进行了百余个药学实验，参考了1000余篇科研论文，并结合现代的科研成果编撰而成。希望此书的出版可以为临床、为每个家庭和个人，带来一定的针对康复新液的使用参考借鉴价值。在未来，我们还将对美洲大蠊的全基因组与化合物分子层面的物质基础进行研究。在对中医药的深入研究与对中医药现代化探索的路上，希望我们可以不负习近平总书记"中医药大有可为"的嘱托。

中医药源远流长，一脉相传，在五千年历史发展的长河中积累了一万八千多种中草药，这里面每一味中药都像一本内涵丰富的生命健康宝典，都是值得研究的治病疗伤巨著。要读懂其内涵，需要子孙后代静下心来不断探索、解读和思考，深入发掘中医药宝库中的精华，解读祖先给我们留下的宝库。

悠悠岁月，沧桑巨变，中医药在中国古老的大地上已经运用了几千年。作为中华文明复兴的开路先锋，几千年的临床实践证实，中医药无论是在治病上，还是在防病上都是确凿有效的。中医药是中华民族为了生存繁衍而探索和研究生命健康的智慧结晶，是无数先贤的匠心淬炼，是祖辈先贤给我们留下的取之不尽的宝库。习近平总书记曾说，"中医药学是中国古代科学的瑰宝，也是打开中华文明宝库的钥匙"，而我们希望美洲大蠊和康复新液可以成为打开中华文明宝库的一把钥匙，我们也将尽力去用好这把钥匙，读懂中医药，守正创新，传承精华，为中华民族的伟大复兴，为中医药的伟大复兴贡献力量，让中医药更好地为世界人民服务，让世界人民共享中医药。

本书谨献给爱惜自己健康并愿意静下心来读懂中医药的每个家庭和个人！

目 录

第一章 / 外 科

第一节 创伤

一、现代医学概述

(一) 定义

狭义的创伤指机械性致伤因素作用于人体所造成的组织结构完整性的破坏或功能障碍；而从广义上讲，物理、化学、心理等因素对人体造成的伤害也可称为创伤。

(二) 分类

1. 按致伤机制分类

可分为挫伤、擦伤、刺伤、切割伤、挤压伤、撞击伤、火器伤等。

2. 按受伤部位分类

可分为头部伤、颌面部伤、颈部伤、胸（背）部伤、腹（腰）部伤、骨盆伤、脊柱脊髓伤、四肢伤和多发伤等。

3. 按伤后皮肤或黏膜完整性分类

皮肤或黏膜完整无伤口者称闭合伤（Closed injury），如挫伤（Contusion）、挤压伤（Crush injury）、扭伤（Sprain）、震荡伤（Concussion）、关节脱位和半脱位、闭合性骨折和闭合性内脏伤等。有皮肤或黏膜破损者称开放伤（Opened injury），如擦伤（Abrasion）、撕裂伤（Laceration）、切割伤、砍伤和刺伤等。在开放伤中，又可根据伤道类型再分为贯通伤（既有入口又有出口者）和盲管伤（只有入口没有出口者）等。

4. 按伤情轻重分类

一般分为轻度、中度和重度伤。组织器官结构轻度损害或部分功能障碍，无生命危险，预后良好者为轻度伤；组织器官结构损害较重或有较严重的功能障碍，有一定生命危险，预后对健康有一定伤害者为中度伤；组织器官结构严重损伤和功能障碍，通常威胁生命，预后对健康有较大伤害者为重度伤。

(三) 临床表现

1. 局部反应

因组织结构破坏、细胞变性坏死、微循环障碍，或病原微生物入侵及异物存留，导致局部出现炎症反应。

2. 全身反应

因致伤因素作用于人体后引起一系列神经内分泌活动增强，并由此引发的各种功能和代谢改变的过程，是一种非特异性应激反应。表现为基础代谢率增高，能量消耗增加，糖、蛋白质、脂肪分解加速，糖异生增加。

（四）诊断

1. 受伤史

主要应了解受伤的经过、症状及既往疾病情况等。

1）受伤情况：首先应了解致伤原因，可明确创伤类型、性质和程度。如刺伤，虽伤口较小，但可伤及深部血管、神经或内脏器官。其次应了解受伤的时间和地点，如坠落高度和地面硬度情况。对于暴力作用致伤，还应了解暴力的大小、着力部位、作用方式（直接或间接）及作用持续时间等。受伤时的体位对诊断也有帮助，如坠落时的首先着地部位。对于枪弹伤，受伤时的体位对判断伤道走行具有重要的参考意义。

2）伤后表现及其演变过程：不同部位创伤，伤后表现不尽相同。对于胸部创伤应了解是否有呼吸困难、咳嗽及咯血等。对于腹部创伤应了解最先疼痛的部位，疼痛的程度和性质及疼痛范围扩大等情况。疼痛部位有指示受伤部位或继发损伤的诊断意义。对开放伤失血较多者，应询问大致的失血量、失血速度及口渴情况。此外，还应了解伤后的处理情况，包括现场急救、所用药物及采取的措施等，如使用止血带，应计算使用时间。

3）伤前情况：注意患者是否饮酒、服药，有利于判断患者意识变化。了解有无其他相关疾病，作为诊治时的参考。对药物过敏史也需了解。

2. 体格检查

首先应从整体上观察患者状态，判断患者的一般情况，区分伤情轻重。对生命体征平稳者，可做进一步仔细检查；对伤情较重者，可先着手急救，在抢救中逐步检查。

1）初步检查（初次评估）：一般在现场急救或急诊室中进行，目的是快速判断是否存在威胁生命和肢体安全的状态，一般可按照"ABCDEF"的顺序进行检查。"A"（Airway）指判断气道是否通畅，一般用"听、看、检"法进行检查。其中，"听"指通过听判断是否有异常呼吸音，"看"指查看头面颈部是否有可见开放伤，"检"指检查患者是否有呼吸困难、急促和烦躁不安等；"B"（Breathing）指评估呼吸是否正常，是否有张力性气胸和开放性气胸。"C"（Circulation）指判断有无致命性大出血和失血性休克等。"D"（Disability）指评估中枢神经系统有无障碍。"E"（Exposure/Environment）指暴露患者身体，以利于全面充分估计病情，并评估现场救治环境是否安全。"F"（Fracture）指评估有无骨折。

2）详细检查（二次评估）：可按"CRASHPLAN"原则，即按照心脏、呼吸、腹部、脊柱、头部、骨盆、肢体、动脉和神经的顺序检查。其中，如头部伤需检查头皮、颅骨、瞳孔、耳道、鼻腔、神经反射、肢体运动和肌张力等，腹部伤需观察触痛、腹肌紧张、反跳痛、移动性浊音、肝区浊音和肠鸣音等，胸部伤需注意肋骨叩痛、双侧呼吸音是否对称等，四肢伤需检查肿胀、畸形或异常活动、骨擦音或骨导音、肢端脉搏、感觉及运动等。

3）伤口检查：对于开放伤，必须仔细观察伤口或创面，注意伤口形状、大小、边缘、深度及污染情况，出血的性状，外露组织，异物存留及伤道位置等。对伤情较重者，伤口的详细检查应在手术室进行，以保障患者安全，对投射物（如枪弹、弹片）所致的损伤，应注意寻找入口和出口，有时伤道复杂，出口和入口不在一条线上，甚至偏离入口甚远，或无出口时，应注意内脏多处损伤的可能。

3. 辅助检查

对某些部位创伤有重要的诊断价值，但应根据患者的全身情况选择必需的项目，以免增加患者的痛苦和浪费时间、人力和物力。

1) 实验室检查：血常规和血细胞比容检查可判断失血或感染情况，尿常规检查可提示泌尿系统损伤和糖尿病，电解质检查可分析水、电解质和酸碱平衡紊乱的情况。疑有肾脏损伤时，可进行肾功能检查；疑有胰腺损伤时，应做血或尿淀粉酶测定等。

2) 诊断性穿刺和导管检查：诊断性穿刺是一种简单、安全的辅助方法，可在急诊室内进行。阳性时能迅速确诊，但阴性时不能完全排除组织或器官损伤的可能，还应注意区分假阳性和假阴性。如腹腔穿刺穿入腹膜后血肿，则为假阳性，可改变穿刺点，或多次穿刺。一般胸腔穿刺可明确血胸或气胸。腹腔穿刺或灌洗，可证实内脏破裂、出血。放置导尿管或灌洗可诊断尿道或膀胱的损伤，留置导尿管可观察每小时尿量，以作为补充液体、观察休克变化的参考。监测中心静脉压可辅助判断血容量和心功能。心包穿刺可证实心包积液和积血。

3) 影像学检查：X线检查对骨折患者可明确骨折类型和损伤情况，以便制定治疗措施。CT可以诊断颅脑损伤和某些腹部实质器官及腹膜后的损伤。超声检查可发现胸腔、腹腔的积血和肝、脾的包膜内破裂等。选择性血管造影可帮助确定血管损伤和某些隐蔽的器官损伤。

4) 对严重创伤患者，还可根据需要监测心（如心排血量）、肺（如血气）、脑（如颅内压）、肾等重要器官的功能，以利于观察病情变化，及时采取治疗措施。

值得指出的是，虽然各种辅助检查技术水平不断提高，但手术探查仍是诊断闭合性创伤的重要方法之一，不仅是为了明确诊断，更重要的是为了抢救和进一步治疗，但必须严格掌握手术探查指征。

（五）治疗

1. 急救

其目的是挽救生命和稳定伤情。处理复杂伤情时，应优先解除危及患者生命的情况，然后进行后续处理以稳定伤情，为转送和后续确定性治疗创造条件。必须优先抢救的急症主要包括心跳/呼吸骤停、窒息、大出血、张力性气胸和休克等。常用的急救技术有复苏、通气、止血、包扎、固定和搬运等。

1) 复苏：心跳/呼吸骤停时，应立即行体外心脏按压及口对口人工呼吸，有条件时用呼吸面罩及手法加压给氧或气管插管接呼吸机支持呼吸。在心电监测下电除颤，紧急时可行开胸心脏按压并兼顾脑复苏。

2) 通气：对呼吸道阻塞的患者，必须以最简单、最迅速有效的方式予以通气。常用的方法有：①手指掏出，适用于颌面部伤所致的口腔内呼吸道阻塞。有条件时（急诊室或急救车）可用吸引管吸出。呼吸道通畅后应将患者头偏向一侧或取侧卧位。②抬起下颌：适用于颅脑伤舌根后坠及深度昏迷而窒息者。用双手抬起患者两侧下颌角，即可解除呼吸道阻塞。如仍有呼吸异常音，应迅速用手指掰开下颌，掏出或吸出口内分泌物和血液、血凝块等。呼吸道通畅后应将患者头偏向一侧或取侧卧位。必要时可将舌拉出，用别针或丝线穿过舌尖固定于衣扣上或用口咽通气管。③环甲膜穿刺或切开，在情况特别紧急，或上述两项措施不见效而又有一定抢救设备时（急诊室或救护车），可用粗针头做环甲膜穿刺，对不能满足通气需要者，可用尖刀片做环甲膜切开，然后放入导管，吸出气道内血液和分泌物，做环甲膜穿刺或切开时，注意勿用力过猛，防止损伤食管等其他组织。④气管插管。⑤气管切开，可彻底解除上呼吸道阻塞和清除下呼吸道分泌物。

3）止血：大出血可使患者迅速陷入休克，甚至致死，须及时止血。常用的止血方法有指压法、加压包扎法、填塞法和止血带法等。

（1）指压法，用手指压迫动脉经过骨骼表面的部位，达到止血目的。如头颈部大出血，可压迫一侧颈总动脉、颞动脉或颌动脉；上臂出血可根据伤部压迫腋动脉或肱动脉；下肢出血可压迫股动脉等。

（2）加压包扎法，最为常用。一般小动脉和静脉损伤出血均可用此法止血。先将无菌纱布或敷料填塞或置于伤口，外加纱布垫压，再以绷带加压包扎。包扎的压力要均匀，范围应够大。包扎后将伤肢抬高，以增加静脉回流和减少出血。

（3）填塞法，用于肌肉、骨端等渗血。先用1~2层大的无菌纱布铺盖伤口，以纱布条或绷带充填其中，再加压包扎。此法止血不够彻底，且可能增加感染机会。另外，在清创去除填塞物时，可能由于凝血块随同填塞物被取出，又可出现较大出血。

（4）止血带法，一般用于四肢伤大出血，且加压包扎无法止血的情况。使用止血带时，止血带的位置应靠近伤口的最近端，接触面积应大些，以免造成神经损伤。在现场急救中可选用旋压式止血带，操作方便，效果确定。在急诊室和院内救治中，以局部充气式止血带最好，副作用小，但应在止血带下放好衬垫物。在紧急情况下，可使用橡皮管、绷带等替代，禁用细绳索或电线等充当止血带。

使用止血带要注意以下事项：①不要缚扎过紧，以能止住出血为度。②每隔1小时要放松1~2分钟，且使用时间一般不超过4小时。③使用止血带的患者必须显著标志，并注明启用时间。④解止血带之前，要先输液或输血，补充血容量，准备好止血器材，再松解。⑤因止血带使用时间过长，远端肢体已发生坏死者，要在原止血带的近端加上新止血带，然后再行截肢。

4）包扎：目的是保护伤口、减少污染、压迫止血、固定关节及骨折和敷料并止痛。常用的材料有绷带、三角巾和四头带。无上述物品时，可就地取材用干净毛巾、手绢、衣服等替代，在进行伤口包扎时，松紧要适宜、牢靠、动作要轻巧，既要保证敷料固定和压迫止血，又要不影响肢体血液循环，包扎敷料要超出伤口边缘5~10cm，遇有外露污染的骨折断端或腹内脏器，不能轻易回纳。若系腹腔组织脱出，应先用干净器皿保护后再包扎，不要将敷料直接包扎在脱出的组织上面。

5）固定：骨关节损伤时必须固定制动，以减轻疼痛，避免骨折端损伤血管和神经，并有利于防治休克和搬运。对较重的软组织损伤，需局部固定制动。固定前需尽可能牵引伤肢和矫正畸形，然后将伤肢放在适当位置，固定于夹板或其他支持物上（可就地取材，如用木板、竹竿等）。固定范围一般应包括骨折处远和近端的两个关节，既要牢靠不移，又不可过紧，急救中如缺乏固定材料，可行自体固定法，如将上肢固定于胸廓上，受伤的下肢固定于健肢上。伤口出血者，要先止血并包扎，然后固定。开放性骨折固定时，外露的骨折端不要还纳伤口内，以免造成污染扩散。固定的夹板不可与皮肤直接接触，须垫衬物，尤其是夹板两端、骨凸出部和悬空部位，防止组织受压损伤。另外，急救时的固定多为临时固定，在到达救治机构经处理后，要及时行治疗性固定。

6）搬运：患者经过初步处理后，需从现场送到医院进一步检查和治疗。正确的搬运可减少患者痛苦，避免继发损伤，多采用担架或徒手搬运。对骨折患者，特别是脊柱损伤者，搬运时必须保持伤处稳定，切勿弯曲或扭动，避免加重损伤。搬运昏迷患者时，需保持呼吸道通畅。

2. 进一步救治

患者经现场急救被送到救治机构后，要立即对其伤情进行判断、分类，然后采取对应的措施进行救治。

1）判断伤情：可根据前述创伤分类方法及指标进行伤情判断和分类，常可简单地分为三类，①第一类。致命性创伤，如危及生命的大出血、窒息、开放性或张力性气胸，对于这类患者，只能做短时的紧急复苏后就立即手术治疗。②第二类。生命体征尚属平稳，不会立即影响生命的刺伤、火器伤或胸腹部伤，可观察或复苏 1～2 小时，争取时间做好交叉配血及必要的检查，并同时做好手术准备。③第三类。潜在性创伤，性质尚未明确，有可能需要手术治疗，要继续密切观察，并做进一步检查。

2）呼吸支持：维持呼吸道通畅，必要时行气管插管或气管切开。张力性气胸穿刺排气或闭式引流；开放性气胸封闭伤口后行闭式引流，如有多根肋骨骨折引起反常呼吸时，先用加垫包扎或肋骨牵引限制部分胸廓浮动，再行肋骨固定。发生外伤性膈疝时，可先插入气管导管行人工呼吸，再行手术整复。另外，要保持足够有效的氧供。

3）循环支持：需积极抗休克，对循环不稳定或休克患者应建立一条以上静脉输液通道，必要时可考虑做锁骨下静脉或颈内静脉穿刺，或周围静脉切开插管。应尽快恢复有效循环血容量，维持循环稳定。在扩充血容量的基础上，可酌情使用血管活性药物。对髂静脉或下腔静脉损伤以及腹膜后血肿者，禁止经下肢静脉输血或输液，以免伤处出血增加。对心搏骤停者，应立即行胸外心脏按压及电除颤起搏。对心脏压塞者需立即行心包穿刺抽血。

4）镇静止痛和心理治疗：剧烈疼痛可诱发或加重休克，故在不影响病情观察的情况下选用药物镇静止痛，对无昏迷和瘫痪的患者可皮下或肌注哌替啶 75～100mg 或盐酸吗啡 5～10mg 止痛，由于患者可有恐惧、焦虑等，甚至个别可发生伤后精神疾病，故心理治疗很重要，能够使患者配合治疗，利于康复。

5）防治感染：遵循无菌术操作原则，使用抗菌药物。开放性创伤需加用破伤风抗毒素。抗菌药物在伤后 2～6 小时使用可起预防作用，延迟用药可起治疗作用，并需延长用药时间。对抗感染能力低下的患者，用药时间也需延长，且常需调整药物品种。

6）密切观察：严密注视伤情变化，特别是对严重创伤且怀疑有潜在性损伤的患者，必要时需进行生命体征的监测和进一步的检查。发现病情变化，应及时处理。

7）支持治疗：维持水、电解质和酸碱平衡，保护重要脏器功能，并给予营养支持。

二、中医学概述

创伤归属"外伤"范畴。外伤作为一类病因所赅甚广，诸如跌打堕坠伤、撞击扭压伤、金刃枪弹伤、烧烫伤、冻伤、虫蛇咬伤、电击伤等皆属于此。

（一）病因病机

1. 金刃、跌扑损伤

若局部受伤、脉络破损、血出渗于肌肤之间，患处可见青紫、肿胀、疼痛、活动不便。若损伤皮肉、血液流于脉外，则见出血。若损伤过重，可致骨折筋伤、疼痛剧烈。若损伤脏腑，则络破血溢，可见吐血、下血。

2. 虫蛇咬伤

若局部损伤，则见红肿疼痛。若毒邪侵入经脉，则肢麻疼痛。若毒邪漫布全身，扰及清窍，则头痛、昏迷。毒蛇伤人，邪毒聚于患处，可见伤口疼痛麻木、肿胀、起水疱，甚至伤口坏死，形成溃疡。若毒邪流窜全身，可见头晕、胸闷、视物模糊、牙关紧闭等全身中毒症状。

3. 寒冻

寒冷侵袭，直接损伤肌表，累及卫阳，致局部营卫失和，营强卫弱，营阴外溢致局部水肿、起水疱、痛痒而为冻疮。重者直接导致局部血脉闭阻、肌肤筋骨坏死。瘀滞化热或复感他邪，邪热腐肉可成溃疡。暴冻着热、暴热着冻也可导致气血运行违常，营卫失和而肌肤坏死成疮。

4. 烧烫伤

热力作用于肌表，损伤皮肤，导致局部气血凝滞、经络阻塞，卫气受损首当其冲，营卫不从，卫失固护，营失镇守，营阴外渗而为水疱、渗出。水疱、渗出过度，加之热邪的灼伤，耗伤阴津。阴伤阳脱而致脱证。火毒内陷，内攻脏腑而致陷证。病久必致脾胃虚和气血虚。

（二）辨证论治

1. 内治法

1）金刃、跌扑损伤。

①证候：因跌打损伤，瘀血不行，故见患处青紫、肿胀、疼痛、活动不便。外伤损伤脉络，故血流不止。

②治法：散瘀消肿、定痛止血。

③方药：七厘散加减。方中重用血竭，专入血分，活血散瘀止痛，且能收敛止血，为君药。以红花活血祛瘀，乳香、没药祛瘀行气，消肿止痛，并配伍辛香走窜之麝香、冰片，以加强活血通络、散瘀止痛之力，共为臣药。儿茶性味凉涩，以助收敛止血，并治疮肿，跌仆受惊，每致心悸不宁，故朱砂定惊安神，且可清热解毒，以为佐药。诸药合用，共奏散瘀消肿、定痛止血之功。

2）虫兽咬伤。

（1）风毒证。

①证候：局部伤口不红肿不痛，仅有皮肤麻木感，全身症状有头昏、眩晕、嗜睡、气急，严重者呼吸困难、四肢麻痹、张口睁目困难、神志模糊甚至昏厥。舌苔薄白质红，脉弦数。

②治法：活血通络、祛风解毒。

③方药：活血祛风解毒汤加减（经验方）。药物有当归、川芎、红花、威灵仙、白芷、防风、僵蚕、七叶一枝花、半边莲、紫花地丁等。早期，加车前草、泽泻、木通等利尿排毒；大便不通畅，加生大黄、厚朴通便泄毒；动风抽搐，加蜈蚣、蝉衣、全蝎以疏风镇惊；咬伤在下肢加独活，咬伤在上肢加羌活，作为引经药；视物模糊、瞳孔散大，加青木香、菊花。

（2）火毒证。

①证候：局部严重肿痛，常伴随水疱、血疱或瘀斑，严重者局部组织坏死。全身症状可见恶寒发热、烦躁、咽干口渴、胸闷心悸、胁肋胀痛、大便秘结、小便短赤或尿血。舌红苔黄，脉滑数。

②治法：泻火解毒、凉血活血。

③方药：龙胆泻肝汤合五味消毒饮加减。小便短赤、血尿，加白茅根、茜草、车前草、泽泻等利尿止血；烦躁抽搐，加羚羊角、钩藤以凉肝息风；发斑、吐血、衄血，加犀角（水牛角代）以加强凉血、化斑、解毒之功；局部肿胀甚，加赤小豆、冬瓜皮、泽泻以利水消肿。

（3）风火毒证。

①证候：局部红肿较重，一般多有创口剧痛，或有水疱、血疱、瘀斑、瘀点或伤处溃烂。全身症状有头痛、头晕、眼花、寒战发热、胸闷心悸、恶心呕吐、大便秘结、小便短赤。严重者烦躁抽搐，甚至神志昏迷。舌红苔白黄相兼，后期苔黄，舌质红，脉弦数。

②治法：清热解毒、凉血息风。

③方药：黄连解毒汤合五虎追风散加减。烦躁不安或抽搐，加羚羊角、钩藤、珍珠母以镇静安神息风；吞咽困难，加玄参、山豆根、射干以清热利咽；瞳孔缩小、视物模糊，加青木香、菊花；神志昏愦，加服安宫牛黄丸。

（4）蛇毒内陷证。

①证候：毒蛇咬伤后失治误治，出现高热、躁狂不安、惊厥抽搐或神昏谵语。局部伤口由红肿突然变成紫暗或紫黑，肿势反而稍减。舌红绛，脉细数。

②治法：清营凉血解毒。

③方药：清营汤加减。神昏谵语、痉厥抽搐，加服安宫牛黄丸或紫雪丹。若正气耗散、正不胜邪，导致心阳衰微，出现面色苍白、淡漠神昏、汗出肢冷，则宜用参附汤以益气回阳。

3）寒冻。

（1）寒凝血瘀证。

①证候：局部冷痛麻木，肤色青紫或暗红，可触及肿胀结块，或有水疱、发痒、手足清冷。舌淡苔白，脉沉或沉细。

②治法：温经散寒，养血通脉。

③方药：当归四逆汤或桂枝加当归汤加减。常用当归、桂枝、芍药、细辛、通草、大枣、炙甘草，可加黄芪、丹参、红花。

（2）寒盛阳衰证。

①证候：时时寒战、四肢厥冷、感觉麻木、幻听幻视、意识模糊、倦卧嗜睡、呼吸微弱，甚则神志不清、舌淡紫苔白、脉微欲绝。

②治法：回阳救脱、散寒通脉。

③方药：四逆加人参汤或参附汤加味。常用制附子、干姜、人参、炙甘草等。

（3）寒凝化热证。

①证候：冻伤后局部坏死，疮面溃烂流脓，四周红肿色暗，疼痛加重，伴发热口干。舌红苔黄，脉数。

②治法：清热解毒、活血止痛。

③方药：四妙勇安汤加味。常用金银花、玄参、当归、甘草。热盛，加蒲公英、紫花地丁；气虚，加黄芪；疼痛甚，加延胡索、炙乳香、炙没药等。

（4）气虚血瘀证。

①证候：神疲体倦、气短懒言、面色少华、疮面不敛、疮周暗红漫肿、麻木。舌淡苔白，脉细弱或虚大无力。

②治法：益气养血、祛瘀通脉。

③方药：人参养荣或八珍汤合桂枝汤加减。常用人参、白术、茯苓、甘草、陈皮、黄芪、当归、白芍、熟地黄、五味子、桂心、远志、桂枝、大枣。

4）烧烫伤。

（1）火毒伤津证。

①证候：烧伤后出现壮热烦躁，口干喜饮，大便干结，小便短赤。舌红绛而干，苔黄或黄糙；或舌光无苔，脉洪数或弦细数。

②治法：清热解毒、益气养阴。

③方药：白虎加人参汤加减。常用知母、石膏、人参、甘草、粳米。便秘，加生大黄；尿赤，加白茅根、淡竹叶等；口干甚，加鲜石斛、天花粉。

（2）阴伤阳脱证。

①证候：烧伤后出现神疲倦卧、面色苍白、呼吸气微、表情淡漠、嗜睡、自汗肢冷、体温不高反低、尿少。全身或局部水肿，创面大量液体渗出。舌淡暗苔灰黑，或舌淡嫩无苔，脉微欲绝或虚弱无力。

②治法：回阳救逆、益气护阴。

③方药：四逆汤、参附汤合生脉散加味。常用制附子、干姜、炙甘草、人参、麦冬、五味子。冷汗淋漓，加煅龙骨、煅牡蛎、黄芪、白芍。

（3）火毒内陷证。

①证候：烧伤后壮热不退、口干唇燥、躁动不安、大便秘结、小便短赤。舌红绛而

干，苔黄或黄糙，或焦干起刺，脉弦数。若火毒传心，可见烦躁不安、神昏谵语；若火毒传肺，可见呼吸气粗、鼻翼扇动、咳嗽痰鸣、痰中带血；若火毒传肝，可见黄疸、双目上视、痉挛抽搐；若火毒传脾，可见腹胀便结、便溏黏臭、恶心呕吐、不思饮食，或有呕血、便血；若火毒传肾，可见浮肿、尿血或尿闭。

②治法：清营凉血、清热解毒。

③方药：清营汤或犀角地黄汤加减。常用水牛角、生地黄、金银花、连翘、玄参、黄连、竹叶心、丹参、麦冬、赤芍、牡丹皮。气粗咳喘，加生石膏、知母、贝母、桔梗、鱼腥草、桑白皮、鲜芦根；神昏谵语，加服安宫牛黄丸或紫雪丹；抽搐，加羚羊角粉（冲）、钩藤、石决明；呕血、便血，加地榆炭、侧柏炭、槐花炭、白及、三七、藕节炭；腹胀便秘、恶心呕吐，加大黄、玄明粉、枳实、厚朴、大腹皮、木香；尿少或尿闭，加白茅根、车前子、泽泻；血尿，加大小蓟、黄柏炭、琥珀等。

（4）气血两虚证。

①证候：疾病后期，火毒渐退，低热或不发热、精神乏力、气短懒言、形体消瘦、面色无华、食欲不振、自汗盗汗。创面肉芽色淡，愈合迟缓。舌淡，苔薄白或薄黄，脉细弱。

②治法：补气养血、兼清余毒。

③方药：托里消毒散加减。常用人参、黄芪、当归、川芎、芍药、白术、茯苓、金银花、白芷、甘草。食欲不振，加神曲、麦芽、鸡内金、薏苡仁、砂仁。

（5）脾虚阴伤证。

①证候：疾病后期，火毒已退，脾胃虚弱、阴津耗损、面色萎黄、纳呆食少、腹胀便溏、口干少津或口舌生糜。舌暗红而干，苔花剥或光滑无苔，脉细数。

②治法：补气健脾、益胃养阴。

③方药：益胃汤合参苓白术散加减。常用沙参、麦冬、生地黄、玉竹、白扁豆、白术、茯苓、甘草、桔梗、莲子、人参、山药、薏苡仁。

2. 外治法

1）金刃、跌扑损伤。

（1）消散药：阳毒内消散、红灵丹具有活血止痛、消肿化痰之功，适用于一切阳证；阴毒内消散、桂麝散、黑退消有温经活血、破坚化痰、散风逐寒之功，适用于一切阴证。

（2）止血药：桃花散适用于溃疡出血，圣金刀散适用于创伤性出血，云南白药对于溃疡出血、创伤性出血均可使用。其他如三七粉调成糊状外敷患部，也有止血作用。

2）虫兽咬伤。

（1）初起：可以外敷清热解毒的草药，如半边莲、蒲公英、芙蓉叶等，适用于肿胀较重者，可选择1~2种捣烂外敷伤口周围肿胀部位。

（2）溃后：后期形成的溃疡宜扩创引流，用八二丹或九一丹药线引流，外敷金黄膏，待脓净后改用生肌玉红膏掺生肌散外敷。

3）冻疮。

（1）Ⅰ度、Ⅱ度冻疮用云香精或以红灵酒或生姜辣椒酊外涂，用于红肿痛痒未溃者；或用冻疮膏或阳和解凝膏外涂。

（2）有水疱的Ⅱ度冻疮局部消毒后，用无菌注射器抽出疱液，或用无菌剪刀在水疱低位剪小口放出疱液，外涂冻疮膏、红油膏或生肌白玉膏等。

（3）Ⅲ度、Ⅳ度冻疮患处及周围皮肤消毒后，有水疱或血疱者用无菌注射器抽出疱液后用红油膏纱布包扎保暖。有溃烂时，用湿润烧伤膏外涂或制成油纱条外敷以液化清除坏死组织，根据创面液化情况及时换药，或用红油膏掺八二丹外敷腐脱坏死组织。腐脱新生时，选用生肌药物如湿润烧伤膏、红油膏、康复新液等换药，促进溃疡愈合。

（4）局部坏死严重、骨脱筋连者，可配合手术清除坏死组织。肢端全部坏死者，待界限清楚后或湿性坏疽威胁生命时，可行截肢（趾、指）术。

4）烧烫伤。

（1）浅度烧伤：重点在防止感染。小面积创面可外涂湿润烧伤膏、紫草油膏等，暴露或包扎。较大面积的Ⅱ度烧伤，如水疱完整，则抽出疱内液体；如皮肤破损或水疱已破，则剪去破损外皮，外用湿润烧伤膏，每日数次。

（2）深度烧伤：小面积创面可外涂湿润烧伤膏、紫草油膏等，渗出较多或感染时用三黄洗剂外洗或湿敷，残留创面直径小于5cm可以用生肌白玉膏等换药封闭创面。大面积深度创面应行早期切痂、削痂植皮，或培植肉芽后植皮。

（3）烧伤湿性医疗技术：是以湿润烧伤膏为治疗药物，以湿润暴露疗法为治疗原则，以启动自身潜能再生细胞、原位干细胞或组织培植皮肤为核心的一项技术。将烧伤组织置于生理湿润环境下，以液化方式排除创面坏死组织，通过烧伤湿性医疗技术激活皮肤自身潜能再生细胞，原位培植皮肤，通过原位干细胞培植或组织培植的方式使皮肤等组织再生，以达到烧伤创面愈合的目的。

三、康复新液治疗创伤的药理学研究

李珊瑚等（2006）、张俊等（2014）、陈佳松等（2017）和薛尧等（2021）建立了动物全层皮肤切除模型，给予康复新液外用治疗，均报道康复新液能加速创面愈合。

陈佳松等（2017）将创面组织进行转录组分析，得到康复新液处理后的差异表达基因，并进行KEGG pathway富集，结果发现康复新液影响最显著的通路为细胞因子受体相互作用，第二显著的通路为趋化因子信号转导通路，这两条通路均与皮肤创伤及炎症反应相关。Q-PCR实验证实三个创面愈合相关的关键基因——$Ereg$、$Tgm3$和$Gli2$，均在康复新液处理后表达升高。

薛尧等（2021）则从炎症反应的角度，探讨了康复新液对创面炎症反应的影响。巨噬细胞全程参与创面修复的四个阶段，其活化后呈现两种表型，随着伤口愈合，促炎的M1型转化为促愈合的M2型，若M1型难以转化为M2型，则会导致创面修复困难（Hesketh等，2017）。研究发现，康复新液（凝胶剂型）可降低小鼠体内M1型巨噬细胞分泌的IL-6和TNF-α的水平，升高M2型巨噬细胞分泌的IL-10和TGF-β的水平。同时，创面组织内iNOS阳性细胞数减少，而CD206（M2型巨噬细胞标志物）阳性细胞数增加、VEGF阳性表达率升高，表明康复新液可加速创面愈合。

差异基因 KEGG pathway 富集（陈佳松等，2017）

Pathway ID	Pathway	差异基因数	P 值
Ko04060	细胞因子受体相互作用	35	1.55E−10
Ko04062	趋化因子信号转导通路	21	1.85E−05
Ko05144	疟疾	9	7.07E−05
Ko05323	类风湿性关节炎	11	7.09E−05
Ko04640	造血细胞系	12	8.13E−05
Ko05132	沙门氏菌感染	10	0.0002
Ko00350	酪氨酸代谢	7	0.000225
Ko03320	PPAR 信号通路	10	0.000304
Ko05217	基底细胞癌	8	0.000414
Ko04916	黑素生成	11	0.000454

各组小鼠创面愈合率比较（$\bar{x}\pm s$，%）（薛尧等，2021）

组别	第 3 天	第 7 天	第 10 天
模型组	30.22±4.65	55.48±5.61	72.68±6.08
林可霉素组	50.45±6.03*	77.65±8.24*	90.69±8.77*
康复新凝胶组	54.79±6.27*	79.98±7.96*	92.37±8.51*

注：与模型组比较，* 表示 $P<0.05$。

各组小鼠创面组织 IL−6、TNF−α、IL−10 及 TGF−β mRNA 表达比较（$\bar{x}\pm s$）（薛尧等，2021）

组别	IL−6	TNF−α	IL−10	TGF−β
模型组	1.00±0.05	1.00±0.04	1.00±0.02	1.00±0.03
林可霉素组	0.51±0.06*	0.62±0.05*	2.52±0.26*	3.26±0.44*
康复新凝胶组	0.49±0.03*	0.63±0.07*	2.57±0.31*	3.22±0.58*

注：与模型组比较，* 表示 $P<0.05$。

各组小鼠创面组织 iNOS 阳性细胞数和 CD206 阳性细胞数比较（$\bar{x}\pm s$）（薛尧等，2021）

组别	iNOS 阳性细胞数	CD206 阳性细胞数
模型组	14.56±2.12	39.40±4.28
林可霉素组	6.34±0.87*	60.61±7.34*
康复新凝胶组	4.78±0.52*	57.50±5.36*

注：与模型组比较，* 表示 $P<0.05$。

四、康复新液治疗创伤的临床研究

李国威等（2007）观察康复新治疗挫裂伤创面的临床疗效时，将 87 例不同部位急性软组织挫擦伤患者随机分为两组：治疗组 45 例，用康复新液浸纱布敷于创面上，24 小时持续保持湿敷状态，每天换药 1 次；对照组 42 例，用呋喃西林药液浸纱布敷于创面上，24 小时持续保持湿敷状态，每天换药 1 次。疗程均为 15 天。结果显示，治疗组有效率为 97.8%，对照组有效率为 73.78%，两组比较差异有统计学意义（$P<0.05$）。结果表明，使用康复新液治疗挫裂创面，治疗效果优于呋喃西林。康复新液治疗挫裂伤创面有良好作用，可作为有效的辅助用药。

两组临床疗效比较［例（%）］（李国威等，2007）

组别	例数	显著	有效	好转	无效
治疗组	45	30 (66.7)	9 (20.0)	5 (11.1)	1 (2.2)
对照组	42	6 (14.29)	14 (33.30)	11 (26.19)	11 (26.19)

李雁君等（2010）观察康复新液治疗中重度皮肤挫伤的临床疗效时，用常规清创换药（对照组，55 例）和加用康复新液（治疗组，55 例）治疗 110 例皮肤中重度挫伤患者，并比较两组疗效。结果显示，两组临床疗效比较差异有统计学意义（$P<0.05$）。结果表明，康复新液对中重度皮肤挫伤有显著效果。

两组临床疗效比较（李雁君等，2010）

组别	例数	显著	有效	无效	总有效率（%）
治疗组	55	41	12	2	96.4[#]
对照组	55	28	17	10	81.8

注：与对照组比较，[#] 表示 $P<0.05$。

张忠盛等（2012）观察康复新液治疗关节周围软组织挫擦伤的临床疗效时，将 115 例不同关节部位急性软组织挫擦伤患者随机分为两组：治疗组 58 例，外用康复新液；对照组 57 例，外用湿润烧伤膏。疗程均为 15 天。结果显示，治疗组有效率为 98.3%，对照组有效率为 87.7%，两组比较差异有统计学意义（$P<0.05$）。结果表明，康复新液对挫擦伤的关节周围软组织愈合效果优于湿润烧伤膏，无痂下感染，渗出液少，且疗效良好。

两组临床疗效比较［例（%）］（张忠盛等，2012）

组别	例数	显著	有效	好转	无效
对照组	57	9 (15.8)	18 (31.6)	23 (40.3)	7 (12.3)
治疗组	58	38 (65.5)	12 (20.7)	7 (12.1)	1 (1.7)

五、康复新液治疗创伤的典型病例

患者，男，55 岁，患者于入院前 1 小时在干活时自己不小心被重物砸伤右足。门诊以"右足开放伤"收治入院。

入院诊断右足第 3、4、5 趾开放性粉碎性骨折，右足血管神经肌腱损伤、皮肤撕脱伤。治疗方法：康复新液换药处理创面、头孢替唑抗感染、血栓通＋云南白药胶囊活血化瘀。

换药治疗一个半月后创面完全愈合，外观和功能恢复良好。

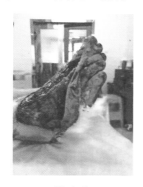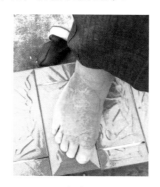

治疗前　　　　　　　　治疗后

患者治疗前后对比图

参考文献

Hesketh M，Sahin KB，West ZE，et al. Macrophage phenotypes regulate scar formation and chronic wound healing ［J］. Int J Mol Sci，2017，18（7）：1545.

陈孝平，汪建平，赵继宗. 外科学［M］. 9 版. 北京：人民卫生出版社，2018.

陈红风. 中医外科学［M］. 4 版. 北京：中国中医药出版社，2016.

李珊瑚，李勇敏，彭淑珍. 康复新液对家兔创伤愈合的影响［J］. 临床和实验医学杂志，2006，5（6）：730－731.

张俊，孟令贺，单士军，等. 康复新液对实验性大鼠皮肤切割伤痂下愈合的影响［J］. 天津医科大学学报，2014，20（3）：192－195.

陈佳松，陈峰，彭锐，等. 基于转录组测序分析美洲大蠊提取物促进小鼠创面愈合的分子机制［J］. 四川动物，2017，36（4）：398－403.

薛尧，展冠军，马静. 康复新凝胶剂对小鼠创面组织修复的作用及相关机制探讨［J］. 中国美容医学，2021，30（4）：110－114.

李国威，赵庆，吴振婵. 康复新治疗挫裂伤创面临床疗效观察［J］. 中国误诊学杂志，2007，7（13）：3018.

李雁君，朱华君. 康复新治疗中重度皮肤挫伤的疗效观察［J］. 中国医师杂志，2010（z2）：143－144.

张忠盛，包和铭. 康复新液治疗关节周围软组织挫擦伤临床研究［J］. 中医学报，2012，27（10）：1353－1354.

第二节 烧伤

一、现代医学概述

(一) 定义

通常指由火焰、热液、蒸汽、激光、炽热金属液体或固体等所引起的组织损害（临床上也有将热液、蒸汽所致的烧伤称为烫伤）。由电、化学物质、放射线等所致的损伤，也属烧伤范畴。

(二) 分类及临床表现

根据烧伤深度判定，一般采用三度四分法。

（1）Ⅰ度烧伤：仅伤及表皮浅层，生发层健在。表面红斑状，干燥，烧灼感。再生能力强，3~7天脱屑痊愈，短期内可有色素沉着。

（2）浅Ⅱ度烧伤：伤及表皮的生发层和真皮乳头层。局部红肿明显，有大小不一的水疱形成，内含淡黄色澄清液体，水疱皮如剥脱，创面红润、潮湿，疼痛明显。创面靠残存的表皮生发层和皮肤附件（汗腺、毛囊）的上皮再生修复，如无感染，创面可于1~2周愈合，一般不留瘢痕，但可有色素沉着。

（3）深Ⅱ度烧伤：伤及真皮乳头层以下，但仍残留部分网状层，深浅不尽一致，也可有水疱，但去疱皮后，创面微湿、红白相间，痛觉较迟钝。由于真皮层内有残存的皮肤附件，创面修复可依赖其上皮增殖形成上皮小岛，如无感染，可通过上皮小岛扩展融合修复，需时3~4周。但常有瘢痕增生。

（4）Ⅲ度烧伤：又称为焦痂型烧伤。全层皮肤烧伤，可深达肌肉甚至骨骼、内脏器官等。创面蜡白或焦黄，甚至炭化。硬如皮革，干燥，无渗液，发凉，针刺和拔毛无痛觉。可见粗大栓塞的树枝状血管网（真皮下血管丛栓塞）。由于皮肤及其附件全部被毁，3~4周后焦痂脱落形成肉芽创面，创面修复有赖于植皮，较小创面也可由创缘健康皮肤上皮生长修复。愈合后多形成瘢痕，且常造成畸形。

对烧伤深度的估计，目前也有四度五分法，与三度四分法的不同之处在于将Ⅲ度烧伤中损伤达深筋膜以下的烧伤，称为Ⅳ度烧伤。

(三) 诊断

判断伤情基本的要素是烧伤面积和深度，同时还应考虑全身情况（如休克、严重吸入性损伤和较重的复合伤）。

（四）治疗

小面积浅度烧伤按外科原则，及时给予清创、保护创面，大多能自行愈合。

大面积深度烧伤的全身反应重、并发症多、死亡率和伤残率高，治疗原则：①早期及时补液，迅速纠正休克，维持呼吸道通畅；②使用有效抗生素，及时有效地防治全身性感染；③尽早切除深度烧伤组织，用自体、异体皮移植覆盖，促进创面修复，减少感染来源；④积极治疗严重吸入性损伤，采取有效措施防治脏器功能障碍；⑤早期救治与功能恢复重建一体化，早期重视心理、外观和功能的康复。

二、中医学概述

生活中烧伤屡见不鲜，古代以火烧和汤烫者居多，故又称为水火烫伤、汤泼火伤、火烧疮、汤火疮、火疮等。现代还出现了化学烧伤、放射性烧伤、电击伤等。其临床特点是创面局部以红斑、肿胀、疼痛、水疱、渗出、焦痂为主要表现，严重者伴有高热、烦躁不安、口渴喜饮、少尿或无尿，甚则面色苍白、呼吸浅快、神昏谵语，若不及时救治或治疗不当可危及生命。

（一）病因病机

热力作用于肌表，损伤皮肤，导致局部气血凝滞、经络阻塞，卫气受损首当其冲，营卫不从，卫失固护，营失镇守，营阴外渗而为水疱、渗出。水疱、渗出过度，加之热邪的灼伤，耗伤阴津。阴伤阳脱而致脱证。火毒内陷，内攻脏腑而致陷证。病久必致脾胃虚和气血虚。以上病理演变过程，以热伤营卫为基本病机，阴津耗伤、阴伤阳脱、火毒内陷、脾胃虚弱和气血虚损为烧伤的几个主要病机环节。且烧伤始终伴随着正邪交争，气血凝滞，经络阻塞，营卫失和，脏腑功能失调及腐、脓、毒、虚等的变化，重者可致死亡。《外科大成·汤泼火伤》曰："汤泼火伤者，患自外来也。然热甚则火毒攻内，令人烦躁口干，昏愦而闷绝……"指出了烧伤伤于体表、殃及全身的病变特点。

（二）辨证论治

辨证论治参考本章第一节相关内容。

三、康复新液治疗烧伤的药理学研究

李珊瑚等（2006）、王峥屹等（2011）、Song 等（2017）和 Chen 等（2019）采用热烧（烫）法制备动物烧（烫）伤模型，给予康复新液（美洲大蠊乙醇提取物，PAE）治疗，结果显示，PAE 可明显促进烧（烫）伤创面愈合。

Song 等（2017）和 Chen 等（2019）采用体外细胞增殖和迁移模型，报道 PAE 可促进人永生化角质形成细胞（Hacat）、人皮肤成纤维细胞（HSF）的增殖和迁移，促进人脐静脉内皮细胞（HUVECs）的迁移和微管形成，提示其可能是通过促进表皮细胞增殖和迁移，以及促进血管形成，从而加速创面愈合。相关作用机制包括 JAK/STAT3 通路、Smad3 通路、NF-κB 通路和 ERK 通路的激活。

各组大鼠不同时间创面面积比较（$\bar{x} \pm s$，mm²）（王峥屹等，2011）

组别	鼠数	第 4 天	第 7 天	第 10 天	第 14 天
模型组	10	245.54±27.79	212.33±40.71	166.58±31.87	91.76±52.84
阳性对照组	10	217.06±39.52	165.02±25.01**	119.84±23.49**	52.88±15.71*
康复新液低剂量组	10	208.54±53.29	171.21±41.12*	130.71±43.93	77.29±42.27
康复新液高剂量组	10	201.05±49.09*	161.01±42.81*	119.53±21.55**	50.32±25.05*

注：与模型组比较，* 表示 $P<0.05$，** 表示 $P<0.01$。

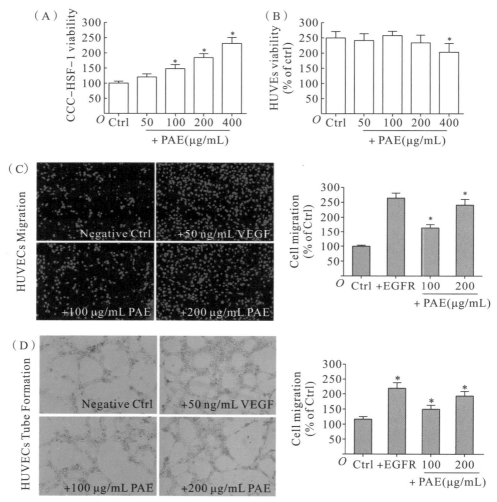

注：（A）（B）表示 PAE 处理 48 小时对 CCC－HSF－1 细胞和 HUVECs 细胞增殖的影响；（C）表示 PAE 处理 24 小时对 HUVECs 细胞迁移的影响；（D）表示 PAE 处理 24 小时对 HUVECs 细胞小管形成的影响。与空白组（Crtl）比较，* 表示 $P<0.05$。

PAE 对增殖和迁移相关因子的作用（Chen 等，2019）

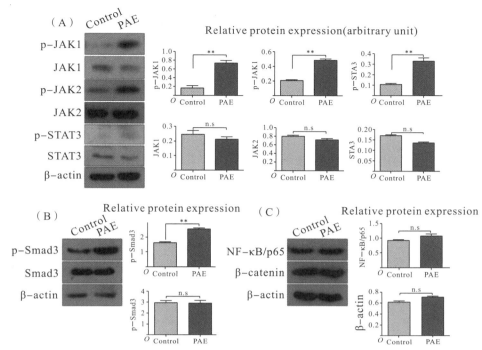

注：PAE 处理 Hacat 细胞 48 个小时，（A）表示 JAK/STAT3 通路相关蛋白的表达；（B）表示 Smad3 及其磷酸化蛋白水平；（C）表示蛋白免疫印迹检测 NF－κB 和 β－catenin 的蛋白水平。与空白组（Control）比较，** 表示 $P<0.01$，n.s 表示无显著性差异。

PAE 对增殖和迁移相关因子的作用（Song 等，2017）

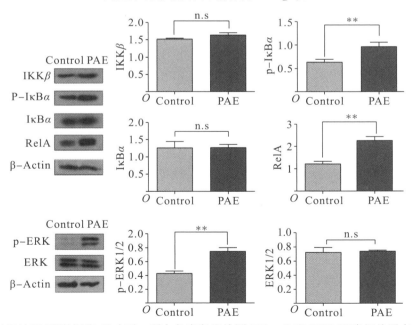

注：PAE 处理 HSF 细胞 48 小时，蛋白免疫印迹检测 NF－κB 和 ERK 通路相关蛋白水平。与空白组（Control）比较，** 表示 $P<0.01$，n.s 表示无显著性差异。

PAE 对 NF－κB 和 ERK 通路的影响（Song 等，2017）

四、康复新液治疗烧伤的临床研究

邓献（2009）观察了康复新液治疗放疗烧伤创面的疗效。对 13 例不同部位、不同类型肿瘤及不同深度的放疗烧伤创面外用康复新液治疗。除 1 例中断治疗、另 1 例小面积创面未愈而手术植皮愈合外，其余均生理愈合。结果表明，康复新液对难以愈合的放疗烧伤创面具有良好的治疗作用。

李莉等（2010）观察了康复新液治疗头面部烧伤创面的疗效。对 36 例头面部烧伤患者直接喷洒康复新液于烧伤创面，并给予精心护理。患者均痊愈出院，头面部从烧伤至痂皮完全脱落用时 7～16 天，平均 10 天。7～9 天愈合 23 例，10～16 天愈合 13 例；色素沉着 12 例，3 例面颊部有不明显瘢痕。结果表明，康复新液应用于头面部烧伤创面，能有效地促进烧伤创面的愈合，减少瘢痕的形成。

梁海鑫等（2017）探讨了康复新液湿敷法对于防治鼻咽癌患者急性放射性皮炎的疗效。选取 60 例入院接受放射性治疗的鼻咽癌患者，随机分为观察组和对照组各 30 例，分别采取康复新液湿敷法和外喷法，治疗结束后对急性放射性皮炎发生情况、发生程度进行统计学分析。观察组和对照组皮肤急性放射性损伤发生情况和发生程度差异有统计学意义（$P<0.05$）。结果表明，护理人员应该高度关注和重视鼻咽癌放疗患者急性放射性皮炎的发生，康复新液湿敷法防治鼻咽癌患者急性放射性皮炎的临床效果良好，值得推广应用。

两组急性放射性皮炎发生率及发生程度比较（梁海鑫等，2017）

组别	例数	急性放射性皮炎发生率（%）	急性放射性皮炎发生程度（例）				
			0 级	Ⅰ级	Ⅱ级	Ⅲ级	Ⅳ级
观察组	30	73.3	8	18	3	1	0
对照组	30	90.0	3	13	11	3	0
χ^2 值		8.328			8.651		
P 值		>0.01			<0.05		

黄培信等（2021）观察了康复新液、复方桐叶烧伤油联合负压吸引对烧伤创面愈合的影响。将 73 例烧伤患者作为研究对象，通过随机分组的方式分为观察组（37 例）与对照组（36 例），对照组接受传统方法进行治疗，观察组接受康复新液、复方桐叶烧伤油联合负压吸引处理，对比两组患者的治疗情况及疗效差异。观察组创面愈合时间短于对照组，平均换药次数少于对照组，两组比较差异有统计学意义（$P<0.05$）。观察组治疗总有效率为 100.00%，对照组治疗总有效率为 88.89%，观察组治疗总有效率高于对照组，差异有统计学意义（$P<0.05$）。结果表明，采用康复新液、复方桐叶烧伤油联合负压吸引治疗可以显著缩短患者的创面愈合时间、减少患者的换药次数，有效提高临床治疗效果，降低患者治疗的经济负担。

两组临床疗效比较（黄培信等，2021）

组别	例数	痊愈	显效	好转	无效	总有效 [例（%）]
观察组	37	16	18	3	0	37（100.00）
对照组	36	10	12	10	4	32（88.89）
χ^2值						4.349
P值						0.037

五、康复新液治疗烧伤的典型病例

患者系特重度烧伤。Ⅲ度烧伤面积达 10% 总体表面积（TBSA），颅骨外露＞624cm^2（左侧顶骨、枕骨、额骨、颧骨、颞骨、上下颌骨及眶骨外缘均外露），左侧咬合关节功能丧失，左眼及左耳均烧毁，左肱骨外露15cm×4cm，左肩关节囊毁损，致左肩关节功能丧失等。

采用中西医结合疗法，包括清创、康复新液湿敷、改善创面微循环、促进肉芽组织生长，以及再生医疗技术（MEBT/MEBO），以促进肉芽生长、加速创面愈合、防治感染。局部近位皮瓣及远位皮瓣、筋膜皮瓣、皮管、游离皮片等覆盖肉芽创面、颅骨及上肢骨外露处、修补颌面洞穿性缺损等。

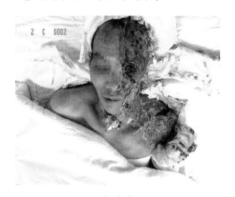 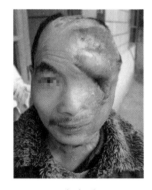

治疗前　　　　　　　　　　　治疗后

患者烧伤治疗前后对比图

参考文献

Song Q，Gou QH，Xie YX，et al. Periplaneta americana extracts promote skin wound healing via nuclear factor kappa b canonical pathway and extracellular signal－regulated kinase signaling ［J］. Evid Based Complement Alternat Med，2017：5821706.

Song Q，Xie YX，Gou QH，et al. JAK/STAT3 and Smad3 activities are required for the wound healing properties of Periplaneta Americana extracts ［J］. Int J Mol Med，2017，40（2）：465－473.

Chen ZJ，Hu YC，Li J，et al. A feasible biocompatible hydrogel film embedding Periplaneta Americana extract for acute wound healing ［J］. Int J Pharm，2019，571：118707.

谢建兴. 外科学 ［M］. 4 版. 北京：中国中医药出版社，2016.

陈红风. 中医外科学 ［M］. 4 版. 北京：中国中医药出版社，2016.

王峥屹，黄秀华，谢壹科，等. 康复新液对动物实验性烧烫伤创面愈合的影响 ［J］. 中医杂志，2011，52（15）：1316-1317，1338.

李珊瑚，李勇敏，彭淑珍. 康复新液对家兔创伤愈合的影响 ［J］. 临床和实验医学杂志，2006，5（6）：730-731.

杨洁，罗旻. 康复新液治疗 12 例放射性湿性皮炎 ［J］. 华西药学杂志，2007，22（5）：593.

邓献. 康复新液治疗放疗烧伤创面的临床观察 ［J］. 中国医药指南，2009，7（9）：22-23.

李莉，唐文华，徐月芳. 康复新液治疗头面部烧伤 36 例效果观察及护理 ［J］. 齐鲁护理杂志，2010，16（23）：57-58.

梁海鑫，彭姗姗，唐丽琴，等. 康复新湿敷法对防治鼻咽癌急性放射性皮炎的临床效果观察 ［J］. 护士进修杂志，2017，32（9）：847-849.

黄培信，张扬，王肖蓉，等. 康复新液、复方桐叶烧伤油联合负压吸引对烧伤创面愈合的影响 ［J］. 新中医，2021，53（5）：99-101.

第三节　脂肪液化

一、现代医学概述

（一）定义

脂肪液化指手术切口部位脂肪细胞无菌性变性坏死的过程，脂肪细胞破裂后，脂滴溢出、聚集，伴有局部无菌性炎症，是外科术后切口的并发症之一，主要源于肥胖、高频电刀的应用、糖尿病、切口保护欠妥等，脂肪液化的发生通常是多种因素共同作用的结果。

（二）病因和发病机制

脂肪液化的病因尚未明了，其病理变化是脂肪细胞的破裂坏死，细胞破裂后脂滴溢出，为无菌性炎症。发生原因较多，主要包括：

1. 手术创伤

包括手术切割的创伤及缝合脂肪的创伤。原因可能有粗暴操作、结扎过紧、止血不彻底、电刀止血、切口长时间暴露、来回移动拉钩及缝合脂肪层时残留死腔。

2. 肥胖

有研究表明,肥胖患者更容易发生脂肪液化,皮下脂肪超过 3cm 的患者,切口脂肪液化的发生率会明显增加,且脂肪厚度与发生率成正比,原因可能是肥胖者皮下脂肪层血液循环较差,手术切开后血液供应进一步发生障碍,在机械作用(如挤压、钳夹等)刺激下脂肪容易发生氧化分解反应,引起无菌性炎症,使脂肪发生液化。

3. 糖尿病

众多研究结果显示,糖尿病是术后切口脂肪液化的危险因素之一,可能与糖尿病患者机体免疫力低下、血糖偏高、血液高凝状态及血管病变使脂肪血液供应发生障碍等有关。

总而言之,手术创伤、肥胖、糖尿病是脂肪液化的重要因素。

（三）分期

针对切口脂肪液体,有学者提出根据切口的情况,切口脂肪液化可分为循环障碍期、液化初期、液化期及愈合期四个时期。

1. 循环障碍期

术后 2～4 天时发生,通常出现淡黄色渗出液或脂肪油滴,并伴有切口周围变硬。

2. 液化初期

术后 5～6 天时发生,切口区域流出不等量的淡黄色渗液,渗液中有少量油滴。

3. 液化期

术后 7～9 天时发生,脂肪液化界限趋于清楚稳定。

4. 愈合期

术后 10～14 天时发生,创口分泌物减少,脂肪小油滴消失,创口肉芽组织生长。

（四）诊断

(1) 在术后 3～7 天切口黄色渗液较多,无自觉症状。

(2) 通常体温和局部皮温正常。

(3) 切口无炎性改变,皮下触诊有游离感或波动感。

(4) 穿刺或撑开切口可见淡黄色,清亮的脂肪滴渗液。

(5) 切口边缘和皮下组织无坏死征象,但愈合不良。

(6) 渗液镜检见大量脂肪滴,连续 3 次培养无细菌生长。

（五）治疗

(1) 清除渗液部位的积液及坏死组织,必要时进行引流。

(2) 根据情况调整换药频率,预防感染,促进创面愈合。

(3) 根据情况拆除缝合线,消毒＋引流、冲洗、固定患处。

(4) 红外线照射治疗。

二、中医学概述

脂肪液化归属烧伤范畴。相关内容详见本章第二节中医学概述部分。

三、康复新液治疗脂肪液化的临床研究

张祎（2008）观察了外科术后切口脂肪液化的治疗情况。根据切口渗液情况，将患者分为两组：A 组 28 例，切口渗液较少，部分愈合不良，拆除部分缝线，以 2% 甲硝唑注射液冲洗后置生理盐水纱布条引流，每日 1 次，直至愈合；B 组 24 例，切口渗液较多，全层愈合不良，拆除全部缝线，以 2% 甲硝唑注射液冲洗后，填塞康复新液纱布条引流，每日 1 次，直至切口肉芽组织长满后行 II 期缝合。两组均口服或静滴抗生素预防感染。A 组切口均于术后 11~16 天愈合，无需 II 期缝合；B 组一般换药 2~6 天后可行 II 期缝合，7~10 天拆线，平均 12 天。两组患者切口无一例院内感染。结果表明，康复新液具有改善局部微循环、促进肉芽组织生长、促使创面坏死组织脱落、增强免疫功能等作用。

张波等（2009）分析了康复新液治疗腹壁脂肪液化的临床疗效，将 78 例患者随机分成两组：治疗组 39 例、对照组 39 例。治疗组对脂肪液化切口用 1‰ 新洁尔灭液消毒后，轻挤压切口将积液排出，对液化严重的，间断拆除波动明显处缝合线后用康复新液清洗切口，再用浸有康复新液纱布填塞引流，根据渗出情况每日或隔日换药 1 次。待切口无明显渗出后，用阔蝶形胶布拉拢固定或行 II 期缝合。对照组用 1‰ 新洁尔灭液、过氧化氢溶液消毒后拆除波动明显处缝合线，撑开脂肪液化切口，清洗后用凡士林纱条填塞引流，根据渗出情况每日或隔日换药 1 次。待切口无明显渗出，用阔蝶形胶布拉拢固定或行 II 期缝合。治疗组换药 2~4 次后局部渗出明显减少，创面肉芽组织新鲜，拆除缝合线较少，未扩创，后期渗出少，无明显感染，换药间隔逐渐延长，对切口反复刺激较少，加快切口愈合，因而无 II 期缝合病例，脂肪液化切口愈合时间（4±8）天，无 1 例发生院内感染。对照组局部渗出无明显减少，创面组织生长缓慢，扩创后裂口较大，愈合时间延长，换药次数多，反复对切口刺激，因而有 6 例行 II 期缝合，脂肪液化切口愈合时间（20±8）天，有 5 例发生继发感染。

谷淑红（2013）探讨了应用康复新液、红外线治疗腹部手术切口脂肪液化的临床疗效。将某院腹部手术切口脂肪液化的患者分为对照组和治疗组：对照组采用单纯常规方法；治疗组在单纯常规方法的基础上配合康复新液治疗和红外线照射治疗。相较对照组，治疗组渗液消失时间缩短 4~5 天（$P<0.01$），愈合时间缩短 5.1 天（$P<0.05$）。结果表明，应用康复新液和红外线照射治疗腹部手术切口脂肪液化缩短了住院时间、降低了医疗费用、减轻了患者痛苦，方法简单安全，取材方便，疗效较好。

陈卫群（2014）探讨了康复新液联合高渗葡萄糖及胰岛素治疗剖宫产术后切口脂肪液化的临床疗效。选择剖宫产术后发生切口脂肪液化的患者 67 例，采用随机数字表法分为观察组（35 例）和对照组（32 例）。对照组给予常规消毒，清创换药治疗；观察组在此基础上给予康复新液联合高渗葡萄糖及胰岛素治疗，比较两组临床疗效。结果两组患者均全部治愈。观察组切口愈合时间>10 天、脂肪液化渗液消失时间>5 天及每日更

换敷料次数＞2 次的患者比例均明显低于对照组，差异有统计学意义（$P<0.05$）；观察组切口愈合时间及住院时间明显短于对照组 ［（3.79±0.47）天 vs（10.05±1.26）天、（6.25±0.56）天 vs（13.78±2.35）天］，住院费用明显少于对照组 ［（3443.48±1480.39）元 vs（5680.16±1847.38）元］，差异有统计学意义（$P<0.01$）。结果表明，康复新液联合高渗葡萄糖及胰岛素治疗剖宫产术后切口脂肪液化，可促进创面愈合、缩短住院时间，为患者减轻经济负担和痛苦，值得在临床中推广应用。

两组术后切口恢复情况比较（陈卫群，2014）

组别	例数	切口愈合时间		脂肪液化渗液消失时间		每日更换敷料次数	
		≤10 天	＞10 天	≤5 天	＞5 天	≤2 次	＞2 次
观察组	35	29	6	30	5	29	6
对照组	32	17	15	18	14	19	13
χ^2 值		6.867		7.143		4.537	
P 值		<0.01		<0.01		<0.01	

宋静等（2017）探讨了康复新液治疗外科术后切口脂肪液化的临床疗效。选择 90 例某三级甲等医院普外科术后切口发生脂肪液化的患者，采用随机数字表法分为对照组 1、对照组 2 和观察组，每组 30 例。对照组 1 采用生理盐水纱条引流；对照组 2 采用藻酸盐敷料引流；观察组采用康复新液喷洒创面联合康复新液纱条引流。比较三组切口脂肪液化消失时间、切口愈合时间、换药总时间及总费用。三组切口脂肪液化消失时间、切口愈合时间及换药总时间比较差异有统计学意义（$P<0.05$），观察组和对照组 2 均短于对照组 1（$P<0.05$）。三组换药总费用比较差异有统计学意义（$P<0.05$）。结果表明，康复新液能有效治疗脂肪液化，促进切口愈合，缩短换药时间，减轻患者经济负担。

三组术后观察指标比较（$\bar{x}±s$）（宋静等，2017）

组别	例数	脂肪液化消失时间（天）	切口愈合时间（天）	换药总时间（天）	换药总费用（元）
对照组 1	30	16.00±11.27	24.97±12.30	19.77±11.40	839.33±685.84
对照组 2	30	13.00±7.70[1]	19.23±10.25[1]	15.73±9.36[1]	649.33±389.32
观察组	30	10.07±5.04[1]	15.87±5.70[1]	12.17±5.36[1]	443.00±236.63[1][2]
F 值		8.309	9.645	8.042	8.265
P 值		0.000	0.000	0.001	0.001

注：与对照组 1 比较，[1] 表示 $P<0.05$；与对照组 2 比较，[2] 表示 $P<0.05$。

四、康复新液治疗脂肪液化的典型病例

患者，男，77 岁，行直肠癌根治术，术后腹部切口脂肪液化并发感染。先后使用

云南白药、10％氯化钠溶液、青霉素粉，均无效，换用康复新液治疗。

治疗方法：先用康复新液冲洗，再用康复新液进行涂抹及填塞。

经康复新液治疗 3 个月，患者腹部切口愈合。

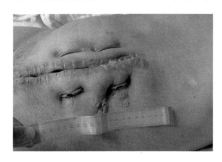 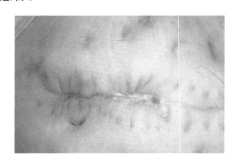

治疗前　　　　　　　　　　　治疗 3 个月后切口愈合

术后腹部切口脂肪液化患者治疗前后对比图

参考文献

赵毅涛，杨铁毅，张岩. 手术后切口脂肪液化防治的研究进展 ［J］. 医学综述，2016，22（1）：97−101.

宋静，王芳. 康复新液治疗外科术后切口脂肪液化的疗效 ［J］. 护理研究，2017，31（27）：3467−3469.

陈红风. 中医外科学 ［M］. 4 版. 北京：中国中医药出版社，2016.

王清坚，赫军，黄名威. 术后切口脂肪液化的原因分析与外治对策 ［J］. 辽宁中医学院学报，2006，8（2）：18−19.

江摩. 切口脂肪液化的研究进展 ［D］. 北京：北京中医药大学，2008.

张祎. 外科术后切口脂肪液化 52 例治疗体会 ［J］. 临床外科杂志，2008，16（11）：723.

张波，张翔，柳俊，等. 康复新液治疗腹壁脂肪液化疗效分析 ［J］. 中国药物与临床，2009，9（10）：1009−1010.

谷淑红. 康复新液配合红外线治疗腹部切口脂肪液化疗效 ［J］. 四川医学，2013，34（10）：1571−1572.

陈卫群. 康复新液联合高渗葡萄糖及胰岛素治疗剖宫产术后切口脂肪液化的疗效 ［J］. 中国医师进修杂志，2014，37（3）：55−57.

第四节 皮肤慢性溃疡

一、现代医学概述

（一）定义

皮肤慢性溃疡又称难治性溃疡，是一种常见的难治性疾病，表现为各种原因引起的局部组织缺损、液化、感染、坏死，是糖尿病、血管性疾病和放疗等常见的并发症。

（二）病因和发病机制

在伤口愈合过程中细胞对炎症介质、生长因子、细胞因子和机械力量等多种因素的不适当反应，糖尿病、血管性疾病、持续的创伤，或继发感染等损害，会引起高血糖、持续炎症、生长因子及细胞因子受体缺乏等问题，可导致内皮祖细胞增殖受损，引起血管再生障碍、伤口灌注不足、代谢障碍，以及上皮细胞形成延迟、伤口的正常愈合过程遭到破坏，从而形成慢性溃疡。

（三）分类及临床表现

可根据溃疡形成的病因分类。

1. 创伤性溃疡

有明确的外伤史，如车祸、枪伤、挤压或热力所致的烧（烫）伤。晚期可形成残余溃疡，深及皮肤层或达深层的肌肉、肌腱、关节与骨组织。烧伤后形成广泛的不稳定性瘢痕，可因局部张力或感染导致创面愈合时破溃，反复不愈，若病程过久还可引发癌变，形成马氏溃疡（Marjolin's ulcer）。

2. 自身免疫性溃疡（药物性溃疡）

因患者自身处于高免疫状态，对自身正常组织或伤口分泌物过敏，产生细胞或体液免疫，溃疡逐渐扩大、加深，迁延数年。

3. 结核性溃疡

属特殊性感染。好发于淋巴组织聚集丰富的部位，如颈部、腹股沟及骨关节处。其特点是增殖与坏死同时存在，迁延数年，常合并窦道。

4. 压迫性溃疡

压疮便是其中之一，临床较为常见，因局部受压，造成皮肤或皮下组织缺血而形成溃疡，常发生在卧床老年患者的骨性突出部位，如骶尾部、枕部、足跟部。这些地方软组织少，耐压能力弱，固定体位或较长时间压迫就可产生溃疡。机体某一部位因较长时间过度压迫，由压力、剪切力或摩擦力引起的皮肤和深部组织溃疡，也称褥疮。

5. 癌性溃疡（恶性溃疡）

指原发或继发的体表癌性溃疡，久治不愈，创面组织细胞处于无序和不可控的增殖与分化过程。

6. 放射性溃疡

多于乳腺癌、鼻咽癌和口腔癌放射治疗过程中并发，在头、颈及躯干部位多发。

7. 血管性溃疡

一般指下肢静脉曲张、脉管炎引起的下肢溃疡，以小腿远端及踝部多见，是下肢慢性功能不全晚期并发症。发病机制是静脉回流严重受阻，局部静脉压增高、水肿，导致氧弥散障碍、皮肤营养缺乏。患者有长期的静脉原发病史，创面一般为单个，较为表浅，创基灰暗，创面周围皮肤粗糙且有明显的色素沉着。局部皮温很低。常规创面换药疗效很差，即使行断层皮片移植，疗效也极不可靠。

8. 糖尿病性溃疡

是糖尿病患者的严重并发症之一。发病机制为中小血管功能及结构改变。神经组织变性，引起组织神经营养性不良，导致皮肤感觉迟钝，容易受伤。白细胞防御功能减弱，组织抗感染能力下降，轻微损伤即易导致组织坏死。由于足部末梢血管更易受累而产生溃疡，因此足部发生率更高，称之为糖尿病足。表现为间歇性跛行、疼痛、足趾坏死。糖尿病足不仅发生率高，治疗费用也相当高。

9. 神经营养不良性溃疡

因感觉神经缺失，不能正常释放感觉神经肽 P 物质而产生的溃疡。P 物质与成纤维细胞表达的表皮生长因子、碱性成纤维生长因子的含量有密切关系。缺乏 P 物质，新生组织就会形成脂质化，直接影响创面内肉芽组织的形成和愈合。

10. 感染性溃疡

因创面反复感染导致无法愈合，一般为细菌感染，尤以金黄色葡萄球菌感染为常见。

（四）诊断

（1）有明确外伤史，外伤后皮肤继发溃疡，溃疡面积较大。

（2）疮口表面有脓性分泌物，炎症明显。创面周围有瘢痕形成且有继发的感染、坏死及血管、神经损伤等情况，影响肉芽组织的形成。

（3）符合第 2 条表现，病程周期超过 1 个月，没有明显的愈合趋势或经常复发。

（4）有创伤、糖尿病、血管性疾病、各类微生物感染、恶性肿瘤、放疗等病史并继发溃疡不愈。

以上四条有第 3 条结合任意一条情况者，可诊断为皮肤慢性溃疡。

（五）治疗

1. 病因治疗

对于糖尿病引起的皮肤慢性溃疡首先应控制好血糖水平，一般要求空腹血糖稳定在 10mmol/L 以下。血管因素造成的皮肤慢性溃疡应改善局部血循环和氧供应，包括卧床休息、抬高患肢及改善微循环。压迫性溃疡要缓解局部压力、注意变化体位。放射性溃疡应停止局部射线照射等。

2. 保守疗法

保守疗法是手术治疗的基础和前提。重点是采取理疗（如超短波、红外线照射等）以改善微循环。清洁伤口需局部换药，及时清除坏死组织和分泌物，并进行分泌物细菌培养和药敏试验。

3. 清创

清创指用外科手段干预创面，实现由污染创面（黄色、黑色或二者混合型创面）向相对清洁创面（红色创面）、由无准备愈合创面向准备愈合创面转化。皮肤慢性溃疡创面不同于其他创面，同一创面内常并存不同形态的组织，局部血运差，肉芽老化，感染菌种繁杂。这就决定清创要分步、多次实施，先易后难，先边缘后中心，先血运好的部位后血运差的部位。清除坏死组织应先深层（骨、肌肉、肌腱）后浅层（脂肪、皮下组织）。坚持清除坏死组织与保护肉芽（皮岛）同步。判定失活组织应坚持"切之不出血、触之软如泥、夹之不收缩"的准则。除外科清创外，生物清创疗法也被推崇，如利用蛆清创，蛆能分泌蛋白水解酶，使坏死组织崩解、溶化并吞噬，而不破坏正常组织，还可促进结缔组织生成，加快溃疡创面的愈合。

4. 各种皮瓣、肌皮瓣手术的应用

原则为彻底切除坏死组织连同四周及基底的瘢痕组织，若伤及骨质时应将坏死骨组织一并去除。遗留的空腔最好选用邻近的皮瓣或肌皮瓣覆盖。因皮片抗摩擦力弱，皮片移植后溃疡极易复发，故修复褥疮时一般不作为首选，除非病情严重，为防止蛋白质大量丧失，而在转移皮瓣之前用于暂时性封闭创面。

5. 创面用药

科学、恰当的创面用药可大大加速溃疡的愈合。细胞老化、组织缺血和细菌定植是溃疡形成、迁延不愈的主要因素。局部用药的配伍选择应围绕控制感染、促进组织再生和改善局部缺血等目的，并要遵循溃疡修复的阶段规律，做到全身与创面、有效性与不良反应、配伍与剂型等诸多因素的统筹兼顾。

6. 创面封闭负压引流（Vacuum-assisted closure，VAC）技术

VAC技术是将聚乙烯醇-明胶海绵组成的医用高分子复合材料用于修复和覆盖软组织创面的一种治疗技术。其原理是以此材料作为引流管与引流面的中介，使引流由点到面，变开放创面为相对闭合创面，防止污染和继发感染。在负压作用下，创面血流量增加，刺激肉芽组织生长，同时有压迫止血的作用。

7. 高压氧治疗

高压氧对抗生素有协同和增效作用，通过增加氧弥散，使创面血氧含量增加，氧分压提高，纠正病灶组织的氧供，增强白细胞杀菌能力。高压氧能降低全血黏度、血浆黏度和血小板聚集率，可增加红细胞变形能力，改善微循环，促进侧支循环的建立，改善毛细血管通透性，有效阻止血浆水分的外渗，减轻创面水肿。

8. 生物工程皮或皮肤替代物等产品

有许多生物工程皮或皮肤替代物已用来治疗包括烧伤在内的急、慢性创伤。自角质

形成细胞皮片应用以来，许多构造更加复杂的产品开始在人的创面中试用。皮肤替代物可以包括活细胞，如成纤维细胞、角质形成细胞或二者兼有，也可以为无细胞或含有活细胞提取物的产品。

9. 基因治疗

利用各种物理或生物媒介（包括病毒）等方法将特定基因导入创面。基因在重新导入创面前需先经过体外处理。这一方法通过简单的注射或者基因枪即可实现，方便快捷。

10. 干细胞疗法

人们推测，多能造血干细胞较特定基因的引入会更为有效，因为它能分化为各种细胞表型，包括成纤维细胞、内皮细胞、角质形成细胞等，而这些细胞是愈合过程中的关键。然而，干细胞研究本身仍充满争议。

11. 抗氧化治疗

一种旨在纠正糖尿病患者创伤愈合中异常情况的方法，能减少自由基产物的量。

二、中医学概述

皮肤慢性溃疡归属"顽疮""臁疮""脱疽""席疮"等范畴，主要涵盖感染性溃疡、放射性溃疡、压迫性溃疡、化学性溃疡、动脉闭塞硬化性溃疡、毒蛇咬伤性溃疡、神经营养不良性溃疡、糖尿病性溃疡、血管性溃疡、外伤性溃疡、烧伤后瘢痕上溃疡、静脉曲张性溃疡等。

（一）病因和发病机制

皮肤慢性溃疡的病机演变为"因虚感邪（风、湿、热、毒），邪毒致瘀，瘀阻伤正，化腐致损"的过程，形成了虚、邪、瘀、腐相互作用，互为因果的变化，病机特点是虚实夹杂、本虚标实，正虚血瘀为其本，湿热毒蕴为其标。

（二）辨证论治

1. 内治法

（1）湿热毒蕴证。

①证候：多见于皮肤溃疡的炎症急性发作期。局部痒痛兼作，疮面腐肉较多，脓水浸淫，或秽臭难闻，疮面皮肤肿大灼热。可伴恶寒发热。口干苦。小便黄赤，大便秘结。舌红，苔黄腻，脉数。

②治法：清热利湿解毒。

③方药：三妙丸、五味消毒饮加减。常用药如苍术、黄柏、薏苡仁、萆薢、蛇舌草、鹿含草、蒲公英、紫花地丁、当归、赤芍药、丹参、生黄芪、皂角刺、生甘草。加减：疮周滋水淋漓，或伴水疱、湿疹，加苦参、白鲜皮；局部焮红灼热较甚，加生地黄、牡丹皮、金银花；局部肿胀较甚，加车前子、泽泻；脓性分泌物多、气味秽臭，加茵陈、虎杖、土茯苓；大便秘结，加生大黄。

（2）湿热瘀阻证。

①证候：多见于皮肤溃疡的炎症缓解期。局部破溃，疮面腐肉未脱，脓水淋漓。可伴口干，口苦，小便黄赤，大便秘结。舌偏红，舌苔薄黄腻，脉数。

②治法：清热利湿、化瘀通络。

③方药：三妙丸、萆薢渗湿汤加减。常用药如苍术、黄柏、薏苡仁、当归、赤芍药、丹参、桃仁、葛根、忍冬藤、生黄芪、皂角刺、生甘草。

（3）正虚血瘀证。

①证候：多见于皮肤溃疡的肉芽组织增生期及组织重建阶段。疮面腐肉已尽，肉芽色暗淡不鲜，脓水清稀，新肌难生或不生。可伴神疲乏力。舌淡，或有瘀斑，舌苔薄，脉细。

②治法：扶正化瘀，托毒生肌。

③方药：补阳还五汤、补中益气汤等加减。常用药如生黄芪、党参、当归、赤芍药、丹参、桃仁、红花、地龙、葛根、红枣。加减：疮面苍白无华或淡红，加白术、茯苓；疮面紫暗或青筋怒张，加水蛭；疮同皮肤发凉，加熟附子、桂枝；皮肤硬结，加三棱、莪术、白芥子；肿胀明显，加益母草、泽兰、路路通；气虚明显，可重用生黄芪60～120g；血虚明显，加鸡血藤、熟地黄、白芍药；阴虚明显，加生地黄、玄参、麦冬。

2. 外治法

（1）祛腐阶段。

①煨脓祛腐：疮面牢固覆盖较多黑色、干性坏死组织或焦痂。宜选用油膏厚敷或外用清凉油乳剂外敷，促使疮面基底部暴露，后行蚕食疗法清除。

②提脓祛腐：在脓腐多而难去之际，先短期选用八二丹掺布疮面，外用油膏提脓祛腐，在腐肉将脱尽、脓水已少时，或局部溃疡色泽较暗滞时，可外掺九一丹，促使腐肉迅速脱落，出现新生肉芽组织。

③贴敷疗法：若局部疮周红肿灼热明显，外用金黄膏；若局部疮周红肿灼热不甚或疮口周围发湿疹，外用青黛膏；若局部皮肤发凉、瘀暗，外用冲和膏。

④浸渍疗法：若脓水较多，稀薄如水，疮面脓色绿黑，或有气泡，或腥秽恶臭，用黄连、马齿苋、土茯苓、土槿皮、明矾、红花等清热利湿解毒中药煎液湿敷或熏洗患处。

⑤灌注疗法：对疮缘潜行者，可用清热利湿解毒中药煎液灌注。

⑥蚕食疗法：对疮面大而深、腐肉组织难以脱落者，在感染控制的基础上，应分期分批逐步修剪清除腐肉，以不出血或稍有出血、无明显疼痛为度。一般对一些有碍肉芽、上皮生长的组织逐步修除即可，并尽量保护筋膜及肌腱组织。

⑦祛瘀：应用活血祛瘀药（如脉血康胶囊、蝎蜈胶囊等），促使腐肉组织加快脱落。

（2）生肌阶段。

①生肌收口：在脓腐已尽、新肌未生之际，可外掺生肌散，外用白玉膏、红油膏，促进新鲜红润肉芽组织增生，创缘上皮爬行或形成皮岛，加速疮面愈合。

②煨脓长肉：若疮面较干性，可用油性制剂（如清凉油乳剂、复黄生肌愈创油）盖贴。

③浸渍疗法：若溃疡色泽苍白、暗红而不鲜润红活，新生肉芽及上皮生长缓慢时，用黄芪、乳香、没药等益气化瘀生肌中药煎剂湿敷或熏洗。

④垫棉绷缚：对疮面腐肉已尽、新肉生长、周围组织有窦腔者，可用棉垫垫压空腔处，再予用绷带加压缠缚，使患处压紧，每日换药 1 次，促进腔壁粘连、闭合。7～10 天管腔收口后，继续垫棉垫加压缠缚 10～14 天。

三、康复新液治疗皮肤慢性溃疡的临床研究

顾敏等（2007）观察了康复新液治疗皮肤溃疡的临床疗效，纳入 76 例患者，年龄 22～87 岁，其中男 42 例、女 34 例，病程 7 天到 2 个月，溃疡发生在手足部 36 例、胫前 17 例、外阴 15 例、其他部位 8 例，由外伤引起 26 例、皮肤感染所致 23 例、术后切口感染及愈合不良 21 例、糖尿病足 6 例，溃疡面积（1cm×1cm）～（3cm×5cm）、深度 0.2～1.0cm，溃疡表面覆有渗液及脓液。将 76 例患者随机分为两组，试验组 39 例，对照组 37 例。两组患者在年龄、性别、病程、皮损分布及数量上差异均无统计学意义，具有可比性。入选患者 1 周内未系统应用过抗生素及其他中药制剂，糖尿病患者需要同时控制血糖，由肿瘤所致的皮肤溃疡患者不予入选。试验组采用 8 层纱布浸透康复新液原液后，温敷于皮肤溃疡处 2 小时，每日 2 次，湿敷间歇给予莫匹罗星软膏外用。对照组单独给予莫匹罗星软膏外用，每日 2 次。用药后第 3、5、7、14 天记录症状的改善情况，进行疗效与安全性评价。试验组平均起效时间为 2.2 天（2～3 天），对照组平均起效时间为 2.9 天（2～4 天）。试验组治愈率为 82.05%，有效率为 94.87%；对照组治愈率为 62.15%，有效率为 72.97%，两组有效率比较差异有统计学意义（$\chi^2 = 6.848$，$P < 0.01$）。所有患者在观察期间均未出现不良反应。结果表明，康复新液外用治疗皮肤溃疡安全可靠，方法简便。

孙红喜等（2008）观察了康复新液湿敷治疗皮肤慢性溃疡的临床疗效，将 36 例患者随机分成观察组（19 例）和对照组（17 例）。观察组常规清创后将康复新液喷于创面，覆盖一层无菌纱布，康复新液喷湿后用无菌纱布包扎；对照组用同样方法清创，再用呋喃西林无菌纱布湿敷后用无菌纱布包扎。两组均换药 1 次/天，疗程均为 14 天。观察组治愈（溃疡完全愈合）10 例，显效（溃疡面积缩小＞80%，溃疡面变浅，有新鲜肉芽生长）6 例，有效（溃疡面积缩小 50%～80%，局部变浅，局部有肉芽生长）3 例，无效（溃疡面积缩小＜50%，深度无变化，肉芽生长不明显）0 例。两组均无明显不良反应。结果表明，康复新液能有效改善创面的微循环，增强溃疡组织的抗炎和修复能力，且不良反应小，疗效可靠。

陈锋等（2011）观察了康复新液联合复合溶菌酶杀菌纱布治疗体表慢性溃疡创面的临床疗效。将体表慢性溃疡患者随机分为常规方法组、康复新液组、杀菌纱布组、康复新液＋杀菌纱布组，观察 4 组创面愈合情况。常规方法组、康复新液组、杀菌纱布组、康复新液＋杀菌纱布组总有效率分别为 56%、80%、76%、92%。康复新液＋杀菌纱布组疗效最好。结果表明，康复新液联合复合溶菌酶杀菌纱布治疗体表慢性溃疡疗效好，适合推广应用。

彭莉等（2014）观察了红光照射联合康复新液治疗皮肤溃疡的临床疗效。纳入某科

自 2011 年 11 月至 2012 年 10 月收治的 60 例皮肤溃疡患者，其中治疗组采用康复新液换药联合红光照射；对照组采用聚维酮碘换药联合电磁波（TDP）照射。治疗组用 Carnation-22 光子治疗仪照射患处，照射前裸露患处，灯距 15cm，每次照射时间为 15 分钟，照射后予康复新液纱条填塞溃疡，每日 2 次，10 天后观察疗效；对照组用 TDP 治疗仪照射，距离创面 30～50cm，以患者有温热感为宜，每次照射 15 分钟，照射后予聚维酮碘纱条填塞溃疡，每日 2 次，10 天后观察疗效。两组治疗期间不加任何其他治疗，3 个疗程后评定结果。治疗组 30 例，痊愈 24 例，显效 3 例，有效 2 例，无效 1 例；对照组 30 例，痊愈 12 例，显效 5 例，有效 3 例，无效 10 例。两组有效率比较差异有统计学意义（$\chi^2 = 8.52$，$P < 0.05$）。结果表明，红光照射联合康复新液是一种治疗皮肤溃疡安全、经济、有效的方法。

赵海军等（2014）观察了康复新液和湿润烧伤膏治疗乳腺癌改良根治术后皮肤溃疡的临床疗效，为乳腺癌术后的进一步治疗提供指导。将 2009 年 3 月至 2013 年 3 月行乳腺癌改良根治术后发生皮肤溃疡的 122 例患者按入院的奇偶日期分为试验组和对照组，每组 61 例。试验组术后第 3 天开始口服康复新液，3 次/天，10 毫升/次，同时用康复新液湿敷溃疡处，1 次/天；对照组则涂抹湿润烧伤膏，凡士林纱布置于创面，1 次/天。治疗 20、30、40 天进行疗效比较。治疗 40 天时，试验组总有效率 100%，对照组 98%，两组比较差异无统计学意义（$P > 0.05$）。试验组创面平均愈合时间（19.56±3.79）天，对照组（33.26±4.55）天，两组比较差异有统计学意义（$P < 0.05$）。结果表明，两种药物治疗乳腺癌改良根治术后皮肤溃疡均有明显效果，但康复新液的愈合速度更快，优于湿润烧伤膏。

欧阳合意等（2014）探讨了康复新与维生素 E 软胶囊混合液湿敷治疗皮肤慢性溃疡的临床疗效。将 60 例皮肤慢性溃疡患者随机分为观察组和对照组各 30 例。两组除常规护理及加强营养外，均给予局部清创。观察组用注射器吸取康复新液与维生素 E 混合液直接滴在创面上，再用浸有康复新液加维生素 E 混合液的湿纱布贴在创面上；对照组用 0.5% 碘伏溶液环形涂擦创面边缘，并用浸有呋喃西林的湿纱布覆盖创面。两组均外用双层无菌纱布覆盖，胶布固定，每日掀开双层纱布一角，用注射器向内层纱布上点滴药液 1 次或 2 次，以保持药物的有效浓度和保证创面处于湿润状态。观察创面从治疗用药到完全愈合的时间及治疗效果。结果显示，观察组治疗效果优于对照组（$P < 0.05$），创面愈合时间短于对照组（$P < 0.01$）。结果表明，康复新液加维生素 E 软胶囊混合液湿敷治疗皮肤慢性溃疡可促进溃疡创面愈合、缩短愈合时间。

两组临床疗效比较［例（%）］（欧阳合意等，2014）

组别	例数	痊愈	显效	好转	无效	总有效
对照组	30	17（56.7）	5（16.7）	5（16.7）	3（10.0）	22（73.3）
观察组	30	25（83.3）	3（10.0）	2（6.7）	0（0）	28（93.3）

注：两组总有效率比较，$P < 0.05$。

汪敏等（2015）探讨了康复新液、莫匹罗星结合 TDP 灯照射护理治疗皮肤慢性溃疡的临床疗效。将 97 例皮肤慢性溃疡患者随机分为对照组 48 例、实验组 49 例，对照组清创后用康复新液湿敷，实验组清创后采取康复新液、莫匹罗星结合 TDP 灯照射治疗，两组均配合相应护理措施。观察两组患者治疗效果、平均愈合时间和不良反应。实验组总有效率（91.84%）显著优于对照组（70.83%），差异有统计学意义（$P <$ 0.01）；实验组溃疡创面的平均愈合时间明显短于对照组，差异有统计学意义（$P <$ 0.05）。结果表明，康复新液、莫匹罗星结合 TDP 灯照射护理治疗皮肤慢性溃疡是一种有效、安全、方便的方法。

两组临床疗效比较（汪敏等，2015）

组别	例数	平均愈合时间 ($\overline{x} \pm s$，天)	痊愈 （例）	显效 （例）	好转 （例）	无效 （例）	总有效 ［例（%）］
实验组	49	9.89±2.31*	38	7	4	0	45（91.84）☆
对照组	48	16.56±3.11	22	12	9	5	34（70.83）

注：与对照组比较，* 表示 $P <$ 0.01，☆ 表示 $P <$ 0.05。

陈明岭等（2019）探讨康复新液内服联合外用治疗皮肤慢性溃疡的临床疗效及安全性。将 176 例皮肤慢性溃疡患者随机分为康复新液外用组 58 例，康复新液内服＋外用组 59 例，贝复济外用组 57 例。各组均常规清创，康复新液外用组或贝复济外用组采用湿敷或外喷，然后无菌纱布包扎，均每日更换敷料 1 次；康复新液内服＋外用组同时口服康复新液每次 10mL，每日 3 次。各组均治疗 4 周。治疗前后观察皮损面积和溃疡深度，进行溃疡色泽、分泌物、新生肉芽组织评分，并判定临床疗效，观察不良反应。结果各组治疗后皮损面积、溃疡深度、色泽评分、分泌物评分均较本组治疗前明显下降，新生肉芽组织评分较本组治疗前明显升高（$P <$ 0.05）；治疗后康复新液内服＋外用组皮损面积、色泽评分较康复新液外用组、贝复济外用组明显下降（$P <$ 0.05）。康复新液外用组、康复新液内服＋外用组、贝复济外用组临床疗效总有效率分别为 94.83%、96.61%、92.98%，各组比较差异无统计学意义（$P >$ 0.05）。治疗过程中各组患者均未见疼痛、瘙痒、过敏等不良事件。结果表明，康复新液内服联合外用治疗皮肤慢性溃疡临床疗效肯定，在缩小皮损面积和改善色泽方面优于单纯外用，且无明显不良反应。

各组临床疗效比较 ［例（%）］（陈明岭等，2019）

组别	例数	临床痊愈	显效	好转	无效	总有效
康复新液外用组	58	27（46.55）	21（36.21）	7（12.07）	3（5.17）	55（94.83）
康复新液内服＋外用组	59	29（49.15）	20（33.90）	8（13.56）	2（3.39）	57（96.61）
贝复济外用组	57	25（43.86）	23（40.35）	5（8.77）	4（7.02）	53（92.98）

四、康复新液治疗皮肤慢性溃疡的典型病例

患者，男，76 岁，因"左小腿、大腿溃烂、渗液 4 年余"入院。
西医诊断：左小腿、大腿皮肤溃烂并感染。中医诊断：疮疡－热毒炽盛证。
治疗方法：口服康复新液 33mL，每日三次，同时给予抗感染治疗，以促进伤口愈

合、改善循环等。清创后用康复新液纱布湿敷创面，每日更换一次。

入院后第 35 天患者办理出院，出院时小腿创面约 0.3cm×0.2cm，无明显疼痛。

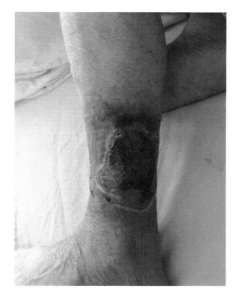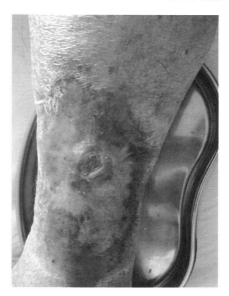

治疗前左小腿 5cm×6cm 创面　　　　治疗 35 天后左小腿 0.3cm×0.2cm 创面

皮肤慢性溃疡患者治疗前后对比图

参考文献

顾敏，王秀霞，宋英. 康复新液治疗皮肤溃疡临床疗效观察 [J]. 临床皮肤科杂志，2007，36（10）：666.

孙红喜，刘广军. 康复新液湿敷治疗皮肤慢性溃疡 36 例报告 [J]. 山东医药，2008，48（21）：53.

阙华发. 慢性皮肤溃疡的中医诊治 [J]. 环球中医药，2010，3（2）：96－100.

陈锋，叶丹，豆哲敏. 康复新液联合复合溶菌酶杀菌纱布治疗体表慢性溃疡创面疗效观察 [J]. 现代中西医结合杂志，2011，20（28）：3564－3565.

付小兵. 慢性难愈合创面防治理论与实践 [M]. 北京：人民卫生出版社，2011.

彭莉，祝守敏，向光，等. 红光联合康复新液治疗皮肤溃疡疗效观察 [J]. 中国麻风皮肤病杂志，2014（10）：593.

赵海军，孟瑞雪，郑艳洁，等. 康复新液与湿润烧伤膏治疗乳腺癌改良根治术后皮肤溃疡的疗效比较 [J]. 华西医学，2014，29（8）：1538－1540.

欧阳合意，廖翠东，房洁新，等. 康复新与维生素 E 混合液湿敷治疗慢性皮肤溃疡的疗效观察 [J]. 护理研究，2014（20）：2521－2522.

汪敏，刘华，周小惠，等. 莫匹罗星及康复新液联合 TDP 灯照射治疗慢性皮肤溃疡疗效观察与护理 [J]. 激光杂志，2015，36（9）：159－161.

陈明岭，耿福能，沈咏梅，等. 康复新液治疗慢性皮肤溃疡多中心随机对照临床研究 [J]. 中医杂志，2019，60（15）：1308－1311.

第五节　糖尿病性皮肤溃疡

一、现代医学概述

（一）定义

糖尿病性皮肤溃疡指因糖尿病所致的营养与代谢严重障碍导致皮肤溃疡和（或）深层组织破坏，伴或不伴感染的皮肤组织损伤。足部末梢血管更易受累而产生溃疡，出现糖尿病足，这是导致我国糖尿病患者残疾、死亡的严重慢性并发症之一，其发病率高、治疗困难、花费巨大。

（二）分类

糖尿病性皮肤溃疡按照病因可分为神经性溃疡、缺血性溃疡和神经-缺血性溃疡。

（三）病因和发病机制

（1）糖尿病导致血管功能及结构改变。
（2）糖尿病导致神经组织病变，引起神经营养性不良、皮肤感觉迟钝，易受伤。
（3）糖尿病导致机体防御能力降低，组织抗感染力下降，轻微损伤极易导致组织坏死。

（四）诊断

（1）符合糖尿病诊断。
（2）符合皮肤慢性溃疡诊断（详情参考皮肤慢性溃疡诊断）。

（五）治疗

（1）糖尿病治疗：注意饮食治疗，控制血糖，理想血糖浓度不超过 8.3mmol/L。
（2）局部治疗：创面予以清创、去腐，预防或控制感染，促进创面修复，保护创面。详细治疗方法可参见皮肤慢性溃疡的治疗。

二、中医学概述

糖尿病性皮肤溃疡归属"脱疽"范畴。脱疽好发于四肢末端，严重时趾（指）节坏疽脱落，又称脱骨疽。其临床特点是好发于四肢末端，以下肢多见。起初患肢末端发凉、怕冷、苍白、麻木，可伴间歇性跛行，继则疼痛剧烈，日久患趾（指）坏死变黑，甚至趾（指）节脱落。部分患者起病急骤，进展迅速，预后严重，须紧急处理。《灵枢·痈疽》中有关于本病的记载，曰："发于足趾，名曰脱痈，其状赤黑，死不治；不赤黑不死，不衰，急斩之，不则死矣。"

（一）病因和发病机制

本病继发于消渴病，消渴病的病机以肝肾阴虚、气阴（血）两伤、燥热偏盛为主。消渴病病程迁延，一则阴损及阳，阴阳俱虚，多表现为脾肾阳虚。二则病久入络，血脉瘀阻。血脉瘀阻是本病的基本病机。肝肾亏虚、阴虚燥热、热盛津伤可致血脉涩滞；气血不足则血行无力致血脉瘀阻；脾肾阳虚，阳不通，血不行致血脉瘀阻。此外，寒、痰、湿等病理产物及外邪也可痹阻脉络，致血脉淤阻。气血津液无法散布，最终导致经脉失养、脉络瘀阻、肌肉失养，进而导致脱疽的发生。局部外伤破损、胼胝压迫、外受湿热可加重脱疽，而脱疽可产生邪毒。湿热邪毒相合，甚至可现内陷危象。

（二）辨证论治

1. 内治法
（1）寒湿阻络证。
①证候：患趾（指）喜暖怕冷、麻木、酸胀疼痛，多走则疼痛加剧，稍歇痛减，皮肤苍白，触之发凉，趺阳脉搏动减弱。舌淡，苔白腻，脉沉细。
②治法：温阳散寒、活血通络。
③方药：阳和汤加减。常用药有熟地黄、麻黄、鹿角胶、白芥子、肉桂、生甘草、炮姜炭等。阳虚甚，可加制附子、肉桂。慎用麻黄、川草乌。
（2）血脉瘀阻证。
①证候：患趾（指）酸胀疼痛加重，夜难入寐，步履艰难，患趾（指）皮色暗红或紫暗，下垂更甚，皮肤发凉干燥，肌肉萎缩，趺阳脉搏动消失。舌暗红或有瘀斑，苔薄白，脉弦涩。
②治法：活血化瘀、通络止痛。
③方药：桃红四物汤加减。可加活血破瘀、通络止痛效果较强的虫类药。常用药物有当归、川芎、赤芍、延胡索、牛膝、制乳没、蜈蚣、全蝎、土鳖虫等。
（3）湿热毒盛证。
①证候：患肢剧痛、日轻夜重，局部肿胀，皮肤紫暗、浸淫蔓延、溃破腐烂、肉色不鲜，身热口干，便秘溲赤。舌红，苔黄腻，脉弦数。
②治法：清热利湿、解毒活血。
③方药：四妙勇安汤加减。常用药有金银花、玄参、当归、甘草。痛剧，加全蝎、蜈蚣、土鳖虫止痛；水肿明显，加冬瓜皮、猪苓、防己。本病清热，宜用甘寒解毒清热之品，慎用苦寒清热解毒之品。
（4）热毒伤阴证。
①证候：皮肤干燥、毫毛脱落，趾（指）甲增厚变形、肌肉萎缩、趾（指）呈干性坏疽，口干欲饮，便秘溲赤。舌红，苔黄，脉弦细数。
②治法：清热解毒、养阴活血。
③方药：顾步汤加减。常用药有黄芪、石斛、当归、牛膝、紫花地丁、太子参、金

银花、蒲公英、野菊花。活血慎用桃仁、红花类温燥之品。

（5）气阴两虚证。

①证候：病程日久，坏死组织脱落后疮面久不愈合，肉芽暗红或淡而不鲜，倦怠乏力，口渴不欲饮，面色无华，形体消瘦，五心烦热。舌淡尖红，少苔，脉细无力。

②治法：益气养阴。

③方药：黄芪鳖甲汤加减。常用药有人参、生地黄、赤芍、黄芪、炙甘草、桑白皮、鳖甲、秦艽、茯苓、地骨皮、柴胡等。

2. 外治法

（1）切开减压：急性湿性坏疽，脓液潴留，组织炎性肿胀，加之足部的腔隙结构，局部压力高且无法向外传导，压迫本已病变的血管，导致缺血加重，此时切开减压并通畅引流是首务。

（2）清创：如为干性坏疽，坏死界限清楚，可采用鲸吞清创术，在麻醉下尽可能彻底地清除坏死组织。术后创面以祛腐生肌的油纱条（如湿润烧伤膏）换药。如为湿性坏疽，切开减压后，可采用药刀结合蚕食清创的方法。其原则是：先清除远端坏死组织，再清除近端的坏死组织；液化的坏死组织应先清除，未液化的坏死组织后清除；坏死皮肤、肌腱等软组织先清除，死骨后清除；炎症完全消退或控制、坏死组织与健康组织分界明显后再做彻底清除，但应注意局部的血液供应状况。如为混合性坏疽，则鲸吞清创术和药刀结合蚕食清创方法同用。

（3）通畅引流：对于Ⅲ度、Ⅳ度溃疡创面，因创面深达皮下组织或骨骼，往往有大小不等、形态各异的潜腔或窦道，宜用祛腐生肌的油纱条（如湿润烧伤膏）引流换药，换药时油纱条一定要置于创面潜腔或窦道的基底部，不要留死腔，引流要充分，必要时可多处对穿引流。另外，创腔基底部引流条不要压力过大，应留有肉芽生长的余地，且外口要压紧，防止形成死腔，每8～12小时换药1次。

（4）收敛解毒：创面渗出物和分泌物多、臭秽时，应收敛解毒，以三黄熏洗剂（黄连、黄柏、黄芩、十大功劳、虎杖、地榆）煎汤浸渍或湿敷。

（5）生肌收口：创面坏死组织清除干净，创面新生肉芽组织形成后，要保护新鲜创面，促进创面快速再生复原或愈合。可继续采用祛腐生肌药膏换药，也可选用药液（如康复新液等）湿敷，每日换药2次，直至愈合。

（6）植皮术：对于Ⅲ度、Ⅳ度溃疡创面，如创面面积大，坏死组织清除后，为缩短病程，可行植皮术。

（7）截肢术：适用于感染难以控制，肢体血运无法重建者。

三、康复新液治疗糖尿病性皮肤溃疡的临床研究

梁焕兰等（2002）观察了康复新液加胰岛素外敷治疗老年糖尿病足的临床疗效。将96例老年糖尿病足患者随机分成4组，A、B、C 3组相应采用康复新液100mL加普通胰岛素［不同剂量（200、100、300U）］混合溶液，D组采用生理盐水100mL加普通胰岛素（200U）混合溶液，分别外敷溃疡处。经38天的护理观察比较，A组溃疡愈合效果比其他3组好，溃疡愈合最快、愈合率最高、用药后无一例发生并发症。结果表

明，康复新液 100mL 加胰岛素 200U 的混合溶液对老年糖尿病足的护理效果最好。

各组临床疗效比较（梁焕兰等，2002）

效果观察	A组	B组	C组	D组
4～7 天溃疡处干燥（例）	14	8	10	4
2 周内溃疡处干燥（例）	9	10	10	6
3 周内有肉芽生长（例）	15	8	11	6
4 周内有结痂（例）	18	12	16	12
38 天内溃疡愈合（例）	22	17	19	13
愈合率（%）	92	71	79	54
溃疡扩大或加重、坏疽（例）	0	3	1	6
其间出现过低血糖症状（例）	1	1	6	2
用药后 2 小时血糖波动范围（$\bar{x}\pm s$，mmol/L）	7.0±1.5	7.0±3.0	7.0±4.0	7.0±2.0

董健等（2006）纳入 22 例糖尿病伴皮肤溃疡的患者，对比使用康复新液换药与常规换药在溃疡平均愈合时间上的差异。A 组根据溃疡面大小选用不同规格浸渍康复新液的敷料覆盖于创面上。B 组剪一块略大于创面的网眼凡士林油纱布，浸湿 1% 庆大霉素后覆盖于创面上。两组覆盖物外面均用一层无菌纱布包扎。每日或隔日换药 1 次。再次更换敷料时，先用新洁尔灭或生理盐水将敷料软化后取下，尽可能避免创面出血。溃疡创面感染者全身使用抗生素抗炎治疗。A 组溃疡平均愈合时间为（8.3±4.2）天，B 组为（14.2±2.8）天，两组差异有统计学意义（$P<0.01$）。结果表明，康复新液对糖尿病伴皮肤溃疡创面有显著的促愈作用。

两组治疗后愈合情况比较（董健等，2006）

组别	溃疡数（个）	溃疡面积（$\bar{x}\pm s$，cm²）	愈合情况（%）					平均愈合时间（$\bar{x}\pm s$，天）
			7 天	9 天	11 天	13 天	21 天	
A 组	28	4.21±5.03	53.6	89.3	92.9	100		8.3±4.2
B 组	26	3.86±4.02	7.7	30.8	42.3	42.1	100	14.2±2.8
P 值			>0.05	<0.01				

舒继承等（2006）观察了康复新液联合葛根素注射液治疗糖尿病足溃疡的临床疗效。选择糖尿病足溃疡患者 52 例，随机分为 2 组。治疗组 28 例，用康复新液外用，静滴葛根素注射液，配合基础的西医治疗，如胰岛素控制血糖、有效的抗生素控制感染，对溃疡或足趾坏疽者行清创引流、坏死组织清除等，4 周为 1 个疗程；对照组 24 例，仅予基础的西医治疗，方法同治疗组，4 周为 1 个疗程。结果显示，治疗组总有效率显著高于对照组（$P<0.01$），尤其是在疮面愈合方面，治疗组明显优于对照组。结果表明，康复新液联合葛根素注射液治疗糖尿病足溃疡疗效优于单纯基础西医治疗。

不同 Wagner 分级下两组临床疗效比较（例）（舒继承等，2006）

组别	例数	显效	有效	无效
治疗组	28	26[①]	1	1
Ⅰ级	8	8	0	0
Ⅱ级	10	10	0	0
Ⅲ级	4	4	0	0
Ⅳ级	5	4	1	0
Ⅴ级	1	0	0	1
对照组	24	17	3	4
Ⅰ级	7	7	0	0
Ⅱ级	8	6	1	1
Ⅲ级	5	3	1	1
Ⅳ级	3	1	1	1
Ⅴ级	1	0	0	1

注：与对照组比较，[①]表示 $P < 0.01$。

邵伟华等（2008）评价了康复新液联合盐酸丁咯地尔注射液治疗糖尿病足溃疡的临床疗效。选择糖尿病足溃疡患者 60 例，随机分为 2 组：治疗组 35 例，外用康复新液联合盐酸丁咯地尔注射液；对照组 25 例，给予常规西药治疗。4 周为 1 个疗程。两组患者均采用胰岛素或胰岛素联合口服药物控制血糖、抗生素控制感染、足部溃疡局部清创引流、坏死组织清除等治疗。结果显示，治疗后两组主要症状评分明显改善。治疗组总有效率 94.3%，对照组总有效率 40.0%，差异有统计学意义（$P < 0.01$）。结果表明，康复新液联合盐酸丁咯地尔注射液治疗糖尿病足溃疡疗效优于常规西药治疗。

两组治疗前后主要症状评分比较（分）（邵伟华等，2008）

组别	例数	发凉怕冷		疼痛麻木		间歇性跛行		溃疡坏疽	
		治疗前	治疗后	治疗前	治疗后	治疗前	治疗后	治疗前	治疗后
治疗组	35	101	203*	142	420*	144	520*	108	240*
对照组	25	92	182*	103	190*	102	191*	98	185*

注：与本组治疗前比较，* 表示 $P < 0.05$。

余群等（2008）观察了康复新液治疗糖尿病足溃疡的临床疗效，选择 2007 年 6 月至 2008 年 5 月某院收治的 20 例糖尿病足患者，其糖尿病诊断符合 1999 年 WHO 标准，糖尿病足溃疡的诊断和病情按 Wagner 分级法进行分级，≥1 级者入选。随机分为两组：治疗组 10 例，男 8 例、女 2 例，年龄 40~65 岁、平均年龄 50.8 岁，病程 5~20 年、平均（10.6±4.4）年，Wagner 分级 1 级 1 例、2 级 8 例、3 级 1 例；对照组 10 例，男 9 例、女 1 例，年龄 42~63 岁、平均年龄 52.0 岁，病程 6~20 年、平均（11.1±4.2）

年，Wagner 分级 1 级 2 例、2 级 7 例、3 级 1 例。两组均用胰岛素控制血糖至满意（空腹血糖<7mmol/L，餐后 2 小时血糖<8mmol/L），感染者选择有效抗生素控制感染，给予营养神经、扩张血管和改善血液循环的药物。两组皮肤溃疡创面均用 0.1% 新洁尔灭液和生理盐水依次清洗，清除溃疡创面的坏死组织，溃疡创面有感染者先用 3% 过氧化氢溶液清洁脓性分泌物后再按程序清创。对照组用庆大霉素、胰岛素混合液湿敷换药（生理盐水 100mL+庆大霉素 8 万～16 万 U+普通胰岛素 8～10U+654-2 10mg）；治疗组在常规换药基础上，根据溃疡面大小选用浸过康复新液不同规格的纱布覆盖于创面。两组覆盖物外面均用无菌纱布包扎，根据创面情况每日或隔日换药 1 次，观察 1 个月。结果显示，治疗组总有效率 90.0%，对照组 70.0%。治疗组总有效率虽高于对照组，但差异无统计学意义（$P>0.05$）；治疗组创面平均愈合时间明显短于对照组（$P<0.05$）。

两组临床疗效和平均愈合时间比较（余群等，2008）

组别	例数	临床疗效［例（%）］				创面平均愈合时间（$\bar{x}\pm s$，天）
		显效	有效	无效	总有效	
治疗组	10	6（60.0）	3（30.0）	1（10.0）	9（90.0）	17.7±3.8
对照组	10	4（40.0）	3（30.0）	3（10.0）	7（70.0）	22.4±4.4
统计值		$\mu_c=1.008$				$t=2.379$
P 值		>0.05				<0.05

丘伟中等（2008）观察了苦碟子注射液联合外用康复新液加吹氧治疗糖尿病足的临床疗效。将 67 例糖尿病足患者随机分为 2 组：治疗组 33 例，采用苦碟子注射液静脉滴注，康复新液外用湿敷，中流量吹氧；对照组 34 例，局部湿敷胰岛素和庆大霉素。结果显示，治疗组总有效率 90.9%，对照组 64.7%，差异有统计学意义（$P<0.05$）。治疗组治疗后与同组治疗前及对照组治疗后的 Wagner 分级比较，差异均有统计学意义（$P<0.05$）。两组治疗后溃疡面积、脓性分泌物改善均较明显，与治疗前比较，差异均有统计学意义（$P<0.05$）。两组治疗后溃疡面积比较，差异有统计学意义（$P<0.05$）。结果表明，苦碟子注射液联合外用康复新液加吹氧治疗糖尿病足疗效肯定。

两组治疗前后 Wagner 分级比较（丘伟中等，2008）

组别	例数	治疗时期	0 级	I 级	II 级	III 级	IV 级	V 级
治疗组	33	治疗前	0	18	11	4	0	0
		治疗后	20[①②]	11	2[②]	0[②]	0	0
对照组	34	治疗前	0	20	10	4	0	0
		治疗后	12[①]	10	11	1	0	0

注：与同组治疗前比较，[①]表示 $P<0.05$；与对照组治疗后比较，[②]表示 $P<0.05$。

周利（2010）观察了丁咯地尔联合康复新液外用治疗糖尿病足的临床疗效。将

58 例糖尿病足患者随机分为治疗组 30 例和对照组 28 例，均在控制饮食、严格控制血糖的基础上采用清创、抗感染治疗。治疗组予丁咯地尔配合康复新液外用。结果显示，治疗组总有效率 90.0%，对照组 57.1%，治疗组总有效率明显高于对照组（$P<0.05$）；治疗组平均创面愈合时间明显短于对照组（$P<0.05$）。结果表明，丁咯地尔联合康复新液外用治疗糖尿病足，可有效改善微循环障碍及神经病变，既能促进溃疡愈合又能缩短时间，值得临床上推广。

两组临床疗效比较〔例（%）〕（周利，2010）

组别	例数	显效	有效	无效	总有效
对照组	28	10（35.7）	6（21.4）	12（42.9）	16（57.1）
治疗组	30	18（60.0）	9（30.0）	3（10.0）	27（90.0）
μ_c 值			-2.201		
P 值			<0.05		

钟晓卫等（2010）评价了康复新液联合前列腺素 E1 脂肪乳注射液治疗糖尿病足溃疡的临床疗效。选择糖尿病足溃疡患者 30 例，随机分为两组：治疗组 15 例，外用康复新液联合静脉滴注前列腺素 E1 脂肪乳注射液；对照组 15 例，给予常规西药治疗。4 周为 1 个疗程。两组患者均采用胰岛素或胰岛素联合口服药物控制血糖，抗生素控制感染，足部溃疡局部清创引流、坏死组织清除等治疗。根据症状及溃疡面积判断疗效。结果显示，治疗组总有效率 93.3%，对照组总有效率 73.3%（$P<0.01$）。结果表明，康复新液联合前列腺素 E1 脂肪乳注射液治疗糖尿病足溃疡的疗效优于常规西药治疗。

两组临床疗效比较（钟晓卫等，2010）

组别	例数	显效	有效	无效	有效率（%）	P 值
治疗组	15	9	5	1	93.3	<0.01
对照组	15	5	6	4	73.3	

田文鹏等（2011）纳入 63 例糖尿病伴皮肤溃疡患者，比较采用常规换药与康复新液换药在溃疡愈合时间上的差异，以寻求更加有效的治疗方法。结果显示，对照组溃疡创面愈合时间为（15.3±1.7）天，治疗组为（9.1±3.4）天，两组比较差异有统计学意义（$P<0.01$）。结果表明，采用康复新液局部换药治疗糖尿病患者皮肤溃疡的疗效优于常规换药。

两组愈合情况比较（田文鹏等，2011）

组别	溃疡数	溃疡面积（$\bar{x}\pm s$，cm^2）	愈合情况（%）						平均愈合时间（$\bar{x}\pm s$，天）
			5 天	7 天	9 天	11 天	13 天	21 天	
对照组	30	3.57±5.11	2.1	6.5	29.7	47.8	55.3	100.0	15.3±1.7
治疗组	33	3.92±6.12	28.6	49.7	91.4	96.3	100.0	—	9.1±3.4

徐天英等（2012）观察康复新液联合生肌愈皮膏治疗糖尿病足的临床疗效，选择2005 年 6 月至 2010 年 6 月收治的 122 例糖尿病足患者，均为 2 型糖尿病，符合第 1 届全国糖尿病足学术会议制订的诊断标准。排除合并糖尿病急性并发症、急性心脑血管病、严重肝肾功能损害、恶性肿瘤和致命性严重感染的患者。根据中国中医药学会消渴病专业委员会辨证标准进行中医辨证，均为气阴两虚夹血瘀型。将患者随机分为治疗组66 例和对照组 56 例，两组临床资料具有可比性。对照组局部彻底清创后，给予生理盐水及过氧化氢溶液冲洗，喷覆庆大霉素和普通胰岛素，表面油纱覆盖后干敷料包盖，每天换药 2 次，至坏死组织及脓液明显减少后改为每天 1 次；治疗组局部彻底清创后，给予生理盐水及过氧化氢溶液冲洗，喷覆庆大霉素和普通胰岛素后再喷覆康复新液，表面涂敷生肌愈皮膏，干敷料包盖，每天换药 2 次，至坏死组织及脓液明显减少后改为每天1 次。结果显示，治疗组治愈 44 例、有效 19 例、无效 3 例，总有效率 95.45%；对照组分别为 34 例、14 例、8 例，总有效率 85.71%。两组总有效率比较差异有统计学意义（$P<0.05$）。治疗组平均住院时间（35.75±12.01）天，对照组为（26.13±11.82）天，两组比较差异有统计学意义（$P<0.05$）。治疗组截肢率为 2%，对照组为 4%，两组比较差异有统计学意义（$P<0.05$）。结果表明，康复新液联合生肌愈皮膏治疗糖尿病足能有效缩短患者的病程、促进糖尿病足的痊愈、降低截肢风险，值得临床推广应用。

吴航（2012）观察了康复新液联合丹红注射液治疗糖尿病足溃疡的临床疗效，将60 例患者随机分为两组：治疗组 35 例，男 24 例、女 11 例；对照组 25 例，男 16 例、女 9 例。对照组常规应用胰岛素或胰岛素联合口服药物控制血糖，同时应用抗生素阿莫西林钠舒巴坦钠静脉注射，每日 4 次，每次 1.5～3.0g，后改口服阿莫西林克拉维酸钾每日 3 次、每次 625mg 控制感染。对溃疡局部有脓肿或足趾坏疽者行清创引流、坏死组织清除，每日换药。以上措施连续 4 周为 1 个疗程。治疗组在对照组治疗的基础上，加用康复新液冲洗，然后用无菌纱布覆盖，用康复新液喷洒纱布，保持纱布湿润，每日换药 1 次。另外，给予生理盐水 250mL 加丹红注射液 40mL 静脉滴注，每日 1 次，4 周为 1 个疗程。治疗前后观察自觉症状（如间歇性跛行、静息痛、下肢发凉或麻木）的改善情况，检测血脂、肝肾功能、尿微量白蛋白，每周监测血糖 2 天（空腹及三餐后 2 小时）。结果显示，治疗组显效 24 例（68.6%）、有效 9 例（25.7%），总有效率 94.3%；对照组显效 2 例（8.0%）、有效 8 例（32.0%），总有效率 40.0%，两组比较差异有统计学意义（$P<0.01$）。

刘锋等（2013）观察了甲钴胺联合康复新液治疗糖尿病足的临床疗效。将 104 例患者随机分成治疗组 54 例和对照组 50 例，治疗组给予甲钴胺配合外用康复新液治疗。结果显示，治疗组总有效率为 92.59%，优于对照组的 76.00%（$P<0.05$），并且愈合时间较对照组明显缩短。结果表明，甲钴胺联合康复新液能有效促进糖尿病足愈合。

两组临床疗效比较（刘锋等，2013）

组别	例数	治愈	显效	有效	无效	总有效率（%）
对照组	50	8	12	18	12	76.00
治疗组	54	24	16	10	4	92.59

注：两组总有效率比较，$P<0.05$。

陈家友（2013）探索了中西医结合治疗糖尿病足的有效方法。将 24 例患者随机分为治疗组与对照组，各 12 例。对照组用红霉素软膏局部抗感染或结合分泌物细菌培养、药敏试验，全身抗感染，甲钴胺针 0.5mg、静滴、1 次/天，血塞通针 400mg、静滴、1 次/天；治疗组加用低分子肝素皮下注射 7500U，隔日 1 次，康复新液局部湿敷（2 次/天），红外线灯局部照射，25 天为 1 个疗程。观察两组创面（渗出、肉芽组织、炎症浸润情况）治疗前后变化情况。结果显示，治疗组痊愈 7 例、显效 3 例、有效 2 例、无效 0 例，显效率 83.3%，有效率 100.0%；对照组痊愈 3 例、显效 4 例、有效 3 例、无效 2 例，显效率 58.3%，有效率 83.3%。两组数据相比较，差异有统计学意义（$P<0.05$）。结果表明，糖尿病足通过中西医结合治疗，可以抑制血栓形成、促进肉芽组织增生、改善局部皮温。

马英丽等（2016）观察了清创换药联合康复新液对糖尿病足溃疡的临床疗效，将42 例患者随机分为两组，其中治疗组 21 例（男 12 例、女 8 例），年龄 36～68 岁，平均（52.42±4.2）岁；对照组 21 例（男 14 例、女 7 例），年龄 34～66 岁，平均（51.30±4.0）岁。两组入院后均给予基础治疗：对患者进行糖尿病教育，加强糖尿病饮食，给予降糖治疗，使血糖降至或接近正常；对溃疡面分泌物取标本，行细菌培养及药敏试验，给予相应敏感抗生素抗感染治疗。对照组在基础治疗后给予常规清创术对感染创面进行处理。以 3% 过氧化氢溶液和生理盐水反复清洗溃疡面，待清洗干净后再用碘伏对溃疡面周围进行消毒，应用传统外敷凡士林油纱条换药治疗，每天换药 1 次。治疗组对溃疡面的清创处理同对照组，消毒后用浸有康复新液的棉球擦拭溃疡面，最后用康复新液湿敷，每天换药 1 次。两组均治疗 1 个月，观察治疗后创面的愈合情况。治疗组在患肢疼痛麻木、肌肉萎缩、运动功能受限等症状改善与溃疡面愈合方面明显优于对照组（$P<0.05$）。结果表明，清创换药和康复新液联合应用对糖尿病足溃疡修复作用明显。

两组临床疗效比较（马英丽等，2016）

组别	例数	痊愈	显效	有效	无效
治疗组	21	5	5	10	1
对照组	21	0	2	15	4

甄燕等（2017）探讨了康复新液联合胰岛素泵治疗糖尿病足的临床疗效及其对患者足背动脉血流动力学指标及 D 二聚体（D−D）水平的影响。收集 2010 年 3 月至 2015年 3 月某院收治的 100 例糖尿病足患者为研究对象，按照治疗方法不同分为观察组（50 例）和对照组（50 例）。观察组采用康复新液联合胰岛素泵治疗；对照组采用山莨菪

碱联合胰岛素泵治疗。观察两组治疗前后足背动脉血流动力学指标及 D－D 水平变化，比较两组患者预后生活质量。结果显示，治疗前两组低切率全血黏度（BVL）、高切率全血黏度（BVH）、血浆黏度（PV）、D－D 水平差异无统计学意义（$P>0.05$），治疗后观察组各指标水平均显著低于对照组，差异有统计学意义（$P<0.05$）。治疗前两组血管内径、血流量、阻力指数（RI）、搏动指数（PI）差异无统计学意义（$P>0.05$），治疗后观察组各血流动力学指标均显著高于对照组，差异有统计学意义（$P<0.05$）。观察组治疗后生活质量评价显著优于对照组（$P<0.05$）。结果表明，康复新液联合胰岛素泵治疗糖尿病足能够有效改善 D－D 水平，调节足背动脉动脉血流动力学指标。

两组治疗后生活质量评价（$\bar{x}\pm s$，分）（甄燕等，2017）

组别	总生活质量	躯体功能	角色功能	情绪功能	认知功能	社会功能
观察组	87.79±5.22	89.87±8.02	88.76±10.15	86.26±7.39	88.25±9.17	89.23±8.36
对照组	62.16±3.76	65.26±3.06	69.38±8.28	69.13±9.75	65.15±8.97	64.39±6.58
t 值	16.849	19.368	12.625	10.369	18.541	22.482
P 值	<0.05	<0.05	<0.05	<0.05	<0.05	<0.05

戚纪周等（2018）探讨了康复新液联合西洛他唑治疗糖尿病足的有效性和安全性。选取某院 2013 年 7 月至 2017 年 7 月收治的 101 例糖尿病足患者，随机分成对照组（50 例）和治疗组（51 例）。对照组口服西洛他唑片，2 片/次，2 次/天；治疗组在对照组的基础上外敷康复新液，取 50mL 浸润无菌纱布敷于患者足部，1 次/天。两组患者连续治疗 2 周。观察两组临床疗效，同时比较治疗前后两组创伤面收缩率、足部溃疡愈合时间及周围神经传导速度。治疗后，对照组和治疗组患者临床有效率分别为 82.00%和 96.08%，两组比较差异有统计学意义（$P<0.05$）。治疗后，治疗组创伤面积收缩率显著高于对照组，足部溃疡愈合时间显著短于对照组，两组比较差异有统计学意义（$P<0.05$）。治疗后，两组尺神经、胫神经和腓神经的传导速度均显著加快，同组治疗前后比较差异有统计学意义（$P<0.05$）；且治疗后治疗组周围神经传导速度明显快于对照组，两组比较差异有统计学意义（$P<0.05$）。结果表明，康复新液联合西洛他唑治疗糖尿病足疗效好、安全性高，并且能够加快溃疡面愈合，具有一定的临床推广应用价值。

两组临床疗效比较（戚纪周等，2018）

组别	例数	显效	有效	无效	总有效率（%）
对照组	50	33	8	9	82.00
治疗组	51	39	10	2	96.08*

注：与对照组比较，*表示 $P<0.05$。

蔡定军等（2019）观察了芪丹化瘀通络汤内服联合康复新液外用治疗糖尿病足的临床疗效。纳入接受糖尿病足治疗的 30 例患者为观察对象，按照随机数字表法分为观察组 15 例和对照组 15 例。所有患者均给予基础治疗，包括饮食调节、适量运动、皮下注射胰岛素或者口服降糖药积极控制血糖等。对照组在基础治疗的同时采用持续负压封闭引流（VSD）技术清除创面和腔隙中脓液及失活的坏死组织，用生理盐水清洗创周皮肤，清除创周皮肤角质、皮脂等，按照创面大小修剪、拼接负压封闭引流敷料，完全覆盖创面及创周皮肤 2cm 以上。将引流管用三通管合并，连接负压装置，开放负压，以有液体引流出为度。4~7 天后拆除敷料，若创腔大或创面分泌物多则再清创、换敷料，负压引流直至肉芽组织生长良好。用 50mL 康复新液冲洗创面，再用医用无菌纱布浸湿后覆盖，每日换药 1 次。观察组在对照组治疗基础上给予中药芪丹化瘀通络汤内服，药味组成包括：黄芪 60g、丹参 20g、川芎 10g、当归 12g、赤芍 12g、地龙 6g、桃仁 10g、红花 6g、鸡血藤 10g、生地黄 20g、黄柏 12g、苍术 10g，每日 1 剂，水煎滤汁，分早晚两次温服。10 天为 1 个疗程，治疗两个疗程后评定疗效。结果显示，治疗后两组在脓液、腐肉、肉芽、创面面积、创面深度及创面周围皮色、周围肿胀、周围温度、疼痛等方面评分均较治疗前降低（$P<0.05$），观察组评分明显低于对照组（$P<0.05$）。治疗后两组生活质量评分较治疗前均有改善（$P<0.05$），且观察组改善程度明显优于对照组（$P<0.05$）。观察组治疗总有效率明显高于对照组（$P<0.05$）。结果表明，芪丹化瘀通络汤内服配合康复新液外用治疗糖尿病足能够有效地清除创面渗液、消除肿胀、诱发肉芽组织增生、加快创面修复、缓解患者临床症状，有效改善患者的生活质量，不仅减轻患者的生理疼痛，而且能够减轻患者的心理负担，有益患者身心健康，疗效良好，值得临床推广。

两组临床疗效比较〔例（%）〕（蔡定军等，2019）

组别	例数	痊愈	显效	有效	无效	总有效
对照组	15	1（6.7）	4（26.7）	4（26.7）	6（40.0）	9（60.0）
观察组	15	4（26.7）	6（40.0）	4（26.7）	1（6.7）	14（93.3）[#]

注：与对照组比较，[#] 表示 $P<0.05$。

刘洋（2021）分析了对糖尿病合并足溃疡患者实施硫代硫酸钠联合康复新液治疗的临床疗效。选择 50 例糖尿病合并足溃疡患者作为研究对象，将患者分为观察组和对照组，每组 25 例，观察组接受硫代硫酸钠联合康复新液治疗，对照组接受降糖、降脂、抗感染、常规清创治疗。比较两组治疗前后创面面积收缩率、治疗效果。与对照组比较，观察组经治疗后创面面积收缩率高，差异有统计学意义（$P<0.05$）。结果表明，对糖尿病合并足溃疡患者给予硫代硫酸钠联合康复新液的治疗方式，临床疗效良好，能尽快恢复足部溃疡处的创面，减少截肢等风险。

两组临床疗效比较〔例（%）〕（刘洋，2021）

组别	例数	显效	有效	无效	总有效率
观察组	25	20（80.00）	5（20.00）	0（0）	25（100.00）
对照组	25	12（48.00）	9（36.00）	4（16.00）	21（84.00）
χ^2 值		5.556	0.857	4.348	4.348
P 值		0.018	0.355	0.037	0.037

四、康复新液治疗糖尿病性皮肤溃疡的典型病例

患者，男，69 岁，2 型糖尿病史 8 年。主诉：理疗后右足溃烂 1 个月。

诊断：2 型糖尿病足 4 级（右），骨髓炎（趾骨、跟骨）。多家医院建议截肢，患者拒绝。治疗方法：第一阶段以康复新液湿敷，干燥收敛，清创引流，多学科结合治疗两周后进入第二阶段，以康复新液湿敷培养肉芽、蚕食清创、全身支持治疗六周半，进入第三个阶段继续培养肉芽（康复新液纱块堆放疮面），准备疮面床。历时 3 个半月的治疗后，患者顺利恢复。

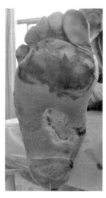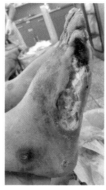

治疗前

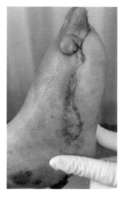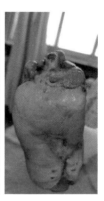

治疗后

糖尿病足患者治疗前后对比图

参考文献

梁焕兰，卢少萍，关月嫦. 康复新加胰岛素外敷治疗老年糖尿病足的临床观察及护理［J］. 广东医学，2002，23（4）：437－438.

叶丽红，徐永仙. 康复新加普通胰岛素治疗糖尿病足 1 例［J］. 现代中西医结合杂志，2005，14（13）：1675.

董健，何平红，兰莉，等. 康复新液对糖尿病患者皮肤溃疡创面的促愈作用［J］. 华西药学杂志，2006，21（5）：501.

舒继承，耿辉，徐加林. 康复新液合葛根素注射液联合治疗糖尿病足溃疡疗效观察［J］. 现代中西医结合杂志，2006，15（5）：592－593.

邵伟华，赵鹏飞. 康复新液联合盐酸丁咯地尔注射液治疗糖尿病足溃疡疗效观察［J］. 中国医院用药评价与分析，2008，8（8）：621－622.

余群，刘德洁，龙昭玉. 康复新治疗糖尿病足溃疡的临床观察［J］. 临床荟萃，2008，23（19）：1412.

丘伟中，闵存云. 苦碟子注射液合外用康复新液加吹氧治疗糖尿病足 33 例临床观察［J］. 新中医，2008，40（1）：38－39.

周利. 丁咯地尔联合康复新液外用治疗糖尿病足 30 例疗效观察［J］. 四川医学，2010，31（8）：1141－1142.

钟晓卫，付徐泉，李莎，等. 康复新联合前列腺素 E1 脂肪乳注射液治疗糖尿病足溃疡疗效观察［J］. 四川医学，2010，31（4）：448－450.

田文鹏，龙本丹，王茹. 康复新液治疗糖尿病患者皮肤溃疡创面的疗效观察［J］. 贵阳医学院学报，2011，36（1）：93－94，97.

付小兵. 慢性难愈合创面防治理论与实践［M］. 北京：人民卫生出版社，2011.

徐天英，董桂茜，张景伟. 康复新联合生肌愈皮膏治疗糖尿病足 66 例临床观察［J］. 山东医药，2012，52（37）：94－95.

吴航. 康复新液联合丹红注射液治疗糖尿病足溃疡 35 例［J］. 中国老年学杂志，2012，32（12）：2640－2641.

刘峰，张朝云，汤佳珍，等. 甲钴胺联合康复新治疗糖尿病足的疗效观察［J］. 中西医结合心脑血管病杂志，2013，11（8）：1021－1022.

陈家友. 康复新液联合低分子肝素治疗糖尿病足的疗效观察［J］. 中国临床医生，2013，41（7）：74.

马英丽，姬秋和. 清创换药联合康复新液对糖尿病足溃疡的临床疗效观察［J］. 陕西医学杂志，2016，45（5）：636.

甄燕，王春梅，梁青，等. 康复新液联合胰岛素泵治疗糖尿病足对患者足背动脉血流动力学及 D 二聚体的影响［J］. 血栓与止血学，2017，23（2）：285－287.

戚纪周，霍灵恩，王晓曼，等. 康复新液联合西洛他唑治疗糖尿病足的疗效观察［J］. 现代药物与临床，2018，33（10）：2599－2602.

陈红风. 中医外科学［M］. 4 版. 北京：中国中医药出版社，2016.

蔡定军，沈美亚，李永彬. 芪丹化瘀通络汤内服联合康复新液外用治疗糖尿病足的效果观察［J］. 中国中医药科技，2019，26（3）：399－401.

刘洋. 硫代硫酸钠联合康复新液治疗糖尿病合并足溃疡随机对照研究［J］. 北华大学学报（自然科学版），2021，22（2）：223－225.

第六节　压疮

一、现代医学概述

（一）定义

压疮（Pressure ulcer）又称褥疮、压力性损伤，指皮肤或皮下组织由于压力或联合剪切力和（或）摩擦力作用而发生在骨隆突处的局限性损伤，可以导致组织缺血、缺氧、炎症性改变、营养缺乏，从而致使皮肤失去正常功能，引起组织破损和坏死。

（二）流行病学

贾晓明（2018）报道，荷兰的一项关于压疮患病率的研究对超过 38000 例患者进行了调查，结果显示大学附属医院的患者压疮患病率接近 13％，综合性医院为 23％，疗养院为 30％，家庭护理为 12％。欧洲压疮专业委员会在英国进行了一项压疮患病率调查，结果显示压疮患病率为 21.8％。加拿大的研究也获得了类似的结果。我国 12 所综合性医院成人压疮患病率为 1.58％，其中Ⅲ、Ⅳ期压疮占总患病的 13.47％～14.58％。

（三）病因和发病机制

1. 压力因素

当持续性的垂直压力超过毛细血管压（正常为 16～32mmHg），组织会发生缺血、溃烂坏死。压疮不仅可由垂直压力引起，也可由摩擦力和剪切力引起，通常由 2 种或 3 种联合作用力引起。

（1）垂直压力：对局部组织的持续性垂直压力是引起压疮的重要原因。

压疮的形成与压力的大小和持续的时间有密切关系。压力越大，压力持续时间越长，发生压疮的概率就越高。皮肤和皮下组织可在短时间内耐受一定的压力而不发生组织坏死。如果压力高于 32mmHg，并持续作用不缓解，组织就会发生缺氧、血管塌陷，形成血栓，出现压疮。

（2）摩擦力：由两层相互接触的表面发生相对移动而产生。摩擦力作用于皮肤时，易损害皮肤的角质层。患者在床上活动或坐轮椅时，皮肤随时都可受到床单和轮椅表面的逆行阻力的摩擦。皮肤擦伤后，受潮湿、污染而发生压疮。

（3）剪切力：骨骼及深层组织由于重力作用会向下滑行，而皮肤及表层组织由于摩擦力的缘故仍停留在原位，使两层组织发生相对性移位而产生剪切力。两层组织间发生剪切时，血管被拉长、扭曲、撕裂而发生深层组织坏死。剪切力与体位有密切关系。如患者平卧、抬高床头时，身体下滑，皮肤与床铺之间出现摩擦力，加上身体垂直方向的重力，从而导致剪切力的产生，引起局部皮肤血液循环障碍而发生压疮。

2. 皮肤受潮或排泄物的刺激

皮肤受到汗液、尿液、各种渗出引流液等物质的刺激会变得潮湿，出现酸碱度改变，致使表皮角质层的保护能力下降、皮肤组织酸化，且很容易继发感染。

3. 营养障碍

营养状况是影响压疮形成的一个重要因素。全身出现营养障碍时，营养摄入不足，蛋白质合成减少，出现负氮平衡，皮下脂肪减少，肌肉萎缩。一旦受压，骨隆突处皮肤要承受外界的压力和骨隆突处对皮肤的挤压力，受压处缺乏肌肉和脂肪组织的保护，容易引起血液循环障碍，出现压疮。过度肥胖者卧床时体重对皮肤的压力较大，也容易发生压疮。机体脱水时皮肤弹性变差，在垂直压力或摩擦力的作用下容易变形。而水肿的皮肤由于弹性、顺应性下降，更容易损伤，同时组织水肿使毛细血管与细胞间的距离增加，氧合代谢产物在组织细胞的溶解和运送速度减慢，皮肤出现营养障碍，容易导致压疮发生。

4．年龄增加

老年人皮肤松弛、干燥，缺乏弹性，皮下脂肪萎缩、变薄，皮肤易损性增加。

5．体温升高

体温升高时，机体的新陈代谢率增高，组织细胞对氧的需求量增加，加之身体局部组织受压，使已有的组织缺氧更加严重。因此，伴有高热的严重感染患者有组织受压的情况时，发生压疮的概率升高。

6．矫形器械使用不当

应用石膏固定和牵引时，限制了患者身体的活动。特别是夹板内衬垫放置不当、石膏内不平整或有渣屑、矫形器械固定过紧或肢体有水肿时，容易使肢体血液循环受阻，从而导致压疮发生。

（四）分期及临床表现

1．淤血红润期（Ⅰ期）

受压部位表现为局部淤血，出现红、肿、热、麻木等，短时间不见消退，此期皮肤的完整性未破坏，为可逆性改变。

2．炎性浸润期（Ⅱ期）

红肿部位持续受压，血液循环得不到改善，出现炎症扩散，皮肤呈紫红色，指压不褪色，皮下可产生硬结，可有水疱形成。

3．浅度溃疡期（Ⅲ期）

水疱破溃，局部浅层皮肤坏死，形成溃疡，创面有分泌物渗出，基底可呈苍白色或肉芽水肿。

4．坏死溃疡期（Ⅳ期）

坏死组织范围可深达肌肉甚至骨质，可形成骨髓炎或骨膜炎，伴有恶臭，渗出脓性分泌物，外表可呈黑色焦痂样，感染严重者可引起败血症。

5．不可分期压疮：深度未知

全层组织缺失，创面基底部覆盖有腐肉（呈黄色、棕褐色、灰色、绿色或棕色）和（或）焦痂（呈棕褐色、棕色或黑色）。除非去除足够多的腐肉和（或）焦痂来暴露伤口基底部，否则无法判断实际深度，也无法分期。足跟处的稳定型焦痂（干燥、紧密附着、完整而无红斑或波动感）可作为机体天然（生物性）屏障，不应去除。

6．可疑深部组织损伤：深度未知

在皮肤完整且褪色的局部区域出现紫色或栗色，或形成充血的水疱，是由压力和（或）剪切力所致皮下软组织受损导致的。此部位与邻近组织相比，先出现痛感、发硬、糜烂、松软、发热或发凉。在深肤色的个体身上，很难辨识深层组织损伤。进一步发展可能会在深色创面上出现扁薄（细小）的水疱。该创面可进一步演变，可覆有一薄层焦痂。即便使用最佳的治疗方法，也会迅速出现深层组织的暴露。

（五）诊断

（1）存在致病因素，如长期卧床等。

（2）符合压疮临床表现。

（3）可采用相关检查项目评估压疮深度和范围、检测血流情况等，如磁共振成像、皮肤镜检查等。

（六）治疗

1. 全身治疗

（1）控制基础疾病：基础疾病（如心脑血等急慢性疾病）可能会因伤口的感染而加重，同时病情加重也会反过来影响伤口愈合，因此治疗压疮的同时，应积极治疗基础疾病。

（2）加强营养支持：压疮患者往往伴有营养不良。补充足够的营养物质，有助于改善全身及局部创面的微环境，防止创面营养物质过度流失，进食困难的患者可考虑给予鼻饲或静脉营养支持，注意营养成分的比例要均衡。

（3）抗感染治疗：压疮患者的伤口容易出现细菌感染，可根据药敏试验结果合理选择抗生素进行全身抗感染治疗，局部外用碘伏、杀菌纱布等，保持局部创面清洁可控制压疮的范围，促进愈合。

2. 局部治疗

（1）换药治疗：目前大部分患者采用换药治疗，轻度压疮通过换药治疗可愈合，深度压疮经过正规换药后可控制感染范围、避免扩散等，从而避免手术风险，很多医疗机构（包括社区卫生服务中心）开展了换药门诊服务，方便压疮患者反复换药。

（2）负压治疗：负压治疗具体指采用负压封闭引流技术进行治疗，自问世以来，广泛应用于各类急慢性创面的治疗，且取得了令人满意的治疗效果，压疮治疗也包括在内。负压封闭引流技术能够加速Ⅲ、Ⅳ期压疮创面愈合，缩短住院时间，提高患者生活质量。通过负压封闭引流，引流创面渗出的液体，防止创面积液、积脓，促进创面肉芽组织增生，改善局部创面的生长环境，促进伤口愈合。有条件的患者也可以采取家庭负压治疗。

3. 手术治疗

（1）清创手术：清创手术可以探查压疮的深度及范围，同时去除坏死组织，包括感染组织，减轻机体的负担，有助于减轻全身症状。可根据压疮部位及深度采用分次清创，为修复压疮创面准备适宜的伤口床。

（2）皮瓣移植术：对于压疮较深、清创后缺损较大的伤口，首选采用皮瓣移植修复，皮瓣不但有全层皮肤的厚度，还附带了皮下组织，因此皮瓣修复愈合后愈合创面皮肤质地厚度与正常皮肤一致，耐压和耐磨能力较好。

二、中医学概述

压疮归属"褥疮"范畴。久病卧床，压迫成疮，称为褥疮，亦称席疮。《外科启玄》中有"席疮乃久病着床之人挨擦磨破而成"的记载。其临床特点是多见于半身不遂、瘫痪、因久病重病而长期卧床不起的患者。好发于易受压和摩擦的部位，如骶尾部、髋部、背部、足跟部、枕部，局部皮肉腐烂流脓，经久不愈。

（一）病因和发病机制

褥疮多由久病气血虚弱，长期受压和摩擦部位气虚血瘀，肌肤失养，皮肉坏死而成，易于染毒。

（二）辨证论治

1. 内治法

（1）气滞血瘀证。

①证候：局部皮肤出现红斑，继而紫暗、红肿或有破溃；舌边有瘀斑，苔薄，脉弦。

②治法：理气活血。

③方药：血府逐瘀汤加减。常用当归、生地黄、桃仁、红花、枳壳、赤芍、柴胡、甘草、桔梗、川芎、牛膝。

（2）蕴毒腐溃证。

①证候：褥疮溃烂，腐肉及脓水较多，或有恶臭，重者溃烂可深及筋骨，四周漫肿，伴发热或低热，精神萎靡，不思饮食；舌红苔少，脉细数。

②治法：益气养阴、理气托毒。

③方药：生脉散、透脓散加减。常用麦冬、五味子、人参、当归、生黄芪、川芎、皂角刺。

（3）气血两虚证。

①证候：疮面腐肉难脱，或腐肉虽脱但疮色淡，愈合缓慢，伴面色无华，神疲乏力，食少；舌淡苔少，脉沉细无力。

②治法：补气养血、托毒生肌。

③方药：托里消毒散加减。常用人参、川芎、当归、白芍、白术、金银花、茯苓、白芷、皂角刺、甘草、桔梗、黄芪。

2. 外治法

（1）初起局部按摩，外擦红灵酒或红花酊或外撒滑石粉。或用红外线、频谱治疗仪照射，每日 2 次。

（2）溃烂后清除坏死组织，腐烂处用九一丹或红油膏纱条外敷。脓水较多时，可用蒲公英、地丁、马齿苋各 30g，水煎溶液湿敷或淋洗。

（3）疮口脓腐脱净，改用生肌散、生肌玉红膏，必要时加用垫棉法。

三、康复新液治疗压疮的药理学研究

王芳等（2017）根据缺血-再灌注损伤机制，通过体外磁片加压法制备小鼠早期压疮模型，观察康复新液对小鼠压疮愈合的影响和组织病理学改变，通过免疫组织化学法从碱性成纤维细胞生长因子（bFGF）、转化生长因子（TGF-β）、表皮细胞生长因子（EGF）的蛋白表达方面研究康复新液的作用机理。结果表明，康复新液对小鼠压疮具有一定的促愈作用，可促进肉芽组织生长、血管新生、坏死组织及炎性物质的清除，较高剂量的康复新液可上调 bFGF、TGF-β、EGF 的蛋白表达水平，较低剂量的康复新液亦可促进 bFGF 的蛋白表达。

四、康复新液治疗压疮的临床研究

吴燕雪等（2004）进行康复新液治疗压疮的护理观察。纳入Ⅱ、Ⅲ期压疮患者17 例，彻底清创后用康复新液均匀地涂于创面上，再将康复新液喷湿无菌纱布后覆盖于创面上，胶布固定，每日换药 2 次或 3 次。结果显示，17 例压疮患者全部治愈，其中Ⅱ期压疮平均治疗 15.6 天，Ⅲ期压疮平均治疗 26.5 天。结果表明，喷湿的康复新液无菌纱布敷于创面后，对革兰阴性、阳性细菌有强大的抗菌作用，可预防感染，还有燥湿止血、通利血脉、养阴生肌、减少渗出、促进肉芽组织生长的作用。创面愈合较快，疗效良好，有助于缩短患者的治疗时间，减轻患者痛苦。

席小燕等（2004）观察了康复新液治疗褥疮的临床疗效，将研究对象分为观察组（30 例）和对照组（30 例）。观察组用药前清除局部坏死组织和脓性分泌物，先用过氧化氢液擦拭创面，再用生理盐水清洗创面，用 75% 酒精消毒压疮周围皮肤，用适量康复新液直接滴在创面上，再用无菌纱布覆盖。Ⅲ期褥疮用康复新纱布湿热敷，每天换药4 次。对照组用 0.5% 碘伏溶液涂擦，Ⅲ期褥疮患者用碘伏纱布持续湿敷，用药次数、换药方法与观察组相同。结果显示，观察组治愈 23 例，治愈时间为（4±2.34）天；对照组治愈 12 例，治愈时间（13±6.31）天。两组的治愈率及治愈时间比较，均有显著性差异（$P < 0.01$），观察组明显优于对照组。结果表明，采用康复新液治疗褥疮可提高治愈率，使治愈时间缩短。

两组临床疗效及治愈时间的比较（席小燕等，2004）

组别	例数	治愈	显效	好转	无效	治愈时间 ($\bar{x} \pm s$，天)
观察组	30	23	5	2	0	4±2.34
对照组	30	12	9	3	6	13±6.31

崔荣秀等（2004）对比了康复新药液与磺胺嘧啶银治疗褥疮的临床疗效。将 76 例Ⅱ～Ⅲ期褥疮患者，随机分为治疗组（40 例）与对照组（36 例）。治疗组用康复新药液浸透纱布，经高压灭菌后根据疮面大小剪取适当含药纱布敷于患处，再盖无菌纱布包扎，对较小的疮面将药液直接涂于患处，再用纱布包扎，每天换药 1 次。对照组用新洁尔灭将磺胺嘧啶银调成糊状外涂疮面，然后用红外线灯局部照射 20 分钟，每天 1～2 次。观察记录每个褥疮的疮面大小、深浅、分泌物结痂及新鲜肉芽组织生长情况。治疗组 14 天后的疗效明显优于对照组（$P < 0.01$）。治疗 21 天后，治疗组分泌物消失 44处（70.97%）、结痂 38 处（61.29%），对照组分别为 27 处（51.92%）和 21 处（40.36%），治疗组明显优于对照组（$P < 0.05$）。结果表明，康复新药液有一定的抗炎及促进疮面愈合的作用，是目前治疗压疮较为理想的药物，并且在治疗过程中，未发现康复新药液的不良反应。

两组治疗后疮面分泌物及结痂情况比较（处）（崔荣秀等，2004）

组别	褥疮数	分泌物消失					结痂				
		3 天	7 天	14 天	21 天	合计	3 天	7 天	14 天	21 天	合计
治疗组	62	13	19	9	3	44	3	11	15	9	38
对照组	52	5	10	7	5	27	1	6	9	5	21

两组临床疗效比较（崔荣秀等，2004）

组别	褥疮数（处）	痊愈（处）	显效（处）	有效（处）	无效（处）	总有效率（%）
治疗组	62	37$^\triangle$	13	9	3$^{\triangle\triangle}$	95.16$^{\triangle\triangle}$
对照组	52	21	9	8	14	73.08

注：与对照组比较，$\triangle$表示 $P<0.05$，$\triangle\triangle$表示 $P<0.01$。

邓志萍（2004）观察了康复新液与碘伏交替用于治疗Ⅲ度褥疮的临床疗效。上午用过氧化氢溶液、0.2‰呋喃西林溶液清洗褥疮创面，若有坏死组织先剪去再清洗，局部均匀涂碘伏，用频谱治疗仪局部照射 20 分钟，最后覆盖无菌纱块。下午常规清创及频谱照射后，用浸有康复新液的纱块贴在创面上，再覆盖无菌纱块，当创面逐渐缩小、不宜再用纱块时直接将康复新液滴于创面上。经过 5～20 天治疗，10 例患者中，治愈 7 例、好转 3 例，在治疗过程中未发现不良反应。结果表明，康复新液与碘伏联合使用治愈率高、疗程短、使用方便。

孙玉姣等（2006）观察了康复新液湿敷治疗老年难治性压疮的临床疗效，按入院的先后次序将患者分为对照组和观察组。对照组 11 例（21 处压疮），其中Ⅱ期压疮 4 处、Ⅲ期 10 处、Ⅳ期 7 处；观察组 12 例（24 处压疮），其中Ⅱ期压疮 6 处、Ⅲ期 10 处、Ⅳ期 8 处。患者入院后首先进行创面分泌物培养，根据创面情况采用 2%碘伏溶液消毒，用无菌剪刀剪去坏死组织，用 50mL 注射器抽吸生理盐水加压螺旋式冲洗，对照组采用红外线灯离创面 20cm，照射 15 分钟，外敷敏感抗生素，暴露创口，视创面渗液情况每日或隔日换药 1 次；观察组采用康复新液湿敷，用无菌纱布浸透康复新液（以不滴液体为佳）湿敷，纱布紧贴创面，外覆 4 层无菌干纱布，根据创面渗液情况每日换药 2 次或 3 次。比较两组有效率及创面愈合时间。观察组有效率为 100.0%，治愈率为 91.7%，高于对照组的 85.7%、61.9%，差异有统计学意义（$P<0.05$）。结果表明，康复新液湿敷治疗压疮，特别是老年性创面肉芽组织生长缓慢或无肉芽组织生长的Ⅲ期、Ⅳ期压疮效果显著。

两组临床疗效及治愈时间比较（孙玉姣等，2006）

组别	分期	临床疗效（处）				治愈时间（$\bar{x}\pm s$，天）
		治愈	显效	好转	无效	
对照组	Ⅱ期	4	0	0	0	7.30±0.25
	Ⅲ期	6	3	1	0	25.50±2.66
	Ⅳ期	3	2	2	0	45.00±2.16

| 组别 | 分期 | 临床疗效（处） | | | | 治愈时间 |
		治愈	显效	好转	无效	($\bar{x} \pm s$，天)
观察组	II 期	6	0	0	0	7.00 ± 1.77
	III 期	9	1	0	0	18.40 ± 0.97
	IV 期	7	1	0	0	35.00 ± 3.38

蒋晓梅等（2006）观察了康复新液治疗陈旧性溃疡期压疮的临床疗效。纳入 8 例陈旧性溃疡压疮患者，采用局部治疗，对大而深、被脓苔或坏死干痂覆盖的创面，首先清创处理，在无菌技术操作下清除脓苔并剪除坏死干痂及腐烂的组织。然后用康复新液浸润无菌纱布敷于患处或填塞组织缺损及窦道。再用无菌纱布覆盖，保持局部药液被组织充分吸收，表面用无菌纱布或无菌棉垫覆盖包扎，每日 1 次。对面积小、仅局限于皮肤全层浅表的溃疡，采用康复新液局部湿敷，每日 2～3 次，或者用无菌纱布浸泡康复新液进行伤口换药，每日 1～2 次。治疗 2 周后，深度的压疮创面的分泌物明显减少，创面逐渐清洁、红润、肉芽组织生长健康、无水肿，创面边缘逐渐有红色的上皮组织带形成，溃疡深度逐渐变浅；面积小的皮肤全层浅表溃疡逐渐愈合。结果表明，康复新液对促进陈旧性溃疡期压疮创面坏死组织脱落，促进创面清洁和创面修复效果特别明显。

李琴（2007）探讨了脑卒中合并糖尿病患者压疮换药的新方法。根据血糖控制饮食和保持血糖稳定，以及在抗感染、活血化瘀治疗的基础上对压疮进行清创换药，待伤口干燥后，观察组将配好的康复新液混合液（康复新液 100mL、0.5%甲硝唑溶液 100mL 及胰岛素 10U）均匀涂于创面，并用浸入其中的无菌纱布覆盖于创面上，最后用干纱布覆盖，以胶布固定。对照组用庆大霉素混合液（生理盐水 20mL、庆大霉素 8 万 U 及胰岛素 10U）换药，方法同观察组，均一天一次。对比两组的临床疗效及愈合时间。观察组治愈率显著高于对照组（$P<0.05$），愈合时间显著缩短（$t=8.36$，$P<0.01$）。结果表明，康复新液、甲硝唑及胰岛素局部外用治疗脑卒中合并糖尿病患者并发压疮效果良好，可缩短疗程，减轻患者痛苦。

两组临床疗效及愈合时间对比（李琴，2007）

| 组别 | 例数 | 疗效［例（%）］ | | | 愈合时间 |
		愈合	好转	无效	($\bar{x} \pm s$，天)
对照组	19	8（42.1）	6（31.6）	5（26.3）	36.5 ± 5.9
观察组	20	17（85.0）*	2（10.0）	1（5.0）**	22.5 ± 4.5**

注：与对照组比较，* 表示 $P<0.05$，** 表示 $P<0.01$。

刘霞等（2007）观察了特定电磁波谱（TDP）疗法配合康复新液治疗 III、IV 期褥疮的临床疗效。纳入 36 例褥疮患者，对创面进行清创，待干后采用康复新液创面喷雾，每隔 1 小时喷 1 次，然后予 TDP 局部照射，30～60 分钟/次，每日清创、照射 2 次，均予高蛋白、高维生素饮食和抗生素抗感染。结果显示，治愈 32 例、显效 4 例、有效 1 例、无效 0 例，总有效率 100%。

胡根云等（2007）观察了维生素 E 胶丸外涂加康复新液外敷治疗褥疮的临床疗效。将 38 例褥疮患者随机分为 2 组，各 19 例。两组均采用常规无菌操作，剪除黑色结痂及坏死组织后，先用 20mL 针筒抽取过氧化氢溶液冲洗创面，再用生理盐水加压推注，形成涡流式水流，反复冲洗至创面清洁，清洗完毕后用无菌镊子夹住棉球将创面擦干。治疗组将 2～3 粒维生素 E 胶丸掰开，挤出胶液并滴于溃疡面上，用无菌棉签均匀涂抹，再用康复新液浸湿的纱条填塞腔隙及外敷创面，无菌纱布覆盖包扎换药 1～2 次/天；对照组用 2.5％碘伏溶液涂擦，曲颈灯照射 30 分钟，无菌纱布覆盖包扎。观察两组疗效。对照组治愈 4 例、好转 10 例、无效 5 例，治愈率为 21％，总有效率为 74％，治愈时间为（33.50±7.70）天；治疗组治愈 15 例、好转 4 例，治愈率为 79％，总有效率为 100％，治愈时间为（20.50±2.23）天。两组治愈率、总有效率和治愈时间比较差异有统计学意义（$P < 0.05$）。结果表明，维生素 E 胶丸外涂加康复新液外敷治疗褥疮有一定疗效，且无毒副作用。

张荣等（2008）观察了湿润烫伤膏和康复新液在湿润环境下治疗和护理压疮的临床疗效。入选 20 例患者，共计 28 处压疮，其中Ⅱ期 4 处、Ⅲ期 14 处、Ⅳ期 10 处。针对Ⅱ期和Ⅲ期压疮，进行彻底清创，清除坏死腐烂的组织，露出新鲜创面，以络合碘消毒创面及周围皮肤，用湿润烫伤膏均匀覆盖创面约 5mm 厚度，外敷无菌纱布，第 2 层用透明膜敷料固定，每天换药 1 次，5 天后隔日 1 次；针对Ⅳ期压疮，彻底清创，剪除坏死组织后，以络合碘消毒创面及周围皮肤，用无菌纱布浸透康复新液填塞组织缺损处，外敷无菌纱布，以透明膜敷料固定，每天换药 1 次。当缺损逐渐变小、变浅至不能填塞时，将药液直接滴于创面，用油纱覆盖，外敷无菌纱布，再以透明膜敷料固定，隔日换药 1 次。每次换药前必须将残留在创面上的药物及液化物拭去，以络合碘消毒，直至愈合。观察创面愈合时间，28 处压疮治疗最长时间 48 天，最短 6 天。结果表明，应用湿润烫伤膏和康复新液在无菌密闭湿性环境下治疗和护理压疮，缩短了愈合时间，减轻了患者负担，取得了良好治疗效果。

陈飞（2009）探讨了贝复济和康复新液联合红外线照射治疗深度压疮的临床疗效。入选 11 例压疮患者，首先剪去坏死组织，等渗盐水彻底冲洗疮面后用红外线灯照射疮面 20 分钟，照射完毕后将贝复剂喷于疮面，然后用康复新液纱布敷于创面，最后用无菌纱布覆盖包扎，每日换药 1 次，每次换药时彻底清除液化物，分泌物多时增加换药次数。观察压疮创面愈合情况。结果显示，治愈 4 例、好转 7 例，总有效率 100％。结果表明，应用贝复济和康复新液联合红外线照射治疗深度压疮，患者疮面愈合较快，提高了压疮的治愈率。

刘晓燕等（2009）探讨了创面高流量吹氧联合康复新液湿敷治疗Ⅲ期压疮的临床疗效。入选Ⅲ期压疮患者 11 例，患者侧卧，暴露压疮创面，如创面有脓苔及坏死组织时先在无菌技术操作下清除脓苔及坏死组织，然后用碘酒消毒压疮及周围皮肤，再用生理盐水清洗，使其露出新鲜创面。然后根据压疮的范围制造一个氧罩，通过一小孔向罩内压疮持续吹氧，将氧流量调至 4～6L/min，近距离吹 30 分钟，每天 2 次。氧疗结束后根据压疮创面大小剪取无菌纱布浸透康复新液湿敷患处，再盖一层干纱布包扎，根据创面渗液量更换敷料，每天 3～4 次。结果表明，创面高流量吹氧联合康复新湿敷能促进压疮创面愈合，治疗周期短、见效快、费用低、患者易接受。

王爱芹等（2009）观察了康复新液联合红外线照射治疗压疮的临床疗效。将20例重症监护室中患有Ⅲ期压疮的患者随机分为试验组12例（18处压疮）和对照组8例（16处压疮）。所有压疮患者用药前先用碘酊消毒创面，清除坏死组织，过氧化氢溶液清洗创面，用生理盐水冲洗干净。试验组用康复新液喷洒于创面上，以不滴水为宜，红外线照射20分钟（距离皮肤约15cm），每天处理2次。对照组常规使用庆大霉素外敷，纱布覆盖创面，每天3次，连续1周为1个疗程进行观察。两组均采取相同的其他防压疮护理及原发病治疗措施。比较两组治疗后的临床疗效，试验组压疮愈合时间（13.95±4.45）天，优于对照组压疮愈合时间〔（26.57±4.04）天〕，差异有统计学意义（$P < 0.01$）；试验组有效率为88.33%，高于对照组的43.75%，差异有统计学意义（$P < 0.01$）。结果表明，康复新液联合红外线照射治疗压疮的疗效良好，优于传统的庆大霉素外敷常规方法。

两组临床疗效比较（王爱芹等，2009）

组别	压疮数（处）	痊愈（处）	显效（处）	好转（处）	无效（处）	有效率（%）
试验组	18	11	4	2	1	88.33[*]
对照组	16	5	2	5	4	43.75

注：与对照组比较，[*] 表示 $P < 0.01$。

李惠琴等（2009）观察了康复新液配合鲜鸡蛋皮内膜治疗12例Ⅱ～Ⅳ期压疮患者的临床疗效。对Ⅱ期压疮彻底清创，对Ⅲ、Ⅳ期压疮先用无菌剪刀剪除坏死组织，将压疮创面用过氧化氢溶液、生理盐水清洁，若创面已感染，先用生理盐水棉球蘸洗，去除创面的脓液和浮动的坏死组织后，再用过氧化氢溶液、生理盐水彻底清洁，周围皮肤常规消毒。经上述处理后，用康复新液均匀地喷于疮面上，再用鲜鸡蛋皮内膜贴敷，外用无菌干纱布覆盖，胶布固定，每日更换2～3次，以保持药效的连续性和保证创面处于湿润状态。治疗后均痊愈。其中Ⅱ期压疮患者平均治疗15.6天，Ⅲ期压疮患者平均治疗26.5天。结果表明，采用康复新液湿敷配合鲜鸡蛋皮内膜治疗压疮治愈率高，使愈合时间缩短，且操作简便，在使用过程中未发现变态反应及其他不良反应，值得临床推广使用。

刘腊凤（2009）探讨采用康复新液联合西瓜霜治疗压疮的临床疗效。将130例Ⅰ～Ⅲ期压疮患者随机分为实验组（65例）和对照组（65例）。两组先进行常规消毒和清创，实验组用康复新液反复冲洗后，用康复新液纱布湿敷于患处，用红外线灯照射10～15分钟，10～20mL西瓜霜喷剂喷洒于患处，每天2～3次，保持创面干燥，促进药物吸收和创面结痂，溃疡面炎性渗出液较多者，可加强红外线灯照射次数。对照组用红外线灯照10～15分钟，1%生理盐水中加入诺氟沙星调成糊状，然后均匀涂于创面，视患者创面情况决定用药次数，每天2～3次。两组均以2周为1个疗程，持续2个疗程。经过2个疗程的治疗，所有患者均有不同程度的恢复，实验组疗效明显优于对照组（$P < 0.05$）。结果表明，康复新液联合西瓜霜治疗压疮效果良好。

两组临床疗效比较（刘腊凤，2009）

组别	例数	显著	有效	无效	总有效率（%）
对照组	65	28	15	22	66.2
实验组	65	47	13	5	92.3

吴耀英等（2009）探讨了康复新液外敷或填塞治疗Ⅲ期以上压疮的临床疗效。将30例压疮患者随机分为两组，两组均用3%过氧化氢溶液彻底清洗疮面，清除疮面坏死组织，再用生理盐水冲洗。治疗组加用浸透康复新液的无菌纱布湿敷疮面，有空洞者用康复新液浸透纱条填塞，不留缝隙，使肉芽组织从内向外生长，最后用2块无菌纱布覆盖疮面，包扎固定，每天3次。对照组用庆大霉素湿敷。治疗3周后观察疗效，治疗组压疮治愈率68.75%，总有效率93.75%；对照组治愈率28.57%，总有效率57.14%。两组比较差异有统计学意义（$P<0.05$）。结果表明，康复新液外敷或填塞治疗Ⅲ期以上压疮疗效良好，能减轻患者痛苦、提高生活质量。

两组临床疗效比较（吴耀英等，2009）

组别	例数	治愈	好转	无效	治愈率（%）	总有效率（%）
治疗组	16	11	4	1	68.75	93.75
对照组	14	4	4	6	28.57	57.14

罗华等（2009）观察了康复新液湿敷治疗褥疮的疗效。将30例患有Ⅱ期或Ⅲ期褥疮的患者随机分为两组，各15例。两组除常规护理及加强营养外均局部清创用药，将褥疮创面用过氧化氢溶液、生理盐水清洁创面，若是Ⅲ期褥疮，先用剪刀剪除坏死组织；若创面已感染，先用生理盐水棉球蘸洗去除创面的脓液和浮动的坏死组织后再用过氧化氢溶液、生理盐水彻底清洁创面，周围皮肤常规消毒。经上述处理后，治疗组用浸有康复新液的棉球（以棉球不滴出药液为宜）紧贴在创面上，外用无菌干纱布覆盖，胶布固定，每日换药3次，以保证药效的连续性和保证创面处于湿润状态。对照组用0.05%碘伏溶液涂擦，并用碘伏纱布持续湿敷覆盖创面，每日换药3次。观察疗效，治疗组显效5例、有效9例、无效1例，总有效率为93.3%；对照组显效2例、有效8例、无效5例，总有效率为66.7%。治疗组治愈时间（18.00±5.34）天，对照组（27.00±8.31）天。两组治愈率及治愈时间比较，差异有统计学意义（$P<0.01$）。结果表明，康复新液湿敷治疗褥疮可明显提高治愈率，使愈合时间缩短，且操作简便，治疗费用低。

王红荣（2010）观察了康复新液配合红外线照射治疗炎性浸润期压疮的临床疗效。纳入30例压疮患者，充分暴露疮面，0.05%碘伏溶液清洁、消毒疮面，用无菌注射针头将水疱刺破，再用无菌棉签将渗出液吸净后再次消毒，铺上孔巾，使用红外线治疗仪照射20分钟，照射距离为30cm，避免烫伤周围组织，一天一次，照射完毕后，去除孔巾及遮盖物，将8层无菌纱布敷盖于疮面上，用10mL一次性注射器抽取适量康复新液浸湿纱布，盖凡士林油膏纱布，每日更换纱布1次。观察疗效，显效14例、有效8例、好转6例、无效2例、总有效率为93.3%。结果表明，炎性浸润期压疮患者用红外线照射联合康复新液治疗，效果较好。

顾彩萍等（2010）观察了康复新液治疗压疮的临床疗效。纳入Ⅲ～Ⅳ期压疮患者100例（共114处压疮），随机分为两组：对照组50例（56处）、实验组50例（58处）。对照组采用常规法，创面有坏死组织的用无菌剪刀去除，有脓液的先用过氧化氢溶液清洗，再给予生理盐水冲洗等前期处理，每日用0.05%碘伏溶液棉球涂抹疮面3次以保持疮面无菌，然后用TDP灯照射，面积不大、较浅的暴露疮面，面积较大、较深的用无菌纱布覆盖。实验组采用康复新液法，在常规法的基础上加用康复新液换药，每日2次，用无菌棉签蘸取康复新液适量均匀地涂布于疮面上，使创面完全被药物覆盖，局部予以无菌纱布敷盖，然后用TDP灯照射局部致皮肤微红，再用康复新液小纱布块贴于疮面30分钟。比较两组患者治疗4周后的有效率和治愈时间，实验组压疮治愈时间为（16.0±10.5）天，对照组为（23.0±13.5）天，两组比较差异有统计学意义（$P<0.05$）；实验组治疗压疮有效率为98.28%，对照组为82.14%，两组比较差异有统计学意义（$P<0.05$）。结果表明，采用康复新液治疗压疮既能提高有效率、缩短治愈时间，又可减轻患者痛苦，且方法简单、显效快，值得临床推广使用。

两组临床疗效比较（顾彩萍等，2010）

组别	压疮数（处）	治愈（处）	有效（处）	无效（处）	有效率（%）
实验组	58	45	12	1	98.28*
对照组	56	33	13	10	82.14

注：与对照组比较，* 表示 $P<0.05$。

马容莉等（2010）观察了康复新液治疗老年压疮的临床疗效。将40例压疮患者随机分为两组，两组局部创面常规用生理盐水清洗，留取创面分泌物做细菌培养，根据检验结果，合理使用抗生素，再常规消毒，彻底清创，去除坏死组织，暴露新鲜肉芽组织。观察组用浸湿康复新液的无菌纱布敷于创面2小时以上，纱布上用清洁的塑料保鲜膜覆盖，使创面处于湿润环境，每日换药2次。对照组用庆大霉素溶液湿敷，如渗液严重时加用短波紫外线照射，以促进创面干燥、改善血液循环，每日换药1～2次。观察治疗后的效果及治愈时间。观察组总有效率为100%，对照组总有效率为95%，观察组疗效明显优于对照组，且观察组治愈时间短于对照组。结果表明，康复新液治疗压疮，与传统方法相比，可提高有效率、缩短治愈时间，且操作简单、治疗费用低，值得推广应用。

两组临床疗效及治愈时间比较（马容莉等，2010）

组别	例数	治愈 [例（%）]	显效 [例（%）]	无效 [例（%）]	总有效 [例（%）]	治愈时间 ($\bar{x}\pm s$，天)
对照组	19	7（37）①	11（58）	1（5）	18（95）①	23.2±2.5①
观察组	21	17（81）	4（19）	0（0）	21（100）	14.9±2.3

注：与观察组比较，①表示 $P<0.05$。

谢旖静等（2010）观察了康复新液湿性换药用于 40 例压疮患者的临床疗效。将入选 80 例的压疮患者分为两组，每组 40 例。对照组均为干性换药，Ⅱ期时，以 1∶4 稀释聚维酮碘消毒创面周围皮肤，并用该消毒液擦拭压疮水疱，以生理盐水将聚维酮碘冲净，然后抽出水疱内的液体，再将云南白药胶囊内的药粉涂洒在表面，并用纱布包扎；Ⅲ期及Ⅳ期时，先局部消毒及清创，并用干纱布将创面擦干，然后以云南白药胶囊内的药粉均匀涂撒在破溃部位，并覆盖清洁纱布，以防药粉洒落，每日换药次数根据创面渗液情况而定，以保持局部清洁干燥。观察组均为湿性换药，Ⅱ期时，先局部消毒，方法同干性换药，将浸湿康复新液的纱布湿敷于创面，纱布干燥时及时更换，以保持创面局部的湿润环境；Ⅲ期及Ⅳ期时，局部消毒及清创后，再以康复新液喷洒在创面。对比两组压疮创面愈合时间及创面换药后缩小的面积。观察组总有效率 100.0%，对照组 87.5%，两组比较差异有统计学意义（$P<0.05$）；观察组治愈天数为（18.22±5.19）天，对照组为（24.14±7.11）天，两组比较差异有统计学意义（$P<0.05$）。结果表明，应用康复新液进行压疮的湿性换药，使创面处于湿润的环境之中，在不结痂的状态下促进肉芽组织形成以及生长，最终使得创面恢复正常，对于Ⅲ期以及Ⅳ期的压疮疗效尤其明显。

两组临床疗效比较（谢旖静等，2010）

组别	例数	愈合	好转	无效	总有效率[例（%）]
观察组	40	35	5	0	40（100.0）*
对照组	40	25	10	5	35（87.5）

注：与对照组比较，*表示 $P<0.05$。

王小菊（2010）观察了芦荟联合康复新液治疗Ⅱ期压疮水疱的临床疗效。将 48 例压疮患者随机分为对照组（23 例）和观察组（25 例）。对照组对未破的小水疱防止水疱破裂感染使其自行吸收，大水疱在无菌操作下用注射器抽出水疱内液体，不必剪去表皮，局部清毒后，红外线每天照射 1～2 次，无菌敷料包扎，有脓性渗出物及时更换敷料。观察组用 0.5% 碘伏溶液消毒水疱后，均用注射器抽出水疱内液体，不必剪去表皮，取芦荟肉直接涂于疮面 30～60 分钟后用镊子取下大块芦荟肉（疮面若有小块芦荟肉不必处理），将康复新液直接喷于疮面后暴露疮面，每天 1～2 次。比较两组治疗 5 天后的效果。结果表明，芦荟联合康复新液能促进疮面愈合，治愈率明显提高。

两组临床疗效比较 ［例（％）］（王小菊，2010）

组别	例数	痊愈	显效	无效
对照组	23	8 (34.8)	10 (43.5)	5 (21.7)
观察组	25	16 (64.0)	9 (36.0)	0 (0)

孙强（2010）探讨了康复新液联合碱性成纤维细胞生长因子（bFGF）混悬液治疗Ⅱ度及以上褥疮的临床疗效。将 122 例Ⅱ度及以上褥疮患者分为对照组（60 例）和治疗组（62 例）。所有褥疮患者用药前先用 5％的聚维酮碘溶液消毒疮面周围皮肤，用手术刀或剪刀清除坏死组织和脓性分泌物，再用过氧化氢溶液清洁疮面，然后用生理盐水冲洗干净。治疗组用无菌纱布擦干疮面，喷上 bFGF，再用康复新液浸湿拧干的纱条填塞褥疮腔隙及外敷疮面，外用无菌纱布和棉垫包扎，每天换药 1～2 次。对照组用 5％的聚维酮碘溶液浸湿拧干纱条填塞褥疮腔隙，再用红外线灯照射 30 分钟，接着用无菌纱布和棉垫包扎。两组均给予翻身，每 2 小时 1 次，卧气垫床和局部垫气圈，并积极治疗原发病，加强全身性营养支持治疗。观察记录每个褥疮的疮面面积、深度、分泌物、新鲜肉芽组织生长及结痂情况，并比较两组疗效。治疗组治愈 37 例，治愈时间为（16±1.79）天；对照组治愈 25 例，治愈时间为（20±1.76）天。两组治愈率和治愈时间比较，差异有统计学意义（$P<0.05$）。结果表明，康复新液和 bFGF 联合应用能起到协同作用，并在临床实践中取得了一定的疗效。

两组临床疗效及治愈时间比较（孙强，2010）

组别	例数	治愈	有效	无效	治愈率（％）	治愈时间（$\bar{x}\pm s$，天）
治疗组	62	37	22	3	59.7	16±1.79
对照组	60	25	19	16	41.7	20±1.76

严立群等（2010）观察了康复新液口服加外敷治疗褥疮的临床疗效。将 60 例褥疮患者随机分为两组。两组均予以静脉营养支持治疗，积极治疗原发病。创面用药前清除局部坏死组织和脓性分泌物，先用过氧化氢溶液擦拭创面 3 次，再用生理盐水清洗创面，用 75％酒精消毒褥疮周围皮肤。治疗组口服康复新液 10 毫升/次，每天 4 次，用适量康复新液浸湿无菌纱布，然后覆盖创面，每天换药 4 次；对照组用 0.5％碘伏溶液涂擦，用碘伏纱布持续湿敷，用药次数与治疗组相同。比较两组疗效，治疗组总有效率 100.00％，治愈时间为（18.5±4.2）天；对照组总有效率 66.70％，治愈时间为（25.5±6.5）天。治疗组的总有效率和治愈时间均优于对照组（$P<0.05$）。结果表明，康复新液口服加外敷治疗褥疮具有一定疗效，能促进新生肉芽组织生长、迅速修复溃疡面、缩短治愈时间。

两组临床疗效比较（严立群等，2010）

组别	例数	治愈	有效	无效	总有效率（%）	治愈时间（$\bar{x}\pm s$，天）
治疗组	30	15	15	0	100.00	18.5±4.2
对照组	30	6	14	10	66.70	25.5±6.5
χ^2/t 值			5.93		10.45	2.95
P 值			<0.05		<0.05	<0.05

汪迪（2010）观察了康复新液外敷配合 TDP 照射治疗褥疮的临床疗效。将 36 例褥疮患者随机分为两组，各 18 例。观察组对创面进行清创后，将无菌纱布用康复新液浸湿后覆盖于创面，然后用 TDP 照射 15～20 分钟，距离为 20～30cm，以操作者感觉不烫为宜。照射后内层用康复新液浸湿敷料覆盖创面，外层用两块敷料覆盖并用胶布贴好，每日 1 次。对照组采用一般换药的方法，每日 1 次，并加强基础护理。观察疗效，观察组 15 例痊愈，3 例有效；对照组 5 例痊愈，13 例有效。结果表明，康复新液外敷配合 TDP 照射法的疗效明显优于传统的换药方法。

两组临床疗效比较（汪迪，2010）

组别	例数	Ⅱ期			Ⅲ期			Ⅳ期		
		治愈	有效	无效	治愈	有效	无效	治愈	有效	无效
观察组	18	12[①]	0	0	2	1	0	1	2	0
对照组	18	4	5	0	1	6	0	0	2	0

注：与对照组比较，[①] 表示 $P<0.05$。

李红波等（2011）观察了酸性氧化电位水、康复新液、蛋白粉联合运用治疗压疮的临床疗效。纳入 40 例压疮患者，随机分为实验组和对照组，每组 20 例。实验组以酸性氧化电位水、康复新液和蛋白粉联合运用治疗。处理方法为：Ⅲ期压疮，用酸性氧化电位水及康复新液每隔 2～4 小时交替外涂于压疮创面，然后采取暴露疗法（如果加用局部氧疗效果更佳）；Ⅳ期压疮，酸性氧化电位水浸泡创面后，清除脓性分泌物和坏死组织，再更换新鲜酸性氧化电位水冲洗创面，然后用康复新液加蛋白粉调成糊状（用量根据创面面积、深度而定），填塞于溃疡内，外予无菌纱布覆盖。开始每日换药 1 次，待创面无异常分泌物及坏死组织，改为隔日换药 1 次或隔两日换药 1 次。对照组采用压疮常规治疗方法，即生理盐水、凡士林纱布换药治疗。处理方法为：Ⅲ期压疮，生理盐水清洗创面后，予一层凡士林纱布及无菌纱布覆盖创面，隔日换药 1 次；Ⅳ期压疮，生理盐水清洗创面后，清除脓性分泌物和坏死组织，予凡士林纱布填塞于溃疡内，外予无菌纱布覆盖。开始每日换药 1 次，待创面无异常分泌物及坏死组织，改为隔日换药 1 次。比较两组疗效。实验组总有效率明显高于对照组（$P<0.05$）。结果表明，应用酸性氧化电位水、康复新液和蛋白粉治疗压疮的效果优于常规压疮治疗方法。

两组临床疗效比较（李红波等，2011）

组别	例数	显效	有效	无效	总有效率（%）	χ^2 值	P 值
实验组	20	14	6	0	100		
对照组	20	0	14	6	70	4.902	<0.05

王霞（2011）观察了康复新液配合 TDP 烤灯治疗压疮的临床疗效。将 60 例压疮患者随机分为实验组和对照组，各 30 例。实验组暴露并清洁创面后，用消毒纱布浸透药液后敷患处，感染创面先用过氧化氢溶液清创，再用康复新液冲洗，并用浸透康复新液的纱布填塞或敷用。然后用 TDP 烤灯照射，15～20 分钟/次，距离为 30cm，每天 2 次，对渗出液较多的创面可酌情增加次数。对照组采用常规的压疮护理办法，勤翻身，保持皮肤的干燥和清洁，患者在各种卧位时，采用软枕或其他设施架空骨突处，支持身体空隙处。观察两组疗效，实验组在第 3 天和第 7 天的治疗效果明显优于对照组。结果表明，康复新液配合 TDP 烤灯照射可有效治疗压疮。

魏虹等（2011）观察了康复新液联合烤灯照射对多发性压疮的临床疗效。将 38 例 Ⅱ～Ⅳ 期压疮患者随机分为观察组 20 例和对照组 18 例。观察组 Ⅱ 期压疮患者用 0.5% 活力碘消毒压疮周围皮肤，生理盐水、棉球清除组织破损处脓性分泌物；Ⅲ～Ⅳ 期压疮患者在无菌条件下清除坏死组织及痂皮，3% 过氧化氢溶液清洗创面，再用生理盐水冲洗，烤灯照射 20～30 分钟使创面干燥，以康复新液浸湿的无菌敷料覆盖，每日早晚各 1 次。对照组用庆大霉素注射液代替康复新液，其余步骤同观察组。观察两组疗效，观察组总有效率 [90%（18/20）] 高于对照组总有效率 [50%（9/18）]，两组比较差异有统计学意义（P<0.05）；观察组治愈时间（15.0±4.2）天，对照组（28.0±6.4）天，两组比较差异有统计学意义（P<0.05）。结果表明，康复新液联合烤灯照射可促进疮面愈合，缩短治疗时间。

曹英等（2011）观察了碘伏加康复新液治疗压疮的临床疗效。将 54 例压疮患者随机分为观察组（28 例）和对照组（26 例），对照组 Ⅱ 期无水疱者，直接用棉签蘸碘伏从创面中间向外涂搽于患处；有水疱者，碘伏消毒后用无菌注射器抽净水疱内的液体，再次碘伏消毒。Ⅲ 期患者给予碘伏消毒、常规清创后，再次碘伏消毒，暴露、悬空，每天 2 次，7 天为 1 个疗程。观察组各期压疮患者在对其进行上述操作后，用无菌注射器抽吸康复新液 5～10mL（或根据创面大小）注于创面上，再均匀注于无菌纱布上，将无菌纱布敷于创面，创面较深者用含康复新液的无菌纱布填塞，再覆盖一层纱布后，用 3M 透明胶带固定，每天 1 次，7 天为 1 个疗程。观察两组疗效，观察组 Ⅱ 期治愈率为 100.00%，Ⅲ 期总有效率为 83.3%，均高于对照组，两组比较差异有统计学意义（P<0.05）。结果表明，碘伏加康复新液治疗压疮效果良好。

两组临床疗效比较（曹英等，2011）

创面类型	组别	例数	治愈	显效	无效	总有效率（%）	P 值	χ^2值
Ⅱ期压疮	观察组	16	16	0	0	100.0	<0.05	5.208
	对照组	15	6	3	6	60.0		
Ⅲ期压疮	观察组	12	6	4	2	83.3	<0.05	4.316
	对照组	11	3	0	8	27.3		

　　陈文娟等（2011）探讨了康复新液联合皮维碘治疗褥疮的临床疗效。将 135 例褥疮患者随机分为 A 组（45 例）、B 组（44 例）、C 组（46 例）。A 组采用康复新液喷涂局部，每日 2 次。将康复新液均匀喷涂在拆解松散的干纱条上，令其均匀分布，喷涂的量以垂直提起纱条时没有药液从纱条下端滴出为宜（药液过多时可造成创面过于湿润、组织水肿，不利于愈合）。B 组清洁创面后皮维碘涂抹患处。C 组清洁创面后先用康复新液均匀喷涂在拆解松散的干纱条上，令其均匀分布，喷涂的量以垂直提起纱条时没有药液从纱条下端滴出为宜，每天 2 次，用 3~4 天后改为用皮维碘涂擦 2 天，每天 1 次。治疗前对所有褥疮表面进行坏死组织清创，3%过氧化氢溶液局部处理，每 1~2 小时定时对患者进行翻身，治疗 1 个月后观察疗效。三组有效率比较差异有统计学意义（P<0.05），治愈率比较差异有统计学意义（P<0.05），C 组治愈时间明显少于其他两组（P<0.05）。结果表明，康复新液联合皮维碘喷涂具有较好疗效，可缩短创面的治愈时间。

三组临床疗效和治愈时间比较（陈文娟等，2011）

组别	例数	治愈	显效	好转	无效	治愈率（%）	有效率（%）	治愈时间（$\bar{x}\pm s$，天）
A 组	45	14	14	9	8	31.11*#	82.2*#	8±1*
B 组	44	8	12	4	10	18.19*	77.3*	11±1*
C 组	46	30	10	5	1	65.12	97.8	6±1

　　注：与 C 组比较，* 表示 P<0.05；与 B 组比较，# 表示 P<0.05。

　　顾玉琴（2011）探讨了康复新液治疗褥疮的临床疗效。将 30 例褥疮患者随机分为治疗组和对照组，各 15 例。Ⅱ期褥疮患者以无菌注射器抽出水疱内的液体，Ⅲ期褥疮患者，先用剪刀或手术刀将坏死组织清除，有脓性分泌物的先用 3%过氧化氢溶液冲洗创面，再用生理盐水清洗。创面经上述处理后，治疗组用红外线灯照射 15~30 分钟/次，再用浸过康复新液的纱布覆盖于创面，若有窦道形成，就将浸过康复新液的纱布制成合适大小的纱条完全填塞于窦道内。对照组创面处理同治疗组一样，用碘伏消毒创面，每天换药 1~2 次，当创面出现新的肉芽组织时可减少换药次数，每次换药后用无菌纱布包扎。10 天为 1 个疗程，均治疗 2 个疗程后观察疗效。治疗组痊愈率为 53%，总有效率为 100%；对照组痊愈率为 13%，总有效率为 73%，两组痊愈率和总有效率比较差异有统计学意义（P<0.05）。结果表明，康复新液治疗褥疮效果良好。

两组临床疗效比较［例（％）］（顾玉琴，2011）

组别	例数	痊愈	显效	有效	无效	总有效
治疗组	15	8 (53)	5 (33)	2 (13)	0 (0)	15 (100)
对照组	15	2 (13)	6 (40)	3 (20)	4 (27)	11 (73)

　　韦艳燕（2012）分析了云南白药粉加康复新液联合 TDP 照射治疗Ⅲ级褥疮的临床疗效。纳入Ⅲ级褥疮患者72例（102处褥疮），用生理盐水清洗褥疮疮面，无菌纱布吸出分泌物，清除坏死组织，然后用 0.5％的碘伏溶液消毒压疮周围皮肤，用 TDP 照射局部（距离创面 20～30cm，照射时间 30 分钟），将康复新液均匀喷洒在褥疮疮面上，然后取适量云南白药粉与生理盐水调成糊状，均匀外敷于褥疮疮面上，厚度 1～2mm，用无菌纱布覆盖，胶布妥善固定，每天 1 次，10 天为 1 个疗程。治疗 2 个疗程后观察疗效。痊愈 51 处，显效 26 处，有效 23 处，无效 2 处，总有效率为 98％。结果表明，云南白药粉加康复新液联合 TDP 照射治疗Ⅲ级褥疮疗效良好。

　　胡凯燕（2012）观察了康复新液配合氦氖激光治疗褥疮的临床疗效。将 60 例褥疮患者随机分为两组，各 30 例。治疗组用药前清除坏死组织和脓性分泌物，用过氧化氢溶液擦拭创面、生理盐水清洗创面，用碘伏消毒褥疮周围皮肤，再用氦氖激光照射，照射距离患处 25～30cm。随时观察局部皮肤情况，防止褥疮部位及其附近烫伤，每次 30 分钟，每日 1 次，照射好后用康复新液直接滴在创面上，再用红外线照射，使其吸收，最后用浸有康复新液的无菌纱布覆盖包扎，每日换药 1 次，每次换药时彻底清除液化物，分泌物多时增加换药次数。对照组的一般处理与治疗组相同，用 0.5％碘伏溶液消毒，暴露创面使其自然干燥，每日 2 次。比较两组疗效，治疗组总有效率为 100.00％，明显高于对照组的 76.67％（$P<0.05$）。结果表明，应用康复新液配合氦氖激光照射治疗褥疮，无毒副作用，创面愈合时间明显缩短，患者痛苦减少。

两组临床疗效比较［例（％）］（胡凯燕，2012）

组别	愈合	好转	无效	总有效
治疗组（$n=30$）	26 (86.67)	4 (13.33)	0 (0)	30 (100.00)[*]
对照组（$n=30$）	11 (36.67)	12 (40.00)	7 (23.33)	23 (76.67)

　　注：与对照组比较，[*] 表示 $P<0.05$。

　　翟雅香等（2013）探讨了艾灸联合康复新液湿敷治疗压疮的临床疗效。将 50 例Ⅱ～Ⅳ期压疮患者随机分为观察组（36 处压疮）和对照组（34 处压疮）各 25 例。两组患者除常规护理和加强营养外，均常规局部创面清创，观察组视创面大小点燃 1～2 条艾条，对准创面并与创面保持 3～5cm 的距离左右或上下反复旋转或移动，以患者局部皮肤有温热感及泛红、无灼痛、避免烫伤为宜，每次 30 分钟，需要注意的是个别患者存在痛温觉障碍，施灸者需将手掌平放于患者皮肤表面，使创面位于拇指与食指之间以感受施灸温度，视创面大小及深浅用浸有康复新液的消毒纱布贴于创面，外用无菌纱布覆盖，胶布固定，每天换药 3 次，以保持药效和创面处于湿润状态。对照组用 TDP 照射 30 分钟后，用氯霉素液将龙血竭胶囊内粉末调成糊状敷在创面上，每天换药 3 次。对比两组压疮创面分泌物消失、肉芽生长及创面结痂等情况。结果显示，两组分泌物消失率、创面结痂率、治疗有效率比较差异有统计学意义（$P<0.05$）。结果表明，艾灸联合康复新液治疗压疮可使创面肉芽生长快、结痂早，愈合时间缩短，且操作方便。

两组创面分泌物消失率比较（翟雅香等，2013）

组别	压疮数	治疗后第 7 天		治疗后第 14 天		治疗后第 21 天		治疗后第 28 天	
		压疮数	百分比（%）	压疮数	百分比（%）	压疮数	百分比（%）	压疮数	百分比（%）
观察组	36	13	36.1*	20	55.5*	27	75.0*	34	94.4*
对照组	34	5	14.7	10	29.4	17	50.0	26	76.4

注：与对照组比较，* 表示 $P<0.05$。

两组创面结痂率比较（翟雅香等，2013）

组别	压疮数	治疗后第 7 天		治疗后第 14 天		治疗后第 21 天		治疗后第 28 天	
		压疮数	百分比（%）	压疮数	百分比（%）	压疮数	百分比（%）	压疮数	百分比（%）
观察组	36	10	27.8*	18	50.0*	22	61.1*	30	83.3*
对照组	34	4	11.7	10	29.4	15	44.1	18	52.9

注：与对照组比较，* 表示 $P<0.05$。

两组临床疗效比较（翟雅香等，2013）

组别	压疮数	治愈	显效	有效	无效	显效率（%）	总有效率（%）
观察组	36	13	9	14	0	61.1*	100.0*
对照组	34	5	10	11	8	44.1	76.4

注：与对照组比较，* 表示 $P<0.05$。

刘建通等（2013）观察了康复新液配合甲磺酸左氧氟沙星治疗Ⅲ～Ⅳ度褥疮的临床疗效。将 68 例Ⅲ～Ⅳ度褥疮患者随机分为治疗组和对照组各 34 例。对照组采用常规治疗，过氧化氢溶液冲洗创面，碘伏消毒，外敷无菌纱布，定时换药，定时翻身，并给予局部按摩治疗。治疗组采用中西医结合治疗方案进行治疗，甲磺酸左氧氟沙星 200mL，每日一次静脉滴注，康复新液取适量冲洗创面，连续使用 14 天，常规换药，采用烤灯对创面进行照射，促进炎症消退，并增加中医手法按摩次数和时间，促进患者局部循环功能的恢复。比较两组治疗效果，治疗 3、7 天后治疗组视觉模拟评分法（VAS）评分明显低于对照组，治疗组创面愈合时间提前，治疗组总有效率高于对照组，两组比较差异有统计学意义（$P<0.05$）。结果表明，采用中西医结合治疗Ⅲ～Ⅳ度褥疮，可有效降低患者疼痛度，缩短病程。

两组治疗 1、3、7 天后 VAS 评分，创面愈合时间，
不良反应发生率比较（刘建通等，2013）

组别	例数	VAS 评分（$\bar{x}\pm s$，分）			创面愈合时间（$\bar{x}\pm s$，天）	不良反应发生[例（%）]
		治疗 1 天	治疗 3 天	治疗 7 天		
治疗组	34	7.58±1.42	4.24±1.15	1.24±0.27	11.74±3.32	2（5.88）
对照组	34	8.08±1.57	5.84±1.35	2.64±0.59	14.69±3.87	3（8.82）

两组临床疗效比较（刘建通等，2013）

组别	例数	痊愈[例（%）]	显效[例（%）]	有效[例（%）]	无效[例（%）]	总有效率（%）
治疗组	34	17（50.00）	12（35.29）	4（11.76）	1（2.94）	97.06△
对照组	34	14（41.18）	9（26.47）	8（23.53）	3（8.82）	91.18

注：与对照组比较，△表示 $P<0.05$。

沈燕慧（2013）观察了康复新液联用美宝湿润烧伤膏治疗压疮的临床疗效。纳入 46 例Ⅱ～Ⅲ期压疮患者。对患者进行综合护理，局部创面先行清创消毒，将创面用过氧化氢溶液或生理盐水清洗，去除脓液及腐败组织，用生理盐水清洗干净，周围皮肤用 0.05% 碘伏溶液消毒，随后用无菌纱布吸干水分，直接向创面滴用康复新液，每次 10～30mL，依据创面大小调整用量，再用湿润烧伤膏填于压疮空腔内，外用康惠尔水胶体敷料覆盖。1 天更换 1 次，直至创面愈合。观察临床疗效，46 例患者中，压疮面积大于 5cm×6cm 的平均愈合时间为 32 天，（5cm×6cm）～（3cm×4cm）的为 18 天，小于 3cm×4cm 的为 13 天。其中有 4 例晚期癌症患者因脏器衰竭而死亡，4 例因家庭经济等原因在压疮面积明显缩小时自动出院，其余 38 例患者压疮愈合后出院，总有效率达 91.3%。结果表明，在局部联合应用康复新液与美宝湿润烧伤膏治疗压疮有一定疗效。

晏玫等（2014）探讨红外线照射联合局部氧疗及康复新液治疗老年糖尿病压疮的临床疗效。将 86 例压疮患者随机分为观察组和对照组，各 43 例。两组患者均积极按常规治疗糖尿病原发病和并发症，常规处理局部创面、清除坏死组织。对照组局部用碘伏消毒，用无菌纱布包扎创面。观察组先用康复新液局部喷洒创面，然后用红外线治疗仪在创面上方照射 10 分钟，与皮肤距离 20～30cm，以患者感觉不烫为宜，红外线照射使创面潮红后，用无孔呼吸面罩接上氧气，将面罩放于压疮创面上，保持氧流量 8～10L/min，浓度为 60%～70%，持续局部氧疗 60 分钟，氧疗期间仍用红外线照射创面。照射结束后，用康复新液浸湿的敷料覆盖创面内层，外层用 2 块敷料覆盖，用胶布贴好，覆盖无菌纱块，每天 2 次，连续治疗 7 天为一个疗程，连续治疗三个疗程后观察两组疗效。观察组压疮治愈时间为（12.76±4.35）天，对照组压疮治愈时间为（25.36±4.37）天，两组比较差异有统计学意义（$P<0.01$）；观察组压疮治愈率为 81.40%，对照组压疮治愈率为 52.30%，两组比较，差异有统计学意义（$P<0.05$）。结果表明，采用红外线照射联合局部氧疗及康复新液治疗老年糖尿病压疮，能改善压疮局部组织缺血、缺氧状况，压疮治愈时间缩短，安全有效。

两组压疮治愈时间比较（晏玫等，2014）

组别	例数	压疮治愈时间（$\bar{x}\pm s$，天）
观察组	43	12.76±4.35▲
对照组	43	25.36±4.37

注：与对照组比较，▲表示 $P<0.01$。

两组临床疗效比较（晏玫等，2014）

组别	例数	无效	好转	显效	治愈	治愈率（%）
观察组	43	0	3	5	35	81.40▲
对照组	43	2	11	8	22	52.30

注：与对照组比较，▲表示 $P<0.05$。

邵志芳等（2014）探讨了半导体激光照射联合康复新液及莫匹罗星治疗癌症患者压疮的临床疗效。将 56 例癌症压疮患者随机分为观察组和对照组各 28 例。两组创面均进行常规消毒、清创处理，对照组在此基础上用 0.5％碘伏溶液消毒创面和周围皮肤，涂上莫匹罗星软膏，外面用无菌纱布覆盖，胶布固定，每日换药 1 次。观察组用 0.5％碘伏溶液消毒创面和周围皮肤，据创面大小将 2～3 层无菌纱布浸泡于康复新液中，2 分钟后取出，覆盖于创面或者填塞于创面深处，10 分钟后取下纱布，用半导体激光仪照射压疮创面，激光波长为 810nm，功率为 3000mW，照射距离 10～15cm，照射时间 10 分钟/次，每天 2 次，30 天为 1 个疗程，照射后用莫匹罗星软膏均匀涂于创面或将莫匹罗星软膏填于创面深处，然后用无菌纱布覆盖包扎创面，根据渗出情况每日更换药物 1～2 次。治疗 30 天后进行创面面积变化及临床疗效的比较。观察组创面愈合时间为（11.3±2.1）天，对照组创面愈合时间为（19.7±4.5）天，差异有统计学意义（$P<0.01$）；观察组压疮疮面愈合情况优于对照组，差异有统计学意义（$P<0.01$）。结果表明，采用半导体激光照射联合康复新液及莫匹罗星治疗癌症患者压疮，可有效改善压疮局部组织缺血、缺氧状况，方法简单，治愈时间短，安全有效。

两组临床疗效比较（邵志芳等，2014）

组别	例数	无效 [例（%）]	好转 [例（%）]	显效 [例（%）]	治愈 [例（%）]	有效率 （%）
对照组	28	7（25.0）	5（17.9）	9（32.1）	7（25.0）	75.0
观察组	28	2（7.1）	3（10.7）	4（14.3）	19（67.9）	92.3

曹慧琴等（2014）观察了康复新液联合贝复济治疗尾骶部湿疹合并Ⅱ期压疮的临床疗效。纳入符合标准的患者 60 例，随机分为观察组（32 例）和对照组（28 例）。观察组疮面清洗消毒后，根据疮面大小将康复新液倒入一次性无菌换药碗中，将无菌纱布浸透后敷于湿疹和压疮处，30 分钟后取下纱布，湿敷部位暴露 1～2 分钟使疮面干燥，喷贝复济液少许，用凡士林纱布覆盖疮面，然后用无菌纱布包扎，每天换药 1 次。对照组疮面清洗消毒后，待干，在压疮疮面喷贝复剂液少许，然后在疮面覆盖凡士林纱布，最

后用无菌纱布包扎，每天换药 1 次。对比两组治疗效果，对照组治愈 13 例，治愈时间平均为（11.33±2.02）天；观察组治愈 20 例，治愈时间平均为（8.85±2.32）天。结果表明，康复新液联合贝复济治疗骶部湿疹合并Ⅱ期压疮的效果优于单用贝复济。

周付娥（2014）总结了艾灸联合中药康复新液外用治疗Ⅱ～Ⅲ期压疮的临床疗效。纳入 46 例压疮患者。对Ⅱ期压疮，可直接用生理盐水棉球清洗局部，待干后，点燃艾条，对准压疮部位，距离皮肤 2.5～3.0cm 的上方施灸 5～10 分钟，再将康复新液涂于创面，然后将土黄连纱布拧至半干，敷盖于创面，外层再加盖一层无菌纱布，用胶布妥善固定即可，每天换药 1 次。对Ⅲ期压疮，在用药前需先用 3% 过氧化氢溶液清洗感染创面，去除脓性分泌物，用无菌刀片清除局部坏死组织，然后再按照治疗Ⅱ期压疮的步骤实施。对溃疡深达骨面的压疮，要将土黄连纱布填塞至溃疡内，每天换药 2 次。治疗 20 天后观察疗效。在 46 例压疮患者中，治愈 21 例，占 45.6%；显效 9 例，占 19.5%；好转 6 例，占 13.0%；无效（短时间内出院或死亡）10 例，占 21.7%。结果表明，艾灸联合中药康复新液外用能有效促进Ⅱ～Ⅲ期压疮的愈合，减轻了患者的痛苦。

郑翠莹等（2014）探讨了康复新液联合复方冰硼散治疗糖尿病并发压疮的临床疗效。将 52 例糖尿病并发压疮患者按抽签法随机分为观察组和对照组，每组 26 例。观察组Ⅱ期压疮水疱不能自行吸收，可先用 5% 碘伏溶液消毒周围皮肤，在低位处用注射器抽出渗出液，再用生理盐水彻底清洗创面。Ⅲ期、Ⅳ期压疮先用 5% 碘伏溶液消毒周围皮肤，用无菌组织剪刀彻底清除坏死组织，暴露新鲜肉芽组织，再用生理盐水涡流式进行冲洗，清洗创面后，可根据创面的大小将康复新液均匀喷洒在创面上，使药物充分吸收为宜，再将自制复方冰硼散均匀敷于创面，药粉的厚度以其不再浸湿为宜，外用无菌纱布覆盖，舒可贴固定于纱布上层，每日换药 1 次。对照组创面清洗方法同观察组，清洗后根据压疮创面大小选择适合型号的美皮康敷贴贴于创面处，每日换药 1 次。有浸湿或脱落及时更换。治疗 20 天后观察两组疗效。观察组总有效率 96.1%，明显高于对照组的 80.6%（P<0.05）；观察组Ⅱ、Ⅲ、Ⅳ期压疮愈合时间均较对照组缩短（P<0.05）；观察组Ⅱ、Ⅲ、Ⅳ期压疮换药次数均较对照组减少（P<0.05）。结果表明，康复新液联合复方冰硼散治疗糖尿病并发压疮的效果良好，治愈率较高，可明显缩短压疮愈合时间，减轻患者痛苦。

两组临床疗效比较［例（%）］（郑翠莹等，2014）

组别	例数	愈合	显效	好转	无效	总有效
对照组	26	12（46.2）	2（7.7）	7（26.9）	5（19.2）	21（80.6）
观察组	26	18（69.2）	3（11.5）	4（15.4）	1（3.8）	25（96.1）[a]

注：与对照组比较，[a] 表示 $P<0.05$。

两组压疮愈合时间比较（$\bar{x}\pm s$，天）（郑翠莹等，2014）

组别	例数	Ⅱ期	Ⅲ期	Ⅳ期
对照组	26	13.0±2.1	18.1±5.1	19.6±5.9
观察组	26	9.5±1.7[a]	13.1±3.1[a]	15.3±3.7[a]

注：与对照组比较，[a] 表示 $P<0.05$。

张秀云等（2014）探讨了康复新液联合磺胺嘧啶银粉治疗压疮的临床疗效。将40 例压疮患者随机分为对照组和治疗组，每组 20 例。对照组压疮Ⅰ期涂 5％聚维酮碘溶液；Ⅱ期先使用生理盐水清洗创面，再用 5％聚维酮碘敷料包扎，定时更换敷料；Ⅲ期先用 0.2％氯己定溶液清洗创面，去除坏死组织后用生理盐水清洁创面，再用 5％聚维酮碘敷料包扎，按时换药，渗出液较多时，外层敷料湿透即换。治疗组压疮Ⅰ、Ⅱ期常规消毒创面周围皮肤，有水疱未破者用注射器抽液，水疱破者去除疱皮，用无菌干棉签蘸康复新液涂于创面，约 30 分钟后在创面上再涂一层磺胺嘧啶银粉，暴露创面，每日 2 次；Ⅲ期常规消毒创面周围皮肤，去除创面坏死组织，生理盐水冲洗创面，然后用无菌纱布浸透康复新液敷于创面，约 30 分钟后取下，在创面上涂一层磺胺嘧啶银粉，暴露创面，每日 3 次。压疮创面渗出物多时，创面先涂磺胺嘧啶银粉，待创面渗出物减少时，再用无菌纱布浸透康复新液直接敷于创面，5～7 天为一个疗程。观察疗效，治疗组的临床总有效率明显高于对照组（$P<0.05$），创面愈合时间、换药时间、护理时间、压疮治疗费用均明显少于对照组（$P<0.05$），并发症发生率明显低于对照组（$P<0.05$）。结果表明，康复新液联合磺胺嘧啶银粉对压疮的治疗效果良好，治疗时间短，并发症少且安全性高。

两组临床疗效比较（$\bar{x}\pm s$,％）（张秀云等，2014）

组别	例数	治愈率	有效率	无效率	总有效率
对照组	22	45.4±4.2	9.1±3.4	40.9±6.8	45.4±6.7
治疗组	22	77.2±6.8	18.1±3.6	4.5±2.9	95.4±8.9[①]

注：与对照组比较，[①]表示 $P<0.05$。

吕生辉（2015）观察了美宝溃疡贴联合康复新液治疗重度压疮的临床疗效。将60 例重度压疮患者随机分为两组，各 30 例。两组先用碘伏消毒周围皮肤，生理盐水清洗创面后，清除脓性分泌物，局部腐烂坏死组织用剪刀剪除，然后用 3％过氧化氢溶液清洁创面和脓腔，再用生理盐水洗净。治疗组接着用康复新液清洗疮面 3 次，用美宝溃疡贴紧密封闭创面，形成密闭空间，每天换药 1 次。对照组用美宝湿润烧伤膏均匀涂擦创面后，用无菌纱布和棉垫包扎。观察疗效，治疗组治愈 25 例，治愈率为 83.3％；对照组治愈 17 例，治愈率为 56.7％，差异有统计学意义（$\chi^2=5.08$，$P<0.05$）。治疗组治愈时间平均为（10.00±1.96）天，对照组治愈时间平均为（26.00±3.68）天，差异有统计学意义（$t=17.87$，$P<0.05$）。结果表明，美宝溃疡贴联合康复新液治疗重度压疮有一定疗效。

两组临床疗效比较（吕生辉，2015）

组别	例数	治愈	有效	无效	治愈率（％）
治疗组	30	25	4	1	83.3
对照组	30	17	10	3	56.7

许家素等（2015）探讨了康复新液联合磺胺甲噁唑片、诺氟沙星胶囊及小檗碱片治疗Ⅲ期压疮的临床疗效。将 5g 磺胺甲噁唑片、400mg 小檗碱片研碎成粉末，将

400mg 诺氟沙星胶囊掰开去壳，三者混合后一起加入 50mL 康复新液中，充分混匀后置于无菌器皿中备用。然后患者取合适的卧位，暴露患处，先用 0.5% 的碘伏溶液依次对压疮周围皮肤、创面进行消毒，然后用生理盐水冲洗创面除去分泌物和坏死组织，用无菌纱布吸干创面，再把配制好的药物敷于患处，外覆无菌纱布，红外线灯照射局部 15～30 分钟，每日更换 1 次，2～3 天后渗液明显减少，创面干燥结痂，1 周后伤口基本愈合。结果表明，康复新液联合磺胺甲噁唑片、诺氟沙星胶囊及小檗碱片治疗Ⅲ期压疮，能促进肉芽组织生长、缩短住院时间、减轻患者痛苦、提高治愈率。

姚利萍（2015）观察了康复新液局部喷雾治疗Ⅱ～Ⅲ期压疮的临床疗效。将Ⅱ～Ⅲ期压疮患者（47 例）随机分成两组，对照组常规压疮护理，如发现大水疱，则在无菌条件下用注射器抽出疱内渗出液，不去疱壁；如发现小水疱或者水疱破损，用 3% 过氧化氢溶液清洁创面后用生理盐水清洁创面。上述两种情况均用 0.5% 碘伏溶液对压疮及其周围皮肤进行消毒，红外线照射 20～30 分钟，无菌纱布覆盖 2 天。观察组在对照组基础上，将康复新液与生理盐水置于局部喷雾器中，喷雾头离创面约 5cm，局部喷雾时间约 20 分钟，然后红外线照射 20～30 分钟，无菌纱布覆盖 2 天。观察疗效，观察组的总有效率 95.8%，对照组的总有效率 73.9%，两组比较差异有统计学意义（$P<0.05$）；观察组的压疮治愈时间明显短于对照组，两组比较差异有统计学意义（$P<0.05$）。结果表明，康复新液局部喷雾治疗Ⅱ～Ⅲ期压疮疗效确切。

两组临床疗效比较（姚利萍，2015）

组别	例数	痊愈	好转	有效	无效	总有效率（%）
观察组	24	13	8	2	1	95.8*
对照组	23	5	4	8	6	73.9

注：与对照组比较，* 表示 $P<0.05$。

司兆华等（2016）观察了康复新液治疗难治性压疮的临床疗效。纳入溃疡期压疮患者 31 例，对压疮周边用碘伏消毒，对液化坏死组织及周边瘢痕组织用剪刀剪除，用刮勺将脓苔清除，用 3% 过氧化氢溶液清洗后用生理盐水反复冲洗，至创面露出肌肉组织，甚至有点状渗血，即以无菌纱布浸泡康复新液后填充压疮局部，直至与周围皮肤组织齐平，小创面上覆盖无菌干纱布，大创面覆盖棉垫，外加塑料薄膜覆盖固定，确保药物能完全被创面吸收，每日换药 1 次。观察疗效，31 例患者中，半个月内治愈 6 例、显效 23 例、有效 2 例，治愈率 19%，总有效率 100%；1 个月内治愈 22 例、显效 9 例、治愈率 71%，总有效率 100%；2 个月内治愈 28 例、显效 3 例，治愈率 90%，总有效率 100%。结果表明，康复新液湿敷治疗难治性压疮有一定治疗效果。

于美娥等（2016）探讨了应用富林蜜联合康复新液治疗Ⅲ期压疮的临床疗效和护理方法。将 126 例Ⅲ期压疮患者随机分为 A 组 41 例、B 组 43 例和 C 组 42 例。三组在治疗前都给予 0.5% 碘伏溶液擦拭创面，之后用生理盐水冲洗，清除坏死组织。A 组将压疮面拭干，后将富林蜜凝胶敷在创面上，厚度约 3mm，外敷凡士林油纱，再加以敷料包扎固定，每日观察创面，保持创面湿润，隔日换药，直到创面愈合。B 组将康复新液喷涂创面，每天 2 次，要求康复新液要均匀喷涂在拆解松散的干纱布上，令其均匀分布，不能有多余的药液滴下，每天 2 次，直到创面愈合。C 组首先将康复新液均匀喷涂于创面上，每日观察，待创面稍干燥后将富林蜜均匀涂在创面上，厚度约 3mm，外敷凡士林油纱，再加以敷料包扎固定，每日观察，保持创面湿润，第 2 天继续给予以上方法，直到创面愈合。1 个月后观察治疗效果，三组总有效率比较，差异有统计学意义（$P<0.05$）。A 组治愈时间为（11.65±1.54）天，B 组为（12.36±1.32）天，C 组为（7.51±1.26）天，C 组治愈时间明显短于其他两组（$P<0.05$）。结果表明，富林蜜联合康复新液治疗Ⅲ期压疮效果明显，可有效缩短治愈时间。

三组临床疗效比较（于美娥等，2016）

组别	例数	治愈		显效		好转		无效		总有效		P 值
		例数	百分比（%）	例数	百分比（%）	例数	百分比（%）	例数	百分比（%）	例数	百分比（%）	
A 组	41	13	31.7	12	29.3	9	22.0	7	17.1	34	82.9	
B 组	43	10	23.3	14	32.6	8	18.6	11	25.6	32	74.4	<0.05
C 组	42	28	66.7	8	19.0	4	9.5	2	4.8	40	93.0	

王慧等（2017）探讨了康复新液联合改良换药治疗Ⅱ、Ⅲ期压疮的临床疗效。将 40 例压疮患者按入院时间先后分为对照组和观察组各 20 例。对照组用 0.05% 碘伏溶液消毒创面及周围皮肤 1～2cm，再用生理盐水清洗创面及周围皮肤，待干后用美皮康湿性敷料进行敷贴。观察组用 0.05% 碘伏溶液消毒创面及周围皮肤 1～2cm，重复 3 次并待干，再用生理盐水清洗创面及周围皮肤，清洗次数以清除碘伏干净为准，避免碘伏对皮肤的刺激，影响愈合效果，待干，再采用康复新液 100mL 加庆大霉素 8 万单位的混合溶液局部涂抹，待干后用美皮康湿性敷料敷贴，周围用透明敷料将美皮康湿性敷料固定牢固，观察治疗效果，观察组治愈率、换药次数、愈合时间均优于对照组，差异有统计学意义（$P<0.01$）。结果表明，康复新液结合庆大霉素处理疮面，并联合透明敷料将美皮康湿性敷料四周有效固定，可提高Ⅱ、Ⅲ期压疮治愈率，缩短愈合时间，减少换药次数，减轻患者经济负担，效果满意。

两组临床疗效比较［例（%）］（王慧等，2017）

组别	例数	治愈	好转	无效
观察组	20	16（80.0）	4（20.0）	0（0）
对照组	20	5（25.0）	8（40.0）	7（35.0）

两组换药次数及愈合时间比较（$\bar{x}\pm s$）（王慧等，2017）

组别	例数	换药次数	愈合时间（天）
观察组	20	2.78±1.003	11.00±2.679
对照组	20	5.78±1.353	16.89±3.787
t 值		−7.557	−5.386
P 值		0.01	0.01

尹丽萍（2018）观察了伤口评估三角工具联合康复新液及碘仿在治疗压疮中的临床疗效。纳入Ⅱ、Ⅲ期压疮老年患者219例，分为对照组106例、观察组113例。观察组应用伤口评估三角工具对压疮伤口进行评估，根据评估结果制订治疗方案，若存在感染严重、渗液量大的情况，使用碘仿纱条填塞并覆盖伤口，外覆无菌纱布，轻压胶布固定，根据渗液情况及时换药，直至评估感染控制、渗液量少，加用康复新液外用。康复新液使用方法：将适量康复新液抽吸至5mL无菌注射器内，去除针头，对局部创面滴洒，当康复新液全部浸润，使用碘仿纱条填塞伤口，覆盖无菌纱布，轻压胶布固定，每3～4天换药一次。对照组使用伤口愈合评估表对压疮伤口进行评估，根据评估结果制订治疗方案，首先暴露创面，使用0.45％的碘伏溶液消毒伤口周围，用3％过氧化氢溶液和生理盐水交替冲洗创面，去除坏死和腐败组织，待干，然后根据伤口床情况，渗液少时使用水胶体敷料，渗液多时使用高吸收敷料（如藻酸盐敷料），感染严重增加换药次数，每3～4天换药一次。比较两组疗效，观察组的总有效率较对照组显著提高，差异有统计学意义（$P<0.05$）；观察组压疮治疗护理相关费用较对照组明显降低，差异有统计学意义（$P<0.05$）。结果表明，在压疮患者管理中使用伤口评估三角工具，伤口处理中使用康复新液加碘仿纱条，可以有效地改善压疮的恢复情况，值得在临床中推广。

两组各项观察指标比较（尹丽萍，2018）

组别	例数	压疮数（处）	疗效（处）				总有效率（％）	压疮治疗护理相关费用（$\bar{x}\pm s$，元）
			显效	有效	好转	无效		
观察组	113	178	79	53	37	9	94.9	515.3±63.6
对照组	106	172	54	46	44	28	83.7	1180.7±742.0
P 值							<0.05	<0.05

徐召理（2020）探讨了康复新液联用金因肽治疗脑卒中后压疮的临床疗效。将50例脑卒中后压疮患者随机分为观察组和对照组，各25例。首先用生理盐水清洗，有坏死组织时除去坏死组织，然后用活力碘消毒伤口，再用生理盐水洗掉活力碘，随后铺两层无菌纱布。观察组无菌纱布上洒康复新液和金因肽喷液，两者量各半；对照组则仅用金因肽喷液，以浸湿纱布、药液不外流为度，其后铺一层无菌凡士林纱布防止药液挥发，再在其上铺一层无菌纱布，最后以胶布固定。两天换药1次，同时对两组采取基本

相同的协助翻身和局部减压等措施。观察疗效，与对照组比较，观察组的疗效较优，两组的总有效率差异有统计学意义（$P < 0.05$）。结果表明，康复新液联合金因肽为脑卒中后压疮的治疗提供了一种新的疗法和理念。

两组临床疗效比较 [例（%）]（徐召理，2020）

组别	例数	治愈	显效	有效	无效	总有效
观察组	25	5（20）	13（52）	6（24）	1（4）	24（96）
对照组	25	3（12）	8（32）	7（28）	7（28）	18（72）
Z/χ^2 值			2.157			5.357
P 值			0.031			0.021

祁瑛等（2021）观察了康复新液联合德莫林治疗压疮的临床疗效。纳入 100 例压疮患者，按随机数字表分为对照组和观察组，每组 50 例。对照组充分暴露压疮部位，用无菌棉球轻拭分泌物，用等渗盐水清洗创面及创面周围皮肤。对有水疱但表皮未破损的 Ⅱ 期压疮用碘伏消毒后，用无菌注射器抽出水疱内渗液；对有水疱且表皮破损的 Ⅱ、Ⅲ 期压疮用碘伏消毒后，用无菌剪刀剪除创面坏死组织，再通过无菌注射器抽出水疱内渗液，最后用等渗盐水清洗，碘伏消毒；对于 Ⅳ 期压疮行外科清创术，先用 3% 过氧化氢溶液清洁消毒创面，无菌剪刀去除坏死组织，彻底清除引流死腔，再使用等渗盐水冲洗创面，最后用碘伏纱条填充。常规清洗和消毒后，待创面及周围皮肤干燥后使用无菌纱布包扎，1~2 天更换 1 次，有分泌物渗出时及时更换，直至创面愈合。观察组压疮常规清洗和消毒方法与对照组一致，待创面及周围皮肤干燥后，将康复新液充分均匀涂抹于创面，再用德莫林喷剂均匀洒布于创面的红色肉芽区域，喷洒时德莫林喷剂与创面距离约 10cm，喷洒过程中使白色粉末均匀覆盖创面，最后用无菌纱布覆盖包扎创面。每 2 天换药 1 次，直至创面愈合。治疗 4 周后，观察两组疗效。对照组治愈率为 29.1%，观察组治愈率为 50.0%，差异有统计学意义（$Z = -2.712$，$P = 0.007$）。两组治疗 4 周后创面面积差异有统计学意义（$Z = -3.245$，$P = 0.019$）。观察组创面愈合时间为（9.32±4.13）天，对照组创面愈合时间为（19.43±6.87）天，观察组创面愈合时间明显短于对照组，差异有统计学意义（$Z = -5.735$，$P = 0.002$）。结果表明，康复新液联合德莫林治疗压疮能缩短创面愈合时间、加速创面愈合，临床疗效较好。

两组临床疗效比较（处）（祁瑛等，2021）

组别	压疮数	治愈	好转	无效
对照组	55	16	34	6
观察组	62	31	31	0

两组压疮创面面积比较（$\bar{x}\pm s$，cm^2）（祁瑛等，2021）

组别	治疗前		治疗4周后	
	压疮数	面积	压疮数	面积
对照组	55	10.39±7.63	39	4.24±0.92
观察组	62	11.64±6.78	31	2.07±0.69
Z值		−0.469		−3.245
P值		0.716		0.019

五、康复新液治疗压疮的典型病例

患者，女，74岁。左股骨颈骨折而长期卧床致尾骶部巨大压疮，直径18cm，深达骨质。经多方治疗无效，后选用康复新液湿敷治疗，一个半月痊愈。

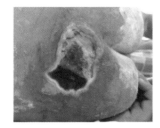 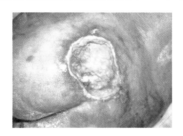 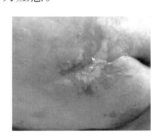

治疗前　　　　　　治疗中　　　　　　治疗后

压疮患者治疗前后对比图

参考文献

李小寒，尚少梅．基础护理学［M］．4版．北京：人民卫生出版社，2008．

付小兵．慢性难愈合创面防治理论与实践［M］．北京：人民卫生出版社，2011．

贾晓明．压疮的流行病学特点及诊断与治疗进展［J/OL］．中华损伤与修复杂志（电子版），2018，13（1）：4−7．

陈红风．中医外科学［M］．4版．北京：中国中医药出版社，2016．

吴燕雪，连萍红．康复新液治疗压疮的护理观察［J］．护理研究，2004，18（12）：1106−1107．

席小燕，易红梅，池晓红，等．"康复新液"治疗褥疮30例的临床观察［J］．四川医学，2004，25（2）：249．

崔荣秀，纪淑琴．康复新与磺胺嘧啶银治疗褥疮疗效对比观察［J］．中国实用护理杂志，2004，20（1）：51．

邓志萍．康复新与碘伏交替用于治疗Ⅲ度褥疮的疗效观察［J］．齐鲁护理杂志，2004，10（2）：154．

孙玉姣，赵海剑，杨粉仙．康复新液湿敷治疗老年难治性压疮的效果观察［J］．护理研究，2006，20（2）：162−163．

蒋晓梅，倪凤．应用康复新治疗陈旧性溃疡期压疮的观察及护理［J］．贵州中医学院学报，2006，28（4）：59.

李琴. 脑卒中并存糖尿病患者压疮换药方法的改进［J］. 护理学杂志，2007，22（3）：46.

刘霞，段兰英，张敬博，等. TDP 配合康复新液治疗Ⅲ、Ⅳ期褥疮的护理［J］. 山东医药，2007，47（21）：39.

胡根云，周伟琴，钟丽红. 维生素 E 胶丸外涂加康复新液外敷治疗褥疮疗效观察［J］. 现代中西医结合杂志，2007，16（25）：3635－3636.

张荣，徐琳，于素贞. 院前形成压疮的护理及体会［J］. 中国实用神经疾病杂志，2008，11（10）：151－152.

陈飞. 贝复济和康复新液联合红外线照射治疗深度压疮的护理［J］. 护理与康复，2009，8（11）：945－946.

刘晓燕，朱小青，王小华. 创面高流量吹氧联合康复新湿敷治疗Ⅲ期压疮［J］. 护理学报，2009，16（3）：59.

王爱芹，王文霞，刘晓英，等. 康复新液联合红外线照射治疗压疮 12 例效果观察［J］. 齐鲁护理杂志，2009，15（20）：73－74.

李惠琴，赵燕，孙菊. 康复新液配合鲜鸡蛋皮内膜治疗压疮 12 例［J］. 现代中西医结合杂志，2009，18（36）：4531.

刘腊凤. 不同药物治疗压疮的效果观察及护理［J］. 护理实践与研究，2009（22）：102－103.

吴耀英，詹佩娟. 康复新液治疗Ⅲ期以上压疮的临床效果观察［J］. 中国实用护理杂志，2009，25（2）：49－50.

罗华，张海燕，王黎明. 康复新湿敷治疗褥疮的疗效观察［J］. 四川医学，2009，30（7）：1109－1110.

王红荣. 康复新液配合红外线照射治疗炎性浸润期压疮［J］. 护理学杂志，2010，25（12）：58.

顾彩萍，堵珏敏，毛春谱. 康复新液治疗压疮 50 例效果观察及护理［J］. 齐鲁护理杂志，2010，16（26）：91－92.

马容莉，马姗，张鑫. 康复新液治疗老年压疮的临床观察［J］. 现代中西医结合杂志，2010，19（36）：4705－4706.

谢旖静，吴军玲，张蕊，等. 康复新液湿性换药用于压疮 40 例疗效观察［J］. 中国煤炭工业医学杂志，2010，13（8）：1124－1125.

王小菊. 芦荟联合康复新治疗Ⅱ期压疮水疱疗效观察［J］. 中国误诊学杂志，2010，10（34）：8361.

孙强. 康复新液联合碱性成纤维细胞生长因子治疗Ⅱ度及以上褥疮 62 例［J］. 实用医学杂志，2010，26（9）：1629－1631.

严立群，荚恒娅，闫红丽. 口服康复新液加外敷治疗褥疮的疗效［J］. 中华现代护理杂志，2010，16（4）：464－465.

汪迪. 康复新液外敷配合 TDP 照射治疗褥疮效果观察［J］. 现代中西医结合杂志，

2010，19（21）：2635.

李红波，郤淑文. 酸性氧化电位水、康复新液、蛋白粉联合运用治疗压疮的疗效观察及护理［J］. 护士进修杂志，2011，26（4）：369－370.

王霞. 康复新液配合 TDP 烤灯治疗压疮的对比研究［J］. 实用心脑肺血管病杂志，2011，19（4）：562－563.

魏虹，肖艳玲，陈秋霞. 康复新液联合烤灯照射治疗多发性压疮疗效观察［J］. 临床误诊误治，2011，24（7）：103－104.

曹英，张文霞，杨红. 碘伏加康复新治疗压疮的疗效观察［J］. 医药论坛杂志，2011，32（8）：156－157.

陈文娟，吴水群，樊秀枝. 康复新联合皮维碘治疗褥疮的效果［J］. 实用医学杂志，2011，27（14）：2665－2666.

顾玉琴. 康复新液治疗褥疮 15 例疗效观察［J］. 现代中西医结合杂志，2011，20（35）：4576－4577.

韦艳燕. 云南白药粉加康复新液联合 TDP 照射治疗Ⅲ级褥疮疗效分析［J］. 护士进修杂志，2012，27（24）：2276－2277.

胡凯燕. 康复新液配合氦氖激光治疗褥疮的效果观察及护理体会［J］. 中国药业，2012，21（18）：84－85.

翟雅香，霍瑞霞，揭永秀. 艾灸联合康复新液湿敷治疗压疮 25 例效果观察［J］. 齐鲁护理杂志，2013，19（16）：121－122.

刘建通，庞华，高洪波，等. 康复新液配合西药治疗Ⅲ～Ⅳ度褥疮 34 例［J］. 陕西中医，2013，34（3）：319－320.

沈燕慧. 康复新液联用美宝湿润烧伤膏治疗 46 例压疮患者的临床疗效［J］. 华西药学杂志，2014，28（6）：653.

晏玫，梁泽容. 红外线照射联合局部氧疗加康复新液治疗老年糖尿病压疮 43 例效果观察［J］. 激光杂志，2014，35（5）：65－66.

邵志芳，苏丹. 半导体激光联合康复新及莫匹罗星治疗 56 例癌症患者压疮的效果观察［J］. 激光杂志，2014，35（11）：136－137.

曹慧琴，周丹丹，白丹，等. 康复新联合贝复济治疗尾骶部湿疹合并Ⅱ期压疮的效果观察［J］. 护理与康复，2014，13（2）：184－185.

周付娥. 艾灸联合中药外用治疗Ⅱ－Ⅲ期压疮［J］. 中医药导报，2014，20（7）：146－147.

郑翠莹，陈圆圆，孙立东，等. 康复新液联合复方冰硼散治疗糖尿病并发压疮患者的疗效观察［J］. 中国中西医结合急救杂志，2014，21（3）：222－224.

张秀云，赵伟平，乔丽丽. 康复新液联合磺胺嘧啶银粉治疗压疮的疗效［J］. 国际护理学杂志，2014，33（9）：2553－2554.

吕生辉. 美宝疮疡贴联合康复新液治疗重度压疮效果观察［J］. 海南医学，2015，26（8）：1219－1220.

许家素，段宝凤，王跃. 治疗压疮的新方法［J］. 齐鲁护理杂志，2015，21

（24）：6.

姚利萍. 康复新液局部喷雾治疗Ⅱ～Ⅲ期压疮 24 例临床观察 [J]. 浙江临床医学，2015，17（2）：268－269.

司兆华. 康复新液对难治性压疮的治疗效果 [J]. 山西医药杂志，2016，45（14）：1677－1779.

于美娥，赵炳超，王志岑. 富林蜜联合康复新液治疗Ⅲ期压疮 42 例效果观察与护理 [J]. 齐鲁护理杂志，2016，22（7）：62－63.

王慧，姜桂春，宋雪瑶. 康复新液联合改良换药治疗Ⅱ、Ⅲ期压疮效果评价 [J]. 中国中西医结合皮肤性病学杂志，2017，16（5）：429－431.

尹丽萍. 伤口评估三角工具联合康复新及碘仿在治疗压疮中的临床研究 [J]. 护士进修杂志，2018，33（6）：565－567.

徐召理. 康复新液联用金因肽治疗脑卒中后压疮的效果 [J]. 中国中西医结合外科杂志，2020，26（6）：1120－1123.

祁瑛，孙优文. 康复新液联合德莫林治疗压疮的疗效观察 [J]. 护理与康复，2021，20（1）：60－62.

王芳，罗云婷，耿福能，等. 康复新液促进小鼠压疮创面愈合机制的研究 [J]. 华西药学杂志，2017，32（3）：260－263.

第七节　乳腺炎

一、现代医学概述

（一）定义

是乳腺的炎症反应，伴或不伴微生物感染，多为产后哺乳的妇女，尤以初产妇多见，表现为红、肿、热、痛等症状。

（二）分类

按照功能状态，乳腺炎可分为哺乳期乳腺炎和非哺乳期乳腺炎（包括乳腺导管扩张症、导管周围乳腺炎、肉芽肿性小叶乳腺炎）。

（三）病因和发病机制

哺乳期乳腺炎病因及发病机制存在争议，但一般认为与哺乳缺乏方法技巧、乳汁淤积、继发感染有关。

非哺乳期乳腺炎的病因仍不明确，一般认为发病的危险因素主要包括乳管阻塞、细菌感染、吸烟史（包括二手烟）、乳头内陷等。

（四）临床表现

1. 哺乳期乳腺炎

乳房疼痛、排乳不畅、乳腺局部有肿块，形状为楔形或不规则形。乳腺皮肤可出现红、肿、热、痛，病变区域皮温升高，有压痛。全身症状包括发热，伴寒战、出汗、头晕、乏力等症状。

2. 非哺乳期乳腺炎

乳腺肿块、乳头内陷、乳头溢液、乳腺疼痛，其中乳腺肿块可在慢性病变的基础上继发急性感染形成脓肿，终末期脓肿可形成瘘管、窦道或溃疡，经久不愈。

（五）诊断

乳腺炎诊断主要结合临床表现、组织病理学和辅助检查进行综合分析。

1. 哺乳期乳腺炎

根据临床表现和病程，哺乳期乳腺炎可分为以下两种类型。

（1）乳汁淤积型：乳房局部肿胀、疼痛，可触及压痛的肿块或增厚区，形状为楔形或不规则形，皮肤无明显红肿，皮温可升高，一般无发热、畏寒等全身症状。血常规显示白细胞或中性粒细胞计数、C反应蛋白（CRP）比例均不高。

（2）急性炎症型：乳房局部肿痛，存在硬结，在排除全身其他系统感染的前提下，出现以下任何一种情况即可诊断，乳房局部红斑形成，伴或不伴皮温升高；全身炎性反应表现，如寒战、头痛等流感样症状以及全身不适感；体温>37.3℃，血常规显示白细胞或中性粒细胞计数、CRP比例升高。

同时，急性炎症型按发生部位又分为两类：炎症位于乳晕区以外区域为外周型乳腺炎，炎症全部或部分位于乳头乳晕区为中央型乳腺炎。中央型乳腺炎由于解剖结构的特殊性，易进展成乳腺脓肿，因此对中央型哺乳期乳腺炎应特别予以重视。

2. 非哺乳期乳腺炎

（1）临床表现：详情参照上述临床表现。

（2）组织病理学检查：是分类诊断和确诊的主要依据，推荐空芯针穿刺活检（CNB）。

（3）辅助检查项目：乳腺超声检查是首选的影像学检查方法，乳腺X线检查适用于乳腺肿块、乳头溢液、乳腺皮肤异常、局部疼痛或肿胀的患者，无急性炎症表现的乳头溢液患者可选择乳管镜检查。

（4）其他检查指标：CRP、红细胞沉降率（ESR）等炎症指标，IgG、IgM、IgA等免疫指标，催乳素（PRL）等内分泌指标，风湿系列指标等。

（六）治疗

1. 哺乳期乳腺炎

治疗原则为保证充分休息，不中断母乳喂养，有效移出乳汁，合理使用抗生素、止痛药物，必要时适当补液。对于形成脓肿者，提倡微创治疗。

2. 非哺乳期乳腺炎

使用广谱抗生素控制急性炎症反应；最大限度保证乳房美观，改善生活质量；乳腺导管扩张症、导管周围乳腺炎的治疗仍以外科手术为主。

二、中医学概述

乳腺炎归属"乳痈"范畴。初起者，见乳房部出现大小不等之硬结，始觉胀痛，乳汁吮吸不畅而淤积，渐感全身恶寒发烧，或头痛、肢节不适。继则肿块增大、焮红痛加、寒热不退，甚则疼痛加剧、全身酸痛乏力，局部肿块由硬而软变，有波动感，为脓已成。好发于产后1个月以内的哺乳妇女，尤以初产妇为多见。发生于哺乳期的称外吹乳痈，占到整体乳痈病例的90%以上；发生于怀孕期（妊娠期）的称内吹乳痈；不论男女老幼，在非哺乳期和非妊娠期发生的称为不乳儿乳痈，临床上少见。

（一）病因和发病机制

化脓性乳房疾病多由乳头破碎或凹陷畸形、感染邪毒，或嗜食厚味、脾胃积热，或情志内伤、肝气不舒，以致乳汁郁滞、排泄障碍，或痰浊壅滞、郁久化热、热胜肉腐而成脓肿。

（二）辨证论治

1. 内治法
1）成脓期：
（1）肝胃郁热证。
①证候：乳房肿胀疼痛、有结块、皮色微红，排乳不通畅；伴恶寒发热、头身疼痛、胸闷呕恶、食欲减退、大便干结等。舌红苔薄白或薄黄，脉浮数或弦数。
②治法：疏肝理气、清热和胃、通乳散结、消肿止痛。
③方药：瓜蒌牛蒡汤加减。常用瓜蒌仁、牛蒡子、天花粉、黄芩、陈皮、栀子、连翘、皂角刺、金银花、青皮、柴胡、生甘草等。乳汁壅阻者，加鹿角霜、漏芦、王不留行、路路通等通络下乳；恶露不净者，加当归、益母草等养血活血。
（2）热毒炽盛证。
①证候：乳房肿痛加剧，结块体积增大，皮肤焮红灼热，继之结块应指偏软，或脓液排出不畅，乳房红肿热痛不消；伴高热不退、口渴喜饮、大便秘结、小便短赤。舌红苔黄腻，脉洪数。
②治法：清热解毒、托里透脓、消肿止痛。
③方药：五味消毒饮合透脓散加减。常用金银花、野菊花、紫花地丁、蒲公英、当归、生黄芪、皂角刺、连翘、白芷、天花粉、陈皮。热重者，加生石膏、知母清热除烦。
2）溃脓期：
（1）正虚邪滞证。
①证候：溃后乳房肿痛减轻、脓液清稀、淋漓不尽、日久不愈，或乳汁从疮口溢出；伴面色少华、神疲乏力，或低热不退、食欲减退。舌淡苔薄，脉细。

②治法：益气和营、托毒生肌。

③方药：托里消毒散加减。常用党参、川芎、当归、白芍、白术、金银花、茯苓、白芷、皂角刺、甘草、桔梗、黄芪。漏乳者，加山楂、麦芽回乳。

2. 外治法

（1）初起：因乳汁淤积而局部肿痛者，可采用手法按摩。皮肤发红、发热明显者，可用金黄散、玉露散或双柏散，加冷开水或金银花露调敷；或鲜菊花叶、鲜蒲公英、仙人掌单味适量捣烂外敷；或金黄膏或玉露膏外敷。皮肤色微红或不红者，用冲和膏外敷。

（2）成脓：宜应切开排脓。乳房部脓肿做放射状切口或循皮纹切开；乳晕部脓肿宜在乳晕旁做弧形切口；乳房后位脓肿宜在乳房下方皱褶部做弧形切口。

（3）溃后：用药线蘸八二丹或九一丹引流，外敷金黄膏。脓腔较大者可用红油膏纱布蘸八二丹或九一丹填塞，待脓净流出黄稠滋水，改用生肌散、红油膏或白玉膏盖贴。可配合垫棉法加快愈合。

（4）袋脓或乳汁从疮口溢出：可加用垫棉法。若失败则做扩创引流。

（5）传囊：若红肿疼痛明显则按初起处理；若局部已成脓，宜再做一辅助切口引流或用拖线法。

三、康复新液治疗乳腺炎的临床研究

赵海军等（2014）观察了康复新液对肉芽肿性小叶性乳腺炎疮口的临床疗效。随机抽取 104 例肉芽肿性小叶性乳腺炎疮口患者，随机分为实验组和对照组，其中实验组 52 例、对照组 52 例。分别给予康复新液口服和外敷（实验组）以及表皮生长因子凝胶外敷（对照组），观察两组的治疗效果，并运用统计学方法进行比较和分析。结果显示，实验组总有效率为 100%，高于对照组的 79%，差异有统计学意义（$P<0.05$），实验组疗效明显优于对照组。结果表明，康复新液口服和外敷治疗肉芽肿性小叶性乳腺炎疮口，能够加快疮面血液运行、促进肉芽组织增生，对于肉芽肿性小叶性乳腺炎疮口有确切疗效。

两组临床疗效比较（赵海军等，2014）

组别	例数	治愈	好转	无效	有效率（%）	平均愈合时间（$\bar{x}\pm s$，天）
实验组	52	48	4	0	100	14 ± 5.11
对照组	52	32	9	11	79	22 ± 5.83

闫云珍（2016）观察了康复新液联合散结镇痛胶囊对浆细胞乳腺炎手术后病情恢复的影响。将 136 例浆细胞乳腺炎患者分为康复新液联合散结镇痛胶囊治疗组（简称治疗组，67 例）和泼尼松治疗对照组（简称对照组，69 例），对比两组的治疗效果，同时监测免疫指标的变化。与对照组比较，治疗组术后的乳房疼痛评分、切口内渗液量、溃破口愈合时间有显著性差异；与对照组比较，治疗组各项免疫指标的下降幅度亦有显著性差异。结果表明，康复新液联合散结镇痛胶囊口服，能促进浆细胞乳腺炎患者术后病

情的恢复，提高机体免疫功能，值得临床推广。

两组免疫指标比较（$\bar{x}\pm s$，g/L）（闫云珍，2016）

指标	治疗组（$n=67$）		t值	P值	对照组（$n=69$）		t值	P值
	治疗前	治疗后			治疗前	治疗后		
IgA	1.76±0.32	1.76±0.32	6.334	<0.01	1.69±0.33	1.54±0.28	1.550	>0.05
IgG	11.07±2.41	8.77±1.62	3.542	<0.01	11.16±2.39	10.01±1.12	1.949	>0.05
IgM	1.88±0.47	0.87±0.09	9.439	<0.01	1.79±0.50	1.59±0.21	1.649	>0.05
C3	0.99±0.22	0.53±0.14	7.889	<0.01	0.95±0.19	0.84±0.23	1.649	>0.05
C4	0.75±0.17	0.48±0.10	6.122	<0.01	0.77±0.19	0.68±0.17	1.579	>0.05

两组溃破口愈合时间及乳房疼痛评分比较（闫云珍，2016）

组别	例数	溃破口愈合时间（$\bar{x}\pm s$，天）	乳房疼痛评分（$\bar{x}\pm s$，分）	t值	P值
治疗组	67	23.08±4.47	治疗前 5.56±1.20 治疗后 2.01±0.03	13.22	<0.01
对照组	69	35.21±11.30	治疗前 5.74±1.35 治疗后 4.95±1.36	1.844	>0.05

参考文献

中华预防医学会妇女保健分会乳腺保健与乳腺疾病防治. 非哺乳期乳腺炎诊治专家共识 [J]. 中国实用外科杂志，2016，36（7）：755-758.

谢建兴. 外科学 [M]. 4 版. 北京：中国中医药出版社，2016.

陈红风. 中医外科学 [M]. 4 版. 北京：中国中医药出版社，2016.

中国妇幼保健协会乳腺保健专业委员会乳腺炎防治与促进母乳喂养学组. 中国哺乳期乳腺炎诊治指南 [J/OL]. 中华乳腺病杂志（电子版），2020，14（1）：10-14.

赵海军，郑艳洁，刘冰冰，等. 康复新液治疗肉芽肿乳腺炎破口 [J]. 四川医学，2014（8）：1038-1039.

闫云珍. 康复新液联合散结镇痛胶囊对浆细胞乳腺炎手术预后及免疫指标的影响 [J]. 华西药学杂志，2016，31（4）：441-442.

第八节　乳腺脓肿

一、现代医学概述

（一）定义

乳腺炎未及时治疗或治疗不恰当，则会发展成为乳腺脓肿，病变部位皮肤红肿，可扪及肿块，触及波动感，明显压痛。如果患者已使用抗生素治疗，可能局部红、肿、疼痛不明显，但病变部位可扪及肿块，触及波动感，而且压痛多不明显，可考虑行超声检查确诊深部脓肿。

（二）分类

按照功能状态，乳腺脓肿可分为哺乳期乳腺脓肿和非哺乳期乳腺脓肿。

（三）病因和发病机制

乳腺炎未及时治疗，则继续发展，症状加重，病变部位皮肤红肿，可扪及肿块，可触及波动感，明显压痛。

（四）临床表现

随着感染原的增殖，在乳房内会形成一个发红、有触痛的肿块，受影响一侧乳房的腋窝腺体及锁骨上肿大的淋巴结也会发生触痛、发热症状。疼痛呈搏动性，患者可有寒战、高热、脉搏加快等症状。

（五）诊断

病史及体格检查结合血常规、乳腺超声检查。

乳腺超声表现：病变区域皮肤增厚，皮下脂肪层回声增强，腺体层厚度明显增加，腺体回声不均匀增强或减低，其内可见不规则液性暗区（可呈无回声、低回声或混合回声），病变边界不清，壁厚，形态多不规则，可位于皮下、腺体层、乳房后间隙。脓肿破溃者可见液性暗区延伸至破溃。彩色多普勒血流成像（CDFI）：病变区域血流信号丰富，呈高速低阻。哺乳期乳腺脓肿多伴有同侧腋窝淋巴结肿大。

（六）治疗

根据具体情况可采用穿刺冲洗术、切开引流术或手术切除。

二、中医学概述

乳腺脓肿归属"乳痈成脓期"和"溃脓期"范畴。

（1）成脓期乳腺硬块逐渐增大，继而皮肤发红、灼热，疼痛呈搏动性，有压痛，患侧腋窝淋巴结肿大，并有高热不退，此为化脓的征象。若硬块中央渐软，按之有波动感者，表明脓肿已熟。可伴壮热、口渴饮冷、面红目赤、烦躁不宁、大便秘结、小便短赤；舌红，苔黄干，脉数或滑数。

（2）溃破期乳房肿痛减轻，但疮口脓水不断、清稀、愈合缓慢，或乳汁从疮口溢出形成乳漏；面色少华、全身乏力、头晕目眩，或低热不退，食欲不振；舌淡，苔薄，脉弱无力。

（一）病因和发病机制

化脓性乳房疾病多由乳头破碎或凹陷畸形、感染邪毒，或嗜食厚味、脾胃积热，或情志内伤、肝气不舒，以致乳汁郁滞、排泄障碍，或痰浊壅滞、郁久化热、热胜肉腐而成脓肿。

（二）辨证论治

1. 内治法
（1）成脓期。
①证候：乳房肿痛加重，结块增大，皮肤焮红灼热，继之结块中软应指，或脓排不畅，红肿热痛不消；伴壮热不退、口渴喜饮、大便干结、小便短赤。舌红苔黄腻，脉洪数。
②治法：清热解毒、托里透脓。
③方药：五味消毒饮合透脓散加减。常用金银花、野菊花、紫花地丁、蒲公英、当归、生黄芪、皂角刺、连翘、白芷、天花粉、陈皮。热甚者，加生石膏、知母清热除烦。
（2）溃脓期。
①证候：溃后乳房肿痛减轻、脓液清稀、淋漓不尽、日久不愈，或乳汁从疮口溢出；伴面色少华、神疲乏力，或低热不退、纳谷不馨。舌淡苔薄，脉细。
②治法：益气和营、托毒生肌。
③方药：托里消毒散加减。常用党参、川芎、当归、白芍、白术、金银花、茯苓、白芷、皂角刺、甘草、桔梗、黄芪。漏乳者，加山楂、麦芽回乳。
2. 外治法
涉及成脓、溃后、袋脓或乳汁从疮口溢出、传囊，参见本章第七节相关内容。

三、康复新液治疗乳腺脓肿的临床研究

赵海军等（2015）观察康复新液联合三苯氧胺治疗乳头凹陷导致的浆细胞乳腺炎导管瘘的临床疗效。将136例乳头凹陷导致的浆细胞乳腺炎导管瘘患者随机分为研究组

67 例和对照组 69 例，两组均给予抗感染、微波理疗、贴敷等常规治疗，在此基础上研究组给予康复新液联合三苯氧胺治疗，对照组给予泼尼松治疗。观察两组治疗效果，研究组瘘管愈合时间明显短于对照组（$P<0.05$）；两组治疗后乳房疼痛评分，瘘管皮肤评分及血清 IgA、IgG、IgM 和补体 C_3、C_4 水平均较治疗前明显降低（$P<0.05$），且研究组明显低于对照组（$P<0.05$）；随访 1 年，研究组复发率显著低于对照组（$P<0.05$）。结果表明，康复新液联合三苯氧胺治疗乳头凹陷导致的浆细胞乳腺炎导管瘘疗效好，能缩短病程、改善机体免疫功能、降低复发率，值得推广应用。

两组治疗前后乳房疼痛评分和瘘管皮肤评分比较（$\bar{x}\pm s$，分）（赵海军等，2015）

组别	例数	时间	乳房疼痛评分	瘘管皮肤评分
研究组	67	治疗前	5.56±1.20	5.49±1.88
		治疗后	2.01±0.03①②	3.04±0.52①②
对照组	69	治疗前	5.74±1.35	5.51±1.79
		治疗后	4.55±1.06①	4.58±1.18①

注：与同组治疗前比较，①表示 $P<0.05$；与对照组治疗后比较，②表示 $P<0.05$。

两组治疗前后免疫指标比较（$\bar{x}\pm s$，g/L）（赵海军等，2015）

组别	例数	时间	IgA	IgG	IgM	补体 C_3	补体 C_4
研究组	67	治疗前	1.76±0.32	11.07±2.41	1.88±0.47	0.99±0.22	0.75±0.17
		治疗后	1.24±0.18①②	8.77±1.62①②	0.87±0.09①②	0.53±0.14①②	0.48±0.10①②
对照组	69	治疗前	1.69±0.33	11.16±2.39	1.79±0.50	0.95±0.19	0.77±0.19
		治疗后	1.44±0.28①	10.01±1.12①	1.49±0.21①	0.84±0.23①	0.62±0.11①

注：与同组治疗前比较，①表示 $P<0.05$；与对照组治疗后比较，②表示 $P<0.05$。

两组瘘管愈合时间及复发率比较（赵海军等，2015）

组别	例数	瘘管愈合时间（$\bar{x}\pm s$，天）	一年复发数	复发率（%）
研究组	67	23.08±4.47	0	0
对照组	69	35.21±11.30	3	4

杨晓辉等（2019）研究了彩超引导下穿刺抽吸冲洗注入康复新液治疗哺乳期乳腺脓肿的临床疗效。将 120 例哺乳期乳腺脓肿患者随机分为对照组和观察组，每组 60 例，对照组采用常规切开引流治疗，观察组采用彩超引导下穿刺抽吸冲洗并注入康复新液治疗，观察两组临床疗效，并随访 3 个月，比较两组病情复发及继续哺乳情况。两组临床总有效率比较，差异无统计学意义（$P>0.05$）。观察组术中出血量、术后换药次数、术后 VAS 评分、创口脓腔愈合时间、瘢痕长度均优于对照组（$P<0.05$）。观察组术后并发症率低于对照组（$P<0.05$）。随访 3 个月，观察组术后病情复发率低于对照组（$P<0.05$）。观察组术后可继续哺乳率高于对照组（$P<0.05$）。结果表明，彩超引导下

穿刺抽吸冲洗并注入康复新液与切开引流治疗哺乳期乳腺脓肿的临床疗效相当，但彩超引导下穿刺抽吸冲洗可规避传统切开引流治疗诸多弊端，有助于促进患者早期康复，可取得满意的预后效果。

两组各临床指标比较（$\bar{x}\pm s$）（杨晓辉等，2019）

组别	术中出血量（mL）	术后换药次数（次）	术后 VAS 评分（分）	创口脓腔愈合时间（天）	瘢痕长度（cm）
观察组	8.72±1.36*	2.84±1.36*	1.92±0.25*	11.39±2.31*	1.12±0.13*
对照组	15.98±2.07	25.67±4.63	5.39±0.87	24.90±4.36	5.31±0.26
t 值	7.341	25.687	5.971	10.079	6.037

注：与对照组比较，* 表示 $P<0.05$。

两组术后并发症比较〔例（%）〕（杨晓辉等，2019）

组别	切口感染	乳漏	乳房外观改变	合计
观察组	0（0）	0（0）	1（1.7）	1（1.7）*
对照组	3（5.0）	2（3.3）	4（6.7）	9（15.0）
χ^2 值				8.364

注：与对照组比较，* 表示 $P<0.05$。

两组术后情况比较〔例（%）〕（杨晓辉等，2019）

组别	病情复发	术后可继续哺乳
观察组	2（3.3）*	49（81.7）*
对照组	11（18.3）	16（26.7）
χ^2 值	7.381	18.394

注：与对照组比较，* 表示 $P<0.05$。

马海波等（2019）探讨彩超引导下抽脓置入康复新液对乳腺脓肿患者康复效果的影响。将 106 例乳腺脓肿患者依据随机数字表法分为 A 组和 B 组，每组 53 例，A 组给予传统切开引流术治疗，B 组给予彩超引导下抽脓置入康复新液术治疗。结果显示，B 组手术时间、切口长度、术中出血量和术后脓腔愈合时间、换药次数、瘢痕长度、住院时间、VAS 评分、并发症发生率明显优于 A 组，差异有统计学意义（$P<0.05$）；B 组乳房外观满意率明显高于 A 组，差异有统计学意义（$P<0.05$）。结果表明，彩超引导下抽脓置入康复新液治疗乳腺脓肿创伤小、并发症少，有利于改善患者的康复效果及乳房外观。

两组手术及康复情况比较（$\bar{x}\pm s$）（马海波等，2019）

组别	例数	手术时间（min）	切口长度（cm）	术中出血量（mL）	脓腔愈合时间（天）	换药次数（次）	瘢痕长度（cm）	住院时间（天）	VAS评分（分）
A组	53	39.45±4.12	4.32±0.45	28.62±3.42	17.67±2.14	13.42±1.45	3.67±0.40	18.42±2.01	3.42±0.36
B组	53	31.52±3.35*	1.03±0.13*	10.24±1.42*	12.04±1.46*	5.36±0.56*	0.98±0.11*	12.32±0.15*	1.78±0.22*
t值		10.872	51.135	36.134	18.632	37.750	47.206	22.033	28.299

注：与A组比较，*表示$P<0.05$。

两组并发症比较［例（%）］（马海波等，2019）

组别	例数	乳头、乳晕感觉异常	切口血肿	乳房变形	乳漏	总发生
A组	53	4（7.55）	6（11.32）	2（3.77）	8（15.09）	20（37.74）
B组	53	2（3.77）	2（3.77）	0（0）	2（3.77）	6（11.32）
χ^2值						9.988

参考文献

中国妇幼保健协会乳腺保健专业委员会乳腺炎防治与促进母乳喂养学组. 中国哺乳期乳腺炎诊治指南［J/OL］. 中华乳腺病杂志（电子版），2020，14（1）：10-14.

赵海军，马俊旭，李静亚，等. 康复新液联合三苯氧胺治疗乳头凹陷浆细胞乳腺炎导管瘘的研究［J］. 现代中西医结合杂志，2015，24（31）：3451-3453.

中华预防医学会妇女保健分会乳腺保健与乳腺疾病防治. 非哺乳期乳腺炎诊治专家共识［J］. 中国实用外科杂志，2016，36（7）：755-758.

谢建兴. 外科学［M］. 4版. 北京：中国中医药出版社，2016.

陈红风. 中医外科学［M］. 4版. 北京：中国中医药出版社，2016.

杨晓辉，孙斌，杨万和，等. 彩超引导指导穿刺抽吸冲洗注射康复新液与切开引流治疗哺乳期乳腺脓肿的疗效比较［J］. 河北医药，2019，41（22）：3458-3461.

马海波，赵海军，范微，等. 彩超引导下抽脓置入康复新液对乳腺脓肿患者康复效果的影响［J］. 中国数字医学，2019，14（12）：68-70.

第二章

皮肤科

第一节　带状疱疹

一、现代医学概述

（一）定义

带状疱疹（Herpes zoster，HZ）是由长期潜伏在脊髓后根神经节或颅神经节内的水痘－带状疱疹病毒（Varicella－zoster virus，VZV）经激活引起的感染性皮肤病。

（二）流行病学

李娟等（2021）研究显示，全球不同国家的普通人群带状疱疹的发病率为(3~5)/1000 人年，并逐年递增，且会随着年龄的增长而增加。带状疱疹的住院率为(2~25)/10 万人年，随着年龄的增长，住院率急剧上升，大多数带状疱疹发生在 ≥ 50 岁人群，死亡率为（0.017~0.465）/10 万人年。50 岁以后，随年龄增长，VZV 特异性细胞免疫功能逐渐降低，复发率达 13%~26%。血液肿瘤患者带状疱疹发病率高达 31/1000 人年，人类免疫缺陷病毒（HIV）感染者的发病率也高达（29.4~51.5）/1000 人年。我国部分省市带状疱疹的流行病学调查结果与世界其他地区相似。2011—2013 年广东 50 岁及以上人群带状疱疹发病率分别为 4.1/1000、3.4/1000 和 5.8/1000 人年。我国大陆 ≥ 50 岁人群带状疱疹的发病率为（2.9~5.8）/1000 人年，我国台湾地区所有年龄组带状疱疹发病率（4.04~6.89）/1000 人年。

（三）分类

带状疱疹的皮损表现多种多样，有顿挫型（仅出现红斑、丘疹而不发生水疱即消退）、大疱型、出血型、坏疽型等。

带状疱疹按照其特殊表现可分为眼带状疱疹（Herpes zoster ophthalmicus）、耳带状疱疹（Herpes zoster oticus）、播散性带状疱疹（Disseminated herpes zoster）。

（四）病因和发病机制

VZV 属于人类疱疹病毒 α 科，为人类疱疹病毒 Ⅲ 型，属于 DNA 病毒，内含双链 DNA 分子，只有一种血清型。

人是 VZV 的唯一宿主，可经飞沫和（或）接触传播，原发感染主要引起水痘。水痘痊愈后，残余的 VZV 可沿感觉神经轴突逆行，或经感染的 T 细胞与神经元细胞的融合，转移到脊髓后根神经节或颅神经节内并潜伏，当机体抵抗力降低时（如创伤、疲劳、恶性肿瘤、病后虚弱、使用免疫制剂等），VZV 特异性细胞免疫功能下降，潜伏的病毒被激活，到达该神经所支配区域的皮肤内大量复制，产生水疱，同时受累神经发生炎症、坏死，产生神经痛，表现为带状疱疹。带状疱疹痊愈后机体可获得较持久的免疫力，一般不会再发生。

（五）临床表现

（1）发疹前有轻度乏力、低热、食欲不振等全身症状，患处皮肤自觉灼热或灼痛，明显痛觉，也可无前述症状。皮损主要分布于肋间神经、颈神经、三叉神经及腰骶部神经。常出现红斑，很快出现粟粒至黄豆大小丘疹，簇状分布不融合，继而迅速变为水疱，疱壁紧张发亮，疱液澄清，外周绕以红晕。皮损沿某一周围神经区域呈带状排列，多发生在身体的一侧胸胁、腰部或头面部，一般不超过正中线。病程一般 2～3 周，老年人为 3～4 周。水疱干涸，结痂脱落后留有暂时性淡红斑或色素沉着。神经痛为主要症状，可在发疹前、发疹时以及皮损痊愈后出现。老年、体弱患者疼痛较为剧烈。

（2）最常见的并发症为带状疱疹后遗神经痛（PHN），其他并发症为溃疡性角膜炎或角膜穿孔、视力下降甚至失明、继发性青光眼、听力障碍、面瘫、耳痛和外耳道疱疹、排便困难、排尿困难等。

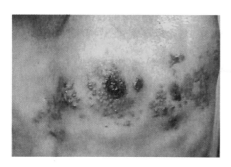 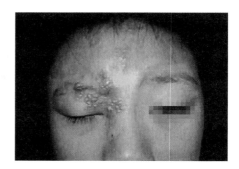

躯干部皮损　　　　　　　　　　头面部皮损

躯干部及头面部皮损图片

（六）诊断

根据典型临床表现即可诊断。也可通过收集疱液，用 PCR 检测法、病毒培养予以确诊。无疹性带状疱疹可借助 VZV 活化反应实验进行诊断性检测。对于带状疱疹分布广泛甚至存在播散性、出血性或坏疽性等严重皮损，病程长且愈合较差，反复发作的患者，需要 HIV 抗体检测或肿瘤等筛查。

（七）治疗

本病具有自限性，治疗原则为抗病毒、止痛、消炎、防治并发症。治疗目标为缓解急性期疼痛，缩短皮损持续时间，防止皮损扩散，预防或减轻 PHN 等并发症。

1. 内用药物治疗

（1）抗病毒药物：早期（发疹后 24～72 小时）足量抗病毒治疗，特别是 50 岁以上患者，有利于减轻神经痛、缩短病程。可选药物包括阿昔洛韦、伐昔洛韦、泛昔洛韦、溴夫定和膦甲酸钠等。

（2）镇痛止痛：急性期的轻中度疼痛可选择对乙酰氨基酚、非甾体抗炎药或盐酸曲马多；中重度疼痛可选择阿片类药物，如吗啡或羟考酮；PHN 的疼痛可选择钙离子通道调节剂，如加巴喷丁、普瑞巴林等。

（3）糖皮质激素：急性发作早期用糖皮质激素并逐步递减可以抑制炎症过程，缩短急性疼痛的持续时间和皮损愈合时间，但对已发生 PHN 的疼痛无效。无禁忌证的老年患者可口服泼尼松，疗程 1 周左右。

2. 外用药物治疗

以干燥、消炎为主。疱液未破时可外用炉甘石洗剂、阿昔洛韦乳膏或喷昔洛韦乳膏。疱疹破溃后可酌情用 3％硼酸溶液或 1∶5000 呋喃西林溶液湿敷，或外用 0.5％新霉素软膏、2％莫匹罗星软膏。皮损部位均可以联合使用康复新液湿敷。眼部可外用 3％阿昔洛韦眼膏、碘苷滴眼液，禁用糖皮质激素外用制剂。

3. 物理治疗

紫外线、频谱治疗仪、红外线、低能量氦氖激光等局部照射，可促进水疱干涸结痂、缓解疼痛。

4. 患者教育

告知患者认识本病、依从治疗、减少并发症等有重要意义。

二、中医学概述

带状疱疹归属"蛇串疮""缠腰火丹""火带疮"等范畴。

（一）病因和发病机制

本病与肝、肺、脾病变及外感湿热邪毒有关，或因情志内伤、肝气郁结、久而化火、肝经火毒蕴积、夹风邪上窜头面而发；或夹湿邪下注，发于阴部及下肢；火毒炽盛者多发于躯干。年老体弱者常因血虚肝旺、湿热毒蕴，导致气血凝滞、经络阻塞不通，以致疼痛剧烈、病程迁延。总之，本病初期以湿热火毒为主，后期是正虚血瘀兼夹湿邪为患。

（二）辨证论治

本病治疗以清热利湿、行气止痛为主要治法。早期以祛邪为主，晚期攻补兼施。

1. 肝经郁热证

（1）证候：皮损鲜红，灼热刺痛，疱壁紧张；口苦咽干，心烦易怒，大便干燥，小便黄；舌质红，苔薄黄或黄厚，脉弦滑数。

（2）治法：清泄肝火、解毒止痛。

2. 脾虚湿蕴证

（1）证候：皮损色淡，疼痛不显，疱壁松弛；口不渴，食少腹胀，大便时溏；舌淡或正常，苔白或白腻，脉沉缓或滑。

（2）治法：健脾利湿、解毒止痛。

3. 气滞血瘀证

（1）证候：皮疹减轻或消退后局部疼痛不止，放射到附近部位，痛不可忍，坐卧不安，重者可持续数月或更长时间；舌暗，苔白，脉弦细。

（2）治法：理气活血、通络止痛。

（三）外治疗法

以中医辨证论治为原则，根据不同的皮损情况选择应用不同的外治法：

（1）水疱、大疱皮损给予抽吸疱液，脓疱给予清创处理。

（2）红斑、水疱、渗出皮损给予解毒祛湿中药湿敷。

（4）水疱、糜烂、渗出皮损处外用清热解毒敛湿中药散剂外涂或中药油调敷，干燥结痂时则选用祛湿解毒而无刺激的中药油或软膏外敷。

（5）可联合针灸治疗与红外线照射、半导体激光、微波和中频电疗等物理疗法。

三、康复新液治疗带状疱疹的临床研究

康丽等（2014）观察了康复新液联合泛昔洛韦治疗带状疱疹的临床疗效。将 89 例带状疱疹患者采用完全随机分组法分为观察组（46 例）和对照组（43 例）。其中观察组口服康复新液 10mL、每日 3 次，联合泛昔洛韦 0.25g、口服、每日 3 次；对照组单用泛昔洛韦 0.25g、口服、每日 3 次。两组疗程均为 7 天。观察组总有效率为 84.8%，高于对照组的 62.8%（$P<0.05$）；观察组疼痛减轻时间、疼痛消失时间及皮疹干涸结痂时间均明显短于对照组（$P<0.01$）；观察组未出现 PHN 及不良反应，对照组出现 2 例 PHN、2 例胃肠道不适。结果表明，康复新液联合泛昔洛韦治疗带状疱疹效果确切且安全性高。

两组疼痛减轻时间、疼痛消失时间及皮疹干涸结痂时间比较（$\bar{x}\pm s$，天）（康丽等，2014）

组别	例数	疼痛减轻时间	疼痛消失时间	皮疹干涸结痂时间
观察组	46	1.3 ± 0.5^a	4.2 ± 1.6^a	6.5 ± 1.9^a
对照组	43	3.4 ± 1.2	6.3 ± 1.5	8.2 ± 1.7

注：与对照组比较，[a]表示 $P<0.01$。

四、康复新液治疗带状疱疹的典型病例

患者，男，84 岁，因右侧头面部红斑水疱 3 天入院。入院见右侧头面部红斑水疱，皮损处疼痛。诊断为带状疱疹。

治疗方法：更昔洛韦静滴，康复新液外敷，每日 5 次。治疗 16 天痊愈。

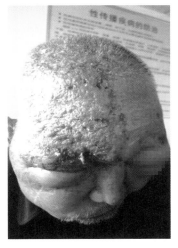 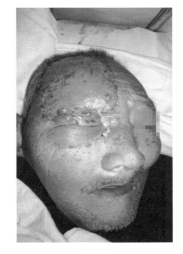

治疗前　　　　　　　　　　　　治疗后

患者治疗前后的对比图

参考文献

李娟，吴疆. 带状疱疹的流行病学和疫苗免疫策略［J］. 慢性病学杂志，2021，22（8）：1145-1151.

康丽，马孝，杨义成，等. 康复新液联合泛昔洛韦治疗带状疱疹的临床观察［J］. 中国医药，2014，9（8）：1191-1193.

中华中医药学会皮肤科分会. 蛇串疮中医诊疗指南（2014年修订版）［J］. 中医杂志，2015，56（13）：1163-1168.

陈红风. 中医外科学［M］. 4版. 北京：中国中医药出版社，2016.

张学军，郑捷. 皮肤性病学［M］. 9版. 北京：人民卫生出版社，2018.

中国医师协会皮肤科医师分会带状疱疹专家共识工作组. 带状疱疹中国专家共识［J］. 中华皮肤科杂志，2018，51（6）：403-408.

第二节　脓疱疮

一、现代医学概述

（一）定义

脓疱疮（Impetigo）是由金黄色葡萄球菌和（或）乙型溶血性链球菌引起的一种急性皮肤化脓性炎症。

（二）流行病学

王振远等（2010）统计研究发现，脓疱疮多累及 2~5 岁的人群。各个年龄段的发病率有明显差异，0~4 岁人群每年的发病率为 2.8%，5~15 岁人群为 1.6%。脓疱疮传染性强，易于流行，夏秋季节高发，尤以夏末初秋汗多闷热的天气发病率最高。

（三）分类

根据主要临床表现脓疱疮主要分为五类：接触传染性脓疱疮（Impetigo contagiosa），又称寻常型脓疱疮（Impetigo vulgaris）；深脓疱疮（Ecthyma），又称臁疮；大疱性脓疱疮（Impetigo bullosa）、新生儿脓疱疮（Impetigo neonatorum）以及葡萄球菌性烫伤样皮肤综合征（Staphylococcal scalded skin syndrome，SSSS）。

（四）病因和发病机制

本病主要因金黄色葡萄球菌感染，其次是乙型溶血性链球菌感染，或两者混合感染。

（五）临床表现

（1）接触传染性脓疱疮：多由溶血性链球菌、金黄色葡萄球菌感染或两者混合感染。传染性强。皮损初起为红色斑点或为小丘疹，迅速变为水疱和脓疱，疱壁薄，易溃烂、糜烂、瘙痒。

（2）深脓疱疮：溶血性链球菌感染导致。皮损初起为脓疱，渐向皮肤深部发展，表面有坏死和蛎壳状黑色厚痂，周围红肿明显，去痂后可见碟状溃疡。患者自觉疼痛明显，病程一般 2~4 周甚至更长。好发部位以小腿或臀部为主。

（3）大疱性脓疱疮：主要由噬菌体Ⅱ组 71 型金黄色葡萄球菌感染所致。皮损初起为散在米粒样水疱或脓疱，迅速变成大疱，疱液由清澈到浑浊，疱壁由紧张变松弛，直径 1cm 左右，疱内可见半月状积脓，周围红晕不明显，疱壁薄，容易破溃形成糜烂结痂，痂皮脱落后有暂时性色素沉着。好发部位主要为面部、躯干和四肢。

（4）新生儿脓疱疮：起病急，传染性强。典型皮损为广泛分布的多发性大脓疱，尼氏征阳性，脓疱周围有红晕，破溃后易形成糜烂面，呈红色。可伴高热等全身中毒症状。

（5）葡萄球菌性烫伤样皮肤综合征（SSSS）：由凝固酶阳性，噬菌体Ⅱ组 71 型金黄色葡萄球菌所产生的表皮剥脱毒素所致。大多发生于 5 岁内的人群。发病前常伴有上呼吸道感染或皮肤、咽、鼻、耳等处的化脓性感染，皮损常由口周和眼周开始，迅速向四肢及躯干发展。特征性表现为在大片红斑基础上出现松弛性水疱，尼氏征阳性，皮肤大面积剥脱后留有潮红糜烂面，似烫伤样外观，皮损有明显疼痛和触痛。

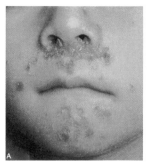
接触传染性脓疱疮

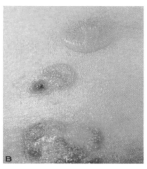
大疱性脓疱疮

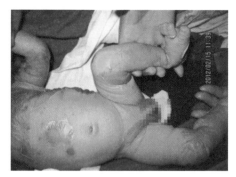
SSSS

部分类型脓疱疮临床表现

（6）并发症：重者易并发严重疾病，如败血症、肺炎、急性肾炎、脑膜炎等，甚至危及生命。

（六）诊断

根据病史及临床特征，结合细菌性检查诊断和分型。血常规、C反应蛋白（CRP）、脓液培养等检查有助于明确诊断。白细胞总数及中性粒细胞计数可增高。脓液中可分离培养出金黄色葡萄球菌或溶血性链球菌。

（七）治疗

患者应简单隔离，对已污染的物品环境进行消毒，预防传染。平时加强皮肤清洁，及时治疗瘙痒性皮肤病和防止各种皮肤损伤，有助于预防。

本病治疗主要以外用药物为主，病情严重患者可给予系统性药物治疗。

（1）外用药物：以杀菌、消炎、止痒、干燥为治疗原则。外用药物有炉甘石洗剂、莫匹罗星软膏、康复新液等。SSSS治疗应加强眼、口腔、外阴的护理。

（2）系统性药物：皮损泛发、全身症状较重者应及时应用抗生素，一般选择金黄色葡萄球菌敏感性抗生素。

二、中医学概述

脓疱疮属于"黄水疮""滴脓疮""天疱疮"的范畴，好发于儿童。

（一）病因和发病机制

夏秋季节气候炎热，湿热交蒸，暑湿热邪袭于肌表，以致气机不畅、疏泄障碍、熏蒸皮肤。若小儿机体虚弱、肌肤娇嫩、腠理不固、汗多湿重、暑邪湿毒侵袭，更易发病，且可相互传染。

（二）辨证论治

本病以清暑利湿为主要治法。实证以祛邪为主，虚证以健脾为主。

1. 暑湿热蕴证

（1）证候：皮疹多而脓疱密集，色黄，四周有红晕，破后糜烂面鲜红，伴附近臀核肿大，或有发热，多有口干、便干、小便黄等。舌红，苔黄腻，脉濡数或滑数。

（2）治法：清暑、利湿、解毒。

2. 脾虚湿滞证

（1）证候：皮疹少而脓疱稀疏，色淡黄或淡白，四周红晕不显，破后糜烂面淡红，多伴食少，面白无华，大便溏薄。舌淡，苔薄微腻，脉濡细。

（2）治法：健脾渗湿，方选参苓白术散或淮山扁豆汤加减。

（三）外治疗法

外治法以解毒、收敛为原则。可选中药煎水湿敷或外洗；用药有三黄洗剂、青黛散、5%硫黄软膏、九一丹、康复新液等。

三、康复新液治疗脓疱疮的临床研究

刘征宇（2009）观察了康复新液联合阿米卡星治疗儿童脓疱疮的临床疗效。将116例脓疱疮患者随机分为两组，治疗组59例给予康复新液和阿米卡星溶液涂擦皮损处，每日3次；对照组57例单用阿米卡星溶液涂擦皮损处，每日3次。两组均治疗5天。治疗组痊愈率（86%）明显高于对照组痊愈率（70%）（$P<0.05$）；治疗组有效率（100%）明显高于对照组（89%）（$P<0.05$）。结果表明，康复新液联合阿米卡星外用治疗儿童脓疱疮起效快、疗效好、无明显不良反应。

李红姗等（2012）观察了康复新液联合莫匹罗星治疗新生儿脓疱疮的临床疗效。将103例患者随机分为两组，试验组（53例）外用康复新液联合莫匹罗星软膏，对照组（50例）外用高锰酸钾联合莫匹罗星软膏。试验组愈合时间为（3.01±0.86）天，明显短于对照组愈合时间［（4.57±0.83）天］（$P<0.01$）；试验组有效率为96.23%，明显高于对照组的84.00%（$P<0.05$）。结果表明，康复新液联合莫匹罗星治疗新生儿脓疱疮可快速控制症状、明显缩短疗程，且安全性高。

尚宏伟（2012）观察了康复新液治疗新生儿SSSS的临床疗效。纳入18例SSSS患者，在一般治疗的同时采用康复新液在皮疹黏膜破溃处外擦，每日3次，联合头孢曲松钠30~100mg/（kg·d）静脉滴注治疗。18例患者用药2~4天体温趋于正常，4~6天后全部糜烂面干燥、脱屑，10~14天后全部治愈出院。结果表明，应用康复新液治疗新生儿SSSS可缩短病程、加快溃疡愈合、安全性高，临床值得推广。

石文娜等（2013）分析了康复新液治疗SSSS的临床疗效。将50例SSSS患者采用随机数字法分为治疗组（25例）和对照组（25例）。两组均给予抗感染，加强营养，纠正水、电解质平衡失调的治疗。在此基础上治疗组用康复新液在患者皮肤破损发红处湿敷，每日3次；对照组用乳酸依沙吖啶溶液在患者皮肤破损发红处湿敷，每日3次。治疗组有效率为93%，明显高于对照组的64%（$P<0.05$）；治疗组在皮肤发红疼痛消失时间、表皮剥脱时间、住院时间上均明显短于对照组（$P<0.05$）。结果表明，用康复新液治疗SSSS可提高治疗有效率、缩短临床症状改善时间、减轻患者痛苦，患者更易

接受，临床值得推广。

两组临床症状改善时间比较（$\bar{x}\pm s$，天）（石文娜等，2013）

组别	例数	皮肤发红疼痛消失时间	表皮剥脱时间	住院时间
对照组	25	3.4±0.7	4.9±1.2	7.8±1.2
治疗组	25	2.7±0.5	3.5±1.0	6.4±1.0
t 值		4.475	4.446	4.424
P 值		<0.01	<0.01	<0.01

周爱妍等（2014）观察了康复新液联合夫西地酸乳膏治疗儿童脓疱疮的临床疗效。将 100 例脓疱疮患者按就诊顺序的单双号分为治疗组（50 例）和对照组（50 例）。治疗组用康复新液外洗患处联合夫西地酸乳膏外涂，对照组只用夫西地酸乳膏治疗。治疗组用药 4、7 天后总有效率分别为 88%、94%，均明显高于对照组的 50%、74%（$P<0.001$，$P=0.006$）。患者均未发现不良反应，血常规、尿常规检测也均未见异常。结果表明，康复新液联合夫西地酸乳膏治疗儿童脓疱疮可提高临床疗效、安全性好、无明显毒副作用，值得临床推广。

四、康复新液治疗脓疱疮的典型病例

患者，男，12 天，因全身浮肿、皮肤潮红、发亮 3 天后症状加重 1 天而入院治疗。

入院见患者腋下、背部及腹股沟相继出现皮肤潮红、糜烂，继之出现皮肤水疱，进行性扩大，伴有皮肤剥脱。

查体见全身皮肤潮红，呈非凹陷性水肿，尼氏征阳性，眼睑浮肿，睁眼困难，眼缘潮红，有黄色分泌物，腋下、背部、腹股沟可及湿红的唾沫，剥脱面，大片状水疱，脐部有少许黄色脓性分泌物，手足水肿。脐分泌物细菌培养显示金黄色葡萄球菌感染。诊断为葡萄球菌烫伤样皮肤综合征（SSSS）。

治疗方法：常规护理，采用头孢替安抗感染及小剂量糖皮质激素制剂联合治疗，以及营养支持治疗。全身皮肤糜烂及水疱处均予以康复新液表面喷药，一日 3 次。治疗 11 天痊愈。

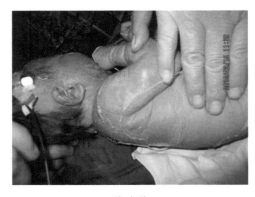
治疗前

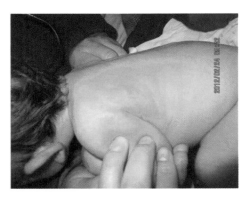
治疗后

患者治疗前后对比图

参考文献

王振远，路永红. 脓疱疮研究进展［J］. 中国皮肤性病学杂志，2010，24（10）：967－969.

陈红风. 中医外科学［M］. 4版. 北京：中国中医药出版社，2016.

张学军，郑捷. 皮肤性病学［M］. 9版. 北京：人民卫生出版社，2018.

中华中医药学会皮肤科分会. 脓疱疮中医治疗专家共识［J］. 中国中西医结合皮肤性病学杂志，2019，18（2）：175－176.

刘征宇. 康复新液联合阿米卡星治疗儿童脓疱疮的疗效观察［J］. 现代中西医结合杂志，2009，18（32）：3949－3950.

李红珊，蒙晶，郑诗华. 康复新液联合莫匹罗星治疗新生儿脓疱疮临床观察及护理［J］. 海南医学，2012，23（17）：141－142.

尚宏伟. 康复新液治疗新生儿葡萄球菌性烫伤样皮肤综合征疗效观察［J］. 四川医学，2012，33（3）：521－522.

石文娜，李亚蕊，冀璐. 康复新液治疗葡萄球菌烫伤样皮肤综合征疗效分析［J］. 山西医药杂志，2013，42（8）：900－901.

周爱妍，史传奎，高蕾，等. 康复新液联合夫西地酸乳膏治疗儿童脓疱疮疗效观察［J］. 华西医学，2014，29（10）：1918－1919.

第三节　足癣

一、现代医学概述

（一）定义

足癣（Tinea pedis）指皮肤癣菌（Dermatophytes）侵犯足趾间、足跖、足跟、足侧缘平滑皮肤引起的浅表真菌感染。

（二）流行病学

《手癣和足癣诊疗指南（2017修订版）》指出，足癣是常见的浅部真菌病，全球各地发病率多在10％以上。欧洲发病率约14％，其他大部分地区的发病率为18％～39％，甚至更高。在皮肤浅表真菌感染中，足癣占1/3以上。足癣复发率高，约84％的患者每年发作2次以上。夏秋季发病率高。

（三）分类

根据皮损形态，足癣一般分为水疱型、鳞屑角化型、浸渍糜烂型（也称间擦型）等，在临床不同阶段几种类型可以同时存在。

（四）病因和发病机制

致病菌为皮肤癣菌，其中以毛癣菌为主，红色毛癣菌和须癣毛癣菌较常见。主要通过接触传染，主要传播途径为用手搔抓患癣部位或与患者共用鞋袜、手套、浴巾、脚盆等。环境因素对发病起一定作用，湿热地区和高温季节的足癣更高发。

（五）临床表现

足癣多累及双侧，往往由一侧传播至对侧。

1. 水疱型

常见于足跖中部或趾间皮肤，足跟少见。皮损初为针尖大小的深在水疱，疱液清、壁厚发亮、不易破溃，可融合成多房性大疱，撕去疱壁露出蜂窝状基底及鲜红糜烂面，干燥吸收后出现脱屑。初期常有明显瘙痒或刺痛感。

2. 鳞屑角化型

皮损多累及足跖，大片表皮增厚、粗糙、干燥脱屑，自觉症状轻微，冬季易发生皲裂甚至出血，自觉疼痛，无明显瘙痒。

3. 浸渍糜烂型（也称间擦型）

较常见于4～5趾和3～4趾间，常见于足多汗、长期浸水或穿着不透气鞋的人群，夏季多发。表现为皮肤浸渍发白，表面松软易剥脱，露出潮红糜烂面及渗液，常伴有裂隙。瘙痒明显，继发细菌感染时有臭味。

4. 并发症

足癣（尤其浸渍糜烂型）易继发细菌感染，可出现急性淋巴管炎、淋巴结炎、蜂窝织炎或丹毒，炎症反应明显时还可引发局部湿疹样改变和癣菌疹。

（六）诊断

根据足癣的临床表现结合真菌镜检和（或）培养可明确诊断。但真菌镜检和（或）培养的结果受多种因素影响，阴性时也不能完全除外真菌感染，需结合临床表现进行综合判断。

（七）治疗

足癣的治疗目标是清除病原菌、快速解除症状、防止复发。治疗原则、药物选择和治疗方法基本相同。本病以外用药物治疗为主，疗程一般需要1～2个月。鳞屑角化型足癣或外用药疗效不佳者，可考虑系统药物治疗。

1. 健康教育

足癣要及时彻底地治疗，感染指甲真菌病者同时治疗；穿透气性好的鞋袜保持足部干燥；不共用鞋袜、浴盆、脚盆等生活用品。

2. 外用药物治疗

咪唑类抗真菌药物如咪康唑、酮康唑、克霉唑等，丙烯胺类抗真菌药物如特比萘芬、布替萘芬等，吗啉类抗真菌药如阿莫罗芬等，其他抗真菌药物如环吡酮胺、利拉萘酯、咪唑与丙烯胺类的复方制剂等，角质剥脱制剂如水杨酸等，中药制剂如康复新液等。

3. 系统药物治疗

常用的系统抗真菌药物为特比萘芬和伊曲康唑。足癣继发细菌感染时应联合抗生素，引发癣菌疹时应给予抗过敏药物治疗。

二、中医学概述

足癣归属"癣""脚湿气"等范畴。

（一）病因和发病机制

平素生活起居不慎，久居湿热地区、趾缝潮湿、脚汗多而外感湿邪，或因湿邪困脾，脾失健运，脾虚湿蕴下注足部，蕴积生虫，久则湿热化燥、耗伤阴液、肤失濡养、风虫滋生，亦可因接触患者的用具沾染虫毒导致。

（二）辨证论治

1. 湿热下注证

（1）证候：皮疹呈足趾间浸渍、发白，基底红色糜烂面、水疱、渗液。可有不同程度瘙痒或不痒，可伴有恶寒、发热、口干、大便秘结、小便黄，舌红，苔黄、苔黄厚腻或苔白厚腻，脉滑或滑数。

（2）治法：利湿清热、解毒杀虫。

2. 血虚风燥证

（1）证候：皮疹呈足趾、足底皮肤干燥、脱屑；或足跖、足跟、足底粗糙、肥厚；或足跟、足底皲裂、出血、疼痛。可有不同程度的瘙痒或不痒，口渴，大便秘结，舌红少津，苔薄脉细。

（2）治法：养血润燥、祛风杀虫。

三、康复新液治疗足癣的临床研究

宋艳丽等（2011）观察了康复新液治疗浸渍糜烂型足癣的临床疗效。将72例患者随机分为治疗组（37例）、对照组（35例）。治疗组用棉球蘸取康复新液原液擦涂于足趾缝间5分钟，5次/天，对照组采用1∶5000高锰酸钾溶液。观察用药3、5、7天后临床疗效。治疗组治愈率为86.49%，高于对照组治愈率（62.86%）；治疗组有效率为94.6%，明显高于对照组（74.29%），两组比较差异有统计学意义（$P<0.05$）。随访2周，治疗组无复发，对照组有3例复发。结果表明，康复新液治疗浸渍糜烂型足癣临床疗效良好。

四、康复新液治疗足癣的典型病例

患者，女，36岁，左足趾缝瘙痒难耐，深度溃烂见骨，已发病近2月。患者前期自行外用药膏未见转好，后期每天用酒精多次泡足，并反映用药后疼痛感较强。诊断为浸渍糜烂型足癣。

治疗方案：自用棉球浸泡康复新液后夹于脚趾，每日多次，用药 7 天后痊愈。

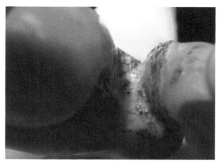 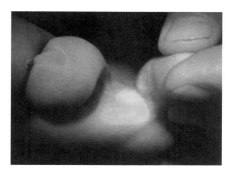

治疗前 治疗后

患者治疗前后对比图

参考文献

中国中西医结合学会皮肤性病专业委员会真菌学组，中国医师协会皮肤科分会真菌亚专业委员会，中华医学会皮肤病学分会真菌学组. 手癣和足癣诊疗指南（2017 修订版）[J]. 中国真菌学杂志，2017，12（6）：321−324.

张学军，郑捷. 皮肤性病学 [M]. 9 版. 北京：人民卫生出版社，2018.

中国手癣和足癣诊疗指南工作组. 中国手癣和足癣诊疗指南（基层实践版 2020）[J]. 中国真菌学杂志，2020，15（6）：325−330.

陈红风. 中医外科学 [M]. 4 版. 北京：中国中医药出版社，2016.

中华中医药学会皮肤科分会. 足癣（脚湿气）中医治疗专家共识 [J]. 中国中西医结合皮肤性病学杂志，2018，17（6）：561−563.

宋艳丽，姚春海，刘青云，等. 康复新液治疗浸渍糜烂型足癣的临床观察 [J]. 华西医学，2011，26（3）：441−442.

第四节　接触性皮炎

一、现代医学概述

（一）定义

接触性皮炎（Contact dermatitis）是直接接触某些外源性物质后，如外界的动物性、植物性或化学性物质，在皮肤黏膜接触部位发生的急性或慢性炎症反应。

（二）流行病学

王兴刚等（2017）统计显示，接触性皮炎是常见病、多发病，目前在全球范围内，接触性皮炎的患病率与发病率逐年攀升。德国、意大利、荷兰、葡萄牙和瑞典的接触性皮炎发病率约为 15.0％。我国对 9 家玻璃纤维企业进行了职业性皮肤病的专项调查，结果显示职业性刺激性接触性皮炎患病率为 70.50％。

（三）分类

按照病因和发病机制，接触性皮炎可分为刺激性接触性皮炎（Irritant contact dermatitis）和变应性接触性皮炎（Allergic contact dermatitis）。

根据病程，接触性皮炎分为急性、亚急性、慢性和一些病因、临床表现等方面具有一定特点的特殊类型。

（四）病因和发病机制

1. 病因

根据发病机制不同，可把病因分为原发性刺激物和接触性致敏物。

（1）常见的原发性刺激物包括无机酸、无机碱、金属元素及其盐、有机酸、有机碱、有机溶剂。

（2）常见的接触性致敏物包括皮革、服饰珠宝、工业污染物、染发剂、颜料、化妆品、洗发水、杀虫剂等。

2. 发病机制

可分为刺激性和变应性接触性皮炎。

（1）刺激性接触性皮炎：因接触物本身具有强烈刺激性或毒性，任何人均可发病。

（2）变应性接触性皮炎：为典型的Ⅳ型超敏反应。接触物为致敏因子，本身并无刺激性或毒性，多数人接触后不会发病，少数人在首次接触后一定时间内再次接触同样的致敏物而在接触部位的皮肤黏膜发生变应性炎症。

（五）临床表现

（1）急性接触性皮炎：起病急，皮损多局限于接触部位，少数蔓延。典型皮损为边界清楚的红斑，皮损形态与接触物有关，有丘疹和丘疱疹，严重者红肿合并水疱和大疱，大疱疱壁紧张、内容清亮，破溃后呈糜烂面，偶可发生组织坏死，瘙痒或灼痛。可转化为亚急性和慢性接触性皮炎。

（2）亚急性、慢性接触性皮炎：接触物的刺激性较弱或浓度较低，皮肤开始可呈亚急性，表现为轻度红斑、丘疹，境界不清楚。长期反复可导致皮损慢性化，皮损轻度增生及苔藓样。

（3）特殊类型接触性皮炎：①化妆品皮炎病情轻重程度不等，轻者为接触部位出现红肿、丘疹、丘疱疹；重者可在红斑基础上出现水疱，甚至泛发全身。②尿布皮炎多发生在婴儿会阴部，可蔓延至腹股沟及下腹部。皮损大片潮红，可出现斑丘疹和丘疹，边缘清楚，皮损形态与尿布包扎范围一致。③漆性皮炎潮红、水肿，可有丘疹、丘疱疹、水疱，重者可融合成大疱，自觉瘙痒或灼热。④空气源性接触性皮炎指空气中的化学悬浮物可能导致暴露部位，特别是上眼睑、面部的急性和慢性接触性皮炎，并且产生的炎症范围更广。⑤光变态反应性接触性皮炎指接触了含有光变应原物质后，在暴露日光的部位出现皮肤炎症反应。

（六）诊断

根据发病前接触史和典型临床表现可诊断。排除病因后经适当处理皮损很快消退也可诊断本病。斑贴试验是诊断接触性皮炎最简单、可靠的方法，最为常用。此外也可进行皮肤点刺试验、血液总 IgE 检查和特异性 IgE 检查等。

（七）治疗

本病的治疗原则是寻找病因、迅速脱离接触物并积极对症处理。变应性接触性皮炎治愈后应尽量避免再次接触致敏物，以免复发。

1. 系统药物治疗

视病情轻重可内服抗组胺药、维生素 C、糖皮质激素。感染者应同时应用有效抗生素。

2. 外用药物治疗

急性期采用炉甘石洗剂外涂。也可外用皮质类固醇霜剂，如泼尼松冷霜、曲安西龙冷霜等；或使用开放性湿敷溶液，如康复新液等。亚急性期可采用氧化锌糊剂包敷或外涂，皮质类固醇乳剂也可选用。慢性期一般选用皮质类固醇软膏或霜剂外用。

二、中医学概述

接触性皮炎根据不同接触物质可归属"漆疮""膏药风""马桶癣"等范畴。

（一）病因和发病机制

患者禀赋不耐，皮肤腠理不密，接触某些物质，如漆、药物、塑料、橡胶制品、染料和某些植物的花粉、叶、茎等，使毒邪侵入皮肤、蕴郁化热、邪热与气血相搏而发病。体质因素是发病的主要原因，同一种物质，禀赋不耐者接触后发病。

（二）辨证论治

1. 风热蕴肤证
（1）证候：起病较急，好发于头面部，皮损色红，肿胀轻，其上为红斑或丘疹，自觉瘙痒、灼热，心烦，口干，小便微黄。舌红，苔薄白或薄黄，脉浮数。
（2）治法：疏风清热止痒，消风散加减。
2. 湿热毒蕴证
（1）证候：起病急骤，皮损面积较广泛，其色鲜红肿胀，上有水疱或大疱，水疱破后则糜烂渗液，自觉灼热、瘙痒，伴发热，口渴，大便干，小便短黄。舌红，苔黄，脉弦滑数。

（2）治法：清热祛湿、凉血解毒。龙胆泻肝汤合化斑解毒汤加减。

3. 血虚风燥证

（1）证候：病程长，病情反复发作，皮损肥厚干燥有鳞屑，或呈苔藓样变、瘙痒剧烈、有抓痕及结痂，舌淡红，苔薄，脉弦细。

（2）治法：养血润燥，祛风止痒。当归饮子合消风散加减。

（三）外治疗法

应找出致病原因，去除刺激物质，避免再接触。用药宜简单、温和、无刺激性。可用三黄洗剂或炉甘石洗剂外搽，或青黛散调涂等。皮损处均可以采用康复新液湿敷、涂抹。

三、康复新液治疗接触性皮炎的临床研究

钱中央等（2011）观察了康复新液治疗接触性皮炎的临床疗效。将 60 例接触性皮炎患者随机分为治疗组（30 例）和对照组（30 例）。治疗组口服氯苯吡胺、4mg、3 次/日，外用康复新液湿敷、3 次/日；对照组口服氯苯吡胺 4mg、3 次/日，外用 3% 硼酸溶液湿敷、30 次/天、20 分钟/次，10% 氧化锌软膏、2 次/天。两组均治疗 7 天。治疗组痊愈率 66.7%、总有效率 83.3%，均明显高于对照组的 40.0%、60.0%（$P<0.05$）；两组治疗后皮损面积、皮损程度评分、瘙痒程度评分及总评分均明显下降（$P<0.05$），治疗组下降更为明显。结果表明，康复新液治疗接触性皮炎临床效果良好，无不良反应，值得临床推广。

两组临床症状体征评分比较（$\bar{x}\pm s$）（钱中央等，2011）

组别	例数	皮损面积（cm^2）	皮损程度评分（分）	瘙痒程度评分（分）	总评分（分）
治疗组	30				
治疗前		6.62±3.93	16.58±2.92	6.86±2.53	31.12±6.81
治疗后		1.98±1.20[ab]	4.61±1.62[ab]	1.02±1.00[ab]	7.02±2.31[ab]
对照组	30				
治疗前		6.58±3.90	16.6±2.59	6.88±2.59	31.08±6.79
治疗后		3.64±2.02[b]	8.72±3.11[b]	3.12±1.47[b]	14.78±4.42[b]

注：与对照组治疗后比较，[a] 表示 $P<0.05$；与同组治疗前比较，[b] 表示 $P<0.05$。

冯金鸽等（2012）观察康复新液治疗光接触性皮炎的临床疗效。将 82 例光接触性皮炎患者随机分为治疗组（42 例）和对照组（40 例）。治疗组局部外用康复新液湿敷，3 次/日；对照组局部外用 3% 硼酸溶液，3 次/日。两组同时口服咪唑斯汀缓释片 10mg/d 治疗，连续观察 3 周。治疗组总有效率为 72.50%，明显高于对照组的 38.46%（$P<0.05$）。结果表明，康复新液治疗光接触性皮炎有效、安全、方便、经济，值得临

床推广应用。

王建英（2013）观察了肤阴洁联合康复新液治疗肛周皮炎的临床疗效。将 65 例肛周皮炎患者随机分为观察组（43 例）和对照组（22 例）。观察组先用温开水清洁肛周皮肤，再用无菌干棉签蘸取肤阴洁原液涂擦患处，10～15 分钟后再涂擦康复新液，4～6 小时/次；对照组仅用肤阴洁原液涂擦患处，4～6 小时/次。患者均在每次大小便后用温开水擦洗肛周皮肤，连用一周。观察组有效率为 88.37%，明显高于对照组的 63.64%（$P<0.05$）；观察组皮炎消退时间也明显短于对照组（$P<0.05$）。结果表明，肤阴洁联合康复新液治疗肛周皮炎可促进创面愈合、缩短治疗时间、降低感染发生率。

两组皮炎消退时间比较（王建英，2013）

组别	例数	48 小时		72 小时		96 小时		97～148 小时	
		例数	百分比（%）	例数	百分比（%）	例数	百分比（%）	例数	百分比（%）
观察组	43	12	27.91	23	53.49	6	13.95	2	4.65
对照组	22	3	13.64	5	22.73	10	50.0	4	18.18

芦慧等（2014）观察了康复新液联合造口护肤粉治疗老年脑卒中患者失禁性皮炎的临床疗效。将 45 例失禁性皮炎患者随机分为治疗组（22 例）和对照组（23 例）。治疗组在肛周皮损处先涂上一层造口护肤粉，再喷洒康复新液 2 次（间隔 1 分钟），氧气吹干；腹股沟、会阴部患处涂上一层造口护肤粉后，用康复新液浸透的无菌纱布湿敷 5 分钟，氧气吹干，使用次数根据患者具体情况而定。对照组使用氧化锌软膏外涂患处，每日换药 3～4 次。5 天后观察效果。治疗组显效率为 86%，平均愈合时间为（3±2）天；对照组显效率为 56%，平均愈合时间为（15±4）天，两组差异有统计学意义（$P<0.05$）。结果表明，康复新液联合造口护肤粉具有协同效应，可有效缩短愈合时间，降低复发，提高临床疗效。

石艳等（2017）观察康复新液联合频谱仪治疗失禁性皮炎的临床疗效。将失禁性皮炎患者（150 例）随机分为对照组 1、对照组 2、观察组，各 50 例。对照组 1 使用康复新液多次涂擦患处；对照组 2 使用频谱仪照射患处，每次 20 分钟，每天 2 次；观察组用康复新液涂擦患处后，使用频谱仪照射患处，照射时间同对照组 2。三组患者均加强皮肤护理，保持患处清洁，2 周后观察疗效。对照组 1 总有效率为 72%，对照组 2 为 70%，观察组为 98%。结果表明，康复新液联合频谱仪治疗失禁性皮炎效果良好，临床值得推广。

四、康复新液治疗接触性皮炎的典型病例

患者，男，46 岁，颈后红斑、丘疹伴瘙痒，自行用药后，红斑面积及颜色明显加重伴烧灼感，遂就诊。诊断为接触性皮炎。

治疗方法：康复新液，3 次/日，湿敷，每次 30 分钟；丁酸氢化可的松软膏，2 次/日，外用；左西替利嗪片，5mg，1 次/日，口服。治疗 14 天，复查痊愈。

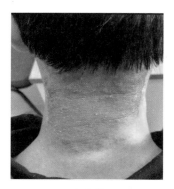
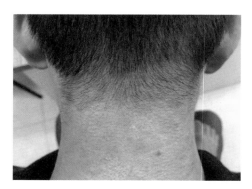

治疗前　　　　　　　　　　　　　治疗后

患者治疗前后对比图

参考文献

王宝玺. 中华医学百科全书：临床医学：皮肤病学 ［M］. 北京：中国协和医科大学出版社，2017.

王兴刚，王小娟，张冲. 职业性接触性皮炎研究进展 ［J］. 中华劳动卫生职业病杂志，2017，3 （10）：796－798.

张学军，郑捷. 皮肤性病学 ［M］. 9 版. 北京：人民卫生出版社，2018.

陈红风. 中医外科学 ［M］. 4 版. 北京：中国中医药出版社，2016.

钱中央，沈剑英. 康复新液治疗接触性皮炎疗效观察 ［J］. 中国基层医药，2011，18 （23）：3261－3262.

冯金鸽，周舒. 康复新液治疗光接触性皮炎的临床疗效观察 ［J］. 四川医学，2012，33 （7）：1266－1267.

王建英. 肤阴洁联合康复新液治疗肛周皮炎的护理研究 ［J］. 中国实用护理杂志，2013，29 （z1）：128－129.

芦慧，骆燕芳，孙仁娟，等. 康复新液联合造口护肤粉治疗老年脑卒中患者失禁性皮炎的疗效观察 ［J］. 实用临床医药杂志，2014，18 （20）：124－125.

石艳，李军文，李梦倩，等. 康复新液结合频谱仪治疗失禁性皮炎的临床疗效观察 ［J］. 实用医院临床杂志，2014，14 （6）：245－246.

第五节　特应性皮炎

一、现代医学概述

（一）定义

特应性皮炎（Atopic dermatitis，AD）是一种与遗传过敏体质有关的慢性炎症性皮肤病，也称"异位性皮炎""遗传过敏性皮炎"，多伴有瘙痒、多形性皮损并有渗出倾向，常伴发哮喘、过敏性鼻炎。

（二）流行病学

《中国儿童特应性皮炎诊疗共识（2017 版）》指出，2012 年上海地区 3～6 岁儿童 AD 患病率达 8.3%。2013—2014 年，采用临床医生诊断标准发现 AD 患病率随着年龄增长逐步下降，我国 12 个城市 1～12 月婴儿 AD 患病率达 30.48%，1～7 岁儿童 AD 患病率达到 12.94%。我国 AD 患者主要为轻度（74.60%）、中度（23.96%）、重度（1.44%）。父母一方有 AD 者，子女出生后 3 个月内患病率可达 25%，2 岁内患病率可达 50%；父母双方均有 AD 者，其子女 AD 患病率可高达 79%。

（三）分类

根据不同年龄段的不同临床表现，AD 可分为婴儿期（出生至 2 岁）、儿童期（2～12 岁）、青年成人期（12～60 岁）和老年期（> 60 岁）。

（四）病因和发病机制

病因尚不完全清楚，可能与遗传、免疫、环境、皮肤屏障功能有关。AD 属多基因疾病，遗传是构成 AD 易感性的重要因素，遗传因素主要影响皮肤屏障功能与免疫平衡。此外，心理因素（如精神紧张、焦虑、抑郁等）也在 AD 的发病中发挥了一定作用。

虽然 AD 的确切发病机制尚不清楚，但免疫异常、皮肤屏障功能障碍、皮肤菌群紊乱等因素是本病发病的重要环节。Th2 型炎症是 AD 的基本特征，IL−4 和 IL−13 是介导 AD 发病的重要细胞因子。在 AD 的慢性期，皮损中还可见 Th1、Th17 和 Th22 的混合炎症浸润，朗格汉斯细胞数量异常，后者可激活 Th2 细胞并刺激其增殖。反复搔抓是导致皮肤炎症加重和持续的重要原因，搔抓促使角质形成细胞产生炎症介质，也会导致自身抗原释放，产生针对自身抗原的 IgE。部分患者的高亲和力 IgE 受体发生突变，导致 IgE 介导的超敏反应异常。非免疫性因素，如神经内分泌因素，也可参与本病的发生和发展。

（五）临床表现

临床表现多种多样，基本的特征是皮肤干燥、慢性湿疹样皮损和明显瘙痒等典型临床表现。

（1）婴儿期，又叫婴儿湿疹，主要位于面颊部、额部和头皮，先是出现瘙痒性红斑，随后出现针尖大小的丘疹、丘疱疹，密集成片，皮损呈多形性，界限不清，搔抓、摩擦后很快形成糜烂、渗出和结痂等，可迅速发展至躯干和四肢。严重者可继发感染。

（2）儿童期皮损主要累及面部、躯干和四肢伸侧，并逐渐转至屈侧，如肘窝、腘窝等部位，其次为眼睑、颜面和颈部。以亚急性和慢性皮炎为主要表现，皮疹往往干燥肥厚，有明显苔藓样变。瘙痒仍很剧烈，常伴抓痕等继发皮损。

（3）青年成人期皮损与儿童期类似，以亚急性和慢性皮炎为主，主要发生在肘窝、腘窝、颈前等部位，某些患者掌跖部位明显，可发生于躯干、四肢、面部、手部，大部分呈干燥、肥厚性皮炎损害表现，部分患者也可表现为痒疹样。瘙痒剧烈，搔抓后可出现血痂、鳞屑及色素沉着等继发皮损。

（4）老年期男性多于女性，皮疹通常严重而泛发，甚至出现红皮病。

（5）并发症：继发感染。慢性病程患者合并发生精神神经系统疾病、炎性肠病、类风湿性关节炎、心血管疾病和淋巴瘤的风险明显增高。

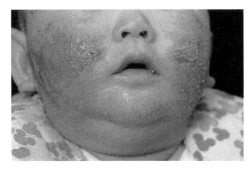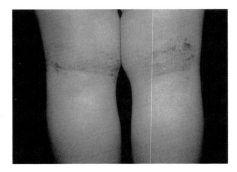

AD 患者临床表现

（六）诊断

根据不同时期的临床表现，结合患者本人及其家族中遗传过敏史（哮喘、过敏性鼻炎、特应性皮炎）、外周血嗜酸性粒细胞计数、血清总 IgE、过敏原特异性 IgE、嗜酸性粒细胞阳离子蛋白及斑贴试验等可明确诊断本病。

目前国际上常用的 AD 诊断标准包括 Hanifin－Rajka 标准和 Williams 标准，主要标准为皮肤瘙痒（或父母诉患者有搔抓或摩擦史）。次要标准为 2 岁以前发病（4 岁以下儿童不适用）；屈侧皮肤受累史，包括肘窝、腘窝、踝前、眼周或颈周（10 岁以下儿童包括颊部皮疹）；有全身皮肤干燥史；有其他过敏性疾病（如哮喘或花粉症）史，或一级亲属中有过敏性疾病史；有可见的身体屈侧皮炎（4 岁以下儿童包括颊部/前额和远端肢体湿疹）。确定诊断为主要标准＋3 条或 3 条以上次要标准。

（七）治疗

治疗目的是缓解或消除临床症状，消除诱发和（或）加重因素，减少和预防复发，减少或减轻合并症发生，提高患者的生活质量。AD 应该采用阶梯式治疗。

1. 疾病管理与患者教育

说明本病特点，找到发病病因和诱发加重的因素。

2. 基础治疗

（1）合理的洗浴：避免过度洗烫，沐浴后应使用润肤剂，恢复和保持皮肤屏障功能。

（2）食物干预：提倡母乳喂养，避免可能的过敏原。

（3）改善环境：衣物以棉质地为宜，宽松、凉爽；注意避免各种可疑致病因素，发病期间应避免食用辛辣食物及饮酒，避免过度干燥和高温刺激。

（4）此外还应避免接触过敏原。

3. 外用药物治疗

外用糖皮质激素为 AD 治疗一线药物，如氟轻松乳膏、卤米松乳膏、糠酸莫米松乳、曲安奈德乳膏、地奈德乳膏/软膏等。初治时应选用足够强度的制剂，以期在数天内迅速控制炎症、减轻症状。钙调神经磷酸酶抑制剂（如他克莫司软膏）也有较好疗效。此外，氧化锌油（糊）剂、黑豆馏油软膏等对 AD 也有效。生理盐水及其他湿敷药物对于 AD 急性期的渗出有较好疗效。湿包裹对严重、顽固、肥厚性皮损有一定疗效。康复新液对于 AD 皮损也具有很好的修复效果。外用药物治疗时需注意强度、剂量、疗程足够。

4. 物理治疗

紫外线治疗适用于中重度成人 AD 患者慢性期、苔藓化皮损，控制瘙痒症状及维持治疗。窄谱中波紫外线（NB-UVB）和中大剂量的 340～400mm 长波紫外线（UVA1）治疗，配合外用糖皮质激素及保湿剂可治疗 AD。12 岁以下儿童应避免全身紫外线疗法，日光暴露加重患者不建议紫外线治疗，紫外线治疗不宜与外用钙调磷酸酶抑制剂联合。

5. 系统药物治疗

对于瘙痒严重患者，可口服抗组胺药，继发细菌感染时加用抗细菌治疗；继发严重病毒性皮肤感染，发生疱疹性湿疹时，选择抗病毒治疗；必要时联合抗真菌药治疗；外用药物和物理治疗无法控制的患者，可选用环孢素、硫唑嘌呤、甲氨蝶呤等免疫抑制剂，也可系统应用糖皮质激素。

6. 过敏原特异性免疫治疗

过敏原特异性免疫治疗可有效改善病情。

二、中医学概述

特应性皮炎归属"四弯风""胎疮"等范畴。

（一）病因和发病机制

本病多因先天不足、禀性不耐、饮食不节导致脾失健运、湿热内生、风湿热邪、蕴聚肌肤、经络受阻而成；或反复发作、病久不愈、耗伤阴液、营血不足、血虚生风化燥、肌肤失养所致。久病常累及脾肾。

（1）遗热于儿：常因胎前怀孕时，母食五辛辛辣炙煿，生后又不禁口、多食动风发生，脾运失司，湿热内生，哺乳时遗热于儿。

（2）禀性不耐：由于小儿本身饮食不节，喜食血腥海味、五辛发物，禀性不耐所致。

（3）先天不足，后天失调，生化乏源，以致身体消瘦、不长肌肉、肤失血养。

（二）辨证论治

1. 心脾积热证

（1）证候：面部红斑、丘疹、脱屑或头皮出现黄色痂皮，伴糜烂渗液，有时蔓延到躯干和四肢，哭闹不安，可伴有大便干结、小便短赤。指纹呈紫色达气关或脉数。本型常见于婴儿期。

（2）治法：清心导赤。

2. 心火脾虚证

（1）证候：面部、颈部、肘窝、腘窝或躯干等部位反复发作的红斑、水肿，或丘疱疹、水疱，或有渗液、瘙痒明显、烦躁不安、眠差、纳呆，舌尖红、脉偏数。常见于儿童反复发作的急性期。

（2）治法：清心培土。

3. 脾虚蕴湿证

（1）证候：四肢或其他部位散在的丘疹、丘疱疹、水疱，倦怠乏力、食欲不振、大便溏稀，舌质淡、苔白腻，脉缓或指纹色淡。常见于婴儿和儿童反复发作的稳定期。

（2）治法：健脾渗湿。

4. 血虚风燥证

（1）证候：皮肤干燥，肘窝、腘窝常见苔藓样变，躯干、四肢可见结节性痒疹，继发抓痕、瘙痒剧烈，面色苍白、形体偏瘦、眠差、大便偏干，舌质偏淡、脉弦细。常见于青少年和成人期反复发作的稳定期。

（2）治法：养血祛风。

（三）其他疗法

（1）推拿疗法。

（2）外治法：药液外洗、湿敷（如康复新液）、润肤露保湿等。

（3）健康教育：合理洗浴、清洁皮肤、坚持合理治疗等。

三、康复新液治疗特应性皮炎的临床研究

陈益平等（2012）观察了康复新液联合地奈德乳膏治疗婴儿湿疹的临床疗效。将154例患者随机分为两组：治疗组（84例）采用康复新液外敷患处，每次 10 分钟，3次/日；急性湿疹渗出较多者用时 15 分钟，联合布地奈德乳膏，3 次/日。对照组（70例）单用布地奈德乳膏外涂患处，3 次/日。两组均治疗 7 天。治疗组有效率为 94.0%，明显高于对照组的 82.9%（$P<0.01$）。结果表明，康复新液联合布地奈德乳膏治疗婴儿湿疹疗效确切，可快速控制症状、缩短病程，有助于减少使用糖皮质激素对患者皮肤的刺激，且复发率低，值得临床推广应用。

四、康复新液治疗特应性皮炎的典型病例

患者，男，8 个月，患者面颊部、额部和头皮瘙痒，大面积皮损，入院治疗。患病

原因：牛奶蛋白质过敏，入院前使用婴宝湿疹膏效果不理想。诊断为婴儿湿疹。

治疗方案：改用氨基酸奶粉喂养。外用康复新液清创湿敷后涂抹布地奈德乳膏、夫西地酸软膏，3 次/日。治疗 3 天后皮损大面积好转。

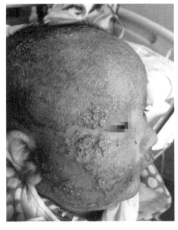

| 治疗前 | 治疗后 |

患者治疗前后对比图

参考文献

陈益平，陈松青，陈华. 康复新液联合地奈德乳膏治疗婴儿湿疹疗效观察［J］. 中国中西医结合皮肤性病学杂志，2012，11（6）：376.

中华中医药学会皮肤科专业委员会. 特应性皮炎中医诊疗方案专家共识［J］. 中国中西医结合皮肤性病学杂志，2013，12（1）：60－61.

李元文. 中医皮肤科临证必备［M］. 北京：人民军医出版社，2014.

中华医学会皮肤性病学分会儿童皮肤病学组. 中国儿童特应性皮炎诊疗共识（2017版）［J］. 中华皮肤科杂志，2017，50（11）：784－789.

张学军，郑捷. 皮肤性病学［M］. 9 版. 北京：人民卫生出版社，2018.

中华医学会皮肤性病学分会免疫学组，特应性皮炎协作研究中心. 中国特应性皮炎诊疗指南（2020 版）［J］. 中华皮肤科杂志，2020，53（2）：81－88.

第六节　淤积性皮炎

一、现代医学概述

（一）定义

淤积性皮炎（Stasis dermatitis，SD）又称静脉曲张性湿疹，是静脉曲张综合征中常见的临床表现之一，呈急性、亚急性、慢性或复发性临床表现，可伴有溃疡。

（二）流行病学

《皮肤性病学》（第 9 版）指出，我国 SD 的患病率达 2.37%～6.57%，多见于中老年人。于光远等（2014）调查了 676 名卫戍部队战士，发现 SD 的患病率高达 2.73%。本病好发于长期站立者、体力劳动者、习惯性便秘者、长期负重行走者、肥胖者、患有下肢静脉曲张者以及有静脉相关疾病家族史者。

（三）病因和发病机制

发病机制主要与微血管病变和慢性炎症有关。发病的重要原因是静脉曲张后微血管病变阻碍了氧气弥散和营养物质的输送，移行至组织中的白细胞还可释放蛋白水解酶造成皮肤炎症，血小板在微血管中聚集并可能引起灶状血栓形成。

（四）临床表现

本病多发于下肢静脉高压患者，特别是已发生下肢静脉曲张者。急性患者多表现为下肢迅速肿胀、潮红、发热，浅静脉曲张并出现湿疹样皮损。慢性患者开始表现为小腿下 1/3 轻度水肿，胫前及两踝附近出现色素沉着及斑疹。继发湿疹样改变可出现急性（如水疱、渗液、糜烂及结痂）或慢性皮损（如干燥、脱屑、苔藓样变）。病程较长者内踝可因外伤或感染而形成不易愈合的溃疡。

并发症为创口感染、溃疡等。

（五）诊断

根据小腿存在不同程度的静脉曲张以及典型皮损可快速诊断。

（六）治疗

积极治疗原发病，去除引起静脉高压的基础疾病。可卧床休息并抬高患肢，可用弹力绷带等促进静脉回流。皮损的治疗以对症治疗为主，主要为外用药物，治疗原则可参考特应性皮炎。如伴有感染或溃疡形成时，可联合外用抗感染药物，溃疡面有脓性分泌物时（尤其出现蜂窝织炎时）应全身使用抗生素。一般治疗无效或反复发作者可行曲张静脉根治术。

二、中医学概述

淤积性皮炎归属"筋病""湿毒疮""下注疮"等范畴。

（一）病因和发病机制

脉络血瘀湿阻是本病的主要发病机制。气血运行不畅，如手术或外伤及妊娠、肿瘤、偏瘫或长期卧床等，湿热下注肌肤。或因过劳或饮食不节、伤及脾胃、脾失健运，致湿热内生、下注肌肤。

（二）辨证论治

1. 湿热下注证

（1）证候：内踝上下红斑、水疱、糜烂或渗出，双下肢静脉曲张，四周漫肿灼热，舌红，苔黄腻，脉滑数。

（2）治法：清热利湿、和营消肿。

2. 脾虚湿盛证

（1）证候：病程日久，内踝上下红斑、皮损色暗、淡红或不红，水疱不多但液水浸淫，患肢浮肿、纳呆，腹胀、便溏、面色萎黄，舌淡，苔白腻，脉沉无力。

（2）治法：健脾利湿。

3. 气虚血瘀证

（1）证候：皮疹以干燥、增厚、粗糙、脱屑、苔藓样变为主，反复发作、剧烈瘙痒，舌淡紫，舌苔白腻，脉细涩。

（2）治法：益气、活血、祛瘀。

（三）外治疗法

多以保护创面、防治感染、利于创面愈合为主。主要以中药湿敷、熏洗、膏药外涂，如康复新液、三黄洗剂、湿疹膏、紫草油等。

三、康复新液治疗淤积性皮炎的临床研究

沈悦等（2020）观察了康复新液联合高功率发光二极管（LED）红光治疗下肢淤积性皮炎（SD）的临床疗效。将 84 例 SD 患者分为康复新液组（28 例）、LED 组（28 例）、联合治疗组（28 例）。康复新液组将浸泡过康复新液的 10 层纱布外敷在皮肤溃疡处 0.5~1.0 小时，每日 2 次；LED 组用 LED 红光照射，每日 2 次；联合治疗组采用康复新液湿敷联合 LED 红光照射，每日 2 次。三组均治疗一个月。康复新液组总有效率为 85.71%，LED 组总有效率为 78.57%，联合治疗组总有效率为 100.00%，差异有统计学意义（$P<0.05$）。联合治疗组色素沉着、瘙痒、渗出、脱屑、皲裂、下肢肿胀等症状较康复新液组和 LED 组明显改善（$P<0.05$）；联合治疗组的经皮氧分压明显高于康复新液组及 LED 组（$P<0.05$）；联合治疗组的躯体功能、躯体角色和总健康得分均高于康复新液组及 LED 组（$P<0.05$）。结果表明，康复新液联合 LED 红光对 SD 的临床疗效确切，可明显改善患者的症状，值得临床推广。

三组治疗前后症状体征比较［例（%）］（沈悦等，2020）

组别	例数	色素沉着	瘙痒	渗出	脱屑	皲裂	下肢肿胀
康复新液组	28						
治疗前		25（89.29）	20（71.43）	17（60.71）	18（64.29）	20（71.43）	26（92.85）
治疗后		10（35.71）[ab]	8（28.57）[ab]	7（25.00）[ab]	7（25.00）[ab]	6（21.43）[ab]	6（21.43）[ab]

续表

组别	例数	色素沉着	瘙痒	渗出	脱屑	皲裂	下肢肿胀
LED组	28						
治疗前		24（85.71）	21（75.00）	18（64.29）	20（71.43）	20（71.43）	25（89.29）
治疗后		11（39.29）[ab]	10（35.71）[ab]	7（25.00）[ab]	6（21.43）[ab]	5（17.86）[ab]	6（21.43）[ab]
联合治疗组	28						
治疗前		24（85.71）	23（82.14）	20（71.43）	22（78.57）	21（75.00）	24（85.71）
治疗后		3（10.71）[a]	2（7.14）[a]	2（7.14）[a]	1（3.57）[a]	1（3.57）[a]	1（3.57）[a]

注：与本组治疗前比较，[a]表示 $P<0.05$；与联合治疗组治疗后比较，[b]表示 $P<0.05$。

四、康复新液治疗淤积性皮炎的典型病例

患者，男，52岁，瘫痪三年，长期卧床，血液循环差，导致腿部大面积皮炎。诊断为淤积性皮炎。

治疗方案：口服甘草锌颗粒，康复新液湿敷，外用派瑞松软膏，其间康复新液多次湿敷。治疗两周后皮肤光滑有血色。

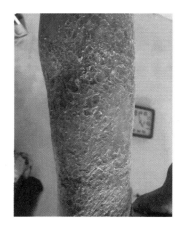 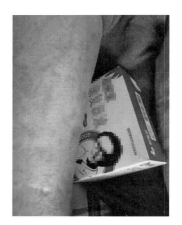

治疗前　　　　　　　　　　　　　　　治疗后

患者治疗前后对比图

参考文献

杨京慧，赵梅，韩平，等. 皮肤病性病中西医结合诊疗与防护［M］. 内蒙古：内蒙古科学技术出版社，2009.

卢传坚，林良才. 老年皮肤病诊疗［M］. 广州：广东科技出版社，2009.

于光远，刘少卿，邹先彪. 驻京某卫戍部队战士淤积性皮炎流行病学调查与研究［J］. 感染、炎症、修复，2014，15（2）：101−104.

张学军，郑捷. 皮肤性病学［M］. 9版. 北京：人民卫生出版社，2018.

沈悦，张懿，徐晶，等. 康复新液联合高功率发光二极管红光治疗下肢淤积性皮炎的临床效果［J］. 中华医学美学美容杂志，2020，26（6）：538−539.

第七节 湿疹

一、现代医学概述

(一) 定义

湿疹（Eczema）是由多种内、外因素引起的真皮浅层及表皮炎症，临床上急性期以丘疱疹为主，有渗出倾向；慢性期以苔藓样变为主，容易反复发作。

(二) 流行病学

《中成药治疗湿疹临床应用指南（2020 年）》指出，我国一般人群患病率约为7.5%，儿童患病率可达 18.71%。《中国手部湿疹诊疗专家共识（2021 版）》提及，手部湿疹国外研究报道一般人群患病率 5‰~8‰，女性患病率高于男性。王鑫等（2019）调查了我国大陆 15 个省（区、市）的 39 家三甲医院皮肤科门诊，结果显示，手部湿疹的患病率为 6.99%。

(三) 分类

根据病程和临床特点本病可分为急性、亚急性和慢性湿疹。

此外还有几种特殊类型的湿疹：手部湿疹，汗疱疹（Pompholyx），乳房湿疹，外阴、阴囊及肛门湿疹，钱币状湿疹，自身敏感性皮炎（Autosensitization dermatitis），感染性湿疹样皮炎（Infectious eczematoid dermatitis）。

(四) 病因和发病机制

（1）本病病因尚不明确，可能与下述因素有关。
①内部因素：慢性感染病灶（如慢性胆囊炎、扁桃体炎、肠寄生虫病等）、内分泌和代谢改变（如妊娠、月经紊乱等）、血液循环障碍（如小腿静脉曲张等）、神经精神因素、遗传因素等，后者与个体易感性有关。
②外部因素：食物（海鲜类、牛羊肉等）、吸入物（花粉、屋尘螨等）、生活环境（炎热、干燥等）、动物皮毛、各种化学物质（化妆品、肥皂、合成纤维等）诱发或加重。
（2）本病的发病机制尚不明确，可能与机体内部因素（如免疫功能异常、皮肤屏障功能障碍等）与各种内外部因素的相互作用有关，少数可能由迟发型超敏反应介导。免疫性机制（如变态反应）和非免疫性机制（如皮肤刺激）均参与发病过程。微生物可以通过直接侵袭、超抗原作用或诱导免疫反应引发或加重湿疹。

（五）临床表现

1. 急性湿疹

好发于面、耳、手、足、前臂、小腿等外露部位，严重者可弥散全身，多对称性分布。皮损多形性，常表现为红斑基础上的针尖至粟粒大小丘疹、丘疱疹，严重时可出现小水疱，常融合成片，边界不清楚，皮损周边丘疱疹逐渐稀疏，常因搔抓形成点状糜烂面，有明显浆液性渗出。患者自觉瘙痒剧烈，搔抓、热水洗烫可加重皮损。

2. 亚急性湿疹

因急性湿疹炎症减轻或处理不当，病程绵延发展而来。表现为红肿及渗出减轻，可有丘疹及少量丘疱疹，皮损呈暗红色，少许鳞屑及轻度浸润，自觉有剧烈瘙痒。

3. 慢性湿疹

由急性、亚急性湿疹迁延而来，也可由于轻微、持续刺激而一开始就表现为慢性化，多对称发病。表现为患部皮肤浸润性暗红斑上有丘疹、抓痕及鳞屑，局部皮肤肥厚、表面粗糙，有不同程度的苔藓样变、色素沉着或色素减退。患者自觉有明显阵发性瘙痒。病情时轻时重，延续数月或更久。

4. 几种特殊类型的湿疹

（1）手部湿疹：多起病缓慢，手部干燥暗红斑，局部浸润肥厚，边缘较清楚，冬季常形成裂隙。患者发病多与职业、情绪等因素有关。

（2）汗疱疹：属于手部湿疹的特殊类型。好发于掌跖和指（趾）侧缘。皮损为深在的针尖至粟粒大小水疱，内含清澈或浑浊浆液，水疱可融合成大疱，干涸后形成衣领状脱屑。有不同程度的瘙痒或烧灼感。

（3）乳房湿疹。

（4）外阴、阴囊及肛门湿疹：局部瘙痒剧烈。

（5）钱币状湿疹：多发于四肢。皮损为密集小丘疹和丘疱疹融合成的圆形或类圆形钱币状斑片，边界清楚，直径1～3cm，急性期红肿、渗出明显，慢性期皮损肥厚、色素增加，表面覆干燥鳞屑，瘙痒剧烈。

（6）自身敏感性皮炎：表现为原有的局限性湿疹样病变加重，随后在病变附近或远隔部位皮肤（以四肢为主，下肢为甚，也可在躯干及面部）出现多数散在或群集的小丘疹、丘疱疹、水疱及脓疱等，1～2周可泛发全身，皮损可互相融合，皮损多呈对称性分布。瘙痒剧烈，有时有灼热感。

（7）感染性湿疹样皮炎：属于自身敏感性皮炎的特殊类型。常见有较多分泌物的溃疡、窦道。初发时皮肤潮红，继而出现丘疹、水疱、糜烂，亦可累及远隔部位。瘙痒剧烈，局部淋巴结可肿大及压痛。

5. 并发症

如反复搔抓刺激或护理不当可继发皮肤感染，表现为皮肤炎症明显，脓疱、脓液、脓痂形成，严重可出现发热、局部淋巴结肿大等全身表现。

（六）诊断

根据瘙痒剧烈，多形性、对称性皮损，急性期有渗出倾向，慢性期苔藓样变皮损等特征可诊断本病。必要时结合斑贴试验、点刺试验、IgE 测定、微生物检查、组织活检、皮肤镜检查等方法。

（七）治疗

湿疹的治疗目的是缓解或消除临床症状，消除诱发和（或）加重因素，减少和预防复发，提高患者的生活质量。

具体治疗可分为以下几方面。

（1）基础治疗：① 患者教育；② 避免诱发或加重因素；③ 保护皮肤屏障功能。

（2）外用局部治疗：是湿疹治疗的主要手段。根据皮损分期选择合适的药物剂型。急性期可选择炉甘石洗剂、糖皮质激素乳膏或凝胶、氧化锌油剂。亚急性期皮损可选择氧化锌糊剂、糖皮质激素乳膏。慢性期皮损建议外用糖皮质激素软膏、硬膏、乳剂或酊剂等，可合用保湿剂及角质松解剂，外用糖皮质激素制剂依然是治疗湿疹的主要药物。必要时选择外用钙调磷酸酶抑制剂。

（3）系统治疗：① 抗组胺药；② 合并感染者使用抗生素；③ 维生素 C、葡萄糖酸钙等有一定抗过敏作用，可以用于急性发作或瘙痒明显者；④ 糖皮质激素，一般不主张常规使用；⑤免疫抑制剂，如环孢素、甲氨蝶呤、硫唑嘌呤等。

（4）物理治疗：紫外线疗法包括 UVA 照射、UVA/UVB 照射及窄谱 UVB 照射，皮肤浅层 X 线照射，对慢性顽固性湿疹具有较好疗效。

二、中医学概述

湿疹归属"湿疮"的范畴。

（一）病因和发病机制

禀赋不耐，风、湿、热邪为主要病因。

在禀赋不耐的基础上，饮食失节，过食辛辣刺激、荤腥动风之物，脾胃受损，失其健运，湿热内生，又兼外受风邪，内外两邪相搏，风湿热邪浸淫肌肤导致湿疹。或因素体虚弱、脾虚湿困、肌肤失养，或因湿热蕴久、耗伤阴血、虚热内生而致阴虚血燥、肌肤甲错。

急性者以湿热为主；亚急性者多与脾虚湿困有关；慢性者则多病久耗伤阴血，血虚风燥，乃至肌肤甲错。

（二）辨证论治

本病以标本兼顾、内外并治、整体与局部相结合为基本原则。以清热利湿止痒为主要治法。急性者以清热利湿为主，慢性者以养血润肤为主。外治宜用温和的药物，以免加重病情。

1. 风热蕴肤证

（1）证候：皮损以红色丘疹为主，可见鳞屑、结痂，渗出不明显，皮肤灼热，瘙痒剧烈，可伴发热、口渴。舌边尖红或舌质红，苔薄黄，脉浮。

（2）治法：疏风清热止痒。

2. 湿热浸淫证

（1）证候：发病快、病程短，皮损潮红，有丘疱疹，灼热瘙痒无休，抓破渗液流脂水，伴心烦口渴，身热不扬，大便干，小便短赤。舌红，苔薄白或黄，脉滑或数。

（2）治法：清热燥湿止痒。

3. 脾虚湿蕴证

（1）证候：发病较缓，皮损潮红，有丘疹，瘙痒，抓后糜烂渗出，可见鳞屑，伴纳少、腹胀便溏，易疲乏。舌淡胖，苔白腻，脉濡缓。

（2）治法：健脾利湿止痒。

4. 血虚风燥证

（1）证候：病程久，反复发作，皮损色暗或色素沉着，或皮损粗糙肥厚，剧痒难忍，遇热或肥皂水洗后瘙痒加重，伴有口干不欲饮，纳差，腹胀。舌淡，苔白，脉弦细。

（2）治法：养血润肤、祛风止痒。

5. 其他证型

腰膝酸软、畏寒肢冷、精神不振，舌淡胖或暗、苔润，脉沉弱无力等，常为阳虚证；出现畏寒，少汗或无汗，舌淡、苔薄白或白腻，脉浮紧等，常为风寒证；部分患者出现畏寒疲乏、口苦、便秘。舌暗红水滑，苔薄白或黄腻等。常为寒热错杂证。

（三）外治疗法

1. 中药塌渍疗法适应证

用于炎症较重、皮损渗出明显者。

2. 中药药浴疗法适应证

用于急性、亚急性和慢性湿疹皮损无明显渗出者，可选用康复新液。

3. 中药熏蒸疗法适应证

用于急性、亚急性和慢性湿疹皮损无明显渗出者，可选用康复新液。

4. 火针疗法适应证

用于局限性慢性湿疹，皮损肥厚浸润明显者。

5. 普通针刺疗法适应证

用于急性、亚急性和慢性湿疹。

6. 耳穴疗法适应证

用于急性、亚急性和慢性湿疹。

7. 穴位注射疗法适应证

用于亚急性和慢性湿疹。

8. 刺络拔罐疗法适应证

用于皮肤肥厚，苔藓样变的慢性湿疹患者。

三、康复新液治疗湿疹的临床研究

张波等（2007）研究了康复新液配合长效局部封闭治疗 58 例肛周湿疹患者的临床疗效。患者均采用长效局部封闭治疗，将 1% 亚甲蓝溶液与 1% 利多卡因溶液按 1：20 比例混合，并加入盐酸肾上腺素注射液组成混合液。常规消毒后，将混合液均匀注射于病灶区皮下，5～10mL。联合康复新液浸透的无菌纱布湿敷，按压 3～10 分钟后，包扎固定。第二天起，用康复新液涂患处，2～3 次/天。治疗有效率高达 100%，复发率为 1.7%。结果表明，康复新液纱布湿敷联合长效局部封闭治疗肛周湿疹，临床疗效好，可以有效降低复发率，加速湿疹愈合，值得临床推广应用。

马里昂等（2013）观察了康复新液外用联合口服皿治林治疗慢性手部湿疹的临床疗效。将 100 例慢性手部湿疹患者随机分为两组，其中 94 例完成试验，治疗组 50 例、对照组 44 例。治疗组口服皿治林 10mg/d，联合外用康复新液涂抹皮损处，3 次/天；对照组仅口服皿治林 10mg/d。4 周后，治疗组痊愈率为 26.0%，有效率为 80.0%；对照组痊愈率为 18.1%，有效率为 59.1%。两组有效率比较差异有统计学意义（$P<0.05$）。治疗组与对照组治疗后的症状体征评分比较差异有统计学意义（$P<0.05$）。结果表明，康复新液外用联合口服皿治林治疗慢性手部湿疹临床疗效良好，明显优于单用皿治林治疗，且没有明显不良反应。

两组症状体征评分比较（$\bar{x}\pm s$，分）（马里昂等，2013）

组别	例数	治疗前	治疗 1 周	治疗 2 周	治疗 4 周
治疗组	50	8.96±3.21	5.05±2.56	3.17±2.01	2.32±1.63
对照组	44	8.23±2.68	5.86±2.78	4.15±2.37	3.35±1.96
P 值		>0.05	<0.05	<0.05	<0.05

王新娜等（2014）观察了康复新液治疗中心静脉长期透析导管导致的局部湿疹的临床疗效。对中心静脉长期透析导管导致局部湿疹的 11 例患者，在常规护理的基础上联合康复新液湿敷，20 分钟/次，每天 1 次。每天换药 1 次，渗液严重者随时更换。治疗 7 天后 11 例患者治愈率 100%。结果表明，康复新液治疗中心静脉长期透析导管导致的局部湿疹疗效确切、安全性高，值得临床推广。

王燕等（2015）观察了康复新液联合复方氟米松软膏治疗湿疹的临床疗效。将 151 例湿疹患者随机分为实验组（120 例）和对照组（31 例）。实验组用康复新液湿敷患处 30 分钟，早晚各一次，同时联合复方氟米松软膏外涂，每日 1 次，连用 7 天，后改为康复新液湿敷，早晚各 1 次，连用 7 天。对照组单用复方氟米松软膏，每日 2 次，连用 7 天，7 天后改为每日 1 次，再用 7 天。实验组治疗 7 天总有效率为 90.0%，明显优于对照组的 77.4%（$P<0.05$）。结果表明，康复新液联合复方氟米松软膏治疗湿疹，可减少激素使用时间和剂量，效果确切，操作简便，值得临床推广。

钱新洪等（2019）观察康复新液联合蒙脱石散护理肛周湿疹的临床疗效。按照随机双盲法将 60 例患者分为观察组（30 例）和对照组（30 例）。观察组康复新液外喷联合蒙脱石散涂抹；对照组单用康复新液外喷，治疗 7 天。观察组总有效率为 100％，肛周湿疹控制在Ⅱ期以内；对照组总有效率为 76.7％，2 例转为Ⅲ期湿疹，及时给予复方酮康唑软膏治疗后治愈。结果表明，康复新液联合蒙脱石散护理肛周湿疹患者临床效果好，改善局部症状情况明显。

四、康复新液治疗湿疹的典型病例

患者，女，54 岁，4 年前无明显诱因下肢皮肤出现皮疹，伴瘙痒，曾在外院诊断为湿疹，近 1 年来反复破溃、渗出、红肿渗出，症状加重 15 天入院。诊断为湿疹伴下肢皮肤感染。

治疗方案：哌拉西林、丹参川芎嗪、夫西地酸、he－ne 激光，以及康复新液外敷、2 次/天。治疗 20 天后痊愈出院。

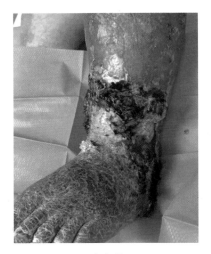 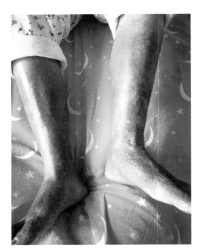

治疗前　　　　　　　　　　　治疗后

患者治疗前后对比图

参考文献

中华医学会皮肤性病学分会免疫学组. 湿疹诊疗指南（2011 年）[J]. 中华皮肤科杂志，2011，44（1）：5－6.

张学军，郑捷. 皮肤性病学 [M]. 9 版. 北京：人民卫生出版社，2018.

余艺昕，杨斌. 手湿疹中外诊疗指南概述 [J]. 中华皮肤科杂志，2019，52（1）：53－56.

《中成药治疗优势病种临床应用指南》标准化项目组. 中成药治疗湿疹临床应用指南（2020 年）[J]. 中国中西医结合杂志，2020，41（2）：133－142.

中国医师协会皮肤科医师分会科学委员会，中国医师协会皮肤科医师分会变态反应性疾病专业委员会，中国"手部湿疹科研协作组". 中国手部湿疹诊疗专家共识（2021

版）[J]. 中华皮肤科杂志，2021，54（1）：19－26.

王鑫，杨明川，石晓东，等. 三甲医院皮肤科门诊手部湿疹患者横断面多中心调查 [J]. 实用皮肤病学杂志，2019，12（2）：65－67.

陈红风. 中医外科学 [M]. 4 版. 北京：中国中医药出版社，2016.

中华中医药学会皮肤科分会. 湿疹（湿疮）中医诊疗专家共识（2016 年）[J]. 中国中西医结合皮肤性病学杂志，2018，17（2）：181－183.

张波，柳俊，夏璎，等. 康复新液配合长效局部封闭治疗肛周湿疹 58 例分析 [J]. 中国误诊学杂志，2007，7（16）：3863－3864.

马里昂，何艳，冯金鸽. 康复新液治疗慢性手部湿疹临床观察 [J]. 四川医学，2013，34（12）：1886－1887.

王新娜，吴利平. 康复新液治疗中心静脉长期透析导管致局部湿疹的疗效与护理 [J]. 护士进修杂志，2014，29（11）：1038－1039.

王燕，王海，谢娇娇，等. 复方氟米松软膏联合康复新液治疗湿疹疗效观察 [J]. 贵州医药，2015，39（10）：887－888.

钱新洪，楼晓霞. 蒙脱石散联合康复新液护理肛周湿疹的疗效观察 [J]. 护理与康复，2019，18（10）：58－59.

第八节　药疹

一、现代医学概述

（一）定义

药疹（Drug eruption）也称药物性皮炎（Dermatitis medicamentosa），是药物通过口服、注射、吸入等各种途径进入人体后引起的皮肤、黏膜炎症性皮损，严重者可累及机体的其他系统，是药物不良反应的一种表现形式。

（二）流行病学

随着新药不断面世、用药人群增多及药物滥用等，药疹发生率不断增加。

（三）分类

不同药物可引起同种类型药疹，而同一种药物对不同患者或同一患者在不同时期也可引起不同类型药疹。一般可分为：固定型药疹（Fixed drug eruption）、荨麻疹型药疹（Urticarial drug eruption）、麻疹型或猩红热型药疹（Morbilliform drug eruption and scarlatiniform drug eruption）（又称发疹型药疹）、湿疹型药疹（Eczematous drug eruption）、紫癜型药疹（Purpuric drug eruption）、多形红斑型药疹（Erythema multiforme drug eruption)、大疱性表皮松解型药疹（Drug － induced bullosa epidermolysis)、剥脱性皮炎型或红皮病型药疹（Drug－induced exfoliative dermatitis)、痤疮型药疹（Acneiform drug eruption)、光感性药疹（Photosensitive drug eruption)、药物超敏反应综合征（Drug hypersensitivity syndromes，DHS）［也称伴发嗜酸性粒细胞增多及系统症状的药疹（Drug reaction with eosinophilia and systemic symptoms，DRESS)］。

（四）病因和发病机制

1. 病因

个体因素包括遗传因素（过敏体质）、某些酶的缺陷、机体病理或生理状态的影响等。药物因素，理论上任何药物都有可能导致药疹，但不同种类药物致病的危险性不同。

2. 发病机制

药疹的发病机制复杂，可分为变态反应和非变态反应两大类。

（1）变态反应：多数药疹属此类反应。药物激发变态反应的能力取决于多种因素，包括药物的分子特性、药物代谢的个体差异遗传背景及接受药物时个体的状况等。引起变态反应的药物包括属于半抗原的小分子量化学制品、蛋白制品或者低分子量化学制品、血清制品、疫苗等。

（2）非变态反应：此类药疹较少见。可能的发病机制为药理作用、过量反应与蓄积作用、参与药物代谢的酶缺陷或被抑制、药物不良反应及菌群失调、药物的相互作用；药物使已存在的皮肤病复发。

（五）临床表现

药疹临床表现复杂，不同药物可引起同种类型药疹，常见以下类型：

1. 固定型药疹

每次皮损常在同一部位出现，常由解热镇痛类、磺胺类、巴比妥类和四环素类药物等引起。典型皮损为局限性圆形、类圆形的边界清楚的水肿性暗紫红色或鲜红色斑疹、斑片，直径 0.2cm 到数厘米不等，常为 1 个，也可数个或全身。皮损痒或痛，一般无全身症状。

2. 荨麻疹型药疹

约占所有药疹的 5％，常由血清制品、呋喃唑酮、青霉素等 β－内酰胺类抗生素和阿司匹林等非甾体抗炎药引起。临床表现为风团泛发全身、潮红水肿、消退缓慢、痛痒或轻痛，也可出现血清病样症状，如发热、关节疼痛、淋巴结肿大，甚至蛋白尿等。

3. 麻疹型或猩红热型药疹

又称为发疹型药疹，是药疹中最常见的类型，约占所有药疹的 90％，常由青霉素（尤其是半合成青霉素），以及磺胺类、解热镇痛类、巴比妥类药物等引起。皮损多在首次用药一周内出现，发病突然，可伴发热等全身症状，但较轻微。麻疹型药疹皮损为针头至粟粒大小的红色斑丘疹，密集对称分布，可泛发全身，以躯干为多，严重者可伴发小出血点，多有明显痛痒。猩红热型药疹皮损呈弥漫性鲜红斑，或呈米粒至豆大红色斑疹或斑丘疹，密集对称分布，常从面颈部向躯干四肢延伸，1~4天遍布全身，尤以皱褶部位或四肢屈侧更为明显，皮损可密集、融合，形态酷似猩红热皮损，但强痒明显。

4. 湿疹型药疹

接触或外用青霉素、磺胺类等药物后使局部皮肤致敏并引起接触性皮炎，以后又口服或注射了相同或相似药物，导致全身泛发性湿疹样改变。皮损表现为大小不等的红斑、丘疹、丘疱疹及水疱，常融合成片，泛发全身，可继发糜烂、渗出。

5. 紫癜型药疹

常由抗生素、巴比妥类药物、利尿剂等引起。双下肢好发、两侧对称，严重者可累及躯干四肢。皮损表现为针头至豆大瘀点或瘀斑，散在或密集，稍隆起，压之不褪色，可伴风团或血疱。

6. 多形红斑型药疹

多由磺胺类、解热镇痛类及巴比妥类药物等引起。

7. 大疱性表皮松解型药疹

即药物引起的中毒性表皮坏死松解症（Toxic epidermal necrolysis，TEN），是药疹中最严重的类型，常由磺胺类药物、解热镇痛类药物（保泰松等）、抗生素（四环素等）、巴比妥类药物、卡马西平、别嘌呤醇、抗结核药等引起。特点是起病急骤，皮损起于面、颈、胸部，皮损迅速发展为弥漫性紫红或暗红及略带铁灰色斑片，并波及全身，在红斑处出现大小不等的松弛性水疱和表皮松解（尼氏征阳性），稍受外力即形成糜烂面，出现大量渗出，如烫伤样外观，皮损触痛明显。可累及全身黏膜、皮肤、内脏。

8. 剥脱性皮炎型或红皮病型药疹

常由磺胺类药物、巴比妥类药物、抗癫痫药物、解热镇痛类药物、抗生素等引起，多为长期用药后发生。皮损初期多呈麻疹样或猩红热样，部分患者在麻疹型、猩红热型或湿疹型药疹的基础上继续用药或治疗不当时可出现本型药疹，亦可一开始即表现为泛发性损害。皮损逐渐加重并融合成全身弥漫性潮红、肿胀，尤以面部及手足为重，可伴有水疱、糜烂和渗出、结痂，因渗出物分解而出现特异性异味，经2~3周后皮肤红肿渐消退，全身出现大量鳞片状或落叶状脱屑，掌趾部则呈手套或袜套状剥脱，头发、指（趾）甲可脱落（病愈后可再生）。

9. 痤疮型药疹

常由长期应用碘剂、溴剂、糖皮质激素和避孕药等引起。表现为毛囊性丘疹、丘脓疱疹等痤疮样皮损，多见于面部及胸背部，病程进展缓慢，一般无全身症状。

10. 光感性药疹

多由服用氯丙嗪、磺胺类药物、四环素类药物、灰黄霉素、补骨脂、喹诺酮类药物、吩噻嗪类药物及避孕药等引起，经日光或紫外线照射而发病。

（1）光毒反应性药疹：多发生于曝光后7~8小时，仅在曝光部位出现与晒斑相似的皮损，任何人均可发生，发病与药物剂量和照射剂量都相关，停药后消退较快。

（2）光变态反应性药疹：仅少数人发生，有一定的潜伏期，表现为曝光部位出现湿疹样皮损，同时非曝光部位也被累及，病程较长。

11. 药物超敏反应综合征

也称伴发嗜酸性粒细胞增多及系统症状的药疹。常发生在首次用药后 2~6 周，再次用药后可在 1 天内发病，多见于环氧化物水解酶缺陷的个体。诱发药物主要是抗癫痫药物和磺胺类药物，也可由别嘌呤醇、硫唑嘌呤、甲硝唑、特比萘芬、米诺环素、钙通道抑制剂及雷尼替丁等引起。初发表现为发热，高峰可达 40℃，停用致敏药物后仍可持续几周。皮损早期表现为面部、躯干上部及上肢的红斑、丘疹或麻疹样皮损，逐步变为暗红色，可融合并进行性演变为剥脱性皮炎样皮损或红皮病，因毛囊水肿明显而导致皮损浸润变硬，面部水肿具有特征性，真皮浅层水肿可导致水疱形成，也可出现无菌性脓疱、多形红斑样靶形损害及紫癜。内脏损害在皮损发生后 1~2 周，也可长至 1 个月，肝损伤常见。血液系统异常表现为非典型性淋巴细胞增多。此外，肾脏、肺脏、心脏、中枢神经系统等器官系统也可受累。如未能及时发现与治疗，本病死亡率在 10% 左右。

临床上将病情严重、死亡率较高的重症多形红斑型药疹、大疱性表皮松解型药疹、剥脱性皮炎型药疹及药物超敏反应综合征称为重型药疹。此外药疹还可表现为黄褐斑样、皮肤色素沉着系统性红斑狼疮样、扁平苔藓样、天疱疮样和脓疱样皮损等。

（六）诊断

药疹临床表现复杂，鉴别诊断困难。

可根据明确的服药史、潜伏期及各型药疹的典型临床皮损进行诊断，同时需排除具有类似皮损的其他皮肤病及发疹性传染病。一般来说，药疹皮损的颜色较其他皮肤病更为鲜艳，瘙痒更为明显，且停用致敏药物后逐渐好转。如患者服用两种以上的药物，准确判断致敏药物将更为困难，应根据患者过去的服药史、药疹史及此次用药与发病的关系等信息加以综合分析。

药物超敏反应综合征的诊断依据为：①使用某些特定药物，3 周后出现皮损；②已停用致敏药物 2 周，临床症状仍然不愈；③高热；④肝功能异常或肾损害；⑤血象改变，白细胞计数升高（>11×10⁹/L）、异型淋巴细胞数量升高（>5%）、嗜酸性粒细胞数量升高（>1.5×10⁹/L）；⑥浅表淋巴结肿大；⑦疱疹病毒-6 型（HHV-6）再激活。典型药物超敏反应综合征要具备以上 7 项；非典型者要具备 1~5 项。

（七）治疗

药疹为药源性疾病，因此预防尤为重要。临床用药必须询问过敏史，皮试，避免滥用药物，尽量减少用药品种，注意药疹的早期症状等。药疹的治疗首先是停用致敏药物，包括可疑致敏药物，慎用结构相近的药物，避免交叉过敏或多价过敏，多饮水或静脉输液以加速药物的排出，尽快消除药物反应，防止和及时治疗并发症。

（1）轻型药疹：停用致敏药物后，给予抗组胺药物、维生素 C 及钙剂等，必要时给予小剂量泼尼松，皮损好转后可逐渐减量。局部若以红斑、丘疹为主者可外用炉甘石洗剂或糖皮质激素霜剂。以糜烂渗出为主者可间歇湿敷，外用氧化锌油。可外用康复新液治疗。

（2）重型药疹：① 及早、足量使用糖皮质激素。② 防治继发感染是关键措施之一。选用抗生素时避免使用致敏药物。③ 加强支持疗法，应及时纠正低蛋白血症、水电解质紊乱等。④ 生物制剂：TNF－α 受体拮抗剂和单抗可应用于 Johnson 综合征/中毒性表皮坏死松解症的治疗，静脉注射人血丙种免疫球蛋白。⑤ 血浆置换：清除致敏药物及其代谢毒性产物及炎症介质。⑥ 加强护理：应给予高蛋白、高碳水化合物饮食，保温、通风、隔离、定期消毒。⑦ 外用药物治疗：对皮损面积广、糜烂渗出重者局部可适当湿敷、暴露干燥创面，采用表皮生长因子、康复新液、抗生素软膏等交替治疗，同时注意眼部、口腔黏膜、外阴及肛周等的对症治疗。

（3）过敏性休克应尽早使用糖皮质激素、肾上腺素等。

二、中医学概述

药疹归属"药毒"范畴。

（一）病因和发病机制

本病总由禀赋不耐、药毒内侵所致。

（1）风热外侵、入里化热：风热邪侵袭腠理，入里化热、热入营血、血热妄行、溢于肌肤。

（2）湿热内蕴、药毒侵袭：患者禀血热之体，受药毒侵扰，火毒炽盛、燔灼营血、外发皮肤、内攻脏腑；或禀湿热之体，受药毒侵扰，体内湿热蕴蒸，郁于肌肤。

（3）病程日久、气阴两虚：病久药毒灼伤津液，气阴两伤，肌肤失养；或久病阴液耗竭，阳无所附，浮越于外，病重而危殆。

（二）辨证论治

1. 湿毒蕴肤证
（1）证候：皮疹为红斑、丘疹、风团、水疱，甚则糜烂渗液，表皮剥脱；伴灼热剧痒、口干、大便燥结、小便黄赤，或有发热。舌红，苔薄白或黄，脉滑或数。
（2）治法：清热利湿、解毒止痒。

2. 热毒入营证
（1）证候：皮疹鲜红或紫红，甚则为紫斑、血疱，灼热痒痛；伴高热、神志不清、口唇干燥、口渴不欲饮、大便干结、小便短赤。舌红绛，苔少或镜面舌，脉洪数。
（2）治法：清热凉血、解毒护阴。

3. 气阴两虚证
（1）证候：严重药毒后期大片脱屑；伴低热、神疲乏力、气短、口干欲饮。舌红，少苔，脉细数。
（2）治法：益气养阴、清解余热。

（三）外治疗法

中药塌渍、中药熏洗、中药涂擦，外用中成药，如康复新液。

三、康复新液治疗药疹的临床研究

李刚刚等（2020）观察了康复新液治疗中毒性表皮坏死松解症（TEN）的有效性及安全性。17例TEN患者治疗期间给予甲泼尼龙静脉滴注或进行输入大量丙种球蛋白、纠正水电解质紊乱、维持酸碱平衡、保肝、营养支持、抗感染等对症治疗。在此基础上加用康复新液10mL，3次/天。皮肤、黏膜破损处用浸湿康复新液的8层纱布外敷，3次/天，每次15分钟。治疗5天，患者治愈率为88.2%，平均住院时间为（14.88±3.22）天，患者皮肤及黏膜皮损恢复较好，无不良反应。结果表明，康复新液治疗TEN，疗效良好，安全性好。

四、康复新液治疗药疹的典型病例

患者，男，36岁，酒精性肝硬化，在某医院就诊，住院期间爆发全身红斑，斑上有水疱，自诉口服甘草酸苷后出现。诊断为药物过敏性大疱型表皮坏死松解症；肝硬化未分型、失代偿期；亚急性肝衰竭；肝内胆汁淤积症；胆囊炎；心肌供血不足；肠道内霉菌；胸腔积液、腹水。

治疗方案：感染隔离；输血浆、人血白蛋白；使用改善肝功能药物；甲泼尼龙冲击；创面外用银离子抗菌纱布覆盖；使用银离子活性炭敷料、生长因子；每天用康复新液600mL冲洗、湿敷创面。治疗3周后创面痊愈。

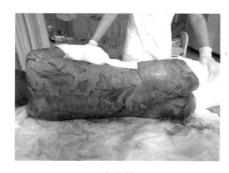 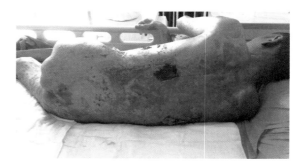

治疗前　　　　　　　　　　　　　　　治疗后

患者治疗前后对比图

参考文献

张学军，郑捷. 皮肤性病学［M］. 9版. 北京：人民卫生出版社，2018.

中华医学会皮肤性病学分会药物不良反应研究中心. Stevens－Johnson综合征/中毒性表皮坏死松解症诊疗专家共识［J］. 中华皮肤科杂志，2021，54（5）：376－381.

陈红风. 中医外科学［M］. 4版. 北京：中国中医药出版社，2016.

李刚刚，赵文伟. 康复新液治疗中毒性表皮坏死松解型药疹17例临床分析［J］. 中国中西医结合皮肤性病学杂志，2020，19（4）：346－348.

第九节　痤疮

一、现代医学概述

（一）定义

痤疮（Acne）是一种毛囊皮脂腺单位的慢性炎症性皮肤病，各年龄段人群均可患病，以青年人群发病率高。

（二）流行病学

《中国痤疮治疗指南（2019 修订版）》指出，痤疮好发于青春期，我国人群截面统计痤疮发病率为 8.1%，但研究发现超过 95% 的人一生中可有不同程度痤疮发生。

（三）分类

（1）按照皮损不同可分为毛囊口处的粉刺、炎性丘疹、脓疱以及结节、囊肿及瘢痕等。

（2）按照皮损严重程度可分为：①轻度（Ⅰ级），仅有粉刺。②轻至中度（Ⅱ级），有炎性丘疹。③中度（Ⅲ级），出现脓疱。④重度（Ⅳ级），有结节、囊肿或瘢痕。

（3）另外还可分为聚合性痤疮、爆发性痤疮、化学诱导性痤疮（非药物性痤疮、药物性痤疮）等。

（四）病因和发病机制

痤疮发病机制仍未完全阐明。遗传、雄激素诱导皮脂大量分泌、毛囊皮脂腺导管角化、痤疮丙酸杆菌繁殖、免疫炎症反应等因素都可能与之相关。部分患者的发病还受遗传、免疫、内分泌、情绪及饮食、药物、不良生活作息等因素影响。

（五）临床表现

多发于 15~30 岁青年人群，皮损好发于面颊、额部，也可发生于胸部、背部及肩部，多为对称性分布，常伴有毛孔粗大和皮脂溢出。各型皮损包括毛囊口处的粉刺、炎性丘疹、脓疱以及结节、囊肿及瘢痕等。

皮损初起多为与毛囊一致的圆锥形丘疹，皮损加重后可形成炎症丘疹，顶端可有小脓疱，继续发展可形成大小不等的红色结节或囊肿，挤压时有波动感，甚至可化脓形成脓肿，破溃后常形成窦道和瘢痕。一般自觉症状轻微，炎症明显时可有疼痛。痤疮慢性发展，时轻时重，多数患者病情至中年期逐渐缓解，部分可遗留红色印记和色素沉着、肥厚性或萎缩性瘢痕。

（六）诊断

根据年龄（青年），发生在颜面、前胸和背部，临床表现为粉刺、丘疹、脓疱、结节及囊肿，对称分布等特点可以诊断。

（七）治疗

治疗原则主要为去脂、溶解角质、杀菌、抗炎及调节激素水平。外用药物治疗是痤疮的基础治疗方法，轻度及轻中度痤疮以外用药物治疗为主，中重度及重度痤疮在系统治疗的同时辅以外用药物治疗。

1. 一般治疗

选择清水或合适的洁面产品，忌用手挤压、搔抓皮损。适当限制高升糖指数食物及牛奶，保持大便通畅，避免熬夜。

2. 外用药物治疗

轻者仅以外用药物治疗，如维 A 酸类药物、过氧化苯甲酰、抗生素、壬二酸、二硫化硒、不同浓度硫黄洗剂、水杨酸乳膏或凝胶等。

3. 系统药物治疗

抗生素（首选四环素类药物，如多西环素、米诺环素等）、异维 A 酸、抗雄激素药物（适应于伴高雄激素表现的女性患者）、糖皮质激素（聚合性痤疮和暴发性痤疮者可适量使用泼尼松，严重的结节或囊肿性痤疮者可辅助进行皮损内类固醇激素注射）。

4. 物理与化学治疗

光动力和红蓝光、激光与强脉冲光、点阵射频和微针点阵射频、化学剥脱治疗等。

同时应注意儿童、妊娠或哺乳期妇女痤疮的治疗主要以外用药物为主。注意痤疮后遗症处理。

二、中医学概述

痤疮归属"粉刺""肺风粉刺""面疮""酒刺"等范畴。

（一）病因和发病机制

本病早期以肺热及肠胃湿热为主，晚期有痰瘀。
（1）肺经风热：素体阳热偏盛、肺经蕴热、复受风邪、熏蒸面部而发。
（2）肠胃湿热：过食辛辣肥甘厚味、肠胃湿热互结、上蒸颜面而致。
（3）痰湿瘀滞：脾气不足、运化失常、湿浊内停、郁久化热、热灼津液、煎炼成痰、湿热瘀痰凝滞肌肤而发。

（二）辨证论治

以清热祛湿为基本治疗原则，或配合化痰散结、活血化瘀等方法，内、外治疗相结合。同时应注意不同的年龄阶段其辨证有所侧重。

1. 肺经风热证

（1）证候：皮疹以粉刺为主，少量丘疹，色红，或有痒痛。舌红，苔薄黄，脉数。

（2）治法：疏风清肺。

2. 湿热蕴结证

（1）证候：皮疹以丘疹、脓疱、结节为主，皮疹红肿疼痛，或伴有口臭、便秘、尿黄。舌红，苔黄腻，脉滑数。

（2）治法：清热利湿。

3. 冲任不调证

（1）证候：皮疹以粉刺、丘疹为主，或有结节，色暗红，或伴烦躁易怒，胸胁胀痛，月经先后不定期、血块，经前皮疹加重。舌质暗或有瘀点，苔黄，脉弦细。

（2）治法：调理冲任。

4. 痰瘀结聚证

（1）证候：皮疹以结节和囊肿为主，色暗红或紫，或有疼痛。舌暗红，苔黄或腻，脉滑。

（2）治法：化瘀散结、清热解毒。

三、康复新液治疗痤疮的临床研究

张馨中（2017）观察了5-氨基酮戊酸光动力疗法（ALA-PDT）联合康复新液治疗痤疮的疗效。将皮肤科就诊的38例患者随机分成试验组（18例）和对照组（20例），对照组用ALA-PDT治疗，试验组在此基础上用康复新液湿敷，每次20分钟，隔日一次。治疗后24小时内避光。在治疗结束后4、8、12周进行随访。试验组痊愈率39%，显效率50%，总有效率89%；对照组痊愈率22%，显效率33%，总有效率56%（$P<0.05$）。随访发现两组患者在经过治疗后皮损均有不同程度改善，且随治疗次数的增加和时间的推移，疗效更加明显。结果表明，ALA-PDT联合康复新液湿敷可以提高痤疮治疗的有效率，明显改善单纯使用ALA-PDT带来的不良反应，提高了患者依从性，为痤疮患者提供了更好的治疗方案。

两组皮损改善情况比较（$\bar{x}\pm s$，%）（张馨中，2017）

组别	例数	治疗1次	治疗2次	治疗3次	治疗4次	随访4周	随访8周	随访12周
试验组	18	18.8±1.6	32.4±2.2	45.3±3.7	54.2±4.3	66.9±3.2	77.2±2.9	85.5±4.0
对照组	20	7.3±0.6	9.0±1.9	31.3±2.1	43.6±2.6	49.86±2.7	52.1±3.2	54.0±4.2

四、康复新液治疗痤疮的典型病例

患者，女，19岁，面部红色丘疹反复一年余，可见较多粟粒至绿豆大小红色丘疹，脓疱疹。渐增多，平素面部油脂较多。门诊诊断为痤疮。

治疗方案：外用康复新液和氧氟沙星凝胶治疗一星期；中药内服治疗一个月。氧氟沙星凝胶停药后使用康复新液湿敷37天，一天两次，每次30分钟。治疗37天后患者的症状明显改善，脓疱疹完全消失，红色丘疹基本修复。

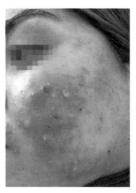

治疗前

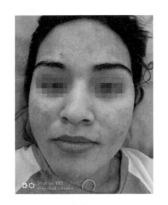

治疗后

患者治疗前后对比图

参考文献

张学军，郑捷. 皮肤性病学［M］. 9 版. 北京：人民卫生出版社，2018.

中国痤疮治疗指南专家组. 中国痤疮治疗指南（2019 修订版）［J］. 临床皮肤科杂志，2019，48（9）：583－588.

陈红风. 中医外科学［M］. 4 版. 北京：中国中医药出版社，2016.

中华中医药学会皮肤科分会. 痤疮（粉刺）中医治疗专家共识［J］. 中国中西医结合皮肤性病学杂志，2017，16（4）：382－384.

张馨中. 5－氨基酮戊酸光动力疗法联合康复新液治疗痤疮［J］. 中国药物与临床，2017，17（12）：1814－1815.

第十节　玫瑰痤疮

一、现代医学概述

（一）定义

玫瑰痤疮（Rosacea）原称酒渣鼻，是一种好发于面中部、以持久性红斑与毛细血管扩张为主的慢性炎症性皮肤病。

（二）流行病学

《中国玫瑰痤疮诊疗指南（2021 版）》指出，玫瑰痤疮的全球患病率平均约为 5.46％，我国患病率平均约为 3.48％；好发于 20～50 岁女性，但儿童和老年人也可以发病。

（三）分类

临床基本类型为红斑毛细血管扩张型、丘疹脓疱型、鼻赘型和眼型等。此外还有一些特殊亚型,如肉芽肿型、暴发型、皮质激素诱导型、口周皮炎型等。

（四）病因和发病机制

发病机制尚不清楚。可能是在一定遗传背景基础上,由多因素诱导的以皮肤免疫和血管舒缩功能异常为主导的慢性炎症性疾病。发生机制主要有以下几个方面:遗传因素、神经血管调节功能异常、天然免疫功能异常、皮肤屏障功能障碍、微生态紊乱,获得性免疫功能异常、温度变化等也可能在一定程度上参与了玫瑰痤疮的发生发展。

（五）临床表现

本病患者大多数为中年人,女性较多,但病情严重者一般为男性患者,特别是鼻赘型和眼型。玫瑰痤疮好发于面中部隆突部位,如颧部、颊部、眉间、颏部及鼻部等,部分可累及眼和眼周,少数可发于面部以外部位。临床表现一般分为 4 种类型,各类型之间可相互重叠及转换。

（1）红斑毛细血管扩张型:面中部特别是鼻部、两颊、前额、下颌等部位对称发生红斑,不同的刺激均可引起持久不退的潮红反应,常伴有皮肤干燥、灼热或刺痛感。反复发作后,皮肤红斑灼热和表浅树枝状毛细血管扩张持续存在。

（2）丘疹脓疱型:病情继续发展时,在红斑基础上出现针尖至绿豆大小的丘疹、脓疱,毛细血管扩张更明显,毛囊口扩大明显。皮损时轻时重,持续数年或更久。女性患者皮损常在经前加重。

（3）鼻赘型:属肥厚增生型,见于鼻部,也可累及口周面颊、前额、下颏等。在红斑或毛细血管扩张基础上皮脂腺肥大增生并纤维化,亦称为鼻瘤。

（4）眼型:多累及眼睑睫毛毛囊及眼睑相关腺体,常导致相关的干眼和角膜结膜病变,表现为眼异物感、光敏、视物模糊、灼热、刺痛、干燥或瘙痒等不适症状。常与其他三型合并存在,并与面部皮损的严重程度无明显关系。

（六）诊断

根据面中央为主的阵发性潮红、持久性红斑以及面颊、口周、鼻部毛细血管扩张,或丘疹和丘疹脓疱,或鼻部、面颊、口周肥大增生,或有眼部症状表现以及伴有主观症状的灼热、刺痛、干燥或瘙痒等即可诊断。必要时结合皮肤镜、反射式共聚焦显微镜、组织病理检查、计算机辅助成像及皮肤超声、光学相干断层扫描和红外成像等辅助检查手段及设备有助于玫瑰痤疮的诊断。

（七）治疗

目的是缓解或消除临床症状,减少或减轻复发,提高患者生活质量。本病多需长期维持或重复与间断性治疗。

1. 一般治疗

避免过度清洁造成皮肤屏障损伤,加强保湿润肤及物理防晒。避免过热、过冷及精神紧张因素的不良刺激,忌饮酒及进食辛辣食物,局部可适当冷敷。

2．外用药物治疗

（1）抗微生物类外用制剂：如甲硝唑、克林霉素或红霉素、伊维菌素可用于丘疹脓疱炎。

（2）过氧化苯甲酰：点涂于丘疹脓疱炎性皮损。

（3）钙调磷酸酶抑制剂：适用于红斑及瘙痒症状明显的患者。

（4）壬二酸：能改善玫瑰痤疮炎性皮损，常用凝胶或霜剂。

（5）外用收缩血管药物：α－肾上腺素能受体激动剂能特异性地作用于面部皮肤血管周围平滑肌，收缩血管，减少面中部持续性红斑，但对已扩张的毛细血管及丘疹、脓疱无效。

（6）其他：不同浓度水杨酸对丘疹和脓疱有效；不同浓度硫黄洗剂对炎性皮损有效。

3．眼部局部用药

包括抗生素眼膏/滴眼，必要时可予以免疫抑制剂滴眼液。有蠕形螨感染性睑缘炎时需抗螨治疗。可短期使用含弱效激素的抗生素眼膏，出现干眼应补充优质人工泪液。

4．系统药物治疗

（1）抗微生物制剂：①抗生素，是玫瑰痤疮的一线系统治疗药物，可选择多西环素或米诺环素。8岁以下及四环素类抗生素不耐受或有用药禁忌者，可选用大环内酯类抗生素，如克拉霉素或阿奇霉素。②抗厌氧菌类药物，甲硝唑具有抗毛囊蠕形螨及抗炎作用，可作为玫瑰痤疮的二线用药。

（2）异维A酸：可作为鼻肥大增生型患者首选用药以及丘疹脓疱型患者在其他治疗效果不佳时的二线用药。本品尽量不与四环素类抗生素合用。

（3）羟氯喹：可抗炎、抗免疫及抗紫外线损伤，需定期行眼底检查以排除相关病变。

（4）β－肾上腺素受体阻断剂：主要用于难治性阵发性潮红和持久性红斑明显患者，需警惕低血压和心动过缓。

（5）抗焦虑类药物：适用于长期精神紧张、焦虑过度患者。

5．光电治疗

患者病情稳定状态下，可以采用适当的光电治疗来改善炎症状态，减少扩张的毛细血管及增生肥大皮损，如强脉冲光（Intense pulsed light，IPL）、脉冲染料激光（Pulsed dye laser，PDL，585nm/595nm）、CO_2激光或铒激光（适合早中期增生型皮损）、1064nm Nd：YAG激光（对红斑以及毛细血管扩张具有治疗效果）、可见光、发光二极管光源（Light－emitting diode，LED）、射频（Radio frequency）等相关疗法。对于皮肤屏障受损、潮红明显、高敏感状态皮肤需谨慎选择光电治疗。

6．手术疗法

对鼻赘型和眼型玫瑰痤疮、药物治疗很难奏效者可酌情选用手术治疗，如划痕及切割术（适用于毛细血管扩张及较小的赘生物损害）、切削术及切除术（适用于单一或数个较大的赘生物）。近年来有专家采用超声手术刀进行切除、切割。

二、中医学概述

玫瑰痤疮归属"酒齄鼻""赤鼻"等范畴。

（一）病因和发病机制

本病早期往往为体内郁热，日久则为气滞血瘀。

1. 肺胃热盛

肺胃积热上蒸，复遇风寒外袭，血瘀凝结而成。

2. 热毒蕴肤

本病多发于嗜酒之人，酒气熏蒸，热毒凝结于鼻，复遇风寒之邪，交阻肌肤所致。

3. 气滞血瘀

热毒日久瘀阻鼻面，气滞血瘀，毒邪聚而不散所致。

（二）辨证论治

本病以清泄肺胃积热、理气活血化瘀为基本治疗原则。

1. 肺胃热盛证

（1）证候：多见于红斑型。红斑多发于鼻尖或两翼，压之褪色，常嗜酒，伴口干、便秘。舌质红，苔薄黄，脉弦滑。

（2）治法：清泄肺胃积热。

2. 热毒蕴肤证

（1）证候：多见于丘疹脓疱型。在红斑上出现痤疮样丘疹、脓疱，毛细血管扩张明显，局部灼热，伴口干、便秘。舌质红，苔黄，脉数。

（2）治法：清热、解毒、凉血。

3. 气滞血瘀证

（1）证候：多见于鼻赘型。鼻部组织增生、呈结节状、毛孔扩大。舌质略红，脉沉缓。

（2）治法：活血、化瘀、散结。

（三）外治疗法

（1）中药面膜：颠倒散或一扫光，适用于丘疹脓疱期。

（2）四黄膏：适用于红斑期。

（3）中药塌渍：适用于红斑、丘疹脓疱期。

（4）康复新液湿敷、外涂适用于皮损的各个阶段。

（5）针灸：毫针法、耳穴贴敷法、梅花针法、刺络拔罐放血法、火针疗法等。

三、康复新液治疗玫瑰痤疮的临床研究

胡彩霞等（2017）观察了康复新液联合强脉冲光治疗玫瑰痤疮的临床疗效及安全性。选取50例患者随机分为观察组（25例）、对照组（25例）。两组均口服甲硝唑片。

对照组采用强脉冲治疗，观察组在对照组的基础上用4～6层纱布浸透康复新液湿敷于患处，5～10分钟/次，1次/天。治疗4周，观察组有效率92%，明显高于对照组的64%（$P<0.05$）。两组红斑、丘疹脓疱、瘙痒、毛细血管扩张积分及总积分和皮肤病生活质量量表（DLQI）评分均较治疗前明显降低，且观察组明显低于对照组（$P<0.05$）。观察组不良反应发生率16.0%，显著低于对照组的40.0%（$P<0.05$）。结果表明，康复新液联合强脉冲光治疗玫瑰痤疮疗效良好，可有效改善患者红斑、丘疹脓疱、瘙痒、毛细血管扩张等症状，提高患者生活质量，且安全性较高。

两组治疗前后症状积分比较（$\bar{x}\pm s$，分）（胡彩霞等，2017）

组别	例数	时期	红斑	丘疹脓疱	瘙痒	毛细血管扩张	总积分
观察组	25	治疗前	8.74±2.12	4.12±1.06	3.05±0.42	4.30±1.01	15.14±1.73
		治疗后	1.65±0.75*#	0.72±0.32*#	0.64±0.06*#	0.53±0.03*#	1.32±0.49*#
对照组	25	治疗前	8.53±1.98	3.98±0.96	2.91±0.41	4.41±0.93	14.37±1.42
		治疗后	3.94±0.93*	1.13±0.62*	1.42±0.24*	2.29±0.46*	5.27±0.13*

注：与同组治疗前比较，*表示$P<0.05$；与对照组治疗后比较，#表示$P<0.05$。

耿文军等（2019）观察了康复新液联合光动力疗法治疗玫瑰痤疮的临床疗效。选取107例玫瑰痤疮患者随机分为联合组（37例）、康复新液组（36例）、光动力学组（34例），三组均口服甲硝唑片作为基础治疗。联合组采用光动力治疗仪进行局部照射，20分钟/次，治疗后冷喷，每周治疗1次，共治疗4次，然后将浸透康复新液的4～6层无菌纱布局部湿敷，5～10分钟/次。康复新液组采用单独康复新液治疗。光动力学组采用单独光动力治疗仪治疗。疗程1个月。联合组总有效率（94.59%）显著高于康复新液组（72.22%）、光动力学组（67.64%）（$P<0.05$）；三组红斑、丘疹脓疱、瘙痒、毛细血管扩张积分张均较治疗前显著降低，联合组显著低于康复新液组与光动力学组（$P<0.05$）；三组DLQI评分均较治疗前显著降低，联合组显著低于康复新液组与光动力学组（$P<0.05$）。结果表明，康复新液联合光动力疗法治疗玫瑰痤疮疗效良好，明显改善患者临床症状，不良反应少，安全性高，可提高患者生活质量。

三组治疗前后临床症状积分比较（$\bar{x}\pm s$，分）（耿文军等，2019）

组别	例数	红斑		丘疹脓疱		瘙痒		毛细血管扩张	
		治疗前	治疗后	治疗前	治疗后	治疗前	治疗后	治疗前	治疗后
联合组	37	9.02±2.41	1.35±0.23	5.23±1.02	0.67±0.21	3.59±0.65	0.73±0.18	4.69±1.20	0.60±0.13
康复新液组	36	9.08±2.30	4.02±1.08	5.17±1.04	2.31±0.62	3.63±0.68	1.95±0.28	5.02±1.18	2.43±0.51
光动力学组	34	9.11±2.18	4.38±1.23	5.21±0.95	2.27±0.58	3.70±0.74	2.01±0.35	5.15±1.30	2.40±0.61
F值		0.014	111.217	0.034	126.501	0.229	247.367	1.343	188.675
P值		0.986	0.000	0.967	0.000	0.795	0.000	0.267	0.000

陈春妹（2019）观察了十味消痤散联合康复新液治疗玫瑰痤疮的临床疗效。将100名患者随机分为观察组（50例）、对照组（50例）。对照组口服奥硝唑片，将浸透康复新液的4~6层无菌纱布湿敷于患处，5~19分钟/次，1次/天；观察组在对照组基础上加上十味消痤散。治疗4周，观察组有效率显著高于对照组（$P=0.000$）；治疗后DLQI评分均下降，且观察组明显低于对照组（$P=0.000$）；治疗后皮损区红斑指数（EI）评分均显著下降，且观察组明显低于对照组（$P=0.000$）。结果表明，采用十味消痤散联合康复新液治疗玫瑰痤疮后可有效提高临床疗效，改善DLQI评分和EI评分。

陈宇等（2021）探讨了5-氨基酮戊酸光动力疗法（ALA-PDT）联合康复新液及甲硝唑凝胶治疗玫瑰痤疮的临床疗效及安全性。将90例患者用随机数字法分为观察组（45例）、对照组（45例）。对照组清洗患处后，用甲硝唑凝胶适量涂用，早晚各一次，每晚睡前用浸透康复新液的4~6层无菌纱布湿敷于患处，5~10分钟/次；观察组在对照组的基础上加用ALA-PDT治疗，每周1次。连续治疗4周，观察组有效率（95.56%）远高于对照组（71.11%）（$P<0.05$）。治疗后2周、4周后观察组的VISIA皮肤检测仪红斑分值、红斑指数均明显低于对照组（$P<0.05$）。结果表明，ALA-PDT联合康复新液及甲硝唑凝胶治疗玫瑰痤疮有较好的临床疗效，明显改善患者皮肤丘疹、脓疱及红斑，且不增加不良反应。

两组治疗前后红斑分值及红斑指数比较（$\bar{x}\pm s$，分）（陈宇等，2021）

组别	例数	红斑分值			红斑指数		
		治疗前	治疗2周后	治疗4周后	治疗前	治疗2周后	治疗4周后
观察组	45	58.11±7.46	51.40±5.02*	48.15±3.82*	15.27±3.11	13.15±2.23*	12.29±2.10*
对照组	45	58.25±7.33	54.61±6.19*	51.40±4.77*	15.58±3.36	14.79±3.03	14.15±2.24
t值		0.482	2.893	2.941	0.665	2.772	2.833
P值		0.514	0.012	0.005	0.338	0.023	0.020

注：与同组治疗前比较，* 表示$P<0.05$。

参考文献

中国中西医结合学会皮肤性病专业委员会美容学组. 中西医结合治疗酒渣鼻专家共识[J]. 中华皮肤科杂志，2016，49（6）：380-383.

张学军，郑捷. 皮肤性病学[M]. 9版. 北京：人民卫生出版社，2018.

中华医学会皮肤性病学分会玫瑰痤疮研究中心，中国医师协会皮肤科医师分会，玫瑰痤疮专业委员会. 中国玫瑰痤疮诊疗指南（2021版）[J]. 中华皮肤科杂志，2021，54（4）：279-288.

陈红风. 中医外科学[M]. 4版. 北京：中国中医药出版社，2016.

胡彩霞，张国强，崔瑜，等. 康复新液联合强脉冲光治疗玫瑰痤疮的临床观察[J]. 中国药房，2017，28（17）：2399-2401.

耿文军，赵建华. 康复新液联合光动力疗法治疗玫瑰痤疮疗效研究[J]. 中国美容医学，2019，28（8）：66-68.

陈春妹. 十味消痤方联合康复新液治疗玫瑰痤疮的疗效及对 DLQI 评分、皮肤红斑指数的影响［J］. 四川中医，2019，37（8）：170-172.

陈宇，缪旭，花志祥，等. ALA-PDT 联合康复新液及甲硝唑凝胶治疗玫瑰痤疮的疗效及安全性［J］. 中国美容医学，2021，30（2）：39-41.

第十一节　尖锐湿疣

一、现代医学概述

（一）定义

尖锐湿疣（Condyloma acuminata，CA），也称为肛门生殖器疣（Anogenital warts），是由人乳头瘤病毒（Human papilloma virus，HPV）感染引起的以皮肤黏膜疣状增生性病变为主的性传播疾病。

（二）流行病学

《中国尖锐湿疣临床诊疗指南（2021 完整版）》指出，尖锐湿疣是全球范围内常见的性传播疾病或性传染疾病之一，有研究显示，全球细胞学正常人群的校正感染率约为 11.7%。尖锐湿疣的全球估计发病率为（160～289）/10 万人年，其中男性发病率为（103～168）/10 万人年，女性为（76～191）/10 万人年。尖锐湿疣有非常高的复发率，大样本资料显示男性人群复发率为（47～163）/10 万人年，女性人群（23～110）/10 万人年。我国 2008—2016 年国家性病监测点显示，尖锐湿疣报告发病率为（24.65～29.47）/10 万人年，其中男性发病率为（25.91～28.97）/10 万人年，女性为（23.30～29.99）/10 万人年，低于全球发病率。

本病好发于性活跃的青中年。传播方式包括直接与间接传播，性传播是最主要的传播途径，其次为直接非性接触传播，如自体传染以及新生儿经产道受染。

（三）分类

根据皮损类型分为典型尖锐湿疣、丘疹状疣、扁平状疣、亚临床感染和潜伏感染。此外少数患者因免疫功能低下或妊娠而发展成巨大型尖锐湿疣，可累及整个外阴、肛周以及腹股沟。

（四）病因和发病机制

人类是 HPV 的唯一天然宿主，感染者是 HPV 的传染源，其生殖器皮肤黏膜内含有较多的 HPV，是 HPV 贮存库，也是病毒播散源，可通过性接触而传染给配偶或性伴。临床可见的尖锐湿疣 90% 以上是由 HPV－6 或 HPV－11 型引起的，也可合并 HPV－16、18、31、33 和 35 等高危型感染，后者与鳞状上皮癌前病变相关。

（五）临床表现

1. 显性感染

男性多见于龟头、冠状沟、包皮系带、尿道口、阴茎部、会阴，同性恋者多见于肛门及直肠内，女性多见于大小阴唇、阴道口、阴蒂、阴道、宫颈、会阴及肛周，少数患者可见于肛门生殖器以外部位（如口腔、腋窝、乳房、趾间等）。

皮损初期为局部细小丘疹，针头至粟粒大小，逐渐增多、增大，依疣体形态可分为无柄型（即丘疹样皮损）和有柄型。有柄型可呈乳头状、菜花状、鸡冠状及团块状赘生物。损害可单发或多发。疣体可从粉红至深红（非角化性皮损）、灰白（严重角化性皮损）乃至棕黑（色素沉着性皮损），表面易发生糜烂，有渗液、浸渍及破溃，尚可合并出血及感染。一般患者无明显自觉症状，少部分患者可有异物感、压迫感或灼痛感、刺痒或性交不适，可因皮损脆性增加、摩擦而发生破溃、浸渍、糜烂、出血，或继发感染而出现特殊气味。

2. 潜伏感染

皮肤黏膜外观正常，辅助检查均呈阴性，仅 HPV 阳性。

3. 亚临床感染

表现为肉眼不能辨认的皮损，但辅助检查阳性，亚临床感染的存在与本病复发有关。

（六）诊断

根据病史（性接触史、配偶感染史或间接接触史等）和典型临床表现可以诊断本病。对不典型皮损和特殊部位的皮损采用辅助检查，如醋酸白试验，皮肤镜、阴道窥器、阴道镜、肛门镜、直肠镜和尿道镜检查，病理学检查，核酸扩增试验等，均有助于本病的诊断。

（七）治疗

以尽早去除疣体为目的，尽可能消除疣体周围亚临床感染以减少或预防复发。

（1）物理疗法治疗：可作为主要的治疗方法。包括冷冻治疗、电外科治疗（电离子和高频电刀）、激光治疗、微波治疗和温热治疗。术后可用康复新液湿敷创面，加速创面愈合。

（2）光动力疗法治疗：适用于去除较小疣体以及作为物理疗法去除较大疣体后的基底治疗。可用于腔道（如肛管、尿道口、尿道、宫颈管）相关部位的治疗。

（3）手术治疗：适用于皮损数量较少、有蒂或大体积疣的治疗。

（4）外用药物治疗：0.5% 鬼臼毒素酊或 0.15% 鬼臼毒素软膏、5% 咪喹莫特乳膏、茶多酚软膏、80%～90% 三氯醋酸（TCA）溶液。注意局部不良反应及其处理。妊娠患者不宜应用。

（5）抗病毒和提高免疫功能药物：皮损内干扰素注射治疗、5－氟尿嘧啶、转移因子、胸腺素等。

在实际治疗尖锐湿疣的过程中经常联合多重疗法治疗。同时应注意妊娠期尖锐湿疣、儿童尖锐湿疣、免疫缺陷、巨大尖锐湿疣、频繁复发等特殊情况的处理。

二、中医学概述

尖锐湿疣归属"瘙瘊""臊瘊"等范畴。

（一）病因和发病机制

本病主要因性滥交或房室不洁、感受秽浊之毒、毒邪蕴聚、酿生湿热、湿热下注皮肤黏膜而产生赘生物。

（二）辨证论治

本病的治疗原则为清热解毒、燥湿除疣，以中西医结合内外同治。

1. 肝经湿热证

（1）证候：疣体红色或灰色，表面潮湿，易于糜烂、渗液，尿赤便结，口苦咽干。舌红，苔黄腻，脉滑数。

（2）治法：清热利湿、疏肝理气。

2. 气滞血瘀证

（1）证候：疣体黯红或暗紫色、表面坚硬，时感会阴部或胸胁刺痛。舌质紫黯或偏黯，脉沉涩。

（2）治法：理气活血化瘀。

3. 脾虚湿浊证

（1）证候：湿疣反复发作，疣体淡或灰色，或有渗液，神疲乏力。舌质淡，苔白腻，脉濡数。

（2）治法：健脾利湿、清热解毒。

4. 肝肾亏虚证

（1）证候：疣体色红、腰膝酸软、头目眩晕、盗汗遗精。舌红少苔，脉细数。

（2）治法：补肾疏肝、清热解毒。

（三）外治法

苦参汤、青黛散、千金散、去疣膏、鸦胆子制剂、中成药康复新液等。

（四）手术疗法

包括电烧、剪切术、刮除和激光治疗。外科手术可作为首选。术后也可用康复新液湿敷创面。

三、康复新液治疗尖锐湿疣的临床研究

姚春海等（2004）探讨了康复新液对尖锐湿疣术后创面的临床疗效。将 62 例患者随机分为治疗组（30 例）、对照组（32 例）。患者均行高频电刀手术去除疣体，术后创面处理。治疗组术后用康复新液直接涂抹，出院后用浸湿康复新液的消毒棉球敷于创面，20 分钟/次、2 次/天，至创面愈合。对照组用庆大霉素注射液湿敷，方法同治疗组。治疗组平均愈合时间（6.07 ± 1.55）天，对照组（9.13 ± 1.72）天，有显著性差异（$P<0.01$）；治疗组用药后创面的水肿、渗出明显较对照组轻；治疗组复发率亦较对照组略低。结果表明，康复新液对尖锐湿疣手术创面有明显加速愈合的作用。

江萍（2009）观察了康复新液对尖锐湿疣 CO_2 激光术后伤口愈合的影响。将 178 例患者随机分为治疗组（89 例）、对照组（89 例）。对照组术后用 1:5000 高锰酸钾溶液清洗伤口、1 次/天，外擦莫匹罗星软膏、2 次/天；治疗组在对照组的基础上用浸湿康复新液原液的棉球敷于伤口处，2 次/天、30 分钟/次。治疗组术后 5 天、10 天、15 天伤口愈合有效率（51.69%、87.6%、95.5%）均明显优于对照组（28.09%、73.0%、82.0%）（$P<0.05$）。结果表明，康复新液湿敷有利于尖锐湿疣激光术后创面愈合，操作简便、廉价、疗效好。

丁明魁（2011）观察了康复新液对尖锐湿疣 CO_2 激光术后伤口愈合的影响。将 216 例患者分为治疗组（108 例）、对照组（108 例），两组患者均行 CO_2 激光术清除全部疣体，术后均使用 1:5000 高锰酸钾溶液清洗伤口、1 次/天。对照组采用浸湿 1‰雷夫奴尔液的 8 层纱布湿敷，30 分钟/次、2 次/天；治疗组采用浸湿康复新液的 8 层纱布湿敷，30 分钟/次、2 次/天。用药间隔期，两组均外用莫匹罗星软膏，直至创面愈合。治疗组 5、10、15 天愈合有效率（45%、75%、90.7%）均明显优于对照组（26.9%、60.2%、79.6%）（$P<0.05$）。结果表明，康复新液湿敷有利于尖锐湿疣 CO_2 激光术后创面愈合，有临床应用价值。

付敏等（2013）观察了复方多粘菌素 B 软膏联合康复新液在治疗尖锐湿疣 CO_2 激光术后创面的疗效。将 100 例患者随机分为对照组（50 例）、治疗组（50 例），均行 CO_2 激光疣体清除术。术后使用 1:5000 高锰酸钾溶液清洗伤口、1 次/天。治疗组用康复新液浸透 6~8 层纱布湿敷，30 分钟/次、2 次/天，联合复方多粘菌素 B 软膏外擦，3 次/天，两周 1 个疗程。对照组用复方多粘菌素 B 软膏外擦，方法同治疗组。连续治疗 2 周。治疗组总有效率 86.0%，明显优于对照组的 64.0%（$P<0.05$）。结果表明，复方多粘菌素 B 软膏联合康复新液治疗尖锐湿疣 CO_2 激光术后创面可明显缩短创面愈合时间，疗效良好、安全性高，值得临床推广。

刘科峰等（2013）观察了康复新液外用预防 CO_2 激光去除疣体后复发的疗效。将 67 例患者随机分为治疗组（37 例）、对照组（30 例），患者均用 CO_2 激光去除疣体，术后治疗组采用康复新液湿敷于创面，20 分钟/次、2 次/天；对照组每晚用 1:8000 高锰酸钾溶液清洗，创面完全愈合后，给予 5%咪喹莫特软膏涂抹，隔日 1 次。均治疗 8 周。治疗组创面平均愈合时间为（6.07 ± 1.55）天，显著短于对照组的（7.64 ± 1.43）天（$P<0.05$）；随访 6 个月，治疗组复发率（16.2%）明显低于对照组（23.3%）（P

＜0.05）；治疗组未发现不良反应，对照组不良反应发生率为5％。结果表明，外用康复新液可缩短愈合时间，能较好地预防术后复发，且安全性高。

四、康复新液治疗尖锐湿疣的典型病例

患者，男，30岁，肛门四周长满菜花状增生物，呈红色或者浓白色，有脓性分泌物。诊断为尖锐湿疣。

治疗方法：入院后用激光把裸露的组织除掉，术后清洁患处，用康复新液湿敷、涂擦患处，每次30mL，每日3次。治疗6天后术后创面痊愈。

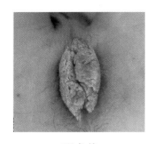 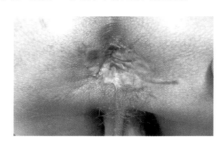 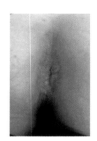

手术前　　　　　　　　　　　手术后　　　　　　　　治疗后

患者治疗前后对比图

参考文献

中华医学会皮肤性病学分会性病学组. 尖锐湿疣治疗专家共识（2017）［J］. 临床皮肤科杂志，2018，47（2）：125－127.

张学军，郑捷. 皮肤性病学［M］. 9版. 北京：人民卫生出版社，2018.

中华医学会皮肤性病学分会，中国医师协会皮肤科医师分会，中国康复医学会皮肤性病委员会. 中国尖锐湿疣临床诊疗指南（2021完整版）［J］. 中国皮肤性病学杂志，2021，35（4）：359－374.

陈红风. 中医外科学［M］. 4版. 北京：中国中医药出版社，2016.

柏连松，张雅明. 柏氏肛肠病学［M］. 上海：上海科学技术出版社，2016.

姚春海，李淑文. 康复新液在尖锐湿疣术后创面的临床应用［J］. 华西药学杂志，2004，19（2）：160.

江萍. 康复新液对尖锐湿疣激光术后伤口愈合的影响［J］. 实用预防医学，2009，16（3）：847－848.

丁明魁. 康复新液对尖锐湿疣激光术后伤口愈合的影响研究［J］. 中国医师杂志，2011，13（2）：274－276.

付敏，肖海珍，陈华，等. 复方多粘菌素B软膏联合康复新液治疗尖锐湿疣创面的疗效观察［J］. 中国性科学，2013，22（8）：53－55.

刘科峰，轩俊丽，臧馥兰. 康复新液外用预防尖锐湿疣术后复发的疗效观察［J］. 四川医学，2013，34（9）：1416－1417.

第三章

消化内科

第一节 胃食管反流病

一、现代医学概述

（一）定义

胃食管反流病（Gastroesophageal reflux disease，GERD）是一种由胃十二指肠内容物反流入食管引起不适症状和并发症的疾病。

（二）流行病学

GERD 是一种常见病，患病率随年龄增长而增加。《内科学》（第 9 版）指出，男女患病率无明显差异。每周至少发作 1 次烧心症状的患病率为 1.9%～7.0%。《2020 年中国胃食管反流病专家共识》提出，不同国家或地区患病率差异较大，欧美国家的患病率为 10%～20%，亚洲地区患病率约为 5%，但有上升趋势。

（三）分类

根据是否导致食管黏膜糜烂、溃疡，GERD 分为反流性食管炎（Reflux esophagitis，RE）和非糜烂性反流病（Nonerosive reflux disease，NERD），以 NERD 较多见。

（四）病因和发病机制

GERD 是由多种因素造成的以食管下括约肌（Lower esophagus sphincter，LES）功能障碍为主的胃食管动力障碍性疾病，直接损伤因素是胃酸、胃蛋白酶及胆汁（非结合胆盐和胰酶）等反流物。

1. 抗反流屏障结构与功能异常

贲门失弛缓症手术后、食管裂孔疝、腹内压增高（如妊娠、肥胖、腹水、呕吐、负重劳动等）及长期胃内压增高（如胃扩张、胃排空延迟等），均可使 LES 结构受损。

某些激素（如缩胆囊素、胰高血糖素、血管活性肠肽等）、食物（如高脂肪食物等）、药物（如钙通道阻滞剂、地西泮）等均可引起 LES 功能障碍或一过性 LES 松弛延长。

2. 食管清除作用降低

常见于导致食管蠕动和唾液分泌异常的疾病或病理生理过程，如干燥综合征等。

食管裂孔疝时，部分胃经膈食管裂孔进入胸腔，除改变 LES 结构，也可降低食管对反流物的清除作用，导致 GERD。

3. 食管黏膜屏障功能降低

长期吸烟、饮酒、服用刺激性食物或药物，使食管黏膜不能抵御反流物的损害。

（五）临床表现

1. 食管表现

烧心和反流是本病常见的典型症状。胸痛、上腹烧灼感、上腹痛、上腹胀、嗳气等为本病的不典型症状。

2. 食管外表现

由反流物刺激或损伤食管以外的组织或器官引起，如咽喉炎、慢性咳嗽、哮喘和牙蚀症。

3. 并发症

上消化道出血、食管狭窄、Barrett 食管。

（六）诊断

根据典型的烧心和反流症状可拟诊 GERD，相关问卷可作为诊断的辅助工具。用质子泵抑制剂（Proton pump inhibitor，PPI）进行试验性治疗，若症状明显缓解，可初步诊断为 GERD。

具有反流症状的初诊患者建议行内镜检查，排除上消化道恶性肿瘤。

（七）治疗

治疗目标：缓解症状、治愈食管炎、提高生命质量、预防复发和并发症。

1. 调整生活方式

减少引起腹内压增高的因素，如便秘、肥胖、紧束腰带等；避免食用降低 LES 压力的食物，如巧克力、咖啡、浓茶等；慎用降低 LES 压力及引起胃排空延迟的药物，如硝酸甘油、钙通道阻滞剂、抗胆碱能药物等；禁酒及戒烟。

2. 药物治疗

（1）PPI：PPI 具有不可逆抑制 H^+-K^+-ATP 酶的作用，抑酸作用强，疗效确切，是治疗 GERD 的首选药物，通常疗程 4～8 周。对于重度以及合并食管裂孔疝的 GERD 患者，可适当延长疗程或增加 PPI 剂量。

经规范 PPI 治疗后，大部分 GERD 患者的反酸、烧心等症状可缓解，但仍有部分 GERD 患者症状控制欠佳，需调整治疗方案。

PPI 短期应用的潜在不良反应包括白细胞计数减少、头痛、腹泻、食欲减退。长期应用的不良反应包括维生素缺乏、矿物质缺乏、继发性感染、骨质疏松、髋部骨折、肠道菌群移位等。不良反应明显者可更换 PPI。

（2）H_2 受体拮抗剂（H_2 receptor antagonist，H_2RA）：H_2RA 通过抑制胃黏膜壁细胞 H_2 受体，能减少 50%～70% 24 小时基础胃酸分泌。H_2RA 易受饮食影响，抑酸持续时间短，且患者容易快速耐受，适合于轻、中度患者。H_2RA 用于短程治疗和维持治疗时，治愈率和症状缓解率不如 PPI。

H$_2$RA 安全性较好，但当患者年龄大、伴肾功能损害和其他疾病时，易产生不良反应，如腹泻、头痛、嗜睡、疲劳、便秘等较为常见，因此老年 GERD 患者需慎用。

（3）促胃动力药：促胃动力药可以增加 LES 压力、刺激食管蠕动及增强食管收缩幅度、促进胃排空，从而达到减少胃内容物食管反流及缩短其在食管的暴露时间的目的。

促胃动力药不推荐单独用于 GERD 的治疗，多与抑酸药联合使用。

促胃动力药存在一定的不良反应，如腹痛、腹泻、口干等消化系统症状以及心悸、心电图 QT 间期延长等。

（4）黏膜保护剂：黏膜保护剂能快速中和胃酸、在受损黏膜表面形成保护膜以隔绝有害物质的侵袭，从而有利于受损黏膜的愈合。但药效持续时间较短，不能充分治愈 GERD 或预防并发症。

黏膜保护剂不良反应较少，少数患者可引起便秘、皮疹、消化不良、恶心等。

3. 手术治疗

（1）GERD 的内镜下治疗：目前用于 GERD 的内镜下治疗手段主要分为射频治疗、内镜下胃腔内缝合/折叠治疗、内镜下注射或植入技术类治疗。

（2）抗反流手术：存在病理性酸反流、药物抑酸不足或药物治疗有效但不愿意长期服用药物者，可行抗反流手术，以减少反流次数及控制反流症状。

二、中医学概述

胃食管反流病归属"吐酸""食管瘅"等范畴。

（一）病因和发病机制

饮食不节、情志失调、外邪入侵、起居劳逸不当、素体禀赋不足或久病体虚所致的脾胃虚弱是本病的重要病因。

在各种致病因素的作用下，脾气宜升而不升、胃气宜降而不降、肝不随脾升、胆不随胃降，以致胃气上逆、上犯食管而见上腹痛、胸痛、反酸、烧心、嗳气等。另外，胃气不降、水湿不化、聚为痰浊、上渍于肺、肺失肃降，出现咳嗽、哮喘、咽痛等症状。本病的病位在食管和胃，与肝、胆、脾、肺关系密切。本病正虚为本，以脾胃虚损为主；邪实为标，以气郁、食滞、痰凝为主。

中医治疗的目的是控制反流、缓解症状，并进一步巩固疗效、防止复发。

（二）辨证论治

胃为六腑之一，"六腑以通为用，以降为顺"，故"通降"是治疗该病重要原则。

1. 肝胃郁热证

（1）临床表现：烧心、反酸、胸骨后灼痛、胃脘灼痛、脘腹胀满、嗳气反食、心烦易怒、嘈杂易饥，舌红苔黄，脉弦。

（2）治法：疏肝泄热、和胃降逆。

2. 胆热犯胃证

(1) 临床表现：口苦咽干、烧心、脘肋胀痛、胸痛背痛、泛酸、嗳气或反食、心烦失眠、嘈杂易饥，舌红苔黄腻，脉弦滑。

(2) 治法：清化胆热、降气和胃。

3. 中虚气逆证

(1) 临床表现：泛酸或泛吐清水、神疲乏力、胃脘隐痛、胃痞胀满、食欲不振、嗳气或反食、大便溏薄，舌淡苔薄，脉细弱。

(2) 治法：疏肝理气、健脾和胃。

4. 气郁痰阻证

(1) 临床表现：喉不适如有痰梗、胸膺不适、嗳气或反食、吞咽困难、声音嘶哑、半夜呛咳，舌苔白腻，脉弦滑。

(2) 治法：开郁化痰、降气和胃。

5. 瘀血阻络证

(1) 临床表现：胸骨后灼痛或刺痛、背痛、呕血或黑便，烧心泛酸，嗳气或反食，胃脘隐痛，舌质紫暗或有瘀斑，脉涩。

(2) 治法：活血化瘀、行气止痛。

6. 寒热错杂证

(1) 临床表现：餐后反酸饱胀、胃脘灼痛、胸闷不舒、不欲饮食、身倦乏力、大便溏滞，舌淡或红，脉细滑数

(2) 治法：清化湿热、健脾和胃。

三、康复新液治疗胃食管反流病的药理学研究

林海玲等（2015）探讨了磷酸铝凝胶、康复新液对溶血卵磷脂相关反流性食管炎（RE）模型大鼠食管组织学结构和组织中 IL-8、PGE2 含量的影响及其可能的作用机制。将 60 只 SD 大鼠随机分为磷酸铝组（$n=10$）、康复新液组（$n=10$）、磷酸铝+康复新液组（$n=10$）、模型组（$n=20$）、对照组（$n=10$），采用食管灌注 1.5mg/L 溶血卵磷脂+0.1mol/L 盐酸（含 0.5% 胃蛋白酶）的方法制备溶血卵磷脂相关反流性食管炎模型，对照组灌注液为等量生理盐水，连续 14 天。处死 10 只模型组大鼠和全部对照组大鼠，并取出完整食管，剩余 4 组大鼠分别予磷酸铝凝胶、康复新液、磷酸铝凝胶+康复新液、生理盐水经食管灌注干预治疗 14 天。处死所有大鼠并取出完整食管，分别检测食管组织一般形态学、超微结构和放免法检测组织 IL-8、PGE2 含量。模型制备结束时，模型组一般形态学表现为黏膜及黏膜下层大量炎症细胞浸润，上皮细胞空泡变性、糜烂甚至溃疡形成，超微结构改变表现为黏膜上皮细胞呈大片脱落；对照组的一般形态学和超微结构均正常。治疗结束时，磷酸铝组、康复新液组、磷酸铝+康复新液组食管的一般形态学、超微结构显示黏膜损伤程度较轻，黏膜损伤指数和食管组织 IL-8、PGE2 含量均较模型组低（$P<0.05$）。磷酸铝+康复新液组分别与磷酸铝组、康复新液组比较，食管组织的一般形态学、超微结构显示黏膜损伤程度均较轻，黏膜损伤指数和 IL-8、PGE2 含量均低（$P<0.05$）。结果表明，康复新液、磷酸铝凝胶对溶血卵磷脂

与盐酸联合灌注所致反流性食管炎模型大鼠的食管组织具有保护作用，其机制可能与其降低 IL-8、PGE2 水平，阻止炎症发生及发展有关，溶血卵磷脂与盐酸作为混合反流物引起 GERD，其致病机制可能与上调食管组织 IL-8、PGE2 的含量相关。

各组食管组织 IL-8、PGE2 含量比较（$\bar{x} \pm s$，pg/mg）（林海玲等，2015）

组别	IL-8	PGE2
磷酸铝组	6.121±0.523*`#`	2556.17±118.32*`#`
康复新液组	6.769±0.326*`#`	2618.69±131.43*`#`
磷酸铝+康复新液组	0.301±0.142*	2042.17±98.32*
模型组	9.586±0.348	3555.37±102.82

注：与模型组比较，* 表示 $P<0.05$；与康复新液组比较，˙表示 $P>0.05$；与磷酸铝+康复新液组比较，# 表示 $P<0.05$。

四、康复新液治疗胃食管反流病的临床研究

谭松（2007）观察了康复新液及奥美拉唑联合运用治疗难治性胃食管反流病（GERD）的疗效。将 50 例难治性 GERD 患者随机分为 2 组，A 组于清晨空腹及晚上睡前服用奥美拉唑 20mg，康复新液 10mL，3 次/天；B 组用奥美拉唑，用法同 A 组。两组疗程均为 8 周。疗程结束后，复查胃镜，观察比较反流等症状的改善程度。A 组总有效率为 84.0%、B 组为 56.0%（$P<0.05$）；胃镜检查评价，A 组总有效率为 96.0%、B 组为 72.0%（$P<0.05$）。结果表明，康复新液联合奥美拉唑治疗难治性 GERD 有较好的疗效。

张云丽等（2007）探讨了中西医结合治疗中、重度 RE 的疗效。将 60 例中、重度 RE 患者随机分为 A、B 两组，每组 30 例。A 组给予埃索美拉唑 30mg，2 次/天；多潘立酮 10mg，3 次/天；康复新液 10mL，3 次/天，均为口服。B 组将埃索美拉唑换为奥美拉唑 20mg，2 次/天，其他药物不变。疗程均为 8 周。治疗前、治疗 4 周及 8 周后，分别记录临床症状。检查胃镜下组织学变化。结果治疗 4 周后 A 组临床症状有效率为 73.3%、胃镜下组织学改善有效率为 66.7%，B 组分别为 36.7% 和 30.0%，差异有统计学意义（$P<0.01$）。治疗 8 周后，A 组上述指标分别为 100.0%、100.0%，B 组分别为 76.7% 和 66.7%，差异有统计学意义（$P<0.01$）。结果表明，埃索美拉唑合用中药制剂康复新液及多潘立酮对中、重度 RE 疗效好，治愈率高，且可缩短疗程，减少费用。

劳有益（2009）探讨了康复新液联合西沙必利治疗 RE 的疗效。采用口服康复新液联合西沙必利对经胃镜检查而确诊的 103 例 RE 进行治疗，对其有效性、安全性等进行观察，并进行症状变化的评价及胃镜评价。康复新液联合西沙必利治疗后，症状改善情况：烧心、反酸、胸骨后灼热痛明显好转，治疗 6 周时显效率为 89.3%，总有效率 96.1%。胃镜评价情况：治疗 6 周后，Ⅰ级 RE 治愈率为 97.4%、Ⅱ级 89.2%、>Ⅲ级 74.1%。治疗期间不良反应少。结果表明，康复新液联合西沙必利既能迅速修复 RE 的

创面，又能抑酸、抗炎、抗返流，因而症状改善率高，食管病变修复快而明显，是治疗RE的有效方法。

蔡玲等（2010）研究了康复新液与埃索美拉唑联合治疗老年 RE 的疗效。将胃镜检查确诊的 68 例老年 RE 患者随机分为两组：治疗组 34 例，口服康复新液 10mL，每日3 次；埃索美拉唑 20mg，每日 2 次，口服；对照组 34 例，口服埃索美拉唑 20mg，每日 2 次。治疗前、治疗 4 周及 8 周分别记录临床症状，疗程结束后，胃镜复查评估 RE治疗情况。治疗 4 周后治疗组临床症状和胃镜下改善有效率分别为 47.1% 和 58.8%；对照组分别为 41.2% 和 47.1%（$P > 0.05$）。治疗 8 周后，治疗组上述指标分别为91.25%、94.1%；对照组分别为 67.6% 和 76.5%（$P < 0.05$）。两组在用药期间，不良反应少，均有良好的耐受性。结果表明，康复新液联合埃索美拉唑治疗老年 RE，可提高 RE 的治愈率和有效率，缩短 RE 的治愈时间。

张林洁（2012）观察了康复新液联合奥美拉唑、莫沙必利治疗 RE 的疗效。将78 例RE 患者随机分为两组，对照组 39 例，给予奥美拉唑 20mg、2 次/天，莫沙必利5mg、3 次/天，餐前 30 分钟口服；治疗组 39 例，在对照组基础上口服康复新液10mL、3 次/天。两组均以 8 周为 1 个疗程，疗程结束后，用胃镜复查评估 RE 治疗情况。治疗组临床症状改善有效率为 94.87%，优于对照组的 84.61%（$P < 0.05$）；治疗组胃镜下改善有效率为 92.31%，优于对照组的 82.05%（$P < 0.05$）。结果表明，康复新液联合奥美拉唑、莫沙必利治疗 RE，可提高疗效，且无明显不良反应，值得临床推广。

胡思东（2012）观察了康复新液联合雷贝拉唑胶囊、莫沙必利片治疗 RE 的疗效。将 150 例 RE 患者随机分为两组（各 75 例），对照组给予雷贝拉唑胶囊、莫沙必利片口服治疗；治疗组在对照组治疗基础上给予康复新液口服治疗。两组均以治疗 8 周为 1 个疗程，治疗 1 个疗程。观察两组临床症状，进行胃镜检查以评价临床疗效。治疗组临床疗效显效率为 96.0%，对照组为 81.3%，两组比较差异有统计学意义（$P < 0.05$）。胃镜结果治疗组痊愈率为 96.0%，对照组为 82.7%，两组比较差异有统计学意义（$P < 0.05$）。结果表明，康复新液联合雷贝拉唑胶囊、莫沙必利片治疗 RE 效果优于单纯西药治疗。

白班俊等（2013）探讨了康复新液联合雷贝拉唑治疗 GERD 的疗效和安全性。将符合纳入标准的 GERD 患者 130 例随机分为治疗组与对照组，各 65 例。治疗组给予康复新液＋雷贝拉唑＋伊托必利；对照组给予雷贝拉唑＋伊托必利。疗程均为 8 周。对两组治疗后疗效和安全性进行观察。治疗组 GERD 的临床症状缓解率、复发率均优于对照组。结果表明，康复新液联合雷贝拉唑、伊托必利是治疗 GERD 的理想药物，安全可靠。

史秋香等（2013）观察了康复新液联合雷贝拉唑治疗老年 RE 的疗效。将 79 例老年 RE 患者分为观察组和对照组，观察组口服康复新液 10mL（3 次/天）＋雷贝拉唑20mg（1 次/天）；对照组口服雷贝拉唑 20mg（1 次/天）。疗程均为 8 周。记录反酸、胃灼热、胸骨后疼痛、吞咽痛、吞咽困难等症状的变化及不良反应，症状缓解和消失的时间，治疗 2、4、8 周后复查血常规、肝肾功能，并复查胃镜，观察食管黏膜恢复情况。结果显示，观察组总有效率（97.5%）明显高于对照组（87.2%）（P<0.05）。观察组胃镜疗效总有效率（100.0%）明显高于对照组（92.3%）（P<0.05）。观察组总愈合率（77.5%）明显高于对照组（59.0%）。结果表明，康复新液联合雷贝拉唑具有抑酸起效快、个体差异小、安全性好等特点，临床上可迅速缓解胸骨后疼痛、胃灼热、反酸等不适症状。

王倍等（2014）探讨了康复新液联合雷贝拉唑治疗老年 RE 的疗效。选取 80 例 RE 患者作为研究对象，随机分为两组：实验组 40 例、对照组 40 例。对照组单用雷贝拉唑进行治疗，实验组采用雷贝拉唑、康复新液联合治疗，比较两组的临床症状疗效、胃镜疗效及不良反应情况。实验组的临床症状总有效率为 97.5%，显著高于对照组的 85.0%（P<0.05）；经胃镜检查，实验组的总有效率为 100.0%，明显高于对照组的 90.0%（P<0.05）。两组在治疗期间均未出现严重的不良反应。结果表明，雷贝拉唑联合康复新液治疗老年 RE 具有安全性高、个体差异小、抑酸起效快等优点，可迅速缓解患者的反酸、胃灼热、胸骨后疼痛等临床不适症状，治疗效果良好，优于单用雷贝拉唑。

程胜平等（2014）探讨了康复新液联合奥美拉唑用于治疗难治性 GERD 的疗效与价值。选取 2012 年 6 月至 2013 年 5 月某院收治的难治性 GERD 患者 86 例，按入院先后顺序分为 A 组和 B 组，每组各 43 例。A 组单独使用奥美拉唑进行治疗；B 组在 A 组基础上联合使用康复新液治疗。比较两组治疗总有效率、治疗前后症状缓解情况及食管炎内镜情况。治疗后，B 组总有效率（81.4%）明显高于 A 组（67.4%），差异有统计学意义（P<0.05）；治疗前，两组患者不适症状的发生情况差异无统计学意义（P>0.05），而治疗后 B 组症状缓解情况明显优于 A 组（P<0.05）；治疗前，两组患者食管内镜分级差异无统计学意义（P>0.05），而治疗后 B 组食管内镜分级结果明显优于 A 组（P<0.05）。结果表明，康复新液联合奥美拉唑治疗难治性 GERD 疗效良好，能够有效发挥药物抑酸、消炎、加速修复受损组织的作用。两种药物联合使用不良反应少，且能加速疾病治疗速度，有效减轻患者痛苦，提高患者生活质量，值得临床推广使用。

两组治疗前后症状缓解情况比较［例（%）］（程胜平等，2014）

组别	例数	胸骨后烧灼感		反胃		反酸	
		治疗前	治疗后	治疗前	治疗后	治疗前	治疗后
A组	43	25（58.1）	17（39.5）[a]	20（46.5）	12（27.9）[a]	18（41.9）	10（23.3）[a]
B组	43	25（58.1）	9（20.9）[ab]	21（48.8）	7（16.3）[ab]	19（44.2）	5（11.6）[ab]

注：与同组治疗前比较，[a] 表示 P<0.05；与 A 组治疗后比较，[b] 表示 P<0.05。

江红接（2014）观察了雷贝拉唑联合康复新液治疗Ⅱ、Ⅲ级 RE 的临床疗效及安全性。79 例Ⅱ、Ⅲ级 RE 患者随机分成两组，观察组（40 例）给予雷贝拉唑胶囊 10mg，口服，2 次/天；康复新液 10mL，口服，3 次/天。对照组（39 例）仅给予雷贝拉唑胶囊 10mg，口服，2 次/天。疗程均为 8 周。观察两组的临床疗效、治疗前后临床症状评分、胃镜下症状改善情况及药品不良反应。两组治疗后症状评分较治疗前明显下降（P

<0.001），观察组下降较对照组更为明显（$P<0.01$）；按临床症状疗效判定，观察组显效率明显高于对照组（$P<0.05$）；按胃镜检查判定疗效，观察组显效率（$P<0.01$）及总有效率（$P<0.05$）均较对照组显著增高。两组不良反应少。结果表明，雷贝拉唑联合康复新液治疗Ⅱ、Ⅲ级 RE 疗效优于单一使用雷贝拉唑，且安全性好。

肖烨等（2014）观察了康复新液联合奥美拉唑、莫沙必利治疗老年 RE 的疗效。将 359 例老年 RE 患者随机分为研究组 200 例和对照组 159 例。对照组给予莫沙必利和奥美拉唑治疗；研究组在对照组的治疗基础上加用康复新液治疗。治疗 4 周、8 周后，研究组临床症状分级和胃镜组织学分级均优于对照组，差异有统计学意义（$P<0.05$）。结果表明，康复新液联合奥美拉唑、莫沙必利治疗老年 RE 疗效良好。

两组治疗前后临床症状分级比较〔例（%）〕（肖烨等，2014）

组别	例数	时期	临床症状分级			
			0 级	1 级	2 级	3 级
对照组	159	治疗前	0 (0)	33 (20.75)	67 (42.14)	59 (37.11)
		治疗 4 周后	28 (17.61)*	56 (35.22)*	42 (26.42)*	33 (20.75)*
		治疗 8 周后	84 (52.83)*	33 (20.75)*	28 (17.61)*	14 (8.81)*
研究组	200	治疗前	0 (0)	41 (20.50)	83 (41.50)	76 (38.00)
		治疗 4 周后	41 (20.05)*#	76 (38.00)*#	41 (20.05)*#	42 (21.00)*#
		治疗 8 周后	141 (70.05)*#	47 (23.50)*#	6 (3.00)*#	6 (3.00)*#

注：与同组治疗前比较，* 表示 $P<0.05$；与对照组同期比较，# 表示 $P<0.05$。

两组治疗前后胃镜组织学分级比较〔例（%）〕（肖烨等，2014）

组别	例数	时期	胃镜组织学分级				
			0 级	1 级	2 级	3 级	4 级
对照组	159	治疗前	0 (0)	0 (0)	65 (40.88)	72 (45.28)	22 (13.84)
		治疗 4 周后	14 (8.80)*	51 (32.08)*	47 (29.56)*	37 (23.27)*	10 (6.29)*
		治疗 8 周后	94 (59.12)*	28 (17.61)*	23 (14.47)*	9 (5.66)*	5 (3.14)*
研究组	200	治疗前	0 (0)	0 (0)	83 (41.50)	88 (44.00)	29 (14.50)
		治疗 4 周后	24 (12.00)*#	82 (41.00)*#	47 (23.50)*#	35 (17.50)*#	12 (6.00)*#
		治疗 8 周后	176 (88.00)*#	12 (6.00)*#	6 (3.00)*#	6 (3.00)*#	0 (0)*#

注：与同组治疗前比较，* 表示 $P<0.05$；与对照组同期比较，# 表示 $P<0.05$。

丁平军等（2015）研究了埃索美拉唑、莫沙必利联合康复新液治疗 RE 的疗效。选择 RE 患者 73 例。其中对照组 35 例，采用常规埃索美拉唑及莫沙必利治疗；治疗组 38 例，加用康复新液治疗。结果两组临床症状和胃镜检查均好转，治疗组总有效率为 94.75%，对照组为 88.57%；治疗组胃镜检查总有效率为 97.37%，对照组为 91.43%。治疗组疗效优于对照组（$P<0.05$）。结果表明，埃索美拉唑与莫沙必利联合康复新液治疗 RE 疗效确切。

耿惠等（2015）探讨了康复新液联合奥美拉唑治疗 RE 的促进协同作用及安全性。将 80 例 RE 患者随机分为两组：对照组 40 例、治疗组 40 例。对照组仅给予奥美拉唑治疗、治疗组给予康复新液联合奥美拉唑口服。两组疗程均为 4 周。治疗 4 周后治疗组胃镜检查总有效率为 92.5%，对照组为 75.0%；治疗组临床症状缓解总有效率为 95.0%，对照组为 80.0%。两组比较差异有统计学意义（$P<0.05$）。结果表明，康复新液联合奥美拉唑治疗 RE 疗效良好，胜于单纯口服奥美拉唑。

马玉涛等（2016）探讨了康复新液联合盐酸伊托必利治疗 RE 的有效性和安全性。随机抽取 109 例 RE 患者，并经内镜检查进一步明确诊断，随机分为治疗组和对照组，其中治疗组 56 例、对照组 53 例。治疗组给予康复新液加盐酸伊托必利治疗；对照组给予传统 H_2 受体拮抗剂（雷尼替丁）＋盐酸伊托必利治疗。疗程均为 4 周。比较两组的临床疗效，观察两组治疗前后的食管 pH 值变化等情况。治疗组总有效率为 96.43%，高于对照组的 81.13%，差异有统计学意义（$P<0.05$）；治疗后两组患者的食管 pH 值均有所改善，且治疗组的改善程度明显优于对照组（$P<0.05$）。结果表明，康复新液联合盐酸伊托必利治疗 RE 能有效提高治疗效果，并且患者生活质量得到明显改善。

两组治疗前后食管 pH 值指标变化比较（$\bar{x}\pm s$）（马玉涛等，2016）

组别	例数	治疗前	治疗后
治疗组	56	3.74±0.67	6.45±0.58[*][#]
对照组	53	3.66±0.53	5.09±0.43

注：与本组治疗前比较，[*] 表示 $P<0.05$；与对照组治疗后比较，[#] 表示 $P<0.05$。

赵新功等（2017）分析了雷贝拉唑联合康复新液治疗 RE 的疗效及对患者血清胃泌素（GAS）和血浆胃动素（MOT）水平的影响。选择科室诊治的 106 例 RE 患者，随机分为观察组和对照组，各 53 例。对照组采用雷贝拉唑钠肠溶胶囊治疗，观察组联合使用雷贝拉唑钠肠溶胶囊和康复新液治疗，比较两组治疗后的临床症状积分、疗效和血清 GAS 及血浆 MOT 水平。两组治疗后的临床症状积分均较治疗前显著降低（$P<0.05$），且观察组的显著低于对照组（$P<0.05$）；观察组治疗后的临床疗效和胃镜疗效均显著高于对照组（$P<0.05$）；两组治疗后的血清 GAS 和血浆 MOT 水平均较治疗前显著升高，且观察组高于对照组（$P<0.05$）。结果表明，雷贝拉唑联合康复新液可显著改善 RE 患者的临床症状，促进食管黏膜愈合，升高患者血清 GAS 和血浆 MOT 水平，明显提高治疗效果。

两组治疗前后血清 GAS 和血浆 MOT 水平比较（$\bar{x}\pm s$，ng/L）（赵新功等，2017）

组别	血清 GAS		血浆 MOT	
	治疗前	治疗后	治疗前	治疗后
观察组	115.33±31.65	176.37±36.88[*][#]	206.05±51.73	297.66±56.39[*][#]
对照组	117.91±30.02	139.80±32.15[#]	212.27±50.51	268.11±56.50[#]

注：与对照组治疗后比较，[*] 表示 $P<0.05$；与本组治疗前比较，[#] 表示 $P<0.05$。

李海峰等（2019）观察了胃镜下喷洒并口服康复新液治疗 RE 的疗效。选择 2014 年 10 月至 2017 年 10 月某院 168 例 RE 患者为研究对象，均有典型的 RE 症状且全部经胃镜检查，符合 RE 诊断标准。采用随机数字表法分为试验组和对照组各 84 例。对照组采用一般治疗＋常规药物治疗方案，试验组在对照组治疗的基础上使用康复新液胃镜下喷洒并口服。对两组患者临床疗效进行分析。试验组治疗的显效率为 59.52%，总有效率为 95.24%，明显高于对照组，差异有统计学意义（$P < 0.05$）；治疗期间与对照组比较，试验组不良反应发生率较低，差异有统计学意义（$P < 0.05$）。结果表明，在一般治疗及常规药物治疗基础上，加用胃镜下喷洒并口服康复新液治疗 RE 效果较好，不良反应发生率低，是有效且安全的用药方案，值得临床进一步推广应用。

两组临床疗效比较（李海峰等，2019）

组别	分级	例数	显效 [例（%）]	有效 [例（%）]	无效 [例（%）]	总有效率 （%）
对照组	Ⅱ级	44	22（50.00）	15（34.09）	7（15.91）	84.09
	Ⅲ级	40	18（45.00）	14（35.00）	8（20.00）	80.00
	合计	84	40（47.62）	29（34.52）	15（17.86）	82.14
试验组	Ⅱ级	42	26（61.90）	15（35.72）	1（2.38）	97.62
	Ⅲ级	42	24（57.14）	15（35.72）	3（7.14）	92.86
	合计	84	50（59.52）	30（35.72）	4（4.76）	95.24

张登清等（2019）探讨了康复新液联合泮托拉唑钠肠溶胶囊治疗 RE 的疗效。选取 96 例 RE 患者作为研究对象，随机将患者分为对照组（48 例）和治疗组（48 例）。对照组口服泮托拉唑钠肠溶胶囊，40 毫克/次，1 次/天；治疗组在对照组治疗的基础上口服康复新液，10 毫升/次，3 次/天。两组疗程均为 8 周。观察两组的临床疗效，同时比较两组治疗前后的内镜分级情况、临床症状评分和血清 GAS、血浆 MOT 水平。治疗后，治疗组的总有效率为 93.8%，显著高于对照组的 72.9%，两组比较差异有统计学意义（$P < 0.05$）。治疗后，两组胃镜组织学分级均明显改善（$P < 0.05$），且治疗后，治疗组 0 级例数显著多于对照组，Ⅱ级、Ⅲ级例数显著少于对照组（$P < 0.05$）。治疗后，两组烧心、反酸、胸骨后疼痛、反食和总评分均显著下降（$P < 0.05$），且治疗后治疗组临床症状评分均显著低于对照组（$P < 0.05$）。治疗后，两组血清 GAS、血浆 MOT 水平均显著升高（$P < 0.05$），且治疗后治疗组的血清 GAS、血浆 MOT 水平均显著高于对照组（$P < 0.05$）。结果表明，康复新液联合泮托拉唑钠肠溶胶囊治疗 RE 的疗效良好，可有效改善患者临床症状。

两组胃镜组织学分级情况比较（张登清等，2019）

组别	例数	观察时间	0 级	Ⅰ级	Ⅱ级
对照组	48	治疗前	0	23	14
		治疗后	20*	16*	10*

续表

组别	例数	观察时间	0 级	Ⅰ 级	Ⅱ 级
治疗组	48	治疗前	0	25	13
		治疗后	27*▲	15*	6*▲

注：与同组治疗前比较，* 表示 $P<0.05$；与对照组治疗后比较，▲表示 $P<0.05$。

两组临床症状评分比较（$\bar{x}\pm s$，分）（张登清等，2019）

组别	观察时间	烧心	反酸	胸骨后疼痛	反食	总评分
对照组	治疗前	2.60±0.97	2.76±0.88	2.81±0.72	2.20±0.54	10.31±1.42
	治疗后	1.08±0.47*	1.32±0.46*	1.28±0.49*	0.94±0.31*	4.71±0.62*
治疗组	治疗前	2.63±1.04	2.71±0.84	2.75±0.63	2.13±0.45	10.12±1.23
	治疗后	0.41±0.24*▲	0.50±013*▲	0.33±0.11*▲	0.27±0.16*▲	1.58±0.45*▲

注：与同组治疗前比较，* 表示 $P<0.05$；与对照组治疗后比较，▲表示 $P<0.05$。

两组血清 GAS、血浆 MOT 水平比较（$\bar{x}\pm s$，ng/L）（张登清等，2019）

组别	观察时间	GAS	MOT
对照组	治疗前	100.21±18.73	219.85±28.13
	治疗后	130.28±20.14*	290.53±35.27*
治疗组	治疗前	98.47±19.64	218.76±27.45
	治疗后	173.29±22.51*▲	335.42±41.23*▲

注：与同组治疗前比较，* 表示 $P<0.05$；与对照组治疗后比较，▲表示 $P<0.05$。

廖卫民等（2019）探讨了常规治疗联合康复新液与氟哌噻吨美利曲辛片治疗老年 RE 的疗效和安全性。选取 120 例 RE 患者，根据随机数字表法将其分为 A 组、B 组和 C 组，每组均为 40 例。A 组采用常规治疗；B 组采用常规治疗联合康复新液进行治疗；C 组采用常规治疗联合康复新液与氟哌噻吨美利曲辛片进行治疗。比较三组的临床疗效、胃食管反流病诊断问卷（RDQ）评分、汉密尔顿焦虑量表（HAMA）评分、汉密尔顿抑郁量表（HAMD）评分、生活质量量表（SF-36 量表）评分和不良反应。C 组和 B 组的总有效率均高于 A 组（$P<0.05$）。治疗后，C 组的 RDQ 评分、HAMA 评分、HAMD 评分低于 B 组和 A 组（$P<0.05$）。治疗后，C 组的生理功能、生理职能、躯体疼痛、心理健康评分高于 B 组和 A 组（$P<0.05$）。三组患者的不良反应发生率比较，差异无统计学意义（$P>0.05$）。结果表明，常规治疗联合康复新液与氟哌噻吨美利曲辛片治疗老年 RE 具有较好的临床疗效，可有效改善患者的临床症状和抑郁、焦虑状态，提升患者的生活质量。

裴书飞等（2019）探讨了奥美拉唑与康复新液联合治疗Ⅱ～Ⅲ级 RE 的临床疗效。选择Ⅱ～Ⅲ级 RE 患者 122 例，以随机数表法将其分为对照组与研究组，每组各 61 例。对照组口服奥美拉唑治疗；研究组在此基础上口服康复新液治疗。对比两组临床疗效、内镜下疗效、治疗期间的不良反应，以及停药 4 周后的复发情况。研究组治疗总有效率为 91.80%，高于对照组的 77.05%（$P<0.05$）。研究组内镜观察下的总有效率为 88.52%，高于对照组的 73.77%（$P<0.05$）。两组不良反应发生率对比，差异无统计学意义（$P>0.05$）。停药 4 周后随访显示，研究组的复发率为 13.11%，低于对照组的 29.51%（$P<0.05$）。结果表明，奥美拉唑与康复新液联合治疗 Ⅱ～Ⅲ 级 RE 效果良好，且降低了复发率，适用于临床治疗。

陈更武等（2020）探讨了奥美拉唑联合康复新液治疗 Ⅱ～Ⅲ 级 RE 的疗效及对炎性因子的影响。将 150 例 Ⅱ～Ⅲ 级 RE 患者随机分为对照组和观察组，每组 75 例。对照组采用奥美拉唑治疗，观察组采用奥美拉唑联合康复新液治疗。比较两组的治疗效果、治疗前后炎性因子变化和不良反应发生率，并随访 6 个月统计复发率。结果显示，观察组总有效率为 89.33%，高于对照组的 72.00%，差异有统计学意义（$P<0.05$）。治疗后，观察组的肿瘤坏死因子（TNF-α）、C 反应蛋白（CRP）、白介素-6（IL-6）水平均低于对照组，差异有统计学意义（$P<0.05$）。观察组复发率为 10.67%，低于对照组的 25.33%，差异有统计学意义（$P<0.05$）。结果表明，奥美拉唑联合康复新液治疗 Ⅱ～Ⅲ 级 RE 疗效良好，可有效降低炎性因子水平和复发率，安全性良好。

两组炎性因子水平比较（$\bar{x}\pm s$）（陈更武等，2020）

组别	例数	TNF-α（μg/L）		IL-6（ng/L）		CRP（mg/L）	
		治疗前	治疗后	治疗前	治疗后	治疗前	治疗后
观察组	75	45.29±11.47	20.14±7.528*#	121.27±15.85	65.47±12.58*#	16.27±3.18	6.27±2.14*#
对照组	75	45.04±12.08	31.94±10.23*	122.15±16.39	85.29±13.74*	16.59±3.26	9.73±2.35*

注：与同组治疗前比较，* 表示 $P<0.05$；与对照组治疗后比较，# 表示 $P<0.05$。

五、康复新液治疗胃食管反流病的典型病例

患者，男，72 岁，因反复反酸、嗳气、烧心 10 余年，加重 2 年，多次来院门诊诊疗。曾规则服用泮托拉唑＋莫沙必利＋铝碳酸镁治疗，但症状缓解不明显。入院胃镜检查，显示食管贲门部位糜烂充血明显。诊断为反流性食管炎。

治疗方法：在原治疗方案中加服康复新液 10mL，3 次/天，餐后 30 分钟服用。嘱服用康复新液后 30 分钟内禁食禁水，疗程 4 周。

4 周后复查胃镜，患者食管糜烂部位完全愈合。随访无复发。

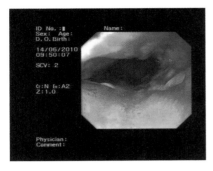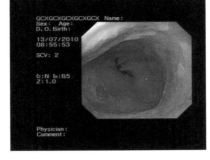

治疗前　　　　　　　　　　　　治疗 4 周

患者治疗前后对比图

参考文献

葛均波，徐永健，王辰．内科学［M］．9 版．北京：人民卫生出版社，2018．

中华医学会，中华医学会杂志社，中华医学会消化病学分会，等．胃食管反流病基层诊疗指南（2019 年）［J］．中华全科医师杂志，2019，18（7）：635－641．

中国医疗保健国际交流促进会胃食管反流多学科分会．中国胃食管反流病多学科诊疗共识［J/OL］．中国医学前沿杂志（电子版），2019，11（9）：30－56．

中华医学会消化病学分会．2020 年中国胃食管反流病专家共识［J］．中华消化杂志，2020，40（10）：649－663．

中华中医药学会脾胃病分会．消化系统常见病胃食管反流病中医诊疗指南（基层医生版）［J］．中华中医药杂志，2020，35（6）：2995－2998．

林海玲，李国坚，吴继周．磷酸铝凝胶、康复新液对溶血卵磷脂相关反流性食管炎模型大鼠食管组织学和 IL－8、PGE2 的影响［J］．南方医科大学学报，2015，35（4）：573－577．

谭松．康复新联合奥美拉唑治疗难治性胃食管反流病 25 例［J］．中国中西医结合消化杂志，2007，15（6）：411－412．

张云丽，范锦辉，刘艳凤，等．中西医结合治疗中重度反流性食管炎的探讨（附 60 例报告）［J］．中国综合临床，2007，23（1）：10－11．

劳有益．康复新液联合西沙必利治疗返流性食管炎的临床疗效［J］．四川医学，2009，30（7）：1102－1103．

蔡玲，张玫．康复新液联合埃索美拉唑治疗老年人反流性食管炎的疗效分析［J］．中国中西医结合消化杂志，2010，18（4）：271－272．

胡思东．康复新液治疗反流性食管炎疗效观察［J］．新中医，2012，44（4）：45－46．

张林洁．康复新液联合奥美拉唑、莫沙必利治疗反流性食管炎 39 例［J］．中国药业，2012，21（12）：88．

白班俊，黄国美，朱莉益．康复新联合雷贝拉唑、伊托必利治疗胃食管反流病疗效观察［J］．中国中西医结合消化杂志，2013，21（10）：541－542．

史秋香，李晓华. 康复新液联合雷贝拉唑治疗老年反流性食管炎 40 例 [J]. 中国老年学杂志，2013，33（2）：649－650.

王倍，赵春娜. 康复新液联合雷贝拉唑治疗老年反流性食管炎的疗效观察 [J]. 中国医药导刊，2014，16（5）：851－852.

程胜平，周世龙，陆维宏. 康复新与奥美拉唑联合应用治疗难治性胃食管反流病的临床观察 [J]. 中国医师杂志，2014，16（4）：541－543.

江红接. 雷贝拉唑联合康复新液治疗Ⅱ、Ⅲ级反流性食管炎 40 例临床观察 [J]. 药物流行病学杂志，2014，23（7）：410－412.

肖烨，张永文，韩雪晶，等. 康复新液联合奥美拉唑、莫沙比利治疗老年人反流性食管炎 200 例 [J]. 河南中医，2014，34（12）：2393－2394.

丁平军，罗曦. 康复新液联合埃索美拉唑与莫沙必利治疗反流性食管炎 38 例 [J]. 中国药业，2015，24（24）：221－222.

耿惠，顾新曦，张红柏. 康复新液治疗反流性食管炎的疗效分析 [J]. 中国中西医结合消化杂志，2015，23（4）：293－294.

马玉涛，周连泉，于辉. 康复新液联合盐酸伊托必利治疗反流性食管炎的疗效评价 [J]. 中国中西医结合消化杂志，2016，24（2）：137－138.

赵新功，王宇晖. 雷贝拉唑联合康复新液治疗反流性食管炎的临床研究 [J]. 西南国防医药，2017，27（5）：476－478.

李海峰，崔传耀. 胃镜下喷洒并口服康复新液治疗反流性食管炎 168 例 [J]. 中国新药杂志，2019，28（4）：463－466.

张登清，张艳梅，杨迪. 康复新液联合泮托拉唑治疗反流性食管炎的临床研究 [J]. 现代药物与临床，2019，34（3）：686－689.

廖卫民，徐雷鸣. 常规治疗联合康复新液与氟哌噻吨美利曲辛片治疗老年性反流性食管炎的临床研究 [J]. 世界华人消化杂志，2019，27（9）：598－604.

裴书飞，夏永欣. 康复新液联合奥美拉唑治疗Ⅱ－Ⅲ级反流性食管炎效果研究 [J]. 陕西中医，2019，40（1）：61－63.

陈更武，胡晓恒. 奥美拉唑联合康复新液治疗反流性食管炎疗效观察 [J]. 实用临床医药杂志，2020，24（21）：19－21.

第二节　急性胃炎

一、现代医学概述

（一）定义

急性胃炎指各种病因引起的胃黏膜急性炎症，组织学上通常可见中性粒细胞浸润。

患者在严重创伤、大型手术、危重疾病、严重心理障碍等应激状态下或酒精、药物等理化因素直接刺激下，胃黏膜发生程度不一的以糜烂、浅表处溃疡和出血为标志的病理变化，又叫作急性胃黏膜病变（Acute gastric mucosal lesion，AGML）。

（二）流行病学

《中国急性胃黏膜病变急诊专家共识》提出，我国 AGML 居上消化道出血病因第三位，且近年来呈明显上升趋势。对于急诊收治的危重患者，24 小时内内镜检查发现，75%～100%危重患者出现胃黏膜损伤。其中隐性出血的发生率为 15%～50%，显性出血的发生率为 5%～25%，严重出血的发生率为 2%～6%。

（三）分类

AGML 包括急性糜烂出血性胃炎（Acute erosive－hemorrhagic gastritis）、急性幽门螺杆菌（Helicobacter pylori，Hp）胃炎和除 Hp 以外的其他急性感染性胃炎。

（四）病因和发病机制

AGML 发生的主要机制与全身性的神经体液内分泌因素有关，即机体在应激状态下中枢促甲状腺素释放激素（Thyrotropin releasing hormone，TRH）释放增加，通过副交感神经介导，促进胃酸与胃蛋白酶原分泌。同时，也可能使下丘脑调控垂体等内分泌腺体的功能出现障碍，造成胃黏膜微循环障碍、胃黏膜屏障受损、迷走神经异常兴奋、壁细胞激活、胃黏膜内脂质过氧化物含量升高和氧自由基产生增加等后果，从而导致胃黏膜病变。

1. 应激

多种疾病可引起机体应激反应，导致 AGML 的发生，其中常见的应激源包括严重烧伤，严重创伤（特别是重型颅脑外伤），各种困难、复杂大手术后，机械通气，全身严重感染，多器官功能障碍综合征或多器官功能衰竭，休克，心、肺、脑复苏术后，心脑血管意外，严重心理应激（如精神创伤、过度紧张）等。

上述应激反应可致胃黏膜微循环障碍、缺氧，黏液分泌减少，局部前列腺素合成不足，屏障功能损坏；胃酸分泌增加，大量氢离子反渗，损伤血管和黏膜，引起糜烂、出血，甚至溃疡。

2. 药物

主要包括阿司匹林等非甾体抗炎药（NSAIDs）、氯吡格雷等抗血小板类药物、皮质类固醇、抗肿瘤及抗生素类药物，阿司匹林也属于非特异性环氧合酶（Cyclooxygenase，COX）抑制剂。COX 是花生四烯酸代谢的关键限速酶，有两种异构体：结构型 COX－1 和诱生型（诱导型）COX－2。COX－1 在组织细胞中微量恒定表达，有助于上皮细胞修复。COX－2 主要受炎症诱导表达，促进炎症介质的产生。非特异性 COX 抑制剂目的是抑制 COX－2，以减轻炎症反应，但因特异性差，同时抑制了 COX－1，导致维持黏膜正常再生的前列腺素 E 不足，黏膜修复障碍，出现糜烂和出血，以胃窦多见。

抗肿瘤药物在抑制肿瘤生长时，常对胃肠道黏膜产生细胞毒作用，导致严重的黏膜损伤。

口服铁剂、氯化钾也可致胃黏膜损伤。

3. 酒精

乙醇具有亲脂性和脂溶性，可导致胃黏膜糜烂和胃黏膜出血，炎症细胞浸润多不明显。在空腹及大量饮酒的情况下胃黏膜损伤更为明显。

4. 创伤和物理因素

放置鼻胃管、剧烈恶心或干呕、胃内异物、食管裂孔疝、胃镜下各种止血技术、息肉摘除等微创手术及大剂量放射线照射均可导致胃黏膜糜烂，甚至溃疡。

5. 吸烟、进食刺激性食物

吸烟、进食刺激性食物等也可以通过直接及间接的机制造成胃黏膜损伤而产生AGML。

（五）临床表现

常有上腹痛、胀满、恶心、呕吐和食欲不振等。重症可有呕血、黑便、脱水、酸中毒或休克。NSAIDs 所致者多数无症状或仅在胃镜检查时发现，少数有症状者主要表现为轻微上腹不适或隐痛。

（六）诊断

具有上述临床表现或兼具相关病因与诱因者应就诊，并尽早行内镜检查。

内镜检查是诊断 AGML 和明确出血来源的最可靠的方法，病情紧急时，即使是高危患者，在有效生命支持的情况下，也应尽早行床旁内镜检查。病变以多发性黏膜糜烂、溃疡为主，深度可至黏膜下、肌层及浆膜层，并可能见到渗血或大出血。

（七）治疗

控制或去除诱因，积极治疗原发病是早期 AGML 治疗的关键。针对性治疗 AGML 的原则首先是控制或去除诱因、抑制胃黏膜损害因素，如抑制胃酸、升高胃内 pH 值；其次，进行加强胃黏膜保护的治疗；再次，调整止凝血功能，预防消化道出血加重。

1. 控制或去除诱因

对于有 AGML 危险的患者，应在积极治疗原发病的同时避免使用增加胃黏膜损害的药物，如解热镇痛药物、影响止凝血机制药物、大环内酯类抗生素等。积极改善内脏血液供应，控制机体过度应激反应等。

2. 抑制胃黏膜损害因素

抑酸治疗是治疗 AGML 的基础。通过抑酸剂迅速控制并减少胃酸的分泌，可以明显减少胃酸对黏膜的进一步损伤。此外，可使用抗酸药物提高胃内 pH 值，保护局部黏膜，减少胃酸对胃黏膜的损伤。抑酸剂包括 PPI 及 H_2RA。抗酸药主要有氢氧化铝、铝碳酸镁、碳酸氢钠溶液等。

3. 加强胃黏膜保护治疗

主要的胃黏膜保护剂有康复新液、硫糖铝、前列腺素 E 等。

4. 调整止凝血功能，预防消化道出血加重

非 AGML 患者也可伴有不同程度的消化道出血，对于止凝血功能障碍的患者，应重视止凝血功能调整。措施包括停止使用影响止凝血功能的药物（阿司匹林、华法林及 ADP 受体拮抗剂），补充相应缺乏的凝血因子。

二、中医学概述

急性胃炎归属"胃痛""呕吐""吐血"等范畴。

（一）病因病机

1. 胃痛

外邪犯胃、饮食伤胃、情志不畅和脾胃素虚等，导致胃气郁滞、胃失和降，而发生胃痛。

（1）感受外邪：外感寒、热、湿诸邪，内客于胃，皆可致胃脘气机阻滞，不通则痛。其中尤以寒邪为多，寒邪伤胃可引起胃气阻滞，胃失和降而发生胃痛，正所谓不通则痛。

（2）内伤饮食：饮食不节，或过饥过饱，损伤脾胃，胃气壅滞，致胃失和降，不通则痛。五味过极、辛辣无度、肥甘厚腻、饮酒如浆，则蕴湿生热、伤脾碍胃、气机壅滞。宿食积滞胃脘，久则郁而化热，湿热相搏，阻遏中焦气机，气机升降失和，而发胃痛。

（3）情志失调：忧思恼怒、伤肝损脾、肝失疏泄、横逆犯胃、脾失健运、胃气阻滞，均致胃失和降，而发胃痛。气滞日久或久痛入络，可致胃络血瘀。肝气久郁，既可出现化火伤阴，又能导致瘀血内结，病情至此，则胃痛加重，每每缠绵难愈。

（4）体虚久病：脾胃为仓廪之官，主受纳及运化水谷，若素体脾胃虚弱、运化失职、气机不畅，或中阳不足、中焦虚寒、失其温养而发生疼痛。若禀赋不足、后天失调，或饥饱失常、劳倦过度，以及久病正虚不复等，均能引起脾气虚弱、脾阳不足，则寒自内生、胃失温养，致虚寒胃痛。

2. 呕吐

胃居中焦，主受纳和运化水谷，其气下行，以和降为顺。因外邪犯胃、饮食不节、情志失调、脾胃虚弱等病因，扰动胃腑或使胃虚失和，气逆于上则出现呕吐。

（1）外邪犯胃：多由风、寒、暑、湿、秽浊之邪侵犯胃腑，胃失通降，水谷随逆气上出，均可发生呕吐。但由于季节不同，感受的病邪亦不同。如冬春易感风寒，夏秋易感暑湿秽浊。因寒邪最易损耗中阳中气，凝敛气机，扰动胃腑，故寒邪致病者居多。

（2）饮食不节：饱餐过量、暴饮暴食、偏嗜酒辣、过食生冷油腻，可导致食滞不化、物盛满而上溢；或进食馊腐不洁，或误食异物、毒物等，致使清浊混杂、胃失通降，上逆为呕吐；或饮食不节、脾胃受伤、水谷不归正化、变生痰饮、停积胃中、饮邪上逆，则发生呕吐。

（3）情志失调：恼怒伤肝、肝失条达、横逆犯胃，或气郁化火、气机上逆而致呕吐。情志抑郁、忧思伤脾、脾失健运、食停难化、胃失和降，亦可发生呕吐。

（4）脾胃虚弱：由于先天禀赋薄弱、脾胃素虚，或病后损伤脾胃、中阳不振、纳运失常，胃气不降则发生呕吐；或胃阴不足、胃失润降，不能承受水谷，亦可发生呕吐。

3. 吐血

血由胃来，经呕吐而出，血色红或紫暗，常夹有食物残渣，称为吐血，亦称为呕血。

（1）胃热壅盛。

①临床表现：吐血色红或紫暗，常夹有食物残渣，伴脘腹胀闷、嘈杂不适，甚则作痛，口臭便秘、大便色黑。舌质红，苔黄腻，脉滑数。

②治法：清胃泻火、化瘀止血。

（2）肝火犯胃。

①临床表现：吐血色红或紫暗，伴口苦胁痛、心烦易怒、寐少梦多。舌质红，脉弦数。

②治法：泻肝清胃、凉血止血。

（3）气虚血溢。

①临床表现：吐血缠绵不止、时轻时重、血色暗淡，伴神疲乏力、心悸气短、面色苍白。舌质淡，脉细弱。

②治法：健脾、益气、摄血。

（二）辨证论治

1. 胃痛

（1）寒邪客胃。

①临床表现：胃痛暴作、恶寒喜暖、得温痛减、遇寒加重、口淡不渴，或喜热饮。舌淡苔薄白，脉弦紧。

②治法：温胃散寒、行气止痛。

（2）宿食积滞。

①临床表现：胃脘疼痛、胀满拒按、嗳腐吞酸，或呕吐不消化食物、其味腐臭，吐后痛减、不思饮食、大便不爽，得矢气及便后稍舒。舌苔厚腻，脉滑。

②治法：消食导滞、和胃止痛。

（3）肝胃郁热。

①临床表现：胃脘灼痛、烦躁易怒、烦热不安、胁胀不舒、泛酸嘈杂、口干口苦。舌红苔黄，脉弦或数。

②治法：平逆散火、泄热和胃。

（4）肝气犯胃。

①临床表现：胃脘胀痛、痛连两胁，遇烦恼则痛作或痛甚、嗳气、矢气则痛舒，胸闷嗳气、喜长叹息、大便不畅。舌苔多薄白，脉弦。

②治法：疏肝解郁、理气止痛。

（5）湿热中阻。

①临床表现：胃脘疼痛、痛势急迫、脘闷灼热、口干口苦、口渴而不欲饮、纳呆恶心、小便色黄、大便不畅。舌红，苔黄腻，脉滑数。

②治法：清化湿热，理气和胃。

（6）瘀血停滞。

①临床表现：胃脘刺痛、痛有定处、按之痛甚、食后加剧、入夜尤甚，或见吐血、黑便。舌质紫暗或有瘀斑，脉涩。

②治法：化瘀通络、理气和胃。

（7）胃阴不足。

①临床表现：胃脘隐隐灼痛、似饥而不欲食、口燥咽干、五心烦热、消瘦乏力、口渴思饮、大便干结。舌红少津，脉细数。

②治法：养阴益胃、和中止痛。

（8）脾胃虚寒。

①临床表现：胃痛隐隐、绵绵不休、喜温喜按、空腹痛甚、得食则缓，劳累或受凉后发作或加重，泛吐清水、神疲纳呆、四肢倦怠、手足不温、大便溏薄。舌淡苔白，脉虚弱或迟缓。

②治法：温中健脾、和胃止痛。

2. 呕吐

（1）外邪犯胃。

①临床表现：突然呕吐、频频泛恶、胸脘痞闷，或心中懊憹，伴有恶寒发热、头身疼痛。舌苔白腻，脉濡。

②治法：疏邪解表、化浊和中、降逆止呕。

（2）饮食停滞。

①临床表现：呕吐酸腐量多，或吐出未消化的食物，嗳气厌食、脘腹胀满、得食更甚、吐后反快、大便秘结或溏泄、气味臭秽。舌苔厚腻，脉滑实有力。

②治法：消食化滞、和胃降逆。

（3）痰饮内阻。

①临床表现：呕吐物多为清水痰涎，或胃部如囊裹水、胸脘痞闷、纳食不佳、头眩、心悸，或逐渐消瘦，或呕而肠鸣。舌苔白滑而腻，脉沉弦滑。

②治法：温化痰饮、和胃降逆。

（4）肝气犯胃。

①临床表现：呕吐吞酸，或干呕泛恶、脘胁胀痛、烦闷不舒、嗳气频频，每因情志不遂而发作或加重。舌边红，苔薄腻或微黄，脉弦。

②治法：疏肝和胃、降逆止呕。

（5）脾胃虚寒。

①临床表现：饮食稍多即欲呕吐、时发时止、食入难化、胸脘痞闷、不思饮食、面色白、倦怠乏力、四肢不温、口干不欲饮或喜热饮、大便稀溏。舌质淡，苔薄白，脉濡弱或沉。

②治法：温中健脾、和胃降逆。

（6）胃阴亏虚。

①临床表现：呕吐反复发作，或时作干呕、恶心，胃中嘈杂、似饥而不欲食、口燥咽干。舌红少津，苔少，脉细数。

②治法：滋养胃阴、和胃降逆。

三、康复新液治疗急性胃炎的临床研究

（一）应激性

肖吉群（2012）观察了康复新液与蒙脱石散治疗新生儿应激性溃疡出血的疗效。将51例应激性溃疡出血的患者随机分成治疗组26例和对照组25例，两组均予治疗原发病，西咪替丁抑制胃酸，静脉滴注酚磺乙胺止血，治疗组管饲康复新液与蒙脱石散；对照组管饲凝血酶。观察两组临床疗效及不良反应。治疗组总有效率为92.3%，止血时间为（2.00±0.33）天；对照组总有效率为68.0%，止血时间为（3.00±0.68）天，两组比较，差异有统计学意义（$P<0.05$），两组均未发现明显不良反应。结果表明，康复新液与蒙脱石散管饲治疗新生儿应激性溃疡出血能提高总有效率并缩短止血时间，且简单、价廉，未见明显不良反应。

冯建宏等（2012）探讨了早期干预治疗对预防颅脑损伤所致应激性溃疡的临床价值。选择91例颅脑外伤患者，分为观察组（45例）和对照组（46例），两组均针对颅脑外伤进行相应处理及抑酸治疗，观察组同时加用康复新液加强胃黏膜的防御及修复治疗。比较两组应激性溃疡的发生率。观察组应激性溃疡的发生率为15.56%，对照组为43.48%。两者比较，差异有统计学意义（$P<0.01$）。结果表明，联合早期干预对预防重度颅脑外伤应激性溃疡的发生较单纯抑酸治疗疗效明确。

张宏伟等（2012）探讨了美洲大蠊提取物对急性肺损伤/急性呼吸窘迫综合征（ALI/ARDS）患者应激性溃疡出血的预防作用。选取中心ICU住院的64例严重创伤后ALI/ARDS患者为研究对象，以随机数字表法分为治疗组和对照组，各32例，对照组给予积极常规综合治疗，治疗组在常规综合治疗基础上，于入院当天给予美洲大蠊提取物（康复新液）预防应激性溃疡出血，经胃管注入，10毫升/次，3次/天，连用7天。分别于给药前及给药第7天，测定胃液pH值，测定氧分压，计算氧合指数（PaO_2/FiO_2），同时记录两组应激性溃疡出血发生率及病死率。治疗前，两组胃液pH值、PaO_2/FiO_2比较，差异无统计学意义（$P>0.05$）。治疗后，两组患者胃液pH值、PaO_2/FiO_2比较，差异有统计学意义（$P<0.05$）。治疗组应激性溃疡出血发生率为6.2%，对照组为25.0%，差异有统计学意义（$P<0.05$）。治疗组病死率为15.6%，对照组为18.8%，差异无统计学意义（$P>0.05$）。结果表明，美洲大蠊提取物可改善ALI/ARDS患者胃液pH值、PaO_2/FiO_2，对应激性溃疡出血有预防作用。

两组治疗前后胃液 pH 值、PaO_2/FiO_2 比较（$\bar{x}\pm s$）（张宏伟等，2012）

组别	胃液 pH 值		PaO_2/FiO_2 （mmHg）	
	治疗前	治疗后	治疗前	治疗后
对照组	1.4±0.2	3.8±0.5	186±13	312±17
治疗组	1.4±0.2	4.2±0.5	189±13	335±17
t 值	0.389	2.739	1.086	5.007
P 值	0.699	0.009	0.282	0.000

罗显荣等（2013）观察了康复新液治疗婴幼儿应激性溃疡的疗效。将 60 例应激性溃疡患者随机分成治疗组和对照组（各 30 例），两组在治疗原发病、采用奥美拉唑抑制胃酸分泌的基础上，治疗组管饲康复新液 10mg，每 6 小时 1 次；对照组管饲去甲肾上腺素 0.25mg＋生理盐水 10mL，每 6 小时 1 次。观察两组临床治疗效果。治疗组总有效率为 90.0%，对照组总有效率为 66.7%，两组比较差异有统计学意义（$P<0.05$）。治疗组止血时间、循环不良消失时间、胃肠功能紊乱消失时间均短于对照组，差异有统计学意义（$P<0.01$）。结果表明，康复新液管饲治疗婴幼儿应激性溃疡疗效良好，并可缩短止血时间，简单、价廉，未见明显不良反应。

两组主要临床指标改善情况比较（$\bar{x}\pm s$，天）（罗显荣等，2013）

组别	例数	止血	循环不良消失	胃肠功能紊乱消失
治疗组	30	2.1±0.28	1.7±0.4	4.2±0.6
对照组	30	3.2±0.52	3.8±0.4	6.1±0.7
t 值		6.58	3.58	4.27
P 值		<0.01	<0.01	<0.01

黄更珍等（2013）探讨了拉呋替丁联合康复新液及心理干预治疗应激性溃疡的疗效与安全性。将 72 例应激性溃疡患者随机分为两组：治疗组 36 例给予拉呋替丁联合康复新液治疗，同时进行心理干预；对照组 36 例仅给予拉呋替丁治疗。两组疗程均为 4 周。比较两组的临床疗效及治疗期间不良反应发生率。治疗组临床症状评定总有效率为 97.2%，胃镜评定总有效率为 91.7%，而对照组分别为 77.8%、69.4%，两组相比，差异有统计学意义（$P<0.05$）；治疗期间治疗组不良反应发生率为 8.4%，低于对照组的 25.0%，但两组相比，差异无统计学意义（$P=0.680$）。结果表明，应用拉呋替丁联合康复新液及心理干预治疗应激性溃疡疗效肯定，不良反应小。

（二）药物性

麦蕾等（2008）探讨了康复新联合兰索拉唑治疗 NSAIDs 相关性溃疡的疗效。将经胃镜确诊的 76 例 NSAIDs 相关性溃疡患者随机分为两组：治疗组 38 例，应用康复新 10mL，3 次/天；兰索拉唑 30mg、1 次/天。对照组 38 例，应用兰索拉唑 30mg，1 次/天。疗程均为 4 周。疗程结束后，记录症状转归情况，胃镜复查评估溃疡愈合情况。两组临床症状改善情况比较，差异无统计学意义（$P>0.05$）。溃疡的愈合率和总有效率治疗组为 94.7％和 97.4％，对照组为 78.9％和 84.2％，两组比较差异有统计学意义（$P<0.05$）。结果表明，康复新联合兰索拉唑治疗 NSAIDs 相关性溃疡可提高溃疡的愈合率和总有效率。

袁芳等（2010）观察了康复新液联合奥美拉唑治疗 NSAIDs 相关性溃疡的疗效。将因腹痛伴呕血或黑便入院、排除消化道大出血、经胃镜诊断的 99 例 NSAIDs 相关性消化性溃疡患者，随机分为两组：治疗组 50 例给予口服康复新液 10 毫升/次，3 次/天；联合奥美拉唑 40mg、2 次/天静脉滴注治疗。对照组 49 例选用奥美拉唑 40mg，2 次/天静脉滴注，出血停止改口服奥美拉唑 20mg，2 次/天。证实 Hp 感染者均加用阿莫西林 1.0g、克拉霉素 0.5g，2 次/天，疗程 10 天。结果显示，治疗组总有效率为 94.0％，对照组为 69.4％（$P<0.05$）；胃镜疗效总有效率为 96.0％，高于对照组的 88.8％（$P<0.05$）；Hp 根除率治疗组为 89.19％，与对照组（87.5％）差异无统计学意义。结果表明，康复新液联合奥美拉唑治疗 NSAIDs 相关性溃疡疗效确切，不良反应少。

（三）酒精性

张明娣等（2015）探讨了雷贝拉唑联合康复新液在控制酒精性胃黏膜损伤而引发的急性胃炎、消化性溃疡中的临床应用价值。将 106 例患者按随机数字表法分为观察组和对照组各 53 例：对照组口服 20mg/d 雷贝拉唑肠溶片，观察组在此基础上加服 10 毫升/次康复新液。两组均连续服用 2～6 周。观察患者临床症状缓解情况及溃疡愈合情况。治疗 1 周后，观察组上腹部痛、腹部不适等症状缓解程度明显优于对照组，差异有统计学意义（$P<0.05$）。治疗 6 周后，观察组的溃疡愈合率为 75.47％，明显高于对照组的 52.83％（$P<0.05$）；观察组 Hp 根除率为 83.02％，明显高于对照组的 73.58％（$P<0.05$）。结果表明，雷贝拉唑联合康复新液治疗酒精性胃黏膜损伤所致急性胃炎、消化性溃疡，可迅速改善胃黏膜损伤，加快胃黏膜修复、愈合，疗效良好。

两组治疗 1 周后临床症状改善情况比较［例（％）］（张明娣等，2015）

组别	上腹部痛	呕吐	腹部不适	反酸	呕血	黑便
观察组（$n=53$）	51（96.23）*	43（81.13）*	37（73.58）*	40（75.47）*	53（100.00）	40（75.47）*
对照组（$n=53$）	44（83.02）	40（75.47）	33（62.26）	37（69.81）	53（100.00）	36（67.92）

注：与对照组比较，* 表示 $P<0.05$。

李颖等（2015）对酒精相关性胃黏膜损伤患者采取康复新液联合雷贝拉唑治疗，探究其临床疗效。随机抽出 100 名酒精相关性胃黏膜损伤的患者，平均分为两组：实验组采取康复新液联合雷贝拉唑进行治疗，对照组仅采取雷贝拉唑进行治疗。比较治疗后两组症状改善率以及胃黏膜改善率。经过一段时间的治疗，实验组症状的改善率明显优于对照组。同时胃镜复查，实验组治疗后胃黏膜的改善率为 100.00％，对照组为 84.00％，差异有统计学意义（$P<0.05$）。结果表明，对于酒精相关性胃黏膜损伤的治

疗，康复新液联合雷贝拉唑的疗法较雷贝拉唑单独疗法来说，能够更好、更快地起到缓解患者症状、改善损伤胃黏膜的目的，具有一定的疗效且治疗的不良反应较轻。

两组症状改善率比较［例（%）］（李颖等，2015）

组别	例数	腹痛	反酸	恶心呕吐	呕血
对照组	50	35（70.00）	26（52.00）	29（58.00）	35（70.00）
实验组	50	49（98.00）	38（76.00）	42（84.00）	50（100.00）

辛莘（2016）探讨了康复新液联合雷贝拉唑治疗酒精相关性胃黏膜损伤的疗效。选取 98 例酒精相关性胃黏膜损伤患者，按照随机双盲对照的原则分为对照组和观察组，其中对照组采取雷贝拉唑治疗，观察组采取康复新液联合雷贝拉唑治疗，对比两组不同方案的治疗效果及内镜下黏膜改善情况。观察组总有效率为 93.88%，对照组为 79.59%。两组比较差异有统计学意义（$P<0.05$）。结果表明，对酒精相关性胃黏膜损伤患者采用康复新液联合雷贝拉唑治疗，能够有效促进损伤的胃黏膜修复，提高患者的临床治愈率。

四、康复新液治疗急性胃炎的典型病例

段某，女，53 岁，因牙痛服止痛药片一周余，上腹烧灼感、胃胀，近 2 天发现大便发黑，遂来门诊。

治疗前，内镜查食管、贲门：距门齿约 25cm 右侧壁起始可见一宽度约 0.4cm 的纵行黏膜剥脱面向下延续至食管下部及贲门，并于贲门唇部形成一不规则溃疡面，大小约 1.2cm×1.8cm，活检质尚软。贲门局部管腔略显狭窄。

诊断：食管至贲门右侧壁损伤（非甾体抗炎药所致）。

治疗：口服埃索美拉唑镁肠溶片，20mg，一日 2 次；铝镁加混悬液，10mL，一日 3 次。用药一周，无明显效果。加用康复新液，10mL，一日 3 次。10 日后复查内镜。

治疗后，内镜查食管：通过顺利，黏膜光滑，未见肿块及糜烂。贲门：开闭好，齿状线无上移。胃窦：黏膜红白相间，以红为主，蠕动协调。

参考文献

葛均波，徐永健，王辰. 内科学［M］. 9 版. 北京：人民卫生出版社，2018.

中国医师协会急诊医师分会. 中国急性胃黏膜病变急诊专家共识［J］. 中国急救医学，2015，35（9）：769－775.

中华医学会外科学分会. 应激性黏膜病变预防与治疗—中国普通外科专家共识（2015）［J］. 中国实用外科杂志，2015，35（7）：728－730.

张伯礼，吴勉华. 中医内科学［M］. 4 版. 北京：中国中医药出版社，2017.

肖吉群. 康复新液与蒙脱石散治疗新生儿应激性溃疡出血的疗效观察［J］. 儿科药学杂志，2012，18（3）：15－17.

冯建宏，刘文操，逯林欣. 奥美拉唑联合康复新液治疗颅脑损伤并应激性溃疡的疗

效观察 [J]. 中西医结合心脑血管病杂志，2012，10（8）：1017-1018.

张宏伟，魏立友，张振宇，等. 美洲大蠊提取物对急性肺损伤/急性呼吸窘迫综合征患者应激性溃疡出血的预防作用 [J]. 中国全科医学，2012，15（33）：3878-3879.

罗显荣，张燕，何刚. 康复新液管饲治疗婴幼儿应激性溃疡的疗效观察 [J]. 西部医学，2013，25（5）：729-730，733.

黄更珍，贺国斌，张耀丹，等. 拉呋替丁联合康复新液及心理干预治疗应激性溃疡的疗效 [J]. 南昌大学学报（医学版），2013，53（6）：68-69.

麦蕾，赖人旭，孔丽霞，等. 康复新液联合兰索拉唑治疗非甾体抗炎药相关性溃疡38例 [J]. 中国中西医结合消化杂志，2008，16（4）：266-267.

袁芳，李岚，陈丽霞. 康复新液联合奥美拉唑治疗非甾体类抗炎药相关性溃疡50例 [J]. 中国中西医结合消化杂志，2010，18（2）：124-125.

张明娣，时晓亚. 雷贝拉唑联合康复新液治疗酒精性胃黏膜损伤所致胃炎急性发作、胃黏膜溃疡的疗效观察 [J]. 中国医院用药评价与分析，2015，15（8）：993-995.

李颖，何小勤，易默，等. 康复新液联合雷贝拉唑治疗酒精相关性胃粘膜损伤的临床效果 [J]. 湖南师范大学学报（医学版），2015，12（4）：67-69.

辛莘. 康复新液联合雷贝拉唑治疗酒精相关性胃黏膜损伤的临床效果 [J]. 中国中西医结合消化杂志，2016，24（2）：139-140.

第三节　慢性非萎缩性胃炎

一、现代医学概述

（一）定义

慢性胃炎（Chronic gastritis）指由多种病因引起的慢性胃黏膜炎症性病变。

慢性非萎缩性胃炎（CNAG）是慢性胃炎的一种类型，指在致病因素作用下胃黏膜发生的慢性非萎缩性炎症性病变，以淋巴细胞和浆细胞浸润为主，并可能伴有糜烂、胆汁反流等症状。

（二）流行病学

慢性胃炎是消化内科门诊常见的疾病，大多数慢性胃炎患者缺乏临床表现，因此在自然人群中的确切患病率难以获得。《慢性胃炎基层诊疗指南（2019年）》指出，慢性胃炎患病率在不同国家与地区之间存在较大差异，其患病率与幽门螺杆菌（Helicobacter pylori，Hp）感染的流行病学特征重叠，并随年龄增长而增加。

（三）分类

慢性胃炎的分类尚未统一。国际疾病分类－11（ICD－11）强调了胃炎的病因学分类，但由于慢性胃炎的主要潜在风险是胃癌，而发生胃癌的风险因胃黏膜萎缩的范围及严重程度不同而异，因此对于慢性胃炎的病理组织学分类及内镜下分类也是必要的。

1．基于病因分类

Hp 感染是慢性胃炎的主要病因，可将慢性胃炎分为 Hp 胃炎和非 Hp 胃炎。病因分类有助于慢性胃炎的治疗。

2．基于内镜和病理组织学分类

分为萎缩性胃炎和非萎缩性胃炎。

3．基于胃炎分布分类

分为胃窦为主胃炎、胃体为主胃炎和全胃炎三大类。胃体为主胃炎，尤其伴有胃黏膜萎缩者，发生胃癌的风险增加；胃窦为主胃炎伴有胃酸分泌增多者，发生消化性溃疡的风险增加。

4．特殊类型胃炎的分类

分为化学性、放射性、淋巴细胞性、肉芽肿性、嗜酸细胞性以及其他感染性疾病所致胃炎。

（四）病因和发病机制

1．Hp 感染

Hp 感染是慢性胃炎主要的病因。Hp 具有鞭毛，能在胃内穿过黏液层移向胃黏膜，释放尿素酶分解尿素产生氨气，从而保持细菌周围中性环境。Hp 通过产氨作用、分泌空泡毒素 A（VacA）等物质而引起细胞损害，细胞毒素相关基因 A（CagA）蛋白能引起强烈的炎症反应，其菌体胞壁还可作为抗原诱导免疫反应。这些因素可导致胃黏膜的慢性炎症。

2．十二指肠－胃反流

与各种原因引起的胃肠道动力异常、肝和胆道疾病及远端消化道梗阻有关。长期反流可削弱胃黏膜屏障功能。

3．药物和酒精摄入

服用 NSAIDs，可通过直接损伤胃黏膜或抑制前列腺素等的合成导致胃黏膜的损伤，从而导致慢性胃炎甚至消化道出血的发生。

酒精摄入可引起胃黏膜损伤，甚至胃黏膜糜烂、出血。

酒精与 NSAIDs 两者联合作用会对胃黏膜产生更强的损伤。

4．自身免疫

体内产生针对胃组织不同组分的自身抗体如抗内因子抗体（致维生素 B_{12} 吸收障碍）、抗壁细胞抗体（破坏分泌胃酸的壁细胞），造成相应组织破坏或功能障碍。

5．年龄和饮食环境

老年人黏膜可出现退行性改变，使胃黏膜修复再生功能降低，上皮增殖异常及胃腺体萎缩。饮食结构中高盐和缺乏新鲜蔬菜水果，水土中含有过多硝酸盐和亚硝酸盐、微量元素比例失调也与胃黏膜萎缩、肠化生有关。

（五）临床表现

慢性胃炎患者多数无明显症状，有症状者主要表现为中上腹不适、饱胀、钝痛、烧灼痛等，也可呈食欲缺乏、嗳气、泛酸、恶心等消化不良症状，部分还伴焦虑、抑郁等精神心理症状。心理因素往往加重患者的临床症状。

症状的严重程度与内镜所见及病理组织学分级并不完全一致。

自身免疫性胃炎可长时间缺乏典型临床症状，首诊症状常以贫血和维生素 B_{12} 缺乏而引起的神经系统症状为主。

（六）诊断

慢性胃炎患者常无临床症状，有症状也缺乏特异性，因此难以通过临床表现进行诊断，确诊必须依靠内镜及病理组织学检查，尤以后者的价值更大。特殊类型胃炎的内镜检查需要结合病因和病理组织学检查。

1. 内镜检查

上消化道内镜检查是诊断慢性胃炎的主要方法，对评估慢性胃炎的严重程度及排除其他疾病具有重要价值。CNAG 患者内镜下可见黏膜红斑、粗糙或出血点，可有水肿、充血、渗出等表现。

2. 病理组织学检查

病理组织学检查对慢性胃炎的诊断至关重要，应根据病变情况和需要，分别在胃窦、胃角和胃体部位取 2~3 块活检。临床医生可结合病理组织学检查和内镜检查结果做出病变范围与程度的判断。

（七）治疗

CNAG 治疗的主要目标首先为改善临床相关症状、去除病因、保护胃黏膜，从而改善患者的生活质量；其次要阻止 CNAG 进展，减少或防止 CNAG、肠化生、上皮内瘤变以及胃癌的发生。对于无明显症状、Hp 阴性的 CNAG 患者，需多注意饮食、身心的调养而暂时无需进行药物治疗。

1. 生活方式干预

Hp 主要在家庭内感染，饮食习惯的改变和生活方式的调整是慢性胃炎治疗的重要部分。避免导致母－婴传播的不良喂食习惯，并提倡分餐制以减少感染 Hp 的机会。建议患者清淡饮食，避免刺激、粗糙食物，避免大量饮酒和长期吸烟。

2. 药物治疗

应根据患者的病因、类型及临床表现进行个体化治疗。增加黏膜防御能力、促进损伤黏膜愈合是治疗基础。对于需要服用抗血小板药物、NSAIDs 的患者，是否停药应权衡获益和风险，酌情选择。

（1）对因治疗。

①Hp 感染：抗生素在酸性环境下不能有效根除 Hp，需要联合 PPI 抑制胃酸，才能使其发挥作用。联合方案为含有铋剂的四联方案，即 1 种 PPI＋2 种抗生素＋1 种铋剂，疗程 10～14 天。由于各地抗生素耐药情况不同，抗生素及疗程的选择应视当地耐药情况而定。

长期使用 PPI 可引起持续性胃酸下降，使胃黏膜保护机制下调、细菌定植，加速或增加胃癌的发生，增加胃黏膜酒精的易感性，增加肠道感染的易感性，抑制钙吸收，增加骨质疏松的风险。

铋剂被人体吸收后，主要分布于肾、脑、肝、脾和骨骼，对这些器官具有一定毒性作用，有潜在的用药风险。铋剂主要通过肾脏代谢，在肾脏中与铋金属结合蛋白结合，有一定的肾毒性。长期应用铋剂可导致神经病变、脑病、骨关节病、齿龈炎、口腔炎和结肠炎。因此对长期及重复使用铋剂的患者，应注意体内铋的蓄积所存在的潜在风险。

②十二指肠－胃反流：可用保护胃黏膜、改善胃肠动力等药物。

③胃黏膜营养因子缺乏：补充符合的维生素，恶性贫血者需终生注射维生素 B_{12}。

（2）对症治疗。可用药物适度抑制或中和胃酸，服用促动力剂或酶制剂缓解动力不足或消化酶不足引起的腹胀等症状，服用黏膜保护剂有助于缓解腹痛与反酸等症状。

（3）癌前情况处理。在根除 Hp 的前提下，适量补充复合维生素、含硒药物及某些中药等。对药物不能逆转的局灶高级别上皮内瘤变（含重度异性增生和原位癌），可在胃镜下行黏膜剥离术，并应视病情定期随访。

二、中医学概述

CNAG 归属"胃痛""嘈杂""胃痞"等范畴。

（一）病因和发病机制

1. 病因

胃在生理上以和降为顺，在病理上因滞而病，本病主要与脾胃虚弱、情志失调、饮食不节、药物、外邪（幽门螺杆菌感染）等多种因素有关，上述因素损伤脾胃，致运化失司、升降失常，而发生气滞、湿热内阻、寒凝、火郁、血瘀等，表现为胃痛、胀满等症状。

2. 病位

慢性胃炎病位在胃，与肝、脾两脏密切相关。

3. 病机

慢性胃炎的病机可分为本虚和标实两个方面。本虚主要表现为脾气（阳）虚和胃阴虚，标实主要表现为气滞、湿热和血瘀，脾气（阳）虚、气滞是疾病的基本病机。血瘀是久病的重要病机，在胃黏膜萎缩发生、发展乃至恶变的过程中起着重要作用。

4. 病机转化

慢性胃炎的辨证应当审证求因，其病机与具体的临床类型有关，总体而言，在临床上常表现为本虚标实、虚实夹杂之证。早期以实证为主，病久则变为虚证或虚实夹杂。

早期多在气分，病久则兼涉血分。CNAG 以脾胃虚弱、肝胃不和证多见，慢性萎缩性胃炎以脾胃虚弱、气滞血瘀证多见，慢性胃炎伴胆汁反流以肝胃不和证多见，慢性胃炎伴幽门螺杆菌感染以脾胃湿热证多见，慢性胃炎伴癌前病变以气阴两虚、气滞血瘀、湿热内阻证多见。

（二）辨证论治

1. 脾胃湿热证

（1）主症：①胃脘胀痛；②口黏且苦。

（2）次症：①大便黏滞不爽；②脘腹灼热；③纳呆泛恶；④身重困倦。

（3）舌脉：舌红，苔黄腻；脉濡数或滑数。

（4）证型确定：具备主症 2 项和次症 1 或 2 项，症状不明显者，参考舌脉象及胃镜、病理相关检查。

（5）治法：清热除湿、理气和中。

2. 肝胃不和证

（1）主症：①胃脘胀痛连胁、嗳气或矢气可缓；②脘痞不舒、情绪不遂复发或加重。

（2）次症：①嗳气频作；②嘈杂反酸；③善太息。

（3）舌脉：舌淡红，苔薄白，脉弦。

（4）证型确定：具备主症 2 项和次症 1 或 2 项，症状不明显者，参考舌脉象及胃镜、病理相关检查。

（5）治法：疏肝和胃、理气止痛。

3. 寒热错杂证

（1）主症：①胃脘痞满；②饥不欲食，食后胀痛。

（2）次症：①胃脘怕冷或嘈杂；②口干或苦；③大便干或溏滞不爽。

（3）舌脉：舌淡红，苔黄或黄白相间，脉弦细。

（4）证型确定：具备主症 2 项和次症 1 或 2 项，症状不明显者，参考舌脉象及胃镜、病理相关检查。

（5）治法：寒热平调、消痞散结。

4. 脾气虚证

（1）主症：①胃脘隐痛、遇劳而发；②食欲不振或食后胀甚。

（2）次症：①神疲懒言；②倦怠乏力；③口淡不渴；④大便稀溏；⑤排便无力；⑥面色萎黄。

（3）舌脉：舌淡或伴齿痕，苔薄白腻，脉缓弱或沉细。

（4）证型确定：具备主症 2 项和次症 1 或 2 项，症状不明显者，参考舌脉象及胃镜、病理相关检查。

（5）治法：益气健脾、和胃除痞。

5. 脾胃虚寒证

（1）主症：①胃脘隐痛不休，空腹痛甚、得食可缓，或痛喜温按；②泛吐清水。

（2）次症：①大便稀溏甚则完谷不化；②面色无华；③四末不温。

（3）舌脉：舌淡或伴齿痕，苔白腻，脉沉迟无力。

（4）证型确定：具备主症 2 项和次症 1 或 2 项，症状不明显者，参考舌脉象及胃镜、病理相关检查。

（5）治法：温中健脾、和胃止痛。

三、康复新液治疗慢性非萎缩性胃炎的临床研究

林振等（2008）探讨了康复新液治疗慢性糜烂性胃炎（CEG）的疗效。选择 92 例慢性糜烂性胃炎患者，随机分为两组，每组 46 例。其中 Hp 阳性者 79 例。Hp 阳性者均给予三联疗法：雷贝拉唑 20mg，克拉霉素 0.5g，苯酰甲硝唑 0.64g，每日 2 次口服，治疗 7 天。治疗组予口服康复新液 10 毫升/次，每日 3 次，疗程 8 周；对照组口服硫糖铝片 0.5g，3 次/天，每日 3 次，疗程 8 周。治疗组显效率 71.74%，总有效率 93.48%；对照组显效率 56.52%，总有效率 82.61%。两组比较差异有统计学意义（$P<0.05$）。结果表明，康复新液用于治疗慢性糜烂性胃炎疗效良好。

陆婉秋（2010）观察了康复新液联合三联疗法治疗儿童 Hp 阳性相关性慢性胃炎的疗效。将胃镜确诊的 85 例[13]C 尿素呼气试验（[13]C-UBT）及血清 Hp-IgG 测定 Hp 均阳性的患者随机分为两组，对照组 42 例，予克拉霉素＋阿莫西林＋蒙脱石散治疗；治疗组 43 例，在此基础上加服康复新液 5~10 毫升/次，3 次/天。均连服 2 周。疗程结束后 4 周，复查胃镜并检测 Hp。两组治疗后各症状积分及总积分均显著低于治疗前（$P<0.01$），两组治疗后比较差异有统计学意义（$P<0.05$）。胃黏膜炎症愈合率治疗组 93.1%，对照组 64.0%（$P<0.01$）；Hp 清除率对照组 93.5%，治疗组 90.7%（$P>0.05$）。结果表明，康复新液联合三联疗法治疗儿童 Hp 阳性相关性慢性胃炎疗效优于单纯三联疗法。

两组治疗前后各症状积分和总积分比较（$\bar{x}\pm s$，分）（陆婉秋，2010）

症状	治疗组（$n=43$）		对照组（$n=42$）	
	治疗前	治疗后	治疗前	治疗后
腹痛	2.75±0.21	0.32±0.40	2.95±0.41	0.85±0.53
恶心	2.30±0.75	0.71±0.31	2.09±0.74	0.87±0.64
腹胀	2.65±0.51	0.95±0.48	2.55±0.61	0.82±0.67
纳差	1.69±1.12	0.75±0.55	1.62±1.21	0.83±0.70
总积分	16.75±2.41	4.38±2.01	15.91±2.20	6.05±4.31

宋金玲等（2010）观察康复新液联合泮托拉唑治疗慢性糜烂性胃炎的疗效。将 78 例慢性糜烂性胃炎患者随机分为两组，治疗组 38 例，给予康复新液、泮托拉唑；对照组 40 例，给予泮托拉唑。Hp 阳性者给予三联疗法。两组均治疗 4 周为 1 个疗程。结果显示，两组在治疗后 1~2 周内消化道症状消失率差异有统计学意义（$P<0.05$），而在治疗 3~4 周时消化道症状消失率差异无统计学意义（$P>0.05$）。两组治疗前后胃镜检

查总有效率差异有统计学意义，半年后复发率差异有统计学意义（$P<0.05$），治疗组优于对照组。结果表明，康复新液联合泮托拉唑治疗疗效良好，复发率低。

兰庆榜等（2011）观察了康复新液联合雷贝拉唑治疗慢性糜烂性胃炎的疗效。将慢性糜烂性胃炎患者86例随机分为两组：治疗组42例，给予康复新液联合雷贝拉唑治疗；对照组44例，只给予雷贝拉唑治疗。其中Hp阳性者给予三联疗法。治疗4周为1个疗程，治疗结束后，比较两组的临床疗效。两组在治疗后比较，各项临床症状的改善和疼痛消失比较，差异有统计学意义（$P<0.05$）；慢性糜烂性胃炎总有效率治疗组为92.3%，对照组为72.3%，两组比较差异有统计学意义（$P<0.05$）。用药期间，两组均未出现明显不良反应。结果表明，康复新液联合雷贝拉唑治疗慢性糜烂性胃炎疗效良好，症状改善快。

两组治疗后临床症状缓解例数比较（兰庆榜等，2011）

组别	例数	Hp转阴	腹痛、腹胀缓解	
			1周内	2～3周
治疗组	42	36	36	3
对照组	44	35	25	7

文玉平等（2012）探讨了胃镜下射频后口服康复新液治疗疣状胃炎的疗效。对102例成熟型疣状胃炎患者，以知情同意射频治疗者58例为治疗组，在口服PPI及清除Hp基础上，先行胃镜下射频治疗后口服康复新液，与同期口服PPI和清除Hp等单纯药物治疗者（对照组，44例）进行疗效对比观察。所有患者均在治疗1个月并停药1个月后复查胃镜和观察临床症状，以此作为疗效判定依据。治疗组总有效率为100.00%，对照组总有效率为81.81%，两组总有效率差异有统计学意义（$P<0.01$）。结果表明，在口服PPI和清除Hp的基础上应用胃镜下射频治疗后口服康复新液治疗疣状胃炎疗效好、无不良反应。

李亚君（2015）探讨了康复新液联合埃索美拉唑治疗慢性糜烂性胃炎合并胃黏膜隆起胃镜下电切术后的疗效。回顾性分析98例慢性糜烂性胃炎合并胃黏膜隆起胃镜下电切术后患者，随机分两组，治疗组50例，采用康复新液联合埃索美拉唑治疗；对照组48例，采用埃索美拉唑治疗，比较两组疗效。根据患者病情分析，治疗组总有效率为92.00%；对照组总有效率为81.25%，治疗组明显高于对照组，差异有统计学意义（$P<0.05$）。结果表明，康复新液能有效修复胃黏膜，能快速减缓症状、促进溃疡面的愈合、避免复发，是医治慢性糜烂性胃炎合并胃黏膜隆起胃镜下电切术后的有效药物。

戚薇薇等（2016）探讨了口服康复新液联合兰索拉唑片治疗慢性糜烂性胃炎患者的疗效及对患者血清肿瘤坏死因子－α（TNF－α）、白介素－6（IL－6）、C反应蛋白（CRP）水平的影响。将107例慢性糜烂性胃炎患者按照随机数字表法随机分为治疗组54例与对照组53例。对照组给予兰索拉唑片治疗，治疗组在对照组基础上结合口服康复新液治疗。两组治疗疗程均为4周。比较两组治疗前后胃镜积分和血清炎症因子水平变化，以及用药期间不良反应发生情况。治疗组总有效率（88.89%）高于对照组

（71.70%）（$P<0.05$），两组治疗后胃镜积分明显降低（$P<0.05$），治疗组治疗后胃镜积分低于对照组（$P<0.05$），两组治疗后血清 TNF-α、IL-6、CRP 水平明显下降（$P<0.05$），治疗组治疗后血清 TNF-α、IL-6、CRP 水平低于对照组（$P<0.05$），两组均未见严重不良反应。结果表明，口服康复新液联合兰索拉唑片治疗慢性糜烂性胃炎疗效良好，可降低血清 TNF-α、IL-6、CRP 水平，且安全可靠。

两组胃镜积分比较（$\bar{x}\pm s$，分）（戚薇薇等，2016）

组别	例数	治疗前	治疗后
对照组	53	1.82±0.48	0.78±0.16[b]
治疗组	54	1.85±0.47	0.49±0.12[bf]

注：与同组治疗前比较，[b] 表示 $P<0.05$；与对照组治疗后比较，[f] 表示 $P<0.05$。

两组血清炎症因子水平比较（$\bar{x}\pm s$）（戚薇薇等，2016）

组别	例数	TNF-α（ng/L）		IL-6（ng/L）		CRP（mg/L）	
		治疗前	治疗后	治疗前	治疗后	治疗前	治疗后
对照组	53	140.18±19.65	89.31±14.31[b]	57.69±6.24	37.81±4.36[b]	5.53±0.81	4.27±0.69[b]
治疗组	54	138.29±18.32	59.82±10.37[bf]	58.41±6.51	25.19±3.48[bf]	5.37±0.74	3.42±0.54[bf]

注：与同组治疗前比较，[b] 表示 $P<0.05$；与对照组治疗后比较，[f] 表示 $P<0.05$。

薛卡明等（2016）进行了康复新液联合三联疗法治疗 Hp 阳性慢性胃炎的临床研究。将收集的 160 例 Hp 阳性慢性胃炎患者随机分为两组。对照组 80 例，给予克拉霉素、阿莫西林及雷贝拉唑的三联疗法治疗；治疗组 80 例，在对照组基础上加服康复新液。疗程均为 4 周。结束后观察两组临床症状，复查胃镜并检测 Hp。治疗组症状改善总有效率（92.5%）高于对照组（78.75%），差异有统计学意义（$P<0.05$）；治疗组 Hp 转阴率（91.25%）明显高于对照组（66.25%）（$P<0.05$）；胃镜下胃黏膜改善疗效，治疗组优于对照组（$\chi^2=9.489$，$P<0.05$）。结果表明，康复新液联合三联疗法对 Hp 阳性慢性胃炎的疗效良好。

万正美（2017）探讨了康复新液联合埃索美拉唑治疗慢性糜烂性胃炎的疗效及对患者血清炎症因子水平的影响。选取 60 例慢性糜烂性胃炎患者进行回顾性分析，其中观察组 30 例（康复新液联合埃索美拉唑结合基础治疗）、对照组（果胶铋联合埃索美拉唑结合基础治疗）30 例，疗程 4 周。观察组痊愈率 76.67%、显效率 20.00%、有效率 3.33%，对照组痊愈率 50.00%、显效率 36.67%、有效率 10.00%、无效率 3.33%，两组比较差异有统计学意义（$P<0.05$）。治疗前，观察组和对照组的血清表皮生长因子、IL-6、TNF-α、胃泌素（GAS）、胃动学（MTL）检测水平差异无统计学意义（$P>0.05$）；治疗后，观察组血清表皮生长因子、IL-6、TNF-α 检测水平低于对照组（$P<0.05$），观察组的 GAS、MTL 水平高于对照组（$P<0.05$）。治疗后，观察组 Hp

转阴率为 68.75％，与对照组的 57.14％比较，差异无统计学意义（$P>0.05$）。结果表明，康复新液联合埃索美拉唑治疗慢性糜烂性胃炎效果较好，能减轻患者的炎症反应。

两组血清炎症因子及胃功能相关指标（$\bar{x}\pm s$）（万正美，2017）

时间	组别	血清表皮生长因子（$\mu g/L$）	IL-6（ng/L）	TNF-α（ng/L）	GAS（nmol/L）	MTL（ng/L）
治疗前	观察组	3.69±0.51	58.9±6.7	1.48±0.22	56.23±5.97	277.1±16.9
	对照组	3.51±0.62	60.3±8.4	1.39±0.26	55.01±6.94	282.8±20.8
治疗后	观察组	1.82±0.44*	47.1±6.9*	0.89±0.19*	69.64±10.35*	344.8±25.9*
	对照组	2.20±0.57	51.6±7.0	1.10±0.20	63.59±9.78	315.5±29.4

注：与对照组治疗后比较，* 表示 $P<0.01$。

四、康复新液治疗慢性非萎缩性胃炎的典型病例

男，7 岁，剑突下疼痛 4 天。查体剑突下压痛阳性。经胃镜检查，全胃黏膜充血水肿明显，散在斑片状黏膜糜烂及陈旧性血迹。

诊断：糜烂性胃炎。

治疗：静脉予抗感染、抑酸治疗 1 周。同时口服康复新液，1 次 10mL，1 日 3 次，连用 4 周。

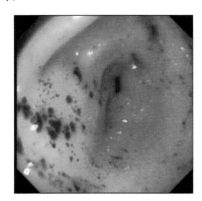 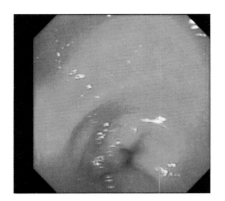

治疗前　　　　　　　　　　治疗 4 周，痊愈

患者治疗前后胃镜对比图

参考文献

葛均波，徐永健，王辰．内科学［M］．9 版．北京：人民卫生出版社，2018．

中华医学会消化病学分会．中国慢性胃炎共识意见（2017 年，上海）［J］．胃肠病学，2017，22（11）：670-687．

中国中西医结合学会消化系统疾病专业委员会．慢性非萎缩性胃炎中西医结合诊疗共识意见（2017 年）［J］．中国中西医结合消化杂志，2018，26（1）：1-8．

中华医学会，中华医学会杂志社，中华医学会消化病学分会，等．慢性胃炎基层诊

疗指南（2019 年）[J]. 中华全科医师杂志，2020，19（9）：768－775.

Freedberg DE，Kim LS，Yang YX. The risks and benefits of long－term use of proton pump inhibitors：expert review and best practice advice from the American Gastroenterological Association [J]. Gastroenterology，2017，152（4）：706－715.

抗栓治疗消化道损伤防治专家组. 抗栓治疗消化道损伤防治中国专家建议（2016·北京）[J]. 中华内科杂志，2016，55（7）：564－567.

刘芳勋，张晶，张华. 铋剂在幽门螺杆菌根除中的不良反应及预防 [J]. 临床药物治疗杂志，2014，12（5）：59－60.

中华中医药学会脾胃病分会，张声生，唐旭东. 慢性胃炎中医诊疗专家共识意见（2017）[J]. 中华中医药杂志，2017，32（7）：3060－3064.

林振，刘志新，廖国柱. 康复新液治疗慢性糜烂性胃炎 46 例 [J]. 临床和实验医学杂志，2008，7（4）：45－47.

陆婉秋. 康复新液联合三联疗法治疗儿童幽门螺杆菌阳性相关性慢性胃炎 43 例 [J]. 中国中西医结合消化杂志，2010，18（2）：115－116.

宋金玲，张厂. 康复新液联合泮托拉唑治疗慢性糜烂性胃炎 78 例 [J]. 四川医学，2010，31（6）：833－834.

兰庆榜，黄飞姻. 康复新液联合雷贝拉唑治疗慢性糜烂性胃炎的疗效观察 [J]. 西部医学，2011，23（7）：1322－1323.

文玉平，赵光荣. 胃镜下射频联合康复新液治疗疣状隆起糜烂型胃炎 58 例疗效观察 [J]. 海南医学，2012，23（7）：38－39.

李亚君. 康复新液联合埃索美拉唑治疗慢性糜烂性胃炎合并胃黏膜隆起胃镜切除 98 例临床观察 [J]. 中国中西医结合消化杂志，2015，23（10）：718－719.

戚薇薇，李舒丹. 康复新液联合兰索拉唑治疗糜烂性胃炎患者临床疗效观察 [J]. 解放军药学学报，2016，32（5）：444－446.

薛卡明，罗莹莹，周樊华，等. 康复新液治疗幽门螺杆菌阳性慢性胃炎 80 例 [J]. 中国中西医结合消化杂志，2016，24（9）：687－689.

万正美. 康复新液和埃索美拉唑对 CEG 患者的治疗效果及炎性因子的影响 [J]. 中国中西医结合消化杂志，2017，25（9）：678－681.

第四节　慢性萎缩性胃炎

一、现代医学概述

（一）定义

慢性萎缩性胃炎（Chronic atrophic gastritis，CAG）是慢性胃炎的一种类型，系指胃黏膜上皮遭受反复损害导致固有腺体的减少，伴或不伴肠腺化生和（或）假幽门腺化生的一种慢性胃部疾病。幽门螺杆菌（Hp）感染是 CAG 最重要的病因。Hp 感染后可出现慢性非萎缩性胃炎、萎缩性胃炎（萎缩、肠上皮化生）、异型增生及癌变。

（二）流行病学

《中国慢性胃炎共识意见（2017 年，上海）》指出，CAG 发病率及检出率随年龄增长而增加。

（三）分类

CAG 分为 2 种类型：①化生性萎缩：胃固有腺被肠化或被假幽门化生腺体替代。②非化生性萎缩：胃固有腺被纤维或纤维肌性组织替代，或炎性细胞浸润引起固有腺数量减少。

（四）病因和发病机制

见本章第三节相关内容。

（五）临床表现

1. 症状

CAG 的临床表现无特异性，可无明显症状，有症状者主要表现为上腹部不适、饱胀、疼痛等非特异性消化不良症状，可伴有食欲不振、嘈杂、嗳气、反酸、恶心、口苦等消化道症状，其病理的严重程度与症状之间无相关性。

部分患者可同时存在胃食管反流病，表现为反酸、烧心等。部分患者可存在胆汁反流样表现，如口苦、嘈杂、嗳气。A 型 CAG 易发生恶性贫血，一般消化道症状较少。

2. 体征

多无明显体征，有时可有上腹部轻度压痛或按之不适感。

3. 消化道外表现

少数患者伴有舌炎、消瘦和贫血。部分患者可合并焦虑、抑郁等精神症状。

（六）诊断

对于怀疑 CAG 的患者，诊断应包括以下方面：①通过胃镜及病理确定诊断。②应用胃镜检查进行判断、多处活检病理，以及结合血清 PG 和 Gastrin－17 测定评估萎缩（及肠化）的程度和范围。③明确是否 Hp 感染。④结合萎缩程度和范围、Hp 感染状况、危险因素、年龄、胃癌家族史等综合判断评估癌变风险。

（七）治疗

CAG 的治疗目标是延缓或阻滞病变的进展、降低癌变风险、改善患者的临床症状。

1. 一般治疗

CAG 患者应规律饮食，多食新鲜蔬菜、水果等，以及优质蛋白质，饮食清淡、低盐，少食或忌食腌制、熏烤和油炸等食物。建立良好的医患关系，对患者进行科普宣教，保持乐观向上的心态，正确认识 CAG 的风险，提高监测、随访的依从性。

2. 改善胃黏膜炎症，延缓进展

对于 Hp 阳性的患者，根除治疗目前仍是 CAG 和肠化最基本的治疗。根除 Hp 可以逆转萎缩，虽不能逆转肠化，但可以延缓肠化进展。按照相关共识意见，推荐铋剂＋PPI＋2 种抗菌药物组成的四联疗法。

但是，长期使用 PPI 可加重 Hp 感染患者的胃体萎缩性胃炎，增加患胃癌的风险。PPI 尤其不适用于低盐酸慢性萎缩性胃炎患者。

二、中医学概述

CAG 归属"胃脘痛""痞满""呃逆"等范畴。

（一）病因病机

1. 病因

外感六淫、饮食不节、情志不畅、劳逸不调、素体脾虚。

2. 病位

见本章第三节相关内容。

3. 病机

病变脏腑主要在胃，与肝、脾关系密切，由于胆附于肝，与肝同主疏泄，所以与胆也有联系。CAG 病程较久、反复发作、久病多虚，往往表现为本虚标实、虚实夹杂证。本虚主要是脾胃虚寒、胃阴亏虚为主；标实重在气滞血瘀、湿热、肝郁。在疾病的发展过程中，脾胃虚弱与气滞血瘀常常互为因果，交错出现，贯穿于整个疾病的始终。

4. 病机转化

见本章第三节相关内容，慢性萎缩性胃炎以脾胃虚弱、气滞血瘀证多见。

（二）辨证论治

CAG 主要证型有：肝胃气滞证、肝胃郁热证、脾胃虚弱证（脾胃虚寒证）、脾胃湿热证、胃阴不足证、胃络瘀血证。以脾胃虚弱、肝胃气滞多见。

1. 肝胃气滞证

（1）主症：①胃脘胀满或胀痛；②胁肋胀痛。

（2）次症：①症状因情绪因素诱发或加重；②嗳气频作；③胸闷不舒。

（3）舌脉：舌质淡红，苔薄白或白、有齿痕，脉弦细。

（4）证型确定：主症和舌象必备，加次症 2 项以上，参考脉象。

（5）治法：疏肝理气、和胃降逆。

2. 肝胃郁热证

（1）主症：①胃脘饥嘈不适或灼痛。

（2）次症：①心烦易怒；②嘈杂反酸；③口干口苦；④大便干燥。

（3）舌脉：舌质红苔黄，脉弦或弦数。

（4）证型确定：主症和舌象必备，加次症 2 项以上，参考脉象。

（5）治法：清肝泄热、和胃止痛。

3. 脾胃虚弱证（脾胃虚寒证）

（1）主症：①胃脘胀满或隐痛；②胃部喜按或喜暖。

（2）次症：①食少纳呆；②大便稀溏；③倦怠乏力；④气短懒言；⑤食后脘闷。

（3）舌脉：舌质淡，脉细弱。

（4）证型确定：主症和舌象必备，加次症 2 项以上，参考脉象。

（5）治法：温中健脾、和胃止痛。

4. 脾胃湿热证

（1）主症：胃脘痞胀或疼痛。

（2）次症：①口苦口臭；②恶心或呕吐；③胃脘灼热；④大便黏滞或稀溏。

（3）舌脉：舌质红，苔黄厚或腻，脉滑数。

（4）证型确定：主症和舌象必备，加次症 2 项以上，参考脉象。

（5）治法：清热化湿、和中醒脾。

5. 胃阴不足证

（1）主症：①胃脘痞闷不适或灼痛。

（2）次症：①饥不欲食或嘈杂；②口干；③大便干燥；④形瘦食少。

（3）舌脉：舌红少津，苔少，脉细。

（4）证型确定：主症和舌象必备，加次症 2 项以上，参考脉象。

（5）治法：养阴和胃、理气止痛。

6. 胃络瘀血证

（1）主症：胃脘痞满或痛有定处。

（2）次症：①胃痛拒按；②黑便；③面色暗滞。

（3）舌脉：舌质暗红或有瘀点、瘀斑，脉弦涩。

（4）证型确定：主症和舌象必备，加次症 2 项以上，参考脉象。

（5）治法：理气活血、化瘀止痛。

三、康复新液治疗慢性萎缩性胃炎的药理学研究

Jin 等（2016）和独思静等（2020）分别采用不同的综合造模法建立慢性萎缩性胃炎（CAG）大鼠模型，造模成功后给予康复新液灌胃治疗，分别治疗 4 周及 8 周后，取胃黏膜组织进行病理检测。结果显示，康复新液有助于改善 CAG 大鼠一般状态，逆转胃黏膜萎缩病变。在此过程中，康复新液发挥作用的机制可能与抗氧化以及抑制炎症反应有关，研究发现，其可以提高大鼠血清中 SOD 和谷胱甘肽过氧化物酶（GSH－Px）的活性、降低 MDA 含量、抑制 COX－2 的表达。

另外，康复新液还可以改善 CAG 导致的消化功能减退，提高蛋白酶原（PG）、胃动素（MTL）和胃泌素（GAS）的表达水平。

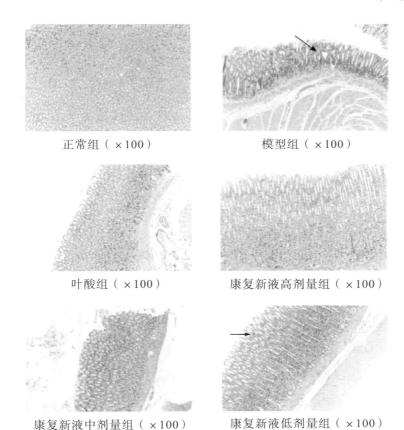

正常组（×100）　　　　模型组（×100）

叶酸组（×100）　　　　康复新液高剂量组（×100）

康复新液中剂量组（×100）　　　　康复新液低剂量组（×100）

各组大鼠胃组织病理比较（HE 染色）（独思静等，2020）

　　正常组黏膜各层结构清晰，腺体排列紧密、整齐，黏膜层未见慢性炎症；模型组固有腺少，呈不同程度萎缩，黏膜层嗜酸性粒细胞聚集浸润，呈轻、中度慢性炎症；叶酸组及康复新液高、中剂量组固有腺体排列较为紧密、整齐，部分固有腺体减少，黏膜层未见慢性炎症；康复新液低剂量组固有腺体排列较为紧密、整齐，黏膜层轻度慢性炎症。

各组大鼠血清 PGⅠ、PGⅡ、PGⅠ/PGⅡ、MTL、GAS 比较［M（Q25～Q75）］（独思静等，2020）

组别	鼠数	PGⅠ（μg/L）	PGⅡ（μg/L）	PGⅠ/PGⅡ	MTL（ng/L）	GAS（ng/L）
正常组	22	7.15 （6.82～7.47）	4.47 （4.31～4.60）	1.58 （1.53～1.65）	601.97 （582.35～ 628.03）	61.46 （58.99～ 63.35）
模型组	13	4.50 （4.22～4.72）*	2.86 （2.78～2.97）*	1.56 （1.45～1.66）	388.37 （375.50～ 409.28）*	37.10 （34.77～ 38.23）*
叶酸组	13	7.29 （6.88～7.61）#	4.21 （4.01～4.30）#	1.70 （1.65～1.84）#	556.93 （531.20～ 574.95）#	56.13 （54.47～ 61.66）#

续表

组别	鼠数	PGⅠ（μg/L）	PGⅡ（μg/L）	PGⅠ/PGⅡ	MTL（ng/L）	GAS（ng/L）
康复新液高剂量组	13	6.79 (6.40~7.08)#	4.05 (3.82~4.19)#	1.66 (1.59~1.82)	577.52 (556.93~607.76)#	51.47 (49.34~55.13)#▲
康复新液中剂量组	13	6.04 (5.87~6.33)#	3.74 (3.58~3.87)#	1.61 (1.57~1.69)	519.62 (488.09~539.56)#▲	50.68 (47.61~52.34)#▲
康复新液低剂量组	13	5.50 (5.12~5.60)	3.27 (3.16~3.36)	1.63 (1.58~1.75)	450.13 (426.33~480.37)#▲■★	43.35 (40.49~46.15)#▲■★

注：与正常组比较，$*$ 表示 $P<0.05$；与模型组比较，$\#$ 表示 $P<0.05$；与叶酸组比较，▲ 表示 $P<0.05$；与康复新液高剂量组比较，■ 表示 $P<0.05$；与康复新液中剂量组比较，★ 表示 $P<0.05$。

四、康复新液治疗慢性萎缩性胃炎的临床研究

李雪梅等（2006）采用康复新液治疗轻中度萎缩性胃炎，26 例患者口服康复新液 10mL，每日 3 次，疗程为 8 周，疗程结束后复查胃镜，并行活组织病理检查。治疗总有效率为 76.9%。结果表明，应用康复新液治疗轻中度萎缩性胃炎，疗效佳，有效促进了腺体修复。

徐岩等（2010）探讨了康复新液联合奥美拉唑三联疗法治疗萎缩性胃炎的临床疗效。将 80 例慢性萎缩性胃炎患者随机分为治疗组和对照组，治疗组给予康复新液＋奥美拉唑三联疗法，对照组单纯给予奥美拉唑三联疗法。观察两组的治疗效果和不良反应。治疗组总有效率为 85.0%（34/40），对照组总有效率为 57.5%（23/40），两组比较差异有统计学意义（$\chi^2=7.384$，$P=0.007$）。结果表明，康复新液联合奥美拉唑三联疗法治疗萎缩性胃炎安全有效。

韦明勇等（2012）观察了康复新液治疗慢性萎缩性胃炎的临床疗效。将符合入选标准的 60 例慢性萎缩性胃炎患者随机分为观察组、对照组，每组 30 例。两组均给予阿莫西林 1.0 克/次，2 次/天；克拉霉素 0.5 克/次，2 次/天；奥美拉唑肠溶胶囊 20 毫克/次，2 次/天。观察组同时给予康复新液，10 毫升/次，3 次/天。两组均以 4 周为 1 个疗程，治疗 2 个疗程后观察临床疗效及 Hp 的转阴情况。两组临床疗效比较，观察组治愈率为 60.00%，总有效率为 93.37%，Hp 转阴率为 93.33%；对照组治愈率为 33.33%，总有效率为 73.33%，Hp 转阴率为 73.33%。两组治愈率、总有效率、Hp 转阴率相比，差异有统计学意义（$P<0.05$）。两组治疗前后均未见不良反应。结果表明，康复新液治疗慢性萎缩性胃炎临床疗效良好，且安全可靠，不良反应小。

步晓华等（2014）探讨了多药综合治疗萎缩性胃炎的临床疗效。对 1688 例慢性萎缩性胃炎患者进行了研究，随机分为观察组和对照组，对照组仅给予叶酸和维酶素，观察组在对照组治疗基础上调整患者的饮食习惯、定期监测根除 Hp，根据不同症状表现选择性给予莫沙必利、康复新液、磷酸铝凝胶、维酶素、叶酸综合治疗，分析比较两组的临床有效率。观察组治疗后与对照组治疗后临床症状评分、胃镜下评分以及组织病理

分级评分比较差异有统计学意义（$P<0.01$）。结果表明，调整患者的饮食习惯、定期监测根除 Hp，根据患者不同症状表现选择性给予莫沙必利、康复新液、磷酸铝凝胶、维酶素、叶酸综合治疗慢性萎缩性胃炎临床效果良好。

陈庆等（2015）探讨了应用康复新液治疗慢性萎缩性胃炎的临床疗效。将 86 例慢性萎缩性胃炎患者随机分为治疗组与对照组，每组 43 例，两组均予以常规药物（荆花胃康胶丸＋奥美拉唑肠溶胶囊）治疗；治疗组同时应用康复新液。4 周为 1 个疗程，总共治疗 3 个疗程，对比观察治疗前后患者的临床症状，并结合电子胃镜及病理组织学等检查评估两组的临床治疗效果。治疗后治疗组总有效率为 90.70%，对照组为 72.09%，差异有统计学意义（$P<0.05$）；治疗组电子胃镜检查及病理组织学症状改善情况均优于对照组（$P<0.05$）；两组不良反应率比较差异无统计学意义（$P>0.05$）。结果表明，在对慢性萎缩性胃炎患者的临床治疗中，康复新液能有效改善患者的临床症状，效果明显，不良反应小，安全性高。

邓文珺等（2017）采用康复新液辅助埃索美拉唑治疗老年慢性萎缩性胃炎，将 140 例老年慢性萎缩性胃炎患者按照随机数字表法随机分为对照组和观察组，各 70 例。对照组给予埃索美拉唑镁肠溶片 40mg，口服，1 次/天；观察组在对照组基础上给予康复新液 10mL，口服，3 次/天。治疗 8 周后进行疗效评价，对照组和观察组治疗总有效率分别为 81%、93%，观察组高于对照组，差异有统计学意义（$\chi^2=4.08$，$P<0.05$）。观察组治疗后病理改变积分，血清 PGE2、GAS 水平均改变，且优于对照组（$P<0.05$）。结果表明，康复新液辅助埃索美拉唑治疗老年慢性萎缩性胃炎疗效良好，治疗有效率高，能够改善临床症状、逆转胃黏膜病变，提高血清 PGE2、GAS 水平，且不良反应轻微。

两组病理改变积分比较（$\bar{x}\pm s$，分）（邓文珺等，2017）

组别	例数	胃黏膜萎缩		肠上皮化生	
		治疗前	治疗后	治疗前	治疗后
对照组	70	2.62±0.65	1.53±0.47*	2.75±0.94	1.49±0.51*
观察组	70	2.56±0.68	0.84±0.22*△	2.82±0.98	0.95±0.24*△

注：与本组治疗前比较，* 表示 $P<0.05$；与对照组治疗后比较，△ 表示 $P<0.05$。

两组血清 PGE2、GAS 水平比较（$\bar{x}\pm s$，pg/mL）（邓文珺等，2017）

组别	例数	PGE2		GAS	
		治疗前	治疗后	治疗前	治疗后
对照组	70	31±6	42±8*	62±11	95±15*
观察组	70	37±7	58±10*△	62±13	125±16*△

注：与本组治疗前比较，* 表示 $P<0.05$；与对照组治疗后比较，△ 表示 $P<0.05$。

李冬梅等（2019）探讨了奥美拉唑联合康复新液治疗慢性萎缩性胃炎的临床疗效。将 90 例慢性萎缩性胃炎患者采用随机数字表法分为 A 组与 B 组，每组各 45 例。A 组患者采用奥美拉唑治疗，B 组患者采用奥美拉唑联合康复新液治疗。比较两组的临床疗效，结果显示，治疗后 B 组上腹部隐痛、胀满、嗳气症状消失时间均短于 A 组，胃黏膜萎缩积分、肠上皮化生积分均低于 A 组，血清 PGE2、GAS 水平均高于 A 组，差异有统计学意义（$P<0.05$）。两组均未发生严重不良反应，顺利完成治疗。结果表明，奥美拉唑联合康复新液治疗慢性萎缩性胃炎，能够尽快缓解患者病症，安全可靠。

两组上腹部隐痛、胀满、嗳气症状消失时间比较（$\bar{x}\pm s$，天）（李冬梅等，2019）

组别	上腹部隐痛	胀满	嗳气
A 组	3.61±0.94	3.45±0.76	3.92±0.81
B 组	2.39±0.84	2.15±0.69	2.46±0.72
t 值	6.492	8.496	9.037
P 值	<0.05	<0.05	<0.05

两组病理改变积分比较（$\bar{x}\pm s$，分）（李冬梅等，2019）

组别	胃黏膜萎缩		肠上皮化生	
	治疗前	治疗后	治疗前	治疗后
A 组	2.54±0.61	1.48±0.31	2.49±0.60	1.53±0.49
B 组	2.60±0.59	0.67±0.28	2.52±0.61	0.61±0.28
t 值	0.474	13.007	0.235	10.936
P 值	>0.05	<0.05	>0.05	<0.05

两组血清 PGE2、GAS 水平比较（$\bar{x}\pm s$，pg/mL）（李冬梅等，2019）

组别	PGE2		GAS	
	治疗前	治疗后	治疗前	治疗后
A 组	32.19±6.81	43.71±11.06	62.26±13.61	98.51±14.75
B 组	31.52±6.72	59.69±11.28	61.34±12.95	124.29±15.67
t 值	0.470	6.786	0.329	8.971
P 值	>0.05	<0.05	>0.05	<0.05

赵文强（2020）探讨了康复新液联合四联疗法治疗 Hp 阳性慢性萎缩性胃炎的疗效。将 150 例 Hp 阳性慢性萎缩性胃炎患者按随机数字表法分为对照组和观察组各 75 例。对照组予以四联疗法治疗，观察组在对照组基础上加用康复新液。比较两组 PGⅠ水平、PGⅡ水平、PGⅠ/PGⅡ值及炎性因子水平。治疗后，观察组总有效率为 84.00%，显著高于对照组的 54.67%（$P<0.05$）；观察组 Hp 根除率为 85.67%，显著高于对照组的 61.33%（$P<0.05$）。两组 PGⅠ水平及 PGⅠ/PGⅡ值较治疗前升高（$P<0.05$），且观察组 PGⅠ水平及 PGⅠ/PGⅡ值高于对照组（$P<0.05$）。两组肿瘤坏死因子-α（TNF-α）、C 反应蛋白（CRP）及白细胞介素-6（IL-6）水平较治疗前降低（$P<0.05$），且观察组 TNF-α、CRP 及 IL-6 水平低于对照组（$P<0.05$）。结果

表明，康复新液联合四联疗法治疗 Hp 阳性慢性萎缩性胃炎效果良好，可有效改善患者血清 PGⅠ水平和炎症反应。

两组 PGⅠ、PGⅡ水平及 PGⅠ/PGⅡ值比较（$\bar{x}\pm s$）（赵文强，2020）

组别	例数	PGⅠ（μg/L）		PGⅡ（μg/L）		PGⅠ/PGⅡ	
		治疗前	治疗后	治疗前	治疗后	治疗前	治疗后
观察组	75	55.38± 10.17	94.46± 20.44*	15.02± 3.30	14.23± 2.07*	3.72± 1.50	6.68± 1.31*
对照组	75	56.47± 10.36	82.14± 18.60*	14.97± 3.10	14.66± 2.91*	3.97± 1.62	5.56± 1.34*
t 值		0.65	3.86	0.10	1.04	0.98	5.18
P 值		0.52	0.00	0.92	0.30	0.33	0.00

注：与本组治疗前比较，* 表示 $P<0.05$。

两组炎性因子水平比较（$\bar{x}\pm s$）（赵文强，2020）

组别	例数	TNF-α（μg/mL）		CRP（mg/L）		IL-6（ng/mL）	
		治疗前	治疗后	治疗前	治疗后	治疗前	治疗后
观察组	75	2.48± 0.77	1.44± 0.36*	2.97± 0.85	1.27± 0.44*	55.68± 14.13	24.82± 8.52*
对照组	75	2.52± 0.72	2.03± 0.46*	2.94± 0.82	2.32± 0.75*	55.59± 14.24	37.40± 9.84*
t 值		0.33	8.75	0.22	10.46	0.04	8.37
P 值		0.74	0.00	0.83	0.00	0.97	0.00

注：与本组治疗前比较，* 表示 $P<0.05$。

五、康复新液治疗慢性萎缩性胃炎的典型病例

男，76 岁，就诊前 1 年患者经常出现上腹闷胀不适，伴有食欲减退。先后口服胃动力药物、抑酸止痛药物等，症状无好转。

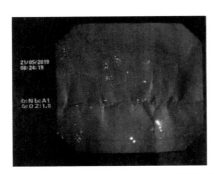 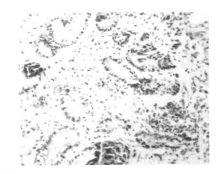

治疗前胃镜检查图

胃镜检查：胃底见一约 0.4cm×0.4cm 的瘤样突起，光滑，表面黏膜与周围一致。

胃窦黏膜欠光滑、薄、局部发白。皱襞平坦，可见多发的充血红斑。

胃镜诊断：慢性萎缩性胃炎，胃底平滑肌瘤。

病理诊断：慢性萎缩性胃炎伴肠上皮化生。

治疗方案：口服康复新液，10毫升/次，3次/天，辅以活血化瘀汤剂中药口服。

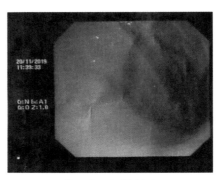

用药3个月胃镜检查图

自述：上腹闷胀及食欲减退明显好转，偶有进食后胃痛。

胃镜检查：胃底黏膜正常。胃窦黏膜光滑、反光增强、红白相间。

胃镜诊断：慢性非萎缩性胃炎。

治疗方案：停用活血化瘀中药，继续给予康复新液口服。辅以云南白药粉口服，1周后停用云南白药粉口服，继续口服康复新液。

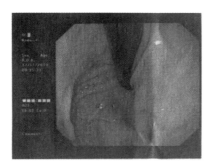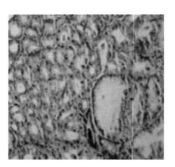

用药8个月胃镜检查图

胃镜检查：胃底黏膜正常。胃窦黏膜光滑、反光增强、红白相间，可见散在的充血红斑。

胃镜诊断：慢性非萎缩性胃炎。

病理诊断：慢性浅表性胃炎。

医生分享：该患者第一次胃镜诊断为慢性萎缩性胃炎，结合镜下所见，考虑病变为黏膜上皮和腺体萎缩、数目减少、胃黏膜变薄、胃液分泌减少、胃功能变差。选药治疗原则为活血化瘀、通利血脉、养阴生肌。口服8个月康复新液，患者萎缩性胃炎最后转变为慢性浅表性胃炎，治疗效果良好。

参考文献

Jin SJ，Ma L，Xu Q，et al. Protective effects of Kangfuxin liquid（Periplaneta Americana extract）on chronic atrophic gastritis in rats via anti－oxidative stress and inhibition of COX－2 ［J］. Int J Clin Exp Med ，2016，9（9）：18221－18226.

李才. 人类疾病动物模型的复制 ［M］. 北京：人民卫生出版社，2008.

独思静，从禹，国嵩，等. 康复新液对慢性萎缩性胃炎模型大鼠胃组织病理的影响 ［J］. 中医杂志，2020，61（22）：1990－1995.

葛均波，徐永健，王辰. 内科学 ［M］. 9版. 北京：人民卫生出版社，2018.

中华医学会消化病学分会. 中国慢性胃炎共识意见（2017年，上海）［J］. 胃肠病学，2017，22（11）：670－687.

中华医学会老年医学分会，中华老年医学杂志编辑委员会. 老年人慢性胃炎中国专家共识 ［J］. 中华老年医学杂志，2018，37（5）：485－491.

中华医学会，中华医学会杂志社，中华医学会消化病学分会，等. 慢性胃炎基层诊疗指南（2019年）［J］. 中华全科医师杂志，2020，19（9）：768－775.

Lahner E，Zagari RM，Zullo A，et al. Chronic atrophic gastritis：natural history，diagnosis and therapeutic management. A position paper by the Italian Society of Hospital Gastroenterologists and Digestive Endoscopists ［AIGO］. the Italian Society of Digestive Endoscopy ［SIED］. the Italian Society of Gastroenterology ［SIGE］. and the Italian Society of Internal Medicine ［SIMI］ ［J］. Dig Liver Dis，2019，51（12）：1621－1632.

中华中医药学会脾胃病分会. 慢性胃炎中医诊疗专家共识意见（2017）［J］. 中华中医药杂志，2017，32（7）：3060－3064.

中国中西医结合学会消化系统疾病专业委员会. 慢性萎缩性胃炎中西医结合诊疗共识意见（2017年）［J］. 中国中西医结合消化杂志，2018，26（2）：121－131.

李雪梅，洪阳，李菁，等. 康复新治疗轻中度萎缩性胃炎26例临床观察 ［J］. 贵州医药，2006，30（10）：893－894.

徐岩，王晓霞，王晓林，等. 康复新联合奥美拉唑三联疗法治疗萎缩性胃炎的临床观察 ［J］. 中国医药导刊，2010，12（9）：1555－1556.

韦明勇，熊鹰，杨艳丽，等. 康复新液治疗慢性萎缩性胃炎30例临床观察 ［J］. 四川医学，2012，33（12）：2121－2122.

步晓华，毛高平，金晓维，等. 综合治疗萎缩性胃炎合并肠上皮化生及不典型增生1688例疗效观察 ［J］. 医学临床研究，2014（1）：50－52.

陈庆，陈金平. 康复新液治疗慢性萎缩性胃炎的临床观察 ［J］. 中国综合临床，2015，31（13）：38－39.

邓文珺，马颖才. 康复新液辅助埃索美拉唑治疗老年慢性萎缩性胃炎临床疗效及安全性研究 ［J］. 山西医药杂志，2017，46（14）：1744－1746.

李冬梅，吕阳. 奥美拉唑联合康复新液治疗慢性萎缩性胃炎疗效分析 ［J］. 临床军医杂志，2019，47（11）：1187－1189.

赵文强. 康复新液联合四联疗法治疗幽门螺杆菌阳性慢性萎缩性胃炎临床研究 [J]. 新中医，2020，52（4）：59－62.

第五节　消化性溃疡

一、现代医学概述

（一）定义

消化性溃疡（Peptic ulcer，PU）指在各种致病因子的作用下，黏膜发生炎性反应与坏死、脱落，形成溃疡，溃疡处的黏膜坏死缺损可穿透黏膜肌层，严重者可达固有肌层或更深。病变可发生于食管、胃或十二指肠，也可发生于胃－空肠吻合口附近或含有胃黏膜的麦克尔憩室内，其中以胃、十二指肠较为常见。

（二）流行病学

消化性溃疡是常见的消化系统疾病之一。《消化系统常见病消化性溃疡中医诊疗指南（基层医生版）》提及，一般认为人群中约有 10％在其一生中患过消化性溃疡。消化性溃疡在我国人群中的发病率尚无确切的流行病学调查资料。本病可见于任何年龄，以 20～50 岁居多，男性多于女性，发病常有一定的季节性，秋冬、冬春之交发病较多。

（三）分类

本病按溃疡部位，可分为胃溃疡（Gastric ulcer，GU）和十二指肠溃疡（Duodenal ulcer，DU）。临床上十二指肠溃疡多于胃溃疡。十二指肠溃疡多见于青壮年，而胃溃疡多见于中老年，前者的发病高峰一般比后者早 10 年。此外可按病因分为药物性溃疡、应激性溃疡等。

（四）病因和发病机制

消化性溃疡发病的机制是胃酸、胃蛋白酶的侵袭作用与黏膜的防御能力间失去平衡，胃酸对黏膜产生自我消化。其中，幽门螺杆菌（Hp）感染、非甾体抗炎药（NSAIDs）的广泛应用是引起消化性溃疡的常见损伤因素。

Hp 感染为消化性溃疡重要的致病和复发因素之一。大量临床研究已证实，消化性溃疡患者的 Hp 检出率显著高于普通人群，而根除 Hp 后溃疡复发率明显下降，由此认为 Hp 感染是导致消化性溃疡的主要病因之一。

NSAIDs 应用非常广泛，常被用于风湿性疾病、骨关节病、心脑血管疾病等的治疗，其作用机制为抑制环氧合酶 1、减少前列腺素的合成，但同时会降低对胃黏膜的保护作用，进而引起胃黏膜血供减少，上皮细胞屏障功能减弱，氢离子反向弥散增多，进一步损伤黏膜上皮，导致糜烂、溃疡形成。流行病学调查显示，在服用 NSAIDs 的人群中，15%～30%会患消化性溃疡。

其他药物，如抗血小板药、糖皮质激素、部分抗肿瘤药物的广泛使用也可诱发消化性溃疡，亦是上消化道出血不可忽视的原因之一。尤其应重视目前已广泛使用的抗血小板药物，其亦能增加消化道出血的风险，如氯吡格雷等。

（五）临床表现

中上腹痛或不适是消化性溃疡的主要症状，可有钝痛、灼痛、胀痛、剧痛、饥饿样不适等。常具有以下特点：①慢性过程，病史可达数年。②周期性发作，发作期可为数周或数月，缓解期长短不一。③部分患者症状与进餐相关，胃溃疡的腹痛多发生于餐后0.5～1.0小时，而十二指肠溃疡的腹痛则常发生于空腹时。④腹痛可被抑酸剂或抗酸剂缓解。

近年来由于抗酸剂和抑酸剂等的广泛使用，症状不典型的患者日益增多。由于 NSAIDs 有较强的镇痛作用，临床上 NSAIDs 相关性溃疡以无症状者居多，部分以上消化道出血为首发症状，或表现为恶心、厌食、纳差、腹胀等消化道非特异性症状。

（六）诊断

根据慢性、周期性、节律性上腹部疼痛或反酸，伴有上消化道出血、穿孔史或现症者可作为初步诊断依据。

胃镜检查是确诊消化性溃疡最主要的方法。胃镜检查包括溃疡部位、形态、大小、深度、病期（临床一般分为 A1 期、A2 期、H1 期、H2 期、S1 期、S2 期），以及溃疡周围黏膜的情况。

消化性溃疡应常规做尿素酶试验、^{13}C 或^{14}C 呼气试验等，以明确是否存在 Hp 感染。对于怀疑恶性溃疡的患者，应行多处内窥镜下活检。

（七）治疗

1. 一般治疗

在消化性溃疡活动期，患者要注意休息，避免剧烈运动，避免刺激性饮食，同时建议其戒烟、戒酒。

2. 抑酸治疗

抑酸治疗是缓解消化性溃疡症状、愈合溃疡的主要措施。PPI 是首选药物。抑酸治疗可降低胃内酸度，与溃疡尤其是十二指肠溃疡的愈合存在直接关系。治疗十二指肠溃疡的疗程为4～6周，胃溃疡为6～8周。对于存在高危因素和巨大溃疡患者，可适当延长疗程。

H_2受体拮抗剂的抑酸效果弱于PPI，常规采用标准剂量，每日2次，对十二指肠溃疡的治疗需要8周，用于治疗胃溃疡时疗程应更长。

3. 抗 Hp 治疗

根除 Hp 是 Hp 阳性消化性溃疡的基本治疗，是溃疡愈合和预防复发的有效防治措施。常用方案为 1 种 PPI＋2 种抗生素，疗程 7～14 天。我国 Hp 对克拉霉素、甲硝唑和氟喹诺酮类药物的耐药率呈上升趋势，使 Hp 根除率下降。在原有三联疗法中加入黏膜保护剂形成的四联疗法，可有效提高 Hp 根除率，为相关指南所推荐。

4. 中医药治疗

随着抑酸剂以及抗 Hp 药的应用，本病能够迅速地愈合，但是仍存在较高复发率以及西药的不良反应。运用中药配合西药治疗，能够促进溃疡急性期的愈合，提高 Hp 的根除率、提高溃疡的愈合质量，减少对西药的耐药性及药物的不良反应，降低患者医疗费用，提高溃疡愈合质量。

二、中医学概述

消化性溃疡归属胃痛病证，又称胃脘痛，多由外邪犯胃、情志不畅、饮食劳倦及脾胃虚弱所致。胃痛与肝、脾两脏的关系较为密切。

（一）病因病机

（1）寒邪客胃：外感寒邪、内客于胃、寒主收引、气血凝滞，而致胃痛。

（2）肝气犯胃：忧思恼怒、情志不遂、肝气郁结、横逆犯胃、胃失和降、不通则痛，病程日久，气滞而血瘀，瘀阻脉络，则痛有定处，甚者可见吐血、便血等症。

（3）饮食伤胃：饮食不节、饥饱无常，损伤脾胃之气，或嗜食肥甘味厚、过饮烈酒，致湿热中阻、壅阻胃脘，以致胃脘疼痛。

（4）脾胃虚弱：禀赋不足，或劳倦内伤，或久病不愈、延及脾胃，或用药不当，皆可损伤脾胃。寒从内生者多为虚寒胃痛；若胃阴不足、胃失濡养，则为阴虚胃痛。

（二）辨证论治

辨治本病，当分寒热、虚实、在气在血。如肝胃不和、脾胃湿热、瘀血停滞等属实证；胃阴不足、脾胃气虚、脾胃虚寒等属虚证；若久病可因实致虚或因虚致实，虚实夹杂，属本虚标实。病位在胃，与肝、脾二脏相关。基本病机为胃之气机阻滞或络脉失养，致胃失和降、不通则痛、失荣则痛。

1. 肝胃不和证

（1）临床表现：胃脘胀痛、窜及两肋，遇情志不畅加重，嗳气频繁，反酸，舌质淡红，舌苔薄白或薄黄，脉弦。

（2）治法：疏肝理气、和胃止痛。

2. 脾胃虚弱（寒）证

（1）临床表现：胃脘隐痛、喜暖喜按，空腹痛重、得食痛减，畏寒肢冷，倦怠乏力，泛吐清水，纳呆食少，便溏腹泻，舌淡胖、边有齿痕，苔薄白，脉沉细或迟。

（2）治法：温中健脾、和胃止痛。

3. 脾胃湿热证

(1) 临床表现：胃脘灼热疼痛、身重困倦、口干口黏、恶心呕吐、食少纳呆、舌质红、苔黄厚腻，脉滑。

(2) 治法：清利湿热、和胃止痛。

4. 肝胃郁热证

(1) 临床表现：胃脘灼热疼痛、口干口苦、胸胁胀满、泛酸、烦躁易怒、大便秘结，舌质红，苔黄，脉弦数。

(2) 治法：清胃泻热、疏肝理气。

5. 胃阴不足证

(1) 临床表现：胃脘隐痛或灼痛、饥不欲食、纳呆干呕、口干、大便干燥，舌质红，少苔，脉细。

(2) 治法：养阴益胃。

三、康复新液治疗消化性溃疡的药理研究

(一) 康复新液可促进急性胃溃疡愈合

1. 乙醇诱发胃溃疡模型

乙醇可通过多种途径引起胃黏膜损伤，如减少胃黏膜中前列腺素、氨基己糖含量，降低胃黏膜血液量，减少胃黏膜跨膜电位差，破坏主细胞，减少黏液分泌，引起胃黏膜微循环障碍等，从而破坏胃黏膜屏障的完整性，导致溃疡。此外还可能导致细胞内钙超载及细胞凋亡，引起溃疡。

Chen 等（2016）和 Shen 等（2017）采用无水乙醇灌胃，建立小鼠急性胃溃疡模型后，给予康复新液灌胃治疗。结果均显示康复新液对无水乙醇所致急性胃溃疡有显著抑制作用，并且可以降低黏膜组织中脂质过氧化反应产物丙二醛（MDA）水平，提高清除氧自由基的超氧化物歧化酶（SOD）的活性。同时，康复新液可以激活黏膜抗氧化通路，促进血红素氧合酶（HO-1）和谷氨酰半胱氨酸连接酶（GCL）的表达，因此康复新液具有抑制局部氧化应激的作用。同时 TUNNEL 染色显示康复新液可抑制无水乙醇导致的黏膜细胞凋亡。

Chen 等（2016）发现康复新液可抑制乙醇导致的黏膜细胞内质网应激，这可能是其发挥黏膜保护的机制之一。而 Shen 等（2017）通过对胃黏膜组织进行蛋白组学检测，发现康复新液可抑制 NF-κB 通路的活化，抑制炎症因子的表达。

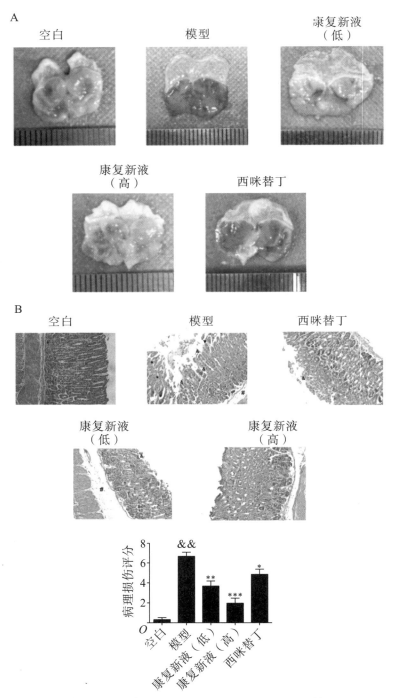

康复新液对无水乙醇致急性胃溃疡的保护作用（Chen 等，2016）

A：各组胃黏膜解剖图；B：胃黏膜 HE 染色及病理损伤评分。与空白比较，[&&] 表示 $P<0.01$；与模型比较，[*] 表示 $P<0.05$，[**] 表示 $P<0.01$，[***] 表示 $P<0.001$。

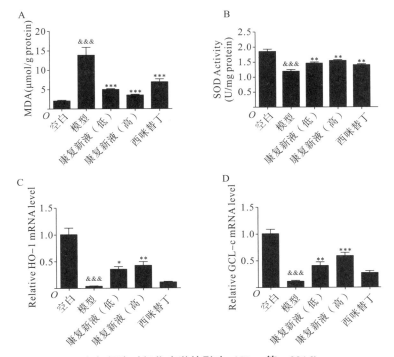

康复新液对氧化应激的影响（Chen 等，2016）

A. MDA 含量；B. SOD 活性；C. HO－1 mRNA 的相对水平；D. GCL－c mRNA 的相对水平。与空白比较，$^{\&\&\&}$ 表示 $P<0.001$；与模型比较，* 表示 $P<0.05$，** 表示 $P<0.01$，*** 表示 $P<0.001$。

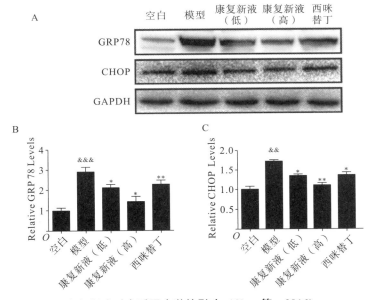

康复新液对内质网应激的影响（Chen 等，2016）

A：蛋白免疫印迹检测胃组织中 GRP78 和 CHOP 蛋白含量；B、C：蛋白免疫印迹法量化 GRP78 和 CHOP 蛋白相对水平。与空白比较，$^{\&\&\&}$ 表示 $P<0.001$；与模型比较，* 表示 $P<0.05$，** 表示 $P<0.01$，*** 表示 $P<0.001$。

2. 应激性胃溃疡

给动物施加一定强度的应激刺激后，交感神经兴奋性升高，血管收缩，引起胃黏膜缺血、缺氧和抵抗力下降。同时，副交感神经－垂体－肾上腺系统兴奋性增高，引起胃酸、胃蛋白酶和胃泌素分泌增加，从而导致应激性胃溃疡。

胡婷婷等（2017）和 Lu 等（2019）采用束水应激法建立急性胃溃疡大鼠模型，发现造模前灌胃给予康复新液 7 天，可显著降低应激导致的胃溃疡发生。

胡婷婷等（2017）检测了大鼠胃黏膜中胃肠激素和相关细胞因子水平，发现康复新液能够升高应激大鼠血清中 5－羟色胺（5－HT）、胃黏膜防御因子胃动素（MTL）的含量，降低促炎症因子 TNF－α 的含量。

束水应激会导致大鼠胃黏膜的氧化应激水平升高，Lu 等（2019）研究发现康复新液可降低 MDA 水平，提高 GSH 和 SOD 活性；另外，康复新液还可调节炎症因子的表达，抑制应激导致的 TNF－α 和 MMP－9 的升高，同时提高黏膜保护因子 NO 和 PGE2 水平。研究还发现，康复新液可能通过激活 IGF－1/Akt 通路发挥黏膜保护功能。

康复新液对束水应激性胃溃疡大鼠溃疡指数和胃液 pH 值的影响（$\bar{x}\pm s$）（胡婷婷等，2017）

组别	例数	剂量	溃疡指数	胃液 pH 值
空白	10	—	0	2.56±0.11
模型	9	—	23.75±2.51[1]	1.77±0.06[1]
硫糖铝	9	0.5g/kg	6.00±1.64[2]	2.04±0.12[1]
康复新液高剂量	9	20mL/kg	4.88±1.03[1,2]	2.00±0.11[1]
康复新液中剂量	8	10mL/kg	4.72±1.57[2]	2.03±0.10[1]
康复新液低剂量	9	5mL/kg	5.61±1.33[1,2]	1.93±0.07[1]

注：与空白比较，[1] 表示 $P<0.05$；与模型比较，[2] 表示 $P<0.05$。

康复新液对束水应激性胃溃疡大鼠血清 5－HT、TNF－α、GAS、MTL 含量的影响（$\bar{x}\pm s$，ng/L）（胡婷婷等，2017）

组别	例数	剂量	5－HT	TNF－α	GAS	MTL
空白	10	—	20.60±0.55	32.16±0.82	24.07±0.58	38.24±0.78
模型	9	—	28.74±1.73[1]	37.81±2.00[1]	22.46±0.18	35.35±0.26[1]
硫糖铝	9	0.5g/kg	17.42±0.41[1,2]	32.46±1.13[2]	23.29±0.41	44.31±1.38[1,2]
康复新液高剂量	9	20mL/kg	22.28±1.33	32.28±1.88[2]	23.63±0.98	40.25±1.35[2]
康复新液中剂量	8	10mL/kg	19.94±1.13[2]	30.58±2.32[2]	23.41±1.07	45.65±1.19[1,2]
康复新液低剂量	9	5mL/kg	16.91±0.46[1,2]	32.54±0.93[2]	23.23±0.64	45.00±1.16[1,2]

注：与空白比较，[1] 表示 $P<0.05$；与模型比较，[2] 表示 $P<0.05$。

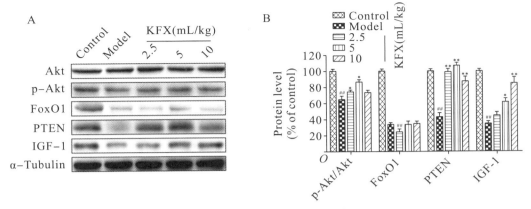

康复新液激活 IGF−1/Akt 通路（Lu 等，2019）

A：蛋白免疫印迹检测各组大鼠胃黏膜组织中 Akt、p−Akt、FoxO1、PTEN、IGF−1 蛋白含量；B：蛋白免疫印迹法量化 p−Akt/Akt、FoxO1、PTEN、IGF−1 蛋白的相对含量。与空白（Control）比较，## 表示 $P<0.01$；与模型（Model）比较，* 表示 $P<0.05$，** 表示 $P<0.01$。

（二）康复新液可促进慢性胃溃疡愈合

在大鼠胃浆膜面浸渍或在浆膜下注射一定量的醋酸，醋酸的腐蚀作用使胃黏膜损伤而造成溃疡。溃疡呈圆形或卵圆形，深常可累及胃壁各层，造成穿透性溃疡。溃疡的部位及组织学上胃壁组织的坏死和修复情况均与人类溃疡类似。溃疡愈合过程缓慢，常出现反复，是一种慢性顽固性溃疡。该溃疡模型多用于研究药物对慢性溃疡愈合过程的影响。

王良等（2011）、刘童婷等（2012、2013）、苏金仁等（2013）、胡婷婷等（2017）和 Tian 等（2021）采用乙酸烧灼法建立大鼠慢性胃溃疡模型，造模后给予康复新液灌胃给药，均观察到康复新液可显著降低溃疡指数。

生长因子对胃黏膜损伤的修复具有重要作用，作用机制涉及表皮生长因子（EGF）、血管内皮生长因子（VEGF）、碱性成纤维细胞生长因子（FGF）、肝细胞生长因子（HGF）和胰岛素样生长因子（IGF−1）等（Tarnawski 等，2012）。研究发现康复新液可提高黏膜组织中 bFGF（刘童婷等，2012）、VEGF（刘童婷等，2013；胡婷婷等，2017）、表皮生长因子受体（EGFR）和 HGF（Tian 等，2021）的水平。

另外，康复新液还可降低胃黏膜组织内的炎症反应，抑制一系列促炎因子的表达，包括白介素−1β（IL−1β）、白介素−8（IL−8）、髓过氧化物酶（MPO）、肿瘤坏死因子（TNF−α）和细胞黏附分子 1（ICAM−1），并抑制 p38/NF−κB 通路的活化（Tian 等，2021）。

高复发率是临床治疗慢性胃溃疡面临的主要问题之一，病理瘢痕的产生说明黏膜愈合质量差，通常会导致溃疡的反复发作（Arakawa 等，2012）。康复新液能阻止慢性胃溃疡病理瘢痕的形成，其机制可能与抑制生长激素（GH）、羟脯氨酸（Hyp）的合成和表达，优化成纤维细胞功能有关（苏金仁等，2013）。

康复新液对溃疡模型大鼠胃组织损伤评分的影响（$\bar{x} \pm s$，分）（苏金仁等，2013）

组别	例数	剂量	溃疡	炎细胞浸润	肉芽组织	纤维化	修复程度
假手术组	12	—	0.00±0.000	0.08±0.289	0.00±0.000	0.00±0.000	0.00±0.000
模型组	9	—	1.00±0.000***	1.33±0.500***	1.00±0.000***	1.00±0.000***	0.89±0.333***
康复新液组	9	5mL/kg	0.22±0.441#	0.44±0.726	0.22±0.441#	1.00±0.000	1.78±0.441##
雷尼替丁组	8	50mg/kg	0.38±0.518	0.63±0.744	0.38±0.518	1.00±0.000	1.63±0.518
奥美拉唑组	9	6.7mg/kg	0.56±0.527	0.78±0.667	0.56±0.527	1.00±0.000	1.56±0.527
达喜组	10	500mg/kg	0.90±0.316	1.10±0.568	0.90±0.316	1.00±0.000	1.10±0.316

注：与假手术组比较，*** 表示 $P < 0.001$；与模型组比较，# 表示 $P < 0.05$，## 表示 $P < 0.01$。

四、康复新液治疗消化性溃疡的临床研究

蔡佩佩等（2020）探讨了二联药物方案对 Hp 阴性消化性溃疡患者临床症状评分及炎性细胞因子水平的影响。将 2017 年 8 月到 2019 年 8 月在某院就诊的 120 例消化性溃疡患者，根据患者治疗方法分为研究组和对照组，各 60 例。对照组给予艾司奥美拉唑肠溶片，研究组在对照组基础上联合服用康复新液。检测免疫细胞水平、炎性细胞因子水平，进行临床症状评分，记录两组治疗期间不良反应发生情况。治疗后，两组临床症状评分比较，各项症状评分均降低，且研究组低于对照组（$P<0.05$）。两组免疫细胞水平比较，CD3+、CD4+、CD4+/CD8+ 均显著升高，CD8+ 显著降低，且研究组较对照组有显著差异（$P<0.05$）。两组炎性细胞因子水平比较，IL-6、CRP、TNF-α 水平均显著降低，且研究组低于对照组（$P<0.05$）。治疗过程中，研究组出现 2 例口干、1 例腹泻，对照组出现 3 例口干，两组肝、肾、血尿、便常规等检查结果均无异常。结果表明，艾司奥美拉唑联合康复新液治疗 Hp 阴性消化性溃疡能够减轻患者的炎性反应，提高免疫功能，较好改善临床症状，且具有较好的安全性。

两组治疗前后临床症状评分比较（$\bar{x} \pm s$）（蔡佩佩等，2020）

组别	时期	腹痛	腹胀	反酸	烧心	嗳气	恶心呕吐	总分
研究组	治疗前	4.53±1.54	3.83±1.20	4.62±1.82	4.01±1.21	3.59±0.93	4.25±1.23	23.43±5.43
	治疗后	1.22±0.30[ab]	0.82±0.21[ab]	0.96±0.21[ab]	1.27±0.32[ab]	0.91±0.12[ab]	1.04±0.25[ab]	4.43±1.63[ab]
对照组	治疗前	4.28±1.32	3.64±1.42	4.69±1.85	3.98±1.23	3.62±0.98	4.13±1.02	22.89±4.32
	治疗后	2.54±0.42[b]	1.96±0.23[b]	2.14±0.33[b]	2.36±0.36[b]	1.93±0.14[b]	2.05±0.27[b]	8.87±1.94[b]

注：与对照组治疗后比较，[a] 表示 $P<0.05$；与同组治疗前比较，[b] 表示 $P<0.05$。

两组治疗前后免疫细胞水平比较（$\bar{x}\pm s$）（蔡佩佩等，2020）

组别	时期	CD3$^+$（％）	CD4$^+$（％）	CD8$^+$（％）	CD4$^+$/CD8$^+$
研究组	治疗前	64.21±4.83	33.25±4.89	33.05±5.34	1.01±0.41
	治疗后	74.02±5.33^{ab}	43.04±6.52^{ab}	28.03±5.05^{ab}	1.54±0.44^{ab}
对照组	治疗前	63.74±5.05	33.30±5.67	33.40±5.12	0.99±0.31
	治疗后	68.73±6.60^b	39.02±5.48^b	30.37±5.03^b	1.22±0.54^b

注：与对照组治疗后比较，^{a}表示 $P<0.05$；与同组治疗前比较，^{b}表示 $P<0.05$。

两组治疗前后炎性细胞因子比较（$\bar{x}\pm s$）（蔡佩佩等，2020）

组别	时期	IL-6（ng/L）	CRP（µg/L）	TNF-α（mg/L）
研究组	治疗前	23.37±2.34	9.56±2.45	3.47±0.54
	治疗后	8.38±2.31^{ab}	3.54±1.29^{ab}	1.23±0.21^{ab}
对照组	治疗前	23.30±2.41	9.47±2.37	3.50±0.44
	治疗后	11.75±2.33^b	6.52±2.05^b	2.73±0.16^b

注：与对照组治疗后比较，^{a}表示 $P<0.05$；与同组治疗前比较，^{b}表示 $P<0.05$。

陈春娇等（2019）观察了康复新液联合奥美拉唑治疗消化性溃疡的临床疗效。将70例消化性溃疡患者随机分为对照组和观察组，各35例。对照组给予奥美拉唑治疗，观察组给予康复新液联合奥美拉唑治疗，疗程均为2周。评估两组临床疗效、胃镜疗效及不良反应，比较两组治疗前后症状评分变化。治疗后，临床疗效总有效率观察组为94.28％，对照组为85.71％，两组比较差异有统计学意义（$P<0.05$）。胃镜疗效总有效率观察组为94.28％，对照组为85.71％，两组比较差异有统计学意义（$P<0.05$）。临床症状评分比较，两组患者腹痛、腹胀、嗳气、烧心等症状评分均较治疗前降低（$P<0.05$），且观察组各症状评分下降较对照组更显著（$P<0.05$）。治疗期间对照组出现恶心呕吐1例，头晕2例；观察组出现恶心呕吐2例，头晕2例。不良反应发生率观察组为11.42％，对照组为8.57％，两组比较差异无统计学意义（$P>0.05$）。结果表明，康复新液联合奥美拉唑治疗消化性溃疡的临床疗效优于单独应用奥美拉唑治疗，并能较好改善患者临床症状，值得临床推广应用。

两组治疗前后临床症状评分比较（$\bar{x}\pm s$，分）（陈春娇等，2019）

组别	例数	时间	腹痛	腹胀	嗳气	烧心
对照组	35	治疗前	2.13±0.25	2.17±0.22	1.98±0.18	2.00±0.21
		治疗后	1.10±0.29^①	1.10±0.18^①	1.00±0.16^①	1.33±0.31^①
观察组	35	治疗前	2.17±0.27	2.25±0.19	2.14±0.31	1.98±0.28
		治疗后	0.40±0.21^{①②}	0.30±0.12^{①②}	0.50±0.11^{①②}	0.30±0.09^{①②}

注：与同组治疗前比较，^{①}表示 $P<0.05$；与对照组治疗后比较，^{②}表示 $P<0.05$。

康璇等（2018）观察了兰索拉唑联合康复新液对颅脑外伤合并应激性溃疡（SU）

出血的临床疗效，将 110 例因颅脑外伤并发 SU 出血的住院患者，按照随机分组原则，分为兰索拉唑加康复新液组（治疗组）55 例、兰索拉唑组（对照组）55 例。观察两组治疗前后神经系统损害（NNS）及格拉斯哥昏迷评分法（GCS）评分和两组患者临床疗效，治疗后，两组的病情均有明显好转，治疗前两组 NNS 和 GCS 评分差异无统计学意义，治疗后治疗组 NNS 和 GCS 评分明显高于对照组（$P<0.05$）；治疗组的治疗总有效率为 89.1%，明显高于对照组的 61.8%，两组比较差异有统计学意义（$P<0.05$）。结果表明，兰索拉唑联合康复新液治疗颅脑外伤合并 SU 出血的临床疗效优于单纯的兰索拉唑治疗，有利于颅脑外伤病情的好转，值得临床进一步推广。

两组治疗前后 NNS 及 GCS 评分对比（$\bar{x}\pm s$，分）（康璇等，2018）

组别	例数	NNS 评分		GCS 评分	
		治疗前	治疗后	治疗前	治疗后
治疗组	55	9.4±1.9	21.6±1.6*	9.4±1.4	12.0±3.6#
对照组	55	9.8±1.6	18.1±1.9	9.1±1.3	10.3±1.3

注：与对照组治疗后比较，* 表示 $P<0.05$，# 表示 $P<0.05$。

周磊等（2016）考察了质子泵抑制剂（PPI）联合康复新液对消化性溃疡患者的炎症因子及免疫能力的调控作用。将消化性溃疡患者 124 例，随机分为对照组 62 例、观察组 62 例，对照组给予兰索拉唑治疗，观察组给予兰索拉唑与康复新液联合治疗，治疗 4 周后，对两组炎症因子、免疫能力进行比较分析。治疗后观察组总有效率（93.55%）显著高于对照组（79.03%）（$\chi^2=5.522$，$P<0.05$）。胃镜检查发现，与对照组对比，观察组溃疡面积缩小、数量减少（$P<0.05$）。与治疗前相比，治疗后两组体内血清前列腺素 E2（PGE2）、转化生长因子-β（TGF-β）、肿瘤坏死因子-α（TNF-α）、白介素-6（IL-6）水平降低，碱性成纤维细胞生长因子（bFGF）、表皮生长因子（EGF）水平增高（$P<0.05$）。治疗前，两组血清 CD3、CD4、CD8 不具有显著性差异（$P>0.05$），与治疗前相比，治疗后两组血清 CD8 水平降低、CD4 增高（$P<0.05$）；与对照组对比，观察组 CD8 水平更低、CD4 水平更高（$P<0.05$）。在治疗期间，对照组不良反应发生率为 17.7%，观察组不良反应发生率为 3.2%（$P<0.05$）。观察组复发率为 6.45%，对照组复发率为 29.03%（$P<0.05$）。结果表明，康复新液联合 PPI 具有改善炎症、提高免疫的作用，可降低溃疡复发率，对消化性溃疡具有更好的治疗效果。

两组治疗前后炎症因子比较（$\bar{x}\pm s$）（周磊等，2016）

指标	对照组		观察组	
	治疗前	治疗后	治疗前	治疗后
PGE2（μg/mg）	1.4±0.26	1.9±0.32[1]	1.4±0.30	2.9±0.25[1,2]
TGF-β（pg/mL）	61.4±4.3	45.8±3.5[1]	59.5±3.7	40.1±4.9[1,2]
bFGF（ng/L）	21.5±1.9	25.4±2.2[1]	20.8±2.3	27.9±2.5[1,2]

指标	对照组		观察组	
	治疗前	治疗后	治疗前	治疗后
TNF$-\alpha$（ng/mL）	46.4±4.3	23.8±3.5[1]	48.5±3.7	17.1±4.9[1,2]
IL-6（ng/L）	29.1±3.0	16.4±1.8[1]	29.4±2.5	10.8±1.9[1,2]
EGF（μg/L）	4.3±0.2	4.5±0.3[1]	4.2±0.2	4.6±0.4[1,2]

注：与同组治疗前比较，[1]表示 $P<0.05$；与对照组治疗后比较，[2]表示 $P<0.05$。

两组治疗前后 T 淋巴细胞亚群水平比较（$\bar{x}\pm s$，%）（周磊等，2016）

指标	对照组		观察组	
	治疗前	治疗后	治疗前	治疗后
CD3	56.4±3.4	56.7±4.2	57.5±5.2	57.4±5.0
CD4	28.7±2.9	31.3±3.6[1]	27.9±3.0	33.6±4.1[1,2]
CD8	25.3±3.4	23.2±2.8[1]	25.8±3.8	20.2±4.4[1,2]

注：与同组治疗前比较，[1]表示 $P<0.05$；与对照组治疗后比较，[2]表示 $P<0.05$。

孙云等（2015）观察了康复新液联合四联疗法治疗消化性溃疡的临床疗效。将96例消化性溃患者随机分为两组，各48例，对照组接受四联疗法治疗，研究组在对照组治疗基础上加用康复新液治疗。治疗后，对两组进行1年随访，比较两组临床疗效、复发率与不良反应情况。研究组总有效率95.8%，对照组79.2%，两组比较差异有统计学意义（$P<0.05$）；研究组复发率14.3%，对照组40.0%，两组比较差异有统计学意义（$P<0.05$）。对照组5例、研究组8例出现呕吐、腹痛、恶心等轻微不良反应，不影响药物治疗，停药后不良症状自行消失。结果表明，康复新液联合四联疗法治疗消化性溃疡临床疗效良好。

刁攀娅（2015）研究了康复新液联合雷贝拉唑肠溶片三联疗法治疗消化性溃疡的临床疗效。选取2013年4月至2014年12月某院收治的84例消化性溃疡患者作为研究对象。按照入院顺序将所有对象随机分为对照组和观察组，每组各42例。对照组给予含雷贝拉唑肠溶片的三联疗法：雷贝拉唑肠溶片口服，20毫克/次，1次/天＋阿莫西林胶囊1.0克/次，2次/天＋甲硝唑片0.2克/次，2次/天。观察组在对照组的基础上给予康复新液口服，10毫升/次，3次/天。4周为1个疗程。观察并比较两组临床症状积分、临床疗效、胃镜疗效、Hp根除情况、溃疡半年内复发情况以及不良反应发生情况。治疗1个疗程后，对照组和观察组腹痛、腹胀、泛酸、烧心、暖气、恶心呕吐六项症状积分及总积分均较治疗前显著下降，差异有统计学意义（$P<0.05$）；观察组临床总有效率（95.24%）明显高于对照组（88.10%），差异有统计学意义（$P<0.05$）；观察组溃疡半年内复发率（21.43%）明显低于对照组（33.33%），差异有统计学意义（$P<0.05$）；治疗过程中，对照组有3例口干，观察组有2例轻微腹泻、1例口干，停药后自行缓解。结果表明，康复新液联合雷贝拉唑肠溶片三联疗法治疗消化性溃疡的临

床疗效良好，能迅速改善临床症状，预防溃疡复发，且不良反应轻微，值得临床进一步推广应用。

两组治疗前后六项症状积分比较（$\bar{x}\pm s$，分）（刁攀娅，2015）

组别	时期	腹痛	腹胀	泛酸	烧心	嗳气	恶心呕吐	合计
对照组 （n＝42）	治疗前	4.27± 1.41	3.64± 1.31	4.63± 1.93	3.99± 1.25	3.61± 0.98	4.13± 1.26	22.14± 5.16
	治疗后	1.56± 0.49*	0.98± 0.22*	1.05± 0.24*	1.34± 0.36*	0.92± 0.14*	1.04± 0.22*	5.84± 1.92*
观察组 （n＝42）	治疗前	4.52± 1.84	3.85± 1.21	4.71± 1.98	4.01± 1.29	3.59± 0.95	4.25± 1.39	23.45± 5.78
	治疗后	1.22± 0.31*	0.86± 0.17*	0.96± 0.19*	1.27± 0.34*	0.91± 0.11*	1.06± 0.27*	4.44± 1.53*

注：与同组治疗前比较，* 表示 $P<0.05$。

樊秀琴（2015）考察了康复新液联合 PPI 治疗胃溃疡（GU）的临床疗效。将 109 例 GU 患者随机分为两组，对照组 51 例，观察组 58 例。对照组给予泮托拉唑，观察组给予泮托拉唑和康复新液，治疗 4 周后比较两组疗效。两组治疗前，炎症因子、TGF－β_1、GAS、T 淋巴亚群水平和血流动力学差异无统计学意义（$P>0.05$），治疗后两组以上指标（CD3 除外）均显著改善，且观察组改善优于对照组（$P<0.05$）。观察组症状改善、溃疡愈合的总有效率及 Hp 根除率显著高于对照组（$P<0.05$）。两组不良反应比较，对照组在治疗 2~5 天内有 5 例出现轻度腹泻，腹泻持续 1~3 天缓解，大便常规检查无细菌生长、无隐血；观察组在治疗期内无明显不良反应。结果表明，康复新液具有降低炎症因子水平、改善血流动力学和提高免疫功能多方面作用，康复新液联合 PPI 治疗消化性溃疡疗效确切、安全，值得临床推广。

两组治疗前后炎症因子、TGF－β_1、GAS、T 淋巴细胞亚群水平比较（$\bar{x}\pm s$）（樊秀琴，2015）

指标	治疗前		治疗后	
	对照组（n＝51）	观察组（n＝58）	对照组（n＝51）	观察组（n＝58）
CRP（mg/L）	16.5±5.2	16.9±7.1	9.5±3.2*	7.6±2.9*#
TNF－α（ng/L）	46.8±11.5	49.7±19.4	21.5±8.5*	16.7±4.9*#
IL－6（ng/L）	29.5±8.1	30.4±10.6	15.6±4.1*	11.7±4.2*#
TGF－β_1（ng/mL）	64.9±12.4	68.4±10.8	49.5±8.9*	37.2±7.7*#
GAS（ng/L）	142.6±29.5	149.8±17.5	92.0±14.1*	72.1±10.8*#
CD3（%）	58.7±6.1	59.4±8.2	59.6±9.4	60.4±8.1
CD4（%）	29.2±4.2	29.0±5.6	32.0±8.9*	34.9±5.5*#
CD4/CD8	1.3±0.4	1.3±0.7	1.4±0.2*	1.6±0.7*#

注：与同组治疗前比较，* 表示 $P<0.05$；与对照组治疗后比较，# 表示 $P<0.05$。

两组治疗前后血流动力学比较（$\bar{x}\pm s$）（樊秀琴，2015）

指标		治疗前		治疗后	
		对照组（$n=51$）	观察组（$n=58$）	对照组（$n=51$）	观察组（$n=58$）
红细胞比容（%）		56.4±3.5	57.9±5.5	54.9±3.9*	53.5±2.7*#
血沉（mm/h）		54.6±3.5	54.9±5.1	45.9±4.9*	42.8±4.2*#
全血黏度（mPa·s）	高切	5.5±0.7	5.4±0.9	4.9±0.6*	4.6±0.5*#
	中切	7.1±0.6	7.2±1.0	6.4±0.7*	6.1±0.5*#
	低切	12.7±3.1	13.0±2.6	9.6±1.2*	8.3±0.9*#
全血还原黏度（mPa·s）	高切	9.4±1.3	9.5±0.9	7.9±0.9*	6.3±0.8*#
	中切	13.2±3.0	11.8±2.1	10.5±3.2*	9.2±1.5*#
	低切	25.9±3.6	24.8±4.8	15.9±2.4*	13.1±2.8*#

注：与同组治疗前比较，* 表示 $P<0.05$；与对照组治疗后比较，# 表示 $P<0.05$。

两组治疗效果比较（樊秀琴，2015）

组别	例数	症状改善				溃疡愈合				Hp		
		显效（例）	有效（例）	无效（例）	总有效率（%）	愈合（例）	有效（例）	无效（例）	总有效率（%）	根除（例）	未根除（例）	根除率（%）
对照组	51	20	21	10	80.4	22	17	12	76.5	39	12	76.5
观察组	58	34	21	3	94.8#	37	15	6	89.7#	55	3	94.8#

注：与对照组比较，# 表示 $P<0.05$。

于志刚等（2013）探讨了康复新液联合雷贝拉唑治疗老年消化性溃疡的临床疗效。将某院 2010 年 6 月至 2012 年 6 月收治的 90 例老年消化性溃疡患者，按随机数字法分为观察组和对照组，每组 45 例。对照组给予雷贝拉唑，观察组在此基础上加用康复新液。比较两组症状、内镜疗效，症状改善时间，治疗前后症状评分，并记录不良反应。治疗后，观察组症状总有效率、内镜总显效率分别为 88.89%（40/45）、82.22%（37/45），对照组分别为 66.67%（30/45）、62.22%（28/45），差异有统计学意义（$P<0.05$）。观察组各症状改善时间均明显短于对照组（$P<0.05$）。治疗后两组各症状评分均较治疗前显著降低（$P<0.05$），观察组较对照组降低更明显（$P<0.05$）。两组用药前后肝肾功能及血、尿常规均无明显变化。治疗后对照组出现恶心呕吐 2 例，头晕 1 例；观察组出现恶心呕吐 3 例，头晕 2 例。观察组不良反应发生率为 11.11%（5/45），对照组为 6.67%（3/45），差异无统计学意义（$P>0.05$）。结果显示，康复新液联合雷贝拉唑治疗老年消化性溃疡可显著提高疗效、加快症状改善、缩短愈合时间，且不良反应少。

两组症状疗效比较（于志刚等，2013）

组别	显效［例（%）］	有效［例（%）］	无效［例（%）］	总有效率（%）
观察组	30（66.67）	10（22.22）	5（11.11）	88.89[1]
对照组	18（40.00）	12（26.67）	15（33.33）	66.67

注：与对照组比较，[1] 表示 $P<0.05$。

两组内镜疗效比较（于志刚等，2013）

组别	痊愈［例（%）］	显效［例（%）］	有效［例（%）］	无效［例（%）］	总显效率（%）
观察组	17（37.78）	20（44.44）	5（11.11）	3（6.67）	82.22[1]
对照组	8（17.78）	20（44.44）	12（26.67）	5（11.11）	62.22

注：与对照组比较，[1] 表示 $P<0.05$。

两组症状改善时间比较（$\bar{x}\pm s$，天）（于志刚等，2013）

组别	上腹痛	腹胀	嗳气	反酸
观察组	3.5±0.7[1]	5.2±0.8[1]	2.7±0.9[1]	2.5±0.5[1]
对照组	4.2±0.3	6.1±0.5	3.8±0.6	3.4±0.8

注：与对照组比较，[1] 表示 $P<0.05$。

两组治疗前后症状评分比较（$\bar{x}\pm s$，分）（于志刚等，2013）

组别	时期	上腹痛	腹胀	嗳气	反酸
观察组	治疗前	2.1±0.4	2.3±0.2[1]	1.9±0.2	2.0±0.2
	治疗后	0.3±0.1[1)2)]	0.4±0.3[1)2)]	0.5±0.2[1)2)]	0.5±0.2[1)2)]
对照组	治疗前	2.0±0.2	2.2±0.1	1.9±0.3	2.1±0.3
	治疗后	1.0±0.3[1]	1.2±0.3[1]	1.1±0.5[1]	1.4±0.4[1]

注：与同组治疗前比较，[1] 表示 $P<0.05$；与对照组治疗后比较，[2] 表示 $P<0.05$。

李毅等（2011）观察了康复新液联合泮托拉唑、阿莫西林、克拉霉素三联疗法治疗消化性溃疡的临床疗效。给予对照组泮托拉唑 40mg、每日 1 次，阿莫西林 1000mg＋克拉霉素 500mg、每日 2 次，三联治疗 7 天后，继续单用泮托拉唑 40mg、每日 1 次，连服 3 周。治疗组在对照组基础上，加服康复新液 10mL、每日 3 次，共 4 周。胃镜复查评估溃疡愈合、Hp 根除及 1 年后溃疡复发等情况。结果显示，治疗组溃疡愈合率、总有效率、Hp 根除率、复发率分别为 82.6%、95.7%、91.35%、6.5%，对照组分别为 52.5%、85.0%、87.5%、27.5%，其中只有 Hp 根除率差异无统计学意义（$P>0.05$）。且两组均未出现明显不良反应。结果表明，康复新液联合三联疗法治疗消化性溃疡，疗效可靠，值得推广应用。

梁丽等（2011）研究了康复新液与质子泵抑制剂（PPI）联合治疗较大消化性溃疡的临床疗效。将经过胃镜检查确诊的 43 例较大消化性溃疡患者随机分为两组，治疗组为 23 例，口服康复新液 10mL、每日 3 次，泮托拉唑注射液 40mg、每日静滴 2 次；对照组为 20 例，仅以泮托拉唑注射液 40mg、每日静滴 2 次。两周后评估溃疡愈合情况。从结果看，两组各项临床症状的改善和疼痛消失情况差异无统计学意义（$P>0.05$）；胃镜复查，治疗组 23 例中溃疡愈合情况为显效 18 例、有效 5 例、无效 0 例，显效率为 78.3%，总有效率为 100.0%；对照组 20 例中溃疡愈合情况为显效 9 例、有效 8 例、无效 3 例，显效率为 45.0%，总有效率为 85.0%。两组相比，显效率及总有效率差异有统计学意义（$P<0.05$）。两组在用药期间未见不良反应，均有良好的耐受性。结果表明，康复新液联合 PPI 可提高溃疡的显效率和总有效率，缩短溃疡的愈合时间。

李箐等（2008）探讨了康复新液联合三联疗法治疗消化性溃疡的愈合率以及对 Hp 根除率的影响。将 60 例患者随机分为治疗组 36 例，对照组 24 例。对照组用奥美拉唑、阿莫西林、甲硝唑三联疗法，治疗组在对照组方案基础上加服康复新液。疗程 28 天。治疗组愈合率和 Hp 根除率分别为 91.7%、94.4%，对照组分别为 75.0%、87.5%。结果表明，康复新液联合三联疗法治疗消化性溃疡，可提高愈合率和 Hp 根降率。

黎莉等（2006）探讨了康复新液联合三联疗法治疗消化性溃疡的疗效，将 110 例消化性溃疡患者随机分为 3 组：A 组用雷尼替丁＋阿莫西林＋呋喃唑酮的三联疗法，B 组在 A 组基础上加用康复新液，C 组用奥美拉唑＋阿莫西林＋呋喃唑酮。疗程均为 2 周。以疼痛作为判断症状改善的指标。疗程结束后复查胃镜，观察溃疡愈合情况，观察 Hp 根除情况，治疗前后查肝、肾功能及三大（血、尿、大便）常规监测药物不良反应，并观察治愈后 1 年的患者溃疡复发情况。结果显示，3 组 Hp 根除率分别为 85.7%、89.2% 和 92.1%。A 组不良反应：恶心 5 例（14.3%）、腹泻 2 例（5.7%）。B 组不良反应：恶心 3 例（8.1%）。C 组不良反应：恶心 1 例（2.6%）、腹泻 1 例（2.6%）、便秘 1 例（2.6%），均未影响疗程。各组治疗前后血、尿、大便常规及肝、肾功能检查无显著改变。胃镜随机复查治愈后 1 年的患者，A 组 20 例复发 8 例（40.0%），B 组 31 例复发 3 例（9.7%），C 组 25 例复发 2 例（8.0%），三者间差异无统计学意义（$P>0.05$）。B、C 组腹痛缓解、溃疡愈合均优于 A 组，差异有统计学意义（$P<0.05$）。结果表明，康复新液口服液联合雷尼替丁的三联疗法治疗消化性溃疡与奥美拉唑的三联疗法疗效相当。

李勇等（2011）探讨了康复新液对胃溃疡愈合质量的影响。将 126 例经胃镜证实的活动性胃溃疡伴 Hp 阳性的患者随机分为两组。对照组（62 例）给予埃索美拉唑 20mg，2 次/天，口服 4 周；阿莫西林 1g、克拉霉素 0.5g，2 次/天，口服 1 周。治疗组（64 例）除服用上述 3 种药物外，加康复新液 10mL、3 次/天，4 周 1 个疗程。两组治疗前后测定胃黏膜组织前列腺素 E2（PGE2）、氨基己糖、IL-8 的含量并观察治疗后溃疡组织形态学改变。治疗组溃疡治愈率（92.19%）明显优于对照组（79.03%）（$P<0.05$）。组织学表现，治疗组溃疡侵袭范围、炎性细胞浸润均轻于对照组，周边黏膜再生程度优于对照组。治疗组治疗前后 PGE2、氨基己糖、IL-8 含量变化差异有统计学意义（$P<0.05$），而对照组无明显变化。结果表明，康复新液可减轻胃黏膜炎性损伤、促进胃溃疡愈合进程，提高胃溃疡愈合质量。

两组治疗前后胃黏膜中 PGE2、氨基己糖、IL−8 含量比较（$\bar{x} \pm s$，μg/mg）（李勇等，2011）

组别	例数	PGE2	氨基己糖	IL−8
治疗组	64			
治疗前		1.42±0.22	14.34±2.51	13.87±1.79
治疗后		2.82±0.58*	18.62±2.82*	9.34±1.13*
治疗前后差值		1.08±0.24△	3.60±1.8△	2.90±1.3△
对照组	62			
治疗前		1.41±0.32	14.42±2.48	14.02±2.48
治疗后		1.44±0.42	15.23±3.58	14.23±2.58
治疗前后差值		0.04±0.22	0.05±0.25	0.04±0.23

注：与本组治疗前比较，* 表示 $P<0.01$；与对照组比较，△ 表示 $P<0.01$。

马丽丽等（2019）探讨了艾司奥美拉唑联合康复新液治疗 Hp 阴性胃溃疡的疗效及炎性因子表达影响。将某院 2017 年 5 月至 2018 年 5 月消化内科门诊及住院收治的胃溃疡患者（共 128 例）作为研究对象，按照随机数字法将其分为观察组和对照组，对照组给予艾司奥美拉唑治疗，观察组在对照组的基础上给予康复新液治疗，评价两者临床疗效，测量炎性因子白细胞介素−1β（Interleukin−1β，IL−1β）、白细胞介素−6（Interleukin−6，IL−6）、肿瘤坏死因子−α（Tumor necrosis factor−α，TNF−α）、γ−干扰素（Interferon−γ，IFN−γ）及 C 反应蛋白（C−reactive protein，CRP）水平，进行临床症状评分，观察不良反应和复发情况。两组经治疗后临床症状积分均较治疗前明显下降（$P<0.05$），治疗后观察组各临床症状积分及总积分均较对照组明显下降（$P<0.05$）。治疗后 IL−1β、IL−6、TNF−α、IFN−γ、CRP 水平均较治疗前明显下降（$P<0.05$），治疗后观察组 IL−1β、IL−6、TNF−α、IFN−γ、CRP 水平均显著低于对照组（$P<0.05$）。内镜下观察组总有效率为 93.75%，对照组为 73.44%，经卡方检验，观察组总有效率显著高于对照组（$P<0.05$）。治疗期间观察组出现 1 例头痛、1 例恶心，对照组出现 1 例头痛、1 例恶心，两组不良反应发生率差异无统计学意义（$P>0.05$）。查三大常规、肝肾功能，仅观察组有 1 例轻度功能异常，出现不良反应后均经过对症处理后好转，不影响继续治疗。随访半年内均无复发情况。结果表明，艾司奥美拉唑联合康复新液治疗 Hp 阴性胃溃疡的疗效明显，可显著降低炎性因子水平、促进溃疡的早期愈合、改善患者的预后。

两组治疗前后临床症状积分比较（$\bar{x} \pm s$，分）（马丽丽等，2019）

症状	时期	观察组	对照组	t 值	P 值
腹痛	治疗前	2.26±0.51	2.16±0.46	1.165	0.123
	治疗后	0.36±0.14	0.75±0.21	−12.362	0.000
腹胀	治疗前	1.22±0.25	1.16±0.27	1.304	0.097
	治疗后	0.21±0.06	0.45±0.17	−10.650	0.000

续表

症状	时期	观察组	对照组	t 值	P 值
纳差	治疗前	0.69±0.13	0.65±0.16	1.552	0.062
	治疗后	0.09±0.05	0.24±0.06	−11.245	0.000
嗳气	治疗前	0.32±0.17	0.36±0.13	−1.495	0.069
	治疗后	0.09±0.04	0.18±0.05	−11.245	0.000
反酸	治疗前	0.30±0.12	0.32±0.08	−1.109	0.135
	治疗后	0.03±0.08	0.11±0.05	−6.784	0.000
肢冷	治疗前	0.35±0.08	0.38±0.13	−1.572	0.053
	治疗后	0.08±0.05	0.19±0.06	−11.267	0.000
呕血	治疗前	0.29±0.12	0.31±0.06	−1.193	0.118
	治疗后	0.00±0.00	0.02±0.06	−2.667	0.004
黑便	治疗前	0.59±0.11	0.57±0.08	1.176	0.121
	治疗后	0.00±0.00	0.03±0.05	−4.800	0.000
总积分	治疗前	5.56±0.63	5.49±0.62	0.634	0.264
	治疗后	1.08±0.26	2.25±0.43	−18.627	0.000

两组治疗前后炎性因子水平比较（$\bar{x}±s$）（马丽丽等，2019）

测定项目	时期	观察组	对照组	t 值	P 值
IL−1β（pg/mL）	治疗前	66.87±15.21	65.12±12.64	0.707	0.240
	治疗后	28.05±10.42	44.21±16.23	−6.762	0.000
IL−6（pg/mL）	治疗前	221.63±31.63	219.89±35.83	0.291	0.386
	治疗后	80.98±21.62	144.25±26.21	−14.897	0.000
TNF−α（pg/mL）	治疗前	182.57±27.35	186.37±29.32	0.758	0.225
	治疗后	69.82±11.52	139.34±26.21	−19.417	0.000
IFN−γ（pg/mL）	治疗前	105.63±27.37	108.53±32.54	−0.546	0.293
	治疗后	68.48±18.85	82.57±21.68	−3.934	0.000
CRP（mg/L）	治疗前	28.68±11.05	27.84±10.79	0.435	0.332
	治疗后	11.67±11.52	18.66±7.32	−4.097	0.000

汪忠红等（2016）探讨了针对多发性胃溃疡康复新液与奥美拉唑三联疗法采用不同治疗周期对溃疡愈合的影响。选取 2013 至 2015 年在某院治疗的多发性胃溃疡患者 28 例，随机平均分为两组，均选择康复新液与奥美拉唑、左氧氟沙星、阿莫西林三联疗法，观察组总疗程为 8 周、对照组总疗程为 4 周。疗程结束后 7 天进行胃镜检查，观察组愈合有效率（92.86%）高于对照组（78.57%），差异有统计学意义（$P<0.05$）。疗

程结束后第 4 周观察组 Hp 根除率（85.71%）高于对照组（78.57%），差异有统计学意义（$P<0.05$），两组治疗过程中均未出现严重不良反应，复查肝功能与血常规无异常。观察组出现 1 例轻微腹泻，未采取针对性措施便自行缓解，不良反应发生率为 7.14%，对照组无不良反应，不良反应发生率差异无统计学意义（$P>0.05$）。结果表明，康复新液与奥美拉唑三联疗法对多发性胃溃疡的治疗效果较好，适当延长治疗周期，可以有效促进患者溃疡愈合、提高 Hp 根除率，而且安全性较好。

李国伟等（2015）观察了康复新液联合三联疗法对胃溃疡患者的临床疗效以及胃黏膜 PGE2、血清基质金属蛋白酶-9（MMP-9）含量的影响。将 82 例胃溃疡患者随机分为两组，对照组采用三联疗法治疗，观察组采用三联疗法加康复新液治疗。观察两组临床疗效、Hp 根除率、复发率及治疗前后胃黏膜 PGE2 和血清 MMP-9 水平的变化。治疗后观察组的临床疗效明显优于对照组，两组均可升高胃黏膜 PGE2 水平、降低血清 MMP-9 水平，且观察组作用优于对照组。观察组治愈 3 例、2 例复发，复发率 6.5%；对照组治愈 25 例、9 例复发，复发率 36.0%，两组比较差异有统计学意义（$P<0.05$）。结果表明，康复新液联合三联疗法是治疗胃溃疡的有效方法，可能与其影响胃黏膜 PGE2、血清 MMP-9 含量有关。

两组临床疗效比较（李国伟等，2015）

组别	例数	治愈	显效	无效	总显效率（%）
对照组	40	25	7	8	80.0
观察组	42	31	10	1	97.6△

注：与对照组比较，△表示 $P<0.05$。

两组 Hp 根除率的比较（李国伟等，2015）

组别	例数	Hp 转阴	Hp 根除率（%）
对照组	40	28	70.0
观察组	42	40△	95.2

注：与对照组比较，△表示 $P<0.05$。

两组治疗前后胃黏膜 PGE2、血清 MMP-9 水平比较（$\bar{x}\pm s$）（李国伟等，2015）

组别	时期	PGE2（μg/g）	MMP-9（g/L）
对照组	治疗前	2.28±0.42	186.34±54.25
（$n=40$）	治疗后	3.01±0.66*	103.52±33.12*
观察组	治疗前	2.24±0.41	187.62±55.73
（$n=42$）	治疗后	4.98±1.02*△	80.31±21.97*△

注：与同组治疗前比较，*表示 $P<0.05$；与对照组治疗后比较，△表示 $P<0.05$。

白班俊等（2011）探讨了康复新液治疗十二指肠巨大溃疡的临床疗效。将 120 例符合纳入标准的十二指肠巨大溃疡的患者随机分为两组，治疗组为 72 例，用奥美拉唑+

康复新液治疗；对照组 48 例，用奥美拉唑治疗。疗程均为 4 周。以治疗后临床症状改善、胃镜下溃疡愈合情况以及治疗后 1 年溃疡复发情况为观察指标。康复新液联合奥美拉唑治疗十二指肠巨大溃疡的临床症状改善、溃疡愈合以及溃疡复发均优于对照组。结果表明，康复新液是治疗十二指肠巨大溃疡的有效药物。

两组临床症状的改善情况［例（%）］（白班俊等，2011）

组别	例数	痊愈	显效	有效	无效
对照组	48	34 (70.83)	8 (16.67)	4 (8.33)	2 (4.17)
治疗组	72	60 (83.33)*	6 (8.33)	4 (5.56)	2 (2.78)

注：与对照组比较，* 表示 $P<0.05$。

两组胃镜下溃疡愈合情况［例（%）］（白班俊等，2011）

组别	例数	痊愈	显效	有效	无效
对照组	48	36 (75.00)	6 (12.50)	4 (8.33)	2 (4.17)
治疗组	72	62 (86.11)*	6 (8.33)	2 (2.78)	2 (2.78)

注：与对照组比较，* 表示 $P<0.05$。

张海定等（2016）观察了康复新液联合三联疗法治疗 Hp 相关十二指肠球部溃疡的临床疗效。纳入 100 例 Hp 相关十二指肠球部溃疡患者作为研究对象，对照组（50 例）给予三联疗法（克拉霉素缓释片、泮托拉唑钠肠溶胶囊、替硝唑缓释胶囊）治疗，观察组在对照组治疗基础上给予康复新液口服。比较两组的临床疗效、Hp 根除率、病情反复发生率、口干发生率。比较 2 组治疗前后的炎症因子［超敏 C-反应蛋白（hs-CRP）、IL-6、IL-8、TNF-α］水平。治疗后，总有效率观察组为 94.0%，对照组为 78.0%，两组总有效率比较差异有统计学意义（$P<0.05$）；观察组 Hp 根除率高于对照组（$P<0.05$），病情反复发生率、口干发生率均低于对照组（$P<0.05$）；观察组各项炎症因子水平相较于治疗前均下调（$P<0.01$），且均低于对照组（$P<0.01$）。结果表明，康复新液联合三联疗法能够显著改善 Hp 相关十二指肠球部溃疡患者的临床症状，提高 Hp 根除率，且有助于避免复发、安全性高。

两组 Hp 根除率、病情反复与口干发生率比较［例（%）］（张海定等，2016）

组别	例数	Hp 根除	病情反复	口干
观察组	50	44 (88.0)*	9 (18.0)△	4 (8.0)#
对照组	50	36 (72.0)	21 (42.0)	11 (22.0)

注：与对照组相比，* 表示 $P<0.05$，△ 表示 $P<0.05$，# 表示 $P<0.05$。

两组治疗前后炎症因子比较（$\bar{x}\pm s$）（张海定等，2016）

组别	时间	hs−CRP（mg/L）	IL−6（ng/g）	IL−8（ng/g）	TNF−α（ng/L）
观察组	治疗前	23.1±2.96	139.7±5.70	151.8±6.07	23.1±5.34
	治疗后	9.1±1.10[①②]	59.4±8.92[①②]	76.8±7.64[①②]	8.5±2.01[①②]
对照组	治疗前	22.6±3.37	140.2±6.17	152.3±5.69	23.6±5.38
	治疗后	17.9±3.18[①]	82.9±7.83[①]	98.4±8.07[①]	16.5±3.12[①]

注：与同组治疗前比较，[①]表示 $P<0.01$；与对照组治疗后比较，[②]表示 $P<0.01$。

五、康复新液治疗消化性溃疡的典型病例

石某，男，60岁，1994年因消化性溃疡首次确诊，接受治疗，至2007年，溃疡反复发作。

患者于2007年8月31日因消化性溃疡再次入院接受治疗，诊断结果为十二指肠球部溃疡（A1期，十二指肠球部前壁见 1.5cm×0.8cm 溃疡，底覆白苔，周围充血水肿）。治疗方案：耐信（埃索美拉唑肠溶片），40mg，每日2次；自维（谷氨酰胺胶囊），0.5g，每日3次。常规用药2月后复查。

同年10月31日复查结果为十二指肠球部溃疡（A1期，十二指肠球部见两处溃疡，大小分别为 0.6cm×0.8cm 及 0.6cm×0.6cm，底覆白苔及血痂，周围黏膜充血水肿）。治疗方案：耐信，40mg，每日2次；自维，0.5g，每日3次；康复新液10mL，每日3次。

同年12月13日复查：十二指肠球部前壁见一白色溃疡瘢痕（S2期）。

对此患者随访3年，未见复发。

8月31日就诊

10月31日复查

门诊号：000000　　住院号：　　病历号：　　检查号：153981

姓　名： 　　性　别：男　　年　龄：60岁　　设备型号：
科　别：医院科室　　病　室：　　来　源：门诊　　检查部位：

检查所见：

食管距门齿23cm可见粘膜稍粗糙，色发白，活检质软，余食管粘膜光滑湿润，贲门闭合良好，胃腔内见大量食物潴留，影响部分观察，所见胃底粘膜光滑，胃体胸回状，橘红色，胃角形态完整，胃窦粘膜红白相间，蠕动正常，幽门可见，圆形，开闭自如，粘膜光滑，色泽淡红，十二指肠球部前壁可见一白色溃疡疤痕，十二指肠降段粘膜散在充血，未见溃疡及新生物。

① 食管距门齿23cm　② 胃底　③ 十二指肠球部　④ 十二指肠降段

内镜诊断：食管粘膜粗糙（性质？）
　　　　　胃食物潴留
　　　　　十二指肠降段炎
　　　　　十二指肠球部溃疡（S2期）
活检：食道1块
HP：（－）
类型（普通/无痛）：无痛苦性胃镜

报告日期：2007
医师签字：

12月13日复查

患者治疗不同时期检查报告对比图

参考文献

Tarnawski AS，Ahluwalia A．Molecular mechanisms of epithelial regeneration and neovascularization during healing of gastric and esophageal ulcers [J]．Curr Med Chem，2012，19（1）：16－27．

Arakawa T，Watanabe T，Tanigawa T，et al．Quality of ulcer healing in gastrointestinal tract：its pathophysiology and clinical relevance [J]．World J Gastroenterol，2012，21，18（35）：4811－4822．

Chen PP，Shen YM，Shi HX，et al．Gastroprotective effects of Kangfuxin－against ethanol－induced gastric ulcer via attenuating oxidative stress and ER stress in mice [J]．Chem Biol Interact，2016：S0009－2797（16）30509－9．

Shen YM，Sun J，Niu C，et al．Mechanistic evaluation of gastroprotective effects of Kangfuxin on ethanol－induced gastric ulcer in mice [J]．Chem Biol Interact，2017，273：115－124．

Lu S，Wu DS，Sun GB，et al．Gastroprotective effects of Kangfuxin against water － immersion and restraint stress － induced gastric ulcer in rats：roles of antioxidation，anti － inflammation，and pro － survival [J]．Pharm Biol，2019，57（1）：770－777．

Tian M，Dong JY，Wang ZT，et al．The effects and mechanism of Kangfuxin on improving healing quality and preventing recurrence of gastric ulcer [J]．Biomed Pharmacother，2021，138：111513．

李才．人类疾病动物模型的复制 [M]．北京：人民卫生出版社，2008．

王良，黄秀深，陈瑾，等. 康复新液促进慢性胃溃疡愈合作用的研究［J］. 四川中医，2011，29（7）：33－35.

刘童婷，黄秀深，陈瑾，等. 康复新液对大鼠乙酸烧灼型胃溃疡模型胃黏膜修复机制的研究［J］. 时珍国医国药，2012，23（12）：3028－3030.

苏金仁，陈瑾，黄秀深，等. 康复新液对大鼠胃溃疡病理瘢痕形成的影响［J］. 中药材，2013，36（6）：979－982.

刘童婷，黄秀深，陈瑾，等. 康复新液对慢性胃溃疡愈合环境和营养的影响［J］. 中成药，2013，35（12）：2738－2740.

胡婷婷，彭成，彭尧，等. 康复新液治疗实验性胃溃疡的作用机制研究［J］. 中华中医药学刊，2017，35（10）：2504－2508.

葛均波，徐永健，王辰. 内科学［M］. 9版. 北京：人民卫生出版社，2018.

中华消化杂志编委会. 消化性溃疡诊断与治疗规范（2016年，西安）［J］. 中华消化杂志，2016，36（8）：508－513.

中华中医药学会脾胃病分会，王垂杰，郝薇薇，等. 消化系统常见病消化性溃疡中医诊疗指南（基层医生版）［J］. 中华中医药杂志，2019，34（10）：4721－4726.

中华医学会消化病学分会幽门螺杆菌和消化性溃疡学组，全国幽门螺杆菌研究协作组，刘文忠，等. 第五次全国幽门螺杆菌感染处理共识报告［J］. 中华消化杂志，2017，37（6）：364－378.

高鹏翔. 中医学［M］. 8版. 北京：人民卫生出版社，2013.

蔡佩佩，蔡小鸟，唐森森，等. 二联药物方案对幽门螺杆菌阴性消化性溃疡患者临床症状评分及炎性细胞因子水平的影响［J］. 药物生物技术，2020，27（4）：345－347.

陈春娇，胡飞燕，李月翠. 康复新液联合奥美拉唑治疗消化性溃疡临床研究［J］. 新中医，2019，51（3）：143－145.

康璇，邹鹏. 兰索拉唑联合康复新液对颅脑外伤合并应激性溃疡出血的治疗［J］. 中国药物与临床，2018，18（12）：2164－2165.

周磊，范月娟，陈福元. 质子泵抑制剂联合康复新液对消化性溃疡患者的炎症因子及免疫能力的调控作用［J］. 中国老年学杂志，2016，36（17）：4262－4264.

孙云，李龙健，杨佳艳，等. 康复新液联合四联疗法治疗消化性溃疡疗效观察［J］. 新中医，2015，47（5）：89－90.

刁攀娅. 康复新液联合雷贝拉唑肠溶片治疗消化性溃疡的临床研究［J］. 中国医药导报，2015（30）：124－127.

樊秀琴. 康复新液联合PPI治疗胃溃疡的疗效观察［J］. 中药材，2015，38（4）：869－871.

于志刚，段志军. 康复新液联合雷贝拉唑治疗老年消化性溃疡的疗效［J］. 中国老年学杂志，2013，33（21）：5309－5310.

李毅，汶明琦，王学东. 康复新液联合泮托拉唑三联疗法治疗消化性溃疡的疗效观察［J］. 华西药学杂志，2011，26（5）：510－511.

梁丽，黄国美，杨大平. 康复新液联合质子泵抑制剂治疗23例消化性溃疡的疗效观察［J］. 华西药学杂志，2011，26（1）：92－93.

李菁，李雪梅，洪阳. 康复新液联合三联疗法治疗消化性溃疡36例［J］. 华西药学杂志，2008，23（1）：122－122.

黎莉，杨卫文，杨景林. 康复新口服液联合三联疗法治疗消化性溃疡的疗效观察［J］. 华西药学杂志，2006，21（3）：309－310.

李勇，孔先一，周存金. 康复新液对胃溃疡愈合质量的影响［J］. 山东医药，2011，51（33）：77－78.

马丽丽，罗庆盛，陶金红. 艾司奥美拉唑联合康复新治疗幽门螺杆菌阴性胃溃疡的疗效研究［J］. 世界华人消化杂志，2019，27（15）：961－966.

汪忠红，桂秀芳. 康复新液联合三联疗法不同治疗周期对多发性胃溃疡愈合质量的影响［J］. 河北医学，2016，22（12）：2010－2011.

李国伟，吴琳，朱晓刚. 康复新液联合三联疗法治疗胃溃疡患者的疗效观察及其对胃黏膜 PGE2、血清 MMP－9 的影响［J］. 中国中医药科技，2015，22（1）：19－20.

白班俊，黄国美. 康复新液治疗 72 例十二指肠巨大溃疡患者的疗效观察［J］. 华西药学杂志，2011，26（4）：399－400.

张海定，裘亚龙，卓维波. 康复新液联合三联疗法治疗幽门螺杆菌相关十二指肠球部溃疡临床研究［J］. 新中医，2016，48（8）：81－83.

第六节　溃疡性结肠炎

一、现代医学概述

（一）定义

溃疡性结肠炎（Ulcerative colitis，UC）是一种由遗传背景与环境因素相互作用而导致的慢性炎症性疾病，表现为结直肠黏膜的持续性炎症反应，累及直肠并不同程度地累及结肠。临床表现为腹泻、黏液脓血便、腹痛。病情轻重不等，多呈反复发作的慢性病程。

（二）流行病学

《消化系统常见病溃疡性结肠炎中医诊疗指南（基层医生版）》提到，UC 在不同国家、地区、种族人群中的发病率不同，有显著的地域和种族差异。欧洲、亚洲、北美洲最高发病率分别为 24.3/10 万、6.3/10 万、19.2/10 万。亚洲国家的发病率呈逐年增高趋势，发病率为 7.6/10 万～14.3/10 万，患病率为 2.3/10 万～63.6/10 万。

（三）分型

UC 依据临床类型、病变范围、病情分期、严重程度，可分为初发型和慢性复发型。病变范围参照蒙特利尔分型，可分为直肠型、左半结肠型和广泛结肠型。病情分期参照改良 Mayo 评分系统，可分为活动期和缓解期。依据改良 Truelove 和 Witts 疾病严重程度分型，可分为轻度、中度和重度。

（四）病因和发病机制

病因尚不十分明确，与遗传因素、环境因素有关。

（五）临床表现

反复发作的腹泻、黏液脓血便以及腹痛是 UC 的主要临床症状。起病多为亚急性，少数急性起病。病程呈慢性，发作与缓解交替，少数症状持续并逐渐加重。病情严重程度与病变范围、临床分型及病情分期等有关。

1. 消化系统表现

（1）腹泻和黏液脓血便：见于绝大多数患者。腹泻主要与炎症导致的大肠黏膜对水、钠吸收屏障以及结肠运动功能失常有关。黏液脓血便是本病活动期的重要表现，系黏膜炎性渗出、糜烂及溃疡所致。大便次数及便血程度与病情严重程度有关，轻者排便 2~4 次/日，便血轻或无；重者>10 次/日，脓血显见，甚至大量便血。粪质多数为糊状，重症可呈稀水样大便。病变限于直肠或累及乙状结肠的患者，除便频、便血外，偶尔表现为便秘，这是病变引起直肠排空功能障碍所致。

（2）腹痛：多为轻至中度腹痛，为左下腹或下腹阵痛，亦可累及全腹。常里急后重，便后腹痛缓解。轻者可无腹痛或仅有腹部不适；重者如并发中毒性巨结肠或炎症波及腹膜，可有持续剧烈腹痛。

（3）其他症状：可有腹胀、食欲不振、恶心、呕吐等。

（4）体征：轻、中度患者仅有左下腹轻压痛，有时可触及痉挛的降结肠或乙状结肠。重度和爆发型患者常有明显压痛。若出现腹肌紧张、反跳痛、肠鸣音减弱等，应注意中毒性巨结肠、肠穿孔等并发症。

2. 全身表现

（1）发热：一般出现在中、重度患者的活动期，高热多提示有严重感染、并发症或病情急性进展。

（2）营养不良：衰弱、消瘦、贫血、低蛋白血症、水与电解质平衡紊乱等多出现于重症或病情持续活动者。

3. 肠外表现

包括外周关节炎、结节性红斑、坏疽性脓皮病、巩膜外层炎、复发性口腔溃疡等，这些肠外表现在病情得到控制或结肠切除后可以缓解或恢复；骶髂关节炎、强直性脊柱炎、原发性硬化性胆管炎及少见的淀粉样变性、急性发热性嗜中性皮肤病等可与 UC 共存，但与本身病情变化无关。

（六）诊断

UC缺乏诊断的金标准，主要结合临床表现、内镜检查和组织病理学、实验室检查、影像学检查等进行综合分析，在排除感染性和其他非感染性肠病的基础上进行诊断。

临床表现为持续或反复发作的腹泻、黏液脓血便伴腹痛、里急后重和不同程度的全身症状，病程在6周以上。内镜下特征表现为连续的、表浅的、弥漫的、融合的、分界清晰的结肠炎症和直肠受累，重度患者表现为黏膜质脆、自发性出血和深溃疡形成。

（七）治疗

目的是控制急性发作、促进黏膜愈合、维持缓解、减少复发、防治并发症。

1. 控制炎症

（1）5-氨基水杨酸（5-ASA）：5-ASA几乎不被吸收，可抑制肠黏膜的前列腺素合成和炎症介质白三烯的形成，对肠道炎症有显著的抗炎作用。常用药物有柳氮磺吡啶（SASP）、奥沙拉嗪、美沙拉秦等。

（2）糖皮质激素：对急性发作期有较好疗效。可用于5-ASA疗效不佳的轻、中度患者，特别适用于重度患者。

（3）免疫抑制剂：硫唑嘌呤或硫嘌呤可适用于对激素治疗效果不佳或对激素依赖的慢性持续型患者。

本病缓解期控制炎症主要以5-ASA作为维持治疗，维持治疗的疗程尚无一致意见，但一般认为至少要维持4年。

2. 对症治疗

及时纠正水与电解质平衡紊乱，贫血者可输血，低蛋白血症者应补充白蛋白，病情严重者应禁食，并予完全胃肠外营养治疗。

对腹痛、腹泻的对症治疗，要权衡利弊，慎重选择抗胆碱能药物或止泻药。

3. 患者教育

缓解期患者应充分休息，调节好情绪，避免心理压力过大。

活动期可给予流质或半流饮食，病情好转后改为富营养、易消化的少渣、清淡饮食。注意饮食卫生，避免肠道感染性疾病。不宜长期饮酒。

按医嘱服药及定期医疗随访，不擅自停药。

4. 手术治疗

紧急手术指征为并发大出血、肠穿孔及合并中毒性巨结肠，经积极内科治疗无效且伴有严重毒血症状。择期手术指征：①并发结肠癌变；②内科治疗效果不理想，严重影响生活质量，或糖皮质激素可控制病情但不良反应太大而不能耐受。一般采用全结肠切除加回肠肛门小袋吻合术。

二、中医学概述

溃疡性结肠炎归属"久痢""肠澼""泄泻""便血"等范畴。

（一）病因病机

活动期多属实证，主要病机为湿热蕴肠，气血不调，而重度以热毒、瘀热为主，反复难愈者应考虑痰浊血瘀的因素。缓解期多属虚实夹杂，主要病机为脾虚湿盛、运化失健。部分患者可出现肝郁、肾虚、肺虚、血虚、阴虚和阳虚等证候。临床上应注意区分不同临床表现的病机侧重点，如脓血便的主要病机是湿热蕴肠、脂膜血络受伤。泄泻实证为湿热蕴肠，大肠传导失司；虚证为脾虚湿盛、运化失健。便血实证为湿热蕴肠、损伤肠络、络损血溢；虚证为湿热伤阴、虚火内炽、灼伤肠络或脾气亏虚、不能统血、血溢脉外。腹痛实证为湿热蕴肠、气血不调、肠络阻滞、不通则痛；虚证为土虚木旺、肝脾失调、虚风内扰、肠络失和。难治性溃疡性结肠炎的病机关键主要为脾肾两虚、湿浊稽留、气血同病、寒热错杂、虚实并见。

（二）辨证论治

1. 大肠湿热证

（1）临床表现：腹泻、便下黏液脓血、腹痛、里急后重、肛门灼热、腹胀、小便短赤、口干、口苦。舌质红，苔黄腻，脉滑。

（2）治法：清热化湿、调气和血。

2. 热毒炽盛证

（1）临床表现：便下脓血或血便、量多次频、腹痛明显、发热、里急后重、腹胀、口渴、烦躁不安。舌质红，苔黄燥，脉滑数。

（2）治法：清热祛湿、凉血解毒。

3. 脾虚湿蕴证

（1）临床表现：便下黏液脓血，白多赤少，或为白冻，或便溏泄泻，夹有不消化食物，脘腹胀满，腹部隐痛，肢体困倦，食少纳差，神疲懒言。舌质淡红、边有齿痕，苔薄白腻，脉细弱或细滑。

（2）治法：益气健脾、化湿和中。

4. 寒热错杂证

（1）临床表现：大便稀薄，夹有赤白黏冻，反复发作，肛门灼热，腹痛绵绵，畏寒怕冷，口渴不欲饮，饥不欲食。舌质红，苔薄黄，脉弦或细弦。

（2）治法：温中补虚、清热化湿。

5. 肝郁脾虚证

（1）临床表现：大便稀溏，夹有黏液血便，常因情志因素诱发大便次数增多，腹痛即泻，泻后痛减，排便不爽，腹胀，肠鸣，饮食减少。舌质淡红，苔薄白，脉弦或弦细。

（2）治法：疏肝理气、健脾化湿。

6. 脾肾阳虚证

（1）临床表现：久泻不止，大便稀薄，夹有白冻，或伴有完谷不化，甚则滑脱不禁，腹痛、喜温喜按，腹胀，食少纳差，形寒肢冷，腰酸膝软。舌质淡胖，或有齿痕，苔薄白润，脉沉细。

（2）治法：健脾补肾、温阳化湿。

7．阴血亏虚证

（1）临床表现：大便干结，夹有黏液脓血，排便不畅，腹中隐隐作痛，形体消瘦，口燥咽干，虚烦失眠，五心烦热。舌红少津或舌质淡，少苔或无苔，脉细弱。

（2）治法：滋阴清肠、益气养血。

三、康复新液治疗溃疡性结肠炎的药理学研究

遗传、环境、生活方式，以及肠道微生物等因素均与炎症性肠病（IBD）发生相关，而肠道黏膜免疫与黏膜稳态密切相关。免疫系统中，$CD4^+$ T 细胞的各亚型细胞（Th1、Th2、Th17、Treg）失衡可能是 IBD 的主要发病机制之一（Xavier 等，2007）。Th1 细胞分泌白细胞介素（IL）－2、IL－12、干扰素－γ（IFN－γ）和肿瘤坏死因子－α（TNF－α）等细胞因子，介导细胞免疫；Th2 细胞分泌 IL－4、IL－5、IL－10、IL－13 等细胞因子，介导体液免疫和超敏反应。根据参与炎症发生的细胞因子类型，克罗恩病（CD）是 Th1 型炎症，而溃疡性结肠炎是 Th2 型炎症（Bamias 等，2005）。

复制溃疡性结肠炎动物模型的方法可大致分为三类：①免疫诱发法，将同种或异种动物的结肠黏膜匀浆，以大肠杆菌为抗原，或以二硝基氯苯、三硝基苯磺酸等为半抗原，致敏动物而制成；②化学损伤法，采用醋酸、酒精、角叉菜胶、甲醛溶液、葡萄糖硫酸钠（DSS）等化学刺激物造成肠黏膜及血管的损伤，导致炎症；③复合法，采用上述几种方法制成模型。

研究发现，康复新液对不同机制造成的溃疡性结肠炎均有治疗缓解作用。

（一）免疫诱发法

常用于诱发溃疡性结肠炎的半抗原包括二硝基氯苯（DNCB）、三硝基苯磺酸（TNBS）和噁唑酮（OXZ）。

OXZ 能迅速导致肠道炎症，但持续时间较短（不超过 5 天），特征是表层炎症伴随水肿、表皮细胞溃疡，以及中性粒细胞聚集，与人类溃疡性结肠炎相似（Lai 等，2019），且免疫反应为 Th2 型（Wirtz 等，2007），而 TNBS 导致的免疫反应是 Th1 类型的，伴随严重的腹泻、体重下降和脱肛，与人类的克罗恩病类似（Hibi 等，2002）。

陆允敏等（2011）、苗政等（2012）和杜雯雯等（2017）采用 OXZ 灌肠诱导大（小）鼠溃疡性结肠炎模型。张汉超等（2018）采用 TNBS 灌肠建立大鼠溃疡性结肠炎模型。余万鑫等（2018）采用高脂、高糖饮食复制大鼠湿热证，再联合 TNBS 建立大鼠湿热型溃疡性结肠炎模型，造模后给予康复新液灌肠治疗，结果显示康复新液可显著降低疾病活动指数（DAI 评分）。与模型组相比，康复新液组的大体损伤评分及组织学损伤评分显著降低（陆允敏等，2011），结肠黏膜损伤指数（CMDI）也显著降低（杜雯雯等，2017；余万鑫等，2018；张汉超等，2018）。

（1）康复新液对细胞因子的作用。TNF－α 对肠道炎症的发生至关重要（Murch，1993），研究发现康复新液可显著降低结肠炎症组织中的 TNF－α 含量（王路明等，

2006；苗政等，2012；余万鑫等，2018）。IL－8 和 IL－17 含量在肠道炎症急性期升高（Rodríguez－Perálvarez 等，2012；Sakuraba 等，2009），康复新液可以降低血清中这两个细胞因子的含量（余万鑫等，2018；张汉超等，2018）。IL－4 对 Th2 型炎症反应发生至关重要（Paul，1991），但 IBD 发生时 IL－4 的含量如何变化没有明确的数据（Györgyi 等，2012）。上述康复新液相关文献中，有的研究发现溃疡性结肠炎动物中 IL－4 含量升高（王路明等，2006；陆允敏等，2011；苗政等，2012），同时也有报道溃疡性结肠炎模型中 IL－4 含量降低（杜雯雯等，2017；张汉超等，2018），因此康复新液对细胞因子 IL－4 的调节作用尚不明确。

（2）康复新液对炎症通路的作用。NF－κB 通路与 IBD 的发生密切相关，临床患者常伴有该通路异常激活，导致肠道中大量细胞因子的表达。研究发现，康复新液可降低肠黏膜固有层单核细胞（LPMC）和组织中 NF－κB 的含量（陆允敏等，2011；苗政等，2012），同时康复新液组的 LPMC 中 AP－1 的表达量也降低（陆允敏等，2011），提示康复新液可能是通过抑制 NF－κB 通路缓解溃疡性结肠炎黏膜损伤的。

（3）康复新液对生长因子的作用。表皮生长因子（EGF）和转化生长因子（TGF－β）在溃疡性结肠炎动物模型的 LPMC、血清和组织中含量均下降，康复新液可以明显升高其蛋白水平，提示康复新液可促进组织受损部位修复（陆允敏等，2011；余万鑫等，2018；张汉超等，2018）。

各组 DAI 评分、大体和组织学损伤评分以及 LPMC 中炎症因子
表达量的比较（$\bar{x}\pm s$）（陆允敏等，2011）

项目	正常组（$n=12$）	模型组（$n=12$）	康复新液组		
			A组（$n=12$）	B组（$n=12$）	C组（$n=12$）
DAI 评分	0.22±0.26	3.50±0.41*	3.33±0.32*	0.67±0.29*△	2.56±0.57*△
大体损伤评分	0.17±0.39	3.17±0.72*	2.75±0.62*	0.67±0.49△	2.42±0.79*△
组织学损伤评分	0.42±0.51	21.42±1.93*	20.33±1.92*	3.17±1.27*△	14.17±2.69*△
EGF	4.62±0.42	3.20±0.48*	3.51±0.54*	4.36±0.37△	3.88±0.42*△
AP－1	3.19±0.30	5.54±0.65*	5.21±0.34*	4.54±0.53*△	4.89±0.19*△
NF－κB	3.06±0.43	5.37±0.30*	5.15±0.44*	3.96±0.16*△	4.46±0.60*△
IL－4	4.12±0.63	6.52±0.41*	6.67±0.33*	4.98±0.62*△	5.19±0.39*△

注：A 组于灌肠造模前 30 分钟，先予康复新液 1mL 灌肠保护，造模后每日以 0.9％氯化钠溶液 1mL 灌胃一次；B 组于灌肠造模前 30 分钟，先予康复新液 1mL 灌肠保护，造模后每日以康复新液 1mL 灌胃一次；C 组直接造模，造模后每日以康复新液 1mL 灌胃一次。

与正常组比较，* 表示 $P<0.05$；与模型组比较，△ 表示 $P<0.05$。

康复新液对溃疡性结肠炎大鼠血清 IL－8 及 IL－17 含量的影响（$\bar{x}\pm s$）（余万鑫等，2018）

组别	剂量（mg/kg）	IL－8（pg/mL）	IL－17（pg/mL）
空白组	－	48.10±7.99	44.00±4.58

续表

组别	剂量（mg/kg）	IL-8（pg/mL）	IL-17（pg/mL）
模型组	—	162.36±18.91[1]	102.41±6.90[1]
SASP组	300	93.73±6.29[1][2]	76.54±6.29[1][2]
康复新液组	50	97.46±6.98[1][2]	88.85±8.42[1][2]
	100	89.35±6.94[1][2]	76.99±8.53[1][2]
	200	87.13±5.18[1][2][3]	67.79±6.58[1][2][3]

注：SASP 为柳氮磺吡啶肠溶片。与空白组相比，[1] 表示 $P<0.01$；与模型组相比，[2] 表示 $P<0.01$；与 SASP 组相比，[3] 表示 $P<0.01$。

康复新液对溃疡性结肠炎大鼠组织 IL-2、MPO、TNF-α 和 EGF 含量的影响
（$\bar{x}\pm s$）（余万鑫等，2018）

组别	剂量（mg/kg）	IL-2（pg/mL）	MPO（U/组织湿重）	TNF-α（pg/mL）	EGF（ng/L）
空白组	—	336.34±23.56	0.25±0.041	556.30±68.49	239.20±31.38
模型组	—	149.10±24.10[2]	0.52±0.091[2]	878.81±43.03[2]	135.32±22.45[2]
SASP组	300	268.63±13.91[2][3]	0.29±0.097[3]	667.40±51.48[1][3]	179.71±13.47[2][3]
康复新液组	50	233.38±13.72[2][3][5]	0.35±0.018[2][3]	796.96±79.19[2][5]	191.46±10.86[2][3][4]
	100	259.11±19.14[2][3]	0.32±0.031[2][3]	745.54±11.28[2][3]	181.36±11.56[2][3]
	200	267.50±14.40[2][3]	0.30±0.028[3]	712.95±170.15[2][3]	168.08±14.46[2][3]

注：SASP 为柳氮磺吡啶肠溶片。与空白组相比，[1] 表示 $P<0.05$，[2] 表示 $P<0.01$；与模型组相比，[3] 表示 $P<0.01$；与 SASP 组比较，[4] 表示 $P<0.05$，[5] 表示 $P<0.01$。

（二）化学损伤法

常见用于建立溃疡性结肠炎动物模型的药品，如乙酸和 DSS，均是通过破坏黏膜屏障引发局部炎症反应（郑文潇等，2016）。

郑重等（2008）、Ma 等（2018）和 Tang 等（2021）采用自由饮用 DSS 的方法建立急性溃疡性结肠炎大（小）鼠模型，严长宝等（2019）采用乙酸灌肠建立急性溃疡性结肠炎大鼠模型，利用康复新液灌肠治疗，结果显示康复新液可显著降低 DAI 评分。另外，与模型对照组相比，康复新液组的 CMDI 分数也明显降低（严长宝等，2019；Tang 等，2021）。

（1）康复新液对炎症指标的作用。髓过氧化物酶（MPO）由活化的中性粒细胞分泌，可以作为炎症性肠病诊断和预后的标志蛋白（Hansberry 等，2017）。研究发现，康复新液可降低结肠组织中 MPO 的活性（郑重等，2008；严长宝等，2019）。另外，炎症状态下表达增加的 C 反应蛋白（CRP）、一氧化氮合酶（iNOS）和环氧酶-2（COX-2），在康复新液组中均表达下降（严长宝等，2019）。

（2）康复新液对炎症因子的作用。DSS 诱导的溃疡性结肠炎大鼠模型中大量炎症因子表达上调，研究发现康复新液可以降低下列炎症因子的水平：IFN－γ、TNF－α 和 IL－8 （Ma 等，2018），IL－6 （Ma 等，2018；严长宝等，2019），IL－17 和 IL－1β （Ma 等，2018；Tang 等，2021）。IL－10 可以抑制免疫细胞表达炎症因子，并促进抑炎因子的表达 （Iyer 等，2012）。在溃疡性结肠炎模型小鼠中，血清 IL－10 水平降低，康复新液可以促进其表达上升 （Tang 等，2021）。

（3）康复新液对肠道屏障的作用。肠道屏障是机体对抗肠道细菌和抗原的首要防线，黏膜上皮细胞与基底细胞间有三种连接共同维系屏障的稳定，即紧密连接、黏着连接和桥粒 （Farquhar 等，1963）。Ma 等 （2018） 研究发现 DSS 处理可导致肠黏膜紧密连接蛋白 ZO－1、Occludin 和 Claudin－1 水平下降，而康复新液可以恢复其蛋白水平。

除上述机制外，康复新液还可激活 Keap1/Nrf－2 通路，增强肠道黏膜细胞抗氧化损伤能力 （Ma 等，2018）。另外，康复新液还可升高 EGF 蛋白水平 （严长宝等，2019；Tang 等，2021），加速黏膜损伤修复。

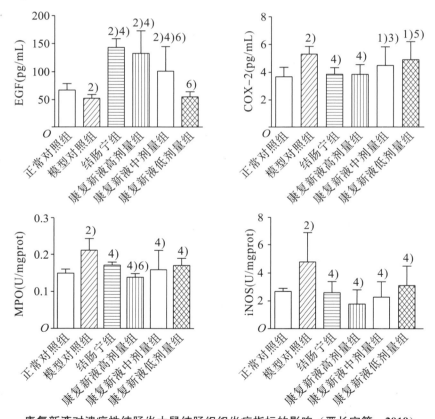

康复新液对溃疡性结肠炎大鼠结肠组织炎症指标的影响（严长宝等，2019）

注：与正常对照组相比，1)表示 $P<0.05$，2)表示 $P<0.01$；与模型对照组相比，3)表示 $P<0.05$，4)表示 $P<0.01$；与结肠宁组相比，5)表示 $P<0.05$，6)表示 $P<0.01$。

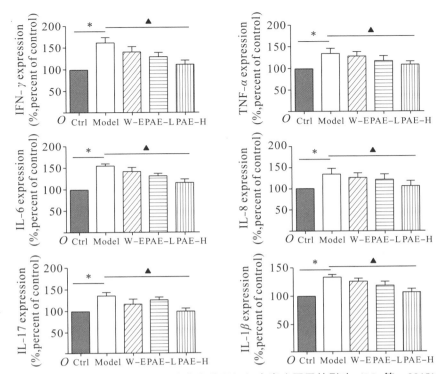

美洲大蠊提取物对溃疡性结肠炎大鼠结肠组织中炎症因子的影响（Ma 等，2018）

注：Ctrl 表示空白组，Model 表示模型组，W－E 表示美洲大蠊水提取物组，PAE－H 和 PAE－L 分别表示美洲大蠊乙醇提取物高剂量组和低剂量组。组间比较，＊表示 $P < 0.05$，▲表示 $P < 0.05$。

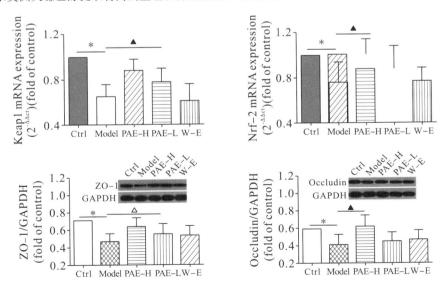

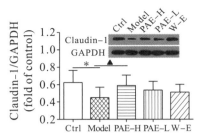

美洲大蠊提取物对 UC 大鼠肠道屏障的影响（Ma 等，2018）

注：Ctrl 表示空白组，Model 表示模型组，W－E 表示美洲大蠊水提取物组，PAE－H 和 PAE－L 分别表示美洲大蠊乙醇提取物高剂量组和低剂量组。组间比较，＊表示 $P<0.05$，▲表示 $P<0.05$。

（三）复合法

采用复合法建立慢性溃疡性结肠炎动物模型，既比免疫诱发模型病程长，又克服了化学损伤模型缺乏特异性免疫反应的缺点。

Li 等（2016）采用 DNCB 和乙酸，刘胜帅等（2019）用家兔结肠抗原和乙酸，分别建立溃疡性结肠炎大鼠模型，康复新液灌肠治疗后，DAI 评分、CDMI 评分和病理分析均显示康复新液可以显著改善病变程度，且 MPO 水平的下降说明炎症反应明显缓解。

在此模型中，康复新液对细胞因子和生长因子的作用与前述一致，与模型组相比，康复新液组的 IL－8、IL－17 和 TNF－α 水平显著下降，而 EGF 的含量升高（刘胜帅等，2019）。

当肠道屏障功能受损时，肠道内细菌可穿过肠壁转移到其他脏器（Berg 等，1979）。Li 等（2016）造模后通过灌胃将绿色荧光标记的大肠杆菌定植于大鼠肠道，给予康复新液灌肠后检测各脏器组织中大肠杆菌转移量（体外培养时形成的克隆数），结果发现，结肠、肠系膜淋巴结、肝脏中康复新液 80mg 组大肠杆菌的转移量显著降低，说明康复新液可以修复受损的肠道屏障。

大肠杆菌转移量比较（Li 等，2016）

组别	结肠		肠系膜淋巴结		肝脏		肾脏		脾脏	
	阳性检出/器官总数	克隆数/$200\mu L$	阳性检出/器官总数	克隆数/$200\mu L$	阳性检出/器官总数	克隆数/$200\mu L$	阳性检出/器官总数	克隆数/$200\mu L$	阳性检出/器官总数	克隆数/$200\mu L$
空白组	2/6	1.3±2.2	0	0	0	0	0	0	0	0
模型组	6/6	91.5±74.5	6/6	78.8±61.3	6/6	10.7±7.9	5/6	13.4±9.1	1/6	7.0±8.5
康复新液 20mg 组	6/6	68.3±49.8	6/6	58.3±59.2	5/6	10.2±5.8	3/6	9.0±5.6	1/6	0.3±0.8
康复新液 80mg 组	6/6	10.0±8.1*	3/6	15.3±13.1*	2/6	5.0±4.2*	2/6	11.5±12.0	1/6	0.3±0.8

注：与模型组相比，* 表示 $P<0.05$。

四、康复新液治疗溃疡性结肠炎的临床研究

樊悦等（2005）研究了康复新液保留灌肠治疗儿童溃疡性结肠炎的疗效。选择符合诊断标准的患者 41 例（男 25 例、女 16 例），随机分为治疗组 22 例、对照组 19 例。在口服柳氮磺胺吡啶（SASP）、美沙拉秦的基础上，治疗组使用康复新液 20mL 保留灌肠，对照组采用思密达 1g、黄连素 0.1g、云南白药 0.3g，用 20mL 生理盐水稀释后灌肠。治疗 60 天后，进行结肠镜复查。治疗组总有效率为 95%，对照组为 74%。两组总有效率比较差异有统计学意义。结果表明，康复新液可改善局部血液循环，消除炎性水肿，并促进新生肉芽组织生长，迅速修复损伤的肠黏膜，还可提高机体免疫功能，对非特异性免疫功能的细胞起到活化作用，又因药物直接作用病变部位，故炎症可快速得到控制。

两组临床疗效比较（樊悦等，2005）

组别	痊愈	有效	无效	总有效率（%）
治疗组	8	13	1	95
对照组	4	10	5	74

侯冰宗等（2008）观察了康复新液联合思密达保留灌肠治疗溃疡性结肠炎的临床疗效。选择 96 例溃疡性结肠炎的患者，随机分为 A、B 两组。A 组 48 例使用 50mL 康复新液＋2 袋思密达＋100mL 生理盐水保留灌肠，B 组 48 例使用 3g 柳氮磺胺吡啶＋2 袋思密达＋150mL 生理盐水保留灌肠。10 天为一个疗程，共治疗 3 个疗程。治疗结束后一个月，进行结肠镜复查，并按评分系统评判患者临床症状的改善。A 组总有效率为 92%，B 组为 50%，两组总有效率有显著性差异（$P<0.01$）。结果表明，康复新液和思密达相结合保留灌肠治疗，可取得较好的疗效。

两组临床疗效比较（侯冰宗等，2008）

组别	显效	有效	部分缓解	无效	总有效率（%）
A 组（48 例）	33	11	4	0	92
B 组（48 例）	19	5	21	3	50

刘剑等（2011）探讨了康复新液灌肠治疗溃疡性结肠炎的临床疗效。选取确诊为溃疡性结肠炎的 77 例患者作为研究对象。随机分为两组，治疗组 39 例、对照组 38 例。治疗组使用康复新液进行保留灌肠，对照组使用 S－ASA 保留灌肠，治疗 2 周。治疗结束后随访 3 个月，记录复发率。治疗组复发率为 12.5%，对照组为 22.2%，差异有统计学意义（$P<0.05$）。结果表明，使用康复新液保留灌肠治疗溃疡性结肠炎可以明显缓解患者的临床症状，疗效确切，复发率低，未见不良反应，具有临床应用及推广价值。

李勇等（2012）探讨了美沙拉嗪与康复新液联合治疗溃疡性结肠炎的临床疗效及患者血清细胞因子的变化。收集就诊的溃疡性结肠炎患者 83 例，随机分为两组，治疗 1

组（41例）口服美沙拉嗪，治疗2组（42例）在口服美沙拉嗪的基础上，用康复新液和生理盐水保留灌肠，连续治疗30天。检测治疗前后血清IL-1、IL-8、TNF-α水平，复查结肠镜了解疗效。结果显示，治疗2组血清IL-1、IL-8、TNF-α水平下降幅度较治疗1组显著（$P<0.05$），治疗1组总有效率为87.6%，治疗2组为97.6%，两组有差异有统计学意义（$P<0.05$）。结果表明，溃疡性结肠炎患者存在细胞因子异常，美沙拉嗪与康复新液联合治疗比单用美沙拉嗪治疗具有更好疗效，联合治疗能更好地下调血清促炎细胞因子水平。

两组临床疗效比较（李勇等，2012）

组别	显效	有效	无效	总有效率（%）
治疗1组	10	25	5	87.6
治疗2组	12	27	1	97.6

潘庚（2012）研究了改良康复新液保留灌肠治疗溃疡性结肠炎的疗效及对复发率的影响。收治的初发型溃疡性结肠炎患者100例，选择其中的72例患者进行随访。对照组27例，口服美沙拉嗪+静滴甲硝唑；改良组B组21例，在对照组的基础上每晚使用康复新液50mL+中药组方煎液50mL，4周为一个疗程。改良组A组在改良组B组的基础上，再次给予康复新液保留灌肠，4周为一个疗程，每间隔3月重复上述组方进行灌肠治疗1疗程，共3疗程。随访一年，治疗4周后，均复查结肠镜，结合临床症状的改善情况判断疗效及观察复发率。治疗组的临床治愈率为70.00%（35/50），而对照组为42.00%（21/50），两组差异有统计学意义（$\chi^2=7.955$，$P<0.01$）。治疗组总有效率为94.00%（47/50），对照组为78.00%（39/50），两组差异有统计学意义（$\chi^2=4.070$，$P<0.05$）。改良A组复发率为25.00%（6/24），与西药组差异有统计学意义[51.85%（14/27），$\chi^2=3.843$，$P=0.05$]。改良B组复发率[38.10%（8/21）]与西药组差异无统计学意义（$\chi^2=0.900$，$P=0.343$）。改良组总复发率31.11%（14/45）；改良组总复发率[31.11%（14/45）]与西药组差异无统计学意义（$\chi^2=3.055$，$P=0.081$）。结果表明，与康复新液联合，制成改良康复新液，从中医辨证施治角度分析，更加利于溃疡的修复，加速疾病的缓解，增加灌肠治疗的疗程，降低溃疡性结肠炎复发率，提高长期疗效。

黄夺夏等（2013）探讨了美沙拉嗪与康复新液联合治疗老年溃疡性结肠炎的临床疗效及对血清炎症细胞因子、凝血指标的影响。选取80例溃疡性结肠炎患者，随机分为对照组和观察组，每组40例。对照组给予美沙拉嗪治疗，观察组在对照组的基础上给予康复新液灌肠，两组均观察30天，并随访1年，观察复发率。观察组总有效率为97.5%，对照组为87.5%，差异有统计学意义（$P<0.05$）。观察组复发率为17.5%，对照组为47.5%，差异有统计学意义。结果表明，美沙拉嗪与康复新液联合治疗能够协同改善患者血液高凝状态及炎症反应，减轻肠黏膜损伤，提高临床疗效，降低复发率，且安全性良好，是治疗老年溃疡性结肠炎的良好方法。

两组临床疗效比较〔例（％）〕（黄夺夏等，2013）

组别	例数	完全缓解	有效	无效	总有效	复发
观察组	40	35 (87.5)	4 (10.0)	1 (2.5)	39 (97.5)[1]	7 (17.5)[1]
对照组	40	25 (62.5)	10 (25.0)	5 (12.5)	35 (87.5)	19 (47.5)

注：与对照组比较，[1]表示 $P<0.05$。

两组血清炎症细胞因子、凝血指标比较（$\bar{x}\pm s$）（黄夺夏等，2013）

组别	时期	TNF—α (ng/mL)	IL—1 (ng/mL)	IL—6 (ng/mL)	IL—8 (ng/mL)	Fib (g/L)	MPV (fl)
观察组	治疗前	282.8±37.4	1.41±0.34	182.7±9.5	0.98±0.34	3.77±0.23	7.78±0.33
	治疗后	132.6±19.4	0.52±0.18	74.2±6.7	0.46±0.07	2.57±0.14	9.86±0.45
	组内 t/P 值	11.897/<0.01	6.852/<0.01	9.043/<0.01	7.482/<0.01	6.753/<0.01	5.067/<0.01
对照组	治疗前	281.0±36.5	1.40±0.36	180.5±10.2	0.96±0.35	3.67±0.31	7.66±0.41
	治疗后	190.3±23.8	0.82±0.22	115.1±9.3	0.62±0.11	2.96±0.25	8.72±0.37
	组内 t/P 值	8.573/<0.01	3.942/<0.05	3.753/<0.05	3.653/<0.05	3.095/<0.05	3.342/<0.05
治疗后组间 t/P 值		6.211/<0.01	3.424/<0.05	8.902/<0.01	3.224/<0.05	3.672/<0.05	3.893/<0.05

韩柯等（2014）研究了益生菌联合康复新液治疗活动期轻中度溃疡性结肠炎的临床疗效及安全性。选取某院80例活动期轻中度溃疡性结肠炎患者，按入院顺序平均分为两组，每组40例。对照组单独使用益生菌治疗，研究组使用口服益生菌联合康复新液保留灌肠治疗，均治疗8周，比较两组临床疗效及结肠镜下病变活动性评分。研究组治疗总有效率为97.5％，明显高于对照组的80.0％，差异有统计学意义（$P<0.05$）；研究组治疗后的结肠镜病变活动评分明显低于治疗前及对照组，差异有统计学意义（$P<0.05$）；两组均未出现明显严重不良反应。结果表明，口服益生菌可以调节肠道内菌群平衡，形成肠道内保护膜，康复新液进一步改善溃疡表面，充分发挥其修复及保护作用，促进溃疡面迅速愈合，益生菌联合康复新液治疗活动期轻中度溃疡性结肠炎的疗效较为良好。

两组临床疗效比较〔例（％）〕（韩柯等，2014）

组别	例数	完全缓解	有效	无效	总有效
对照组	40	19 (47.5)	13 (32.5)	8 (20.0)	32 (80.0)
研究组	40	28 (70.0)	11 (27.5)	1 (2.5)	39 (97.5)△

注：与对照组比较，△表示 $P<0.05$。

聂山文等（2015）研究了康复新液加双料喉风散灌肠联合美沙拉嗪缓释颗粒口服对溃疡性结肠炎患者主要症状的影响。选取60例溃疡性结肠炎患者，随机分为对照组和治疗组，各30例。对照组口服美沙拉嗪缓释片，治疗组在对照组基础上联合应用康复新液及双料喉风散保留灌肠，连续治疗 1 个月。分别于治疗前及治疗后 1、2、3、4 周时对患者主要症状（腹泻、便脓血、腹痛、里急后重）进行评分，并采用重复测量方差分析法进行分析，以症状评分作为因变量、观测时点作为时间因素、组别作为自变量纳入重复测量方差分析模型。数据显示，腹泻、便脓血、腹痛、里急后重观测时点数据均不符合球形假设，给予校正。校正后组间效应方差分析提示，腹泻、便脓血、腹痛、里急后重评分均随观测时间的推移而显著降低，且治疗组症状评分均明显低于对照组（$P < 0.05$）。结果表明，康复新液加双料喉风散灌肠联合美沙拉嗪缓释颗粒口服与单纯美沙拉嗪缓释颗粒口服均可改善溃疡性结肠炎患者主要症状，且前者改善效果更佳。

何元清等（2017）探讨了美沙拉嗪联合康复新液保留灌肠治疗活动期溃疡性结肠炎的临床疗效。将 120 例活动期溃疡性结肠炎患者按照随机数字表法分为观察组和对照组，各 60 例。两组均给予活动期溃疡性结肠炎常规治疗，对照组在此基础上口服美沙拉嗪肠溶片 1g，3 次/日；观察组在对照组的基础上加用康复新液 30mL 加入生理盐水 150mL 稀释后灌肠，1 次/日。两组均治疗 30 天。观察两组治疗前后血清 TNF-α、IL-1、IL-8、IL-10、超氧化物歧化酶（SOD）、一氧化氮（NO）、过氧化脂质（LPO）水平，比较两组临床疗效、复发率、肠镜疗效及不良反应发生情况。治疗前，两组血清 TNF-α、IL-1、IL-8、IL-10、SOD、NO、LPO 水平比较，差异均无统计学意义（$P > 0.05$）；治疗后，两组血清 TNF-α、IL-1、IL-8、NO、LPO 水平均明显降低，血清 IL-10、SOD 水平明显升高，且观察组血清 TNF-α、IL-1、IL-8、NO、LPO 水平明显低于对照组，IL-10、SOD 水平明显高于对照组，差异有统计学意义（$P < 0.05$）。观察组临床有效率为 83.3%，复发率为 11.7%，肠镜有效率为 88.3%，优于对照组的 66.7%、30.0%、70.0%，差异均有统计学意义（$P < 0.05$）。结果表明，美沙拉嗪联合康复新液保留灌肠可有效减轻活动期溃疡性结肠炎患者炎症反应，增强清除自由基的能力，不良反应少且安全性较高。

李毅等（2017）研究了康复新液联合美沙拉嗪治疗溃疡性结肠炎的疗效及对血清炎性因子和 T 淋巴细胞亚群水平的影响，将 72 例溃疡性结肠炎患者随机均分为两组，每组 36 例。治疗组口服美沙拉嗪肠溶片＋直肠滴注康复新液；对照组口服美沙拉嗪肠溶片，连续治疗 30 天。比较两组的疗效、血清炎性因子及 T 淋巴细胞亚群的水平。治疗后，治疗组的总有效率为 91.7%，明显高于对照组的 75.0%；与对照组相比，治疗组的 TNF-α、IL-6 和 IL-8 水平明显降低，外周血 CD8+ 和自然杀伤细胞（NK）的水平显著升高，CD4+/CD8+ 的水平显著降低，差异有统计学意义。结果表明，直肠滴注康复新液联合口服美沙拉嗪肠溶片治疗溃疡性结肠炎的疗效显著，可减轻机体的炎性反应，调节机体的免疫功能。

两组治疗前后炎性因子比较（$\bar{x} \pm s$，ng/mL）（李毅等，2017）

组别	时间	TNF-α	IL-6	IL-8
治疗组	治疗前	271.5±31.6	180.3±12.4	0.97±0.42
	治疗后	120.7±20.4*△	86.1±8.7*△	0.41±0.05*△

续表

组别	时间	TNF-α	IL-6	IL-8
对照组	治疗前	269.2±32.3	178.4±13.8	0.95±0.45
	治疗后	186.3±23.7△	115.9±10.3△	0.64±0.10△

注：与对照组治疗后比较，* 表示 $P<0.05$；与同组治疗前比较，△表示 $P<0.05$。

两组治疗前后 T 淋巴细胞亚群水平比较（$\bar{x}\pm s$）（李毅等，2017）

组别	时间	CD3+（%）	CD4+（%）	CD8+（%）	NK（%）	CD4+/CD8+
治疗组	治疗前	70.24±7.51	45.57±5.20	20.52±3.12	10.38±2.14	2.21±0.36
	治疗后	73.62±8.24	46.82±5.75	33.40±2.85*△	18.26±2.51*△	1.42±0.28*△
对照组	治疗前	69.08±8.26	45.82±5.43	19.84±3.65	10.86±2.07	2.29±0.41
	治疗后	71.69±8.47	46.63±5.54	25.72±3.04△	14.57±2.11△	1.80±0.34△

注：与对照组治疗后比较，* 表示 $P<0.05$；与同组治疗前比较，△表示 $P<0.05$。

王佳等（2018）探讨了康复新液联合双歧杆菌三联活菌胶囊对溃疡性结肠炎患者血清脂质过氧化物（LPO）、超氧化物歧化酶（SOD）水平及生活质量的影响。选取 2015 年 1 月至 2017 年 3 月某院收治的 129 例溃疡性结肠炎患者，依据随机双盲法分为三组，各 43 例。对照 A 组予以康复新液治疗，对照 B 组予以双歧杆菌三联活菌胶囊治疗，研究组予以康复新液联合双歧杆菌三联活菌胶囊治疗。观察三组治疗效果、药物不良反应，并对治疗前后三组血清 LPO、SOD 水平及生活质量变化情况进行比较。治疗后，研究组治疗总有效率与对照 A、B 组比较，差异有统计学意义（$P<0.05$），研究组高于对照 A、B 组。研究组血清 LPO 水平低于对照 A、B 组，血清 SOD 水平及生活质量评分均高于对照 A、B 组。对照 A、B 组血清 LPO、SOD 水平，生活质量评分比较，差异无统计学意义（$P>0.05$）。三组治疗期间药物不良反应发生率比较，差异无统计学意义（$P>0.05$）。结果表明，对溃疡性结肠炎患者采用康复新液联合双歧杆菌三联活菌胶囊治疗，可有效降低血清 LPO 水平、提高血清 SOD 水平，改善患者生活质量，提高治疗效果，且安全性较高。

三组治疗效果比较［例（%）］（王佳等，2018）

组别	治愈	显效	有效	无效	总有效
研究组	19（44.19）	13（30.23）	9（20.93）	2（4.65）	41（95.35）↑
对照 A 组	8（18.60）	9（20.93）	17（39.54）	9（20.93）	34（79.07）
对照 B 组	8（18.60）	7（16.28）	18（41.86）	10（23.26）	33（76.74）
Z/χ^2 值			15.654		6.484
P 值			0.001		0.039

注：与对照 A、B 组比较，采用 χ^2 分割法，↑表示 $P<0.0125$。

各组治疗前后血清 LPO、SOD 变化情况比较（$\bar{x}\pm s$）（王佳等，2018）

组别	LPO（mol/L）	SOD（U/mL）
治疗前		
研究组	7.62±2.05	22.38±4.24
对照 A 组	7.49±2.14	22.15±4.40
对照 B 组	7.55±2.09	22.27±4.32
F 值	0.042	0.031
P 值	0.959	0.970
治疗后		
研究组	5.96±1.61[1)2)]	44.73±5.44[1)2)]
对照 A 组	6.85±1.74	33.62±5.06
对照 B 组	6.98±1.70	32.07±5.29
F 值	4.473	73.951
P 值	0.011	0.000

注：与同组治疗前比较，[1)] 表示 $P<0.05$；与治疗后对照 A、B 组比较，[2)] 表示 $P<0.05$。

高显奎等（2019）探讨了美沙拉嗪缓释颗粒联合康复新液保留灌肠治疗溃疡性结肠炎的临床疗效及安全性。选择 2015 年 1 月至 2018 年 1 月某院收治的 60 例溃疡性结肠炎患者，采用随机数字表法分为两组，各 30 例。两组均给予补液、营养支持和纠正电解质、酸碱平衡紊乱等基础治疗，对照组口服美沙拉嗪缓释颗粒，1 克/次，4 次/天，连续治疗 4 周。在对照组基础上，观察组予以 30mL 康复新液加入 150mL 生理盐水稀释并加温至 37℃后灌肠，每次灌肠时间 30 分钟，每 2 天灌肠 1 次，连续治疗 4 周。比较两组临床疗效及不良反应发生率，同时比较两组治疗前及治疗 4 周后血清炎性因子水平变化情况。治疗后，观察组总有效率为 96.67%，对照组为 80.00%，差异有统计学意义（$P<0.05$）。治疗前，两组血清 CRP、IL－6 水平差异无统计学意义（$P>0.05$）；治疗后，观察组血清 IL－6、CRP 水平低于对照组（$P<0.05$）。两组不良反应发生率差异无统计学意义（$P>0.05$）。结果表明，美沙拉嗪缓释颗粒联合康复新液保留灌肠能够显著提高溃疡性结肠炎患者的治疗总有效率，抑制肠道炎性反应，且不增加用药风险。

两组临床疗效比较（高显奎等，2019）

组别	显效	有效	部分有效	无效	总有效率（%）
观察组（30 例）	20	6	3	2	96.67
对照组（30 例）	13	6	5	6	80.00

陈立冬等（2019）探讨了康复新液灌肠联合美沙拉嗪治疗溃疡性结肠炎的临床疗效。随机将 74 例溃疡性结肠炎患者分为观察组和对照组，每组 37 例。观察组应用康复

新液灌肠联合美沙拉嗪治疗；对照组应用美沙拉嗪治疗，均连续治疗一个月。均随访半年，对比两组内镜下疗效、炎症因子水平、凝血功能指标、不良反应发生率、复发率。治疗后，观察组内镜下总有效率（97.30%）高于对照组（78.38%），且复发率（8.11%）低于对照组（29.73%），差异有统计学意义（$P<0.05$）。观察组治疗后 IL-6［（75.16±6.42）ng/mL］、TNF-α［（105.42±9.29）ng/mL］、IL-8［（0.42±0.08）ng/mL］水平均低于对照组，差异有统计学意义（$P<0.05$）。观察组治疗后纤维蛋白原（FIB）含量、血小板计数（PLT）低于对照组，差异有统计学意义（$P<0.05$）。观察组凝血酶原时间（PT）高于对照组，差异有统计学意义（$P<0.05$）。两组不良反应发生率差异无统计学意义（$P>0.05$）。结果表明，对溃疡性结肠炎患者实施康复新液灌肠联合美沙拉嗪治疗具有较好的效果，可有效减轻炎症反应，促进黏膜修复，并有助于改善凝血功能，减少复发。

两组内镜下疗效及复发情况比较［例（%）］（陈立冬等，2019）

组别	例数	完全缓解	有效	无效	总有效	复发
对照组	37	18（48.65）	11（29.73）	8（21.62）	29（78.38）	11（29.73）
观察组	37	25（67.57）	11（29.73）	1（2.70）	36（97.30）	3（8.11）

何剑飞等（2020）探讨了康复新液保留灌肠联合美沙拉嗪治疗溃疡性结肠炎的临床疗效及对 TNF-α、转化生长因子-β（TGF-β）、基质金属蛋白酶-1（MMP-1）水平的影响。收集 120 例溃疡性结肠炎患者作为观察对象，随机分为对照组和观察组，各60 例。在常规治疗基础上，对照组给予美沙拉嗪口服治疗，观察组给予康复新液保留灌肠联合美沙拉嗪口服治疗。比较两组临床疗效，结肠镜下病变活动性评分，血清 TNF-α、TGF-β、MMP-1 水平及不良反应。与对照组比较，观察组治疗总有效率较高（$P<0.05$）。与同组治疗前比较，两组治疗后结肠镜下病变活动性评分降低（$P<0.05$），血清 TNF-α、TGF-β、MMP-1 水平降低（$P<0.05$）。与对照组治疗后比较，观察组结肠镜下病变活动性评分较低（$P<0.05$），血清 TNF-α、TGF-β、MMP-1 水平较低（$P<0.05$）。在治疗期间未发现严重不良反应患者，对照组和观察组不良反应发生率分别为 13.3% 和 16.7%，差异无统计学意义（$P>0.05$）。结果表明，康复新液保留灌肠联合美沙拉嗪治疗溃疡性结肠炎疗效良好，治疗有效率高，能够降低血清 TNF-α、TGF-β、MMP-1 水平，且不良反应少。

两组临床疗效比较［例（%）］（何剑飞等，2020）

组别	例数	完全缓解	有效	无效	总有效
对照组	60	20（33.3）	28（46.7）	12（20.0）	48（80.0）
观察组	60	26（43.3）	30（50.0）	4（6.7）	56（93.3）
χ^2 值					4.62
P 值					0.03

两组结肠镜下病变活动性评分比较（$\bar{x} \pm s$，分）（何剑飞等，2020）

组别	时间	例数	病变活动性评分
对照组	治疗前	60	4.32 ± 1.05
	治疗后	60	3.01 ± 0.84[①]
观察组	治疗前	60	4.19 ± 0.97
	治疗后	60	2.66 ± 0.68[①②]

注：与同组治疗前比较，[①]表示 $P < 0.05$；与对照组治疗后比较，[②]表示 $P < 0.05$。

两组血清 TNF－α、TGF－β、MMP－1 水平比较（$\bar{x} \pm s$）（何剑飞等，2020）

组别	时间	例数	TNF－α（pg/L）	TGF－β（μg/L）	MMP－1（μg/L）
对照组	治疗前	60	30.29 ± 4.03	38.14 ± 5.29	2.41 ± 0.82
	治疗后	60	19.35 ± 3.20[①]	20.35 ± 3.31[①]	1.74 ± 0.55[①]
观察组	治疗前	60	31.26 ± 4.17	39.03 ± 5.87	2.29 ± 0.76
	治疗后	60	14.81 ± 2.62[①②]	17.04 ± 2.33[①②]	1.13 ± 0.40[①②]

注：与同组治疗前比较，[①]表示 $P < 0.05$；与对照组治疗后比较，[②]表示 $P < 0.05$。

吴美玉等（2020）探讨了康复新液、地衣芽孢杆菌及美沙拉嗪联合对活动期溃疡性结肠炎的临床疗效。选取 84 例活动期溃疡性结肠炎的患者为研究对象，按治疗方式不同分为观察组和对照组，每组 42 例。对照组给予康复新液灌肠治疗，加地衣芽孢杆菌口服治疗；观察组在此基础上联合使用美沙拉嗪口服。观察并比较两组的临床疗效、氧化应激水平、炎性因子水平、肠道菌群结构、不良反应情况及复发率。观察组临床总有效率显著高于对照组（$P < 0.05$），两组治疗后 TNF－α、hs－CRP、IL－23、IL－17、LPO、NO 水平低于治疗前，且观察组低于对照组（$P < 0.05$）。两组治疗后超氧化物歧化酶水平高于治疗前，且观察组高于对照组（$P < 0.05$）。两组治疗后双歧杆菌、乳酸杆菌数量高于治疗前，且观察组高于对照组（$P < 0.05$）；两组治疗后大肠杆菌、粪肠球菌数量低于治疗前，且观察组低于对照组（$P < 0.05$）。两组不良反应发生率比较差异无统计学意义（$P > 0.05$）。观察组复发率低于对照组（$P < 0.05$）。结果表明，康复新液、地衣芽孢杆菌及美沙拉嗪联合治疗活动期溃疡性结肠炎具有良好的临床效果，可有效减轻患者炎症反应、增强机体清除氧自由基能力，并可以调节肠道菌群结构。

两组临床疗效比较［例（%）］（吴美玉等，2020）

组别	例数	无效	有效	治愈	总有效
观察组	42	1（2.38）	11（26.19）	30（71.43）	41（97.62）[a]
对照组	42	6（14.28）	15（35.71）	21（50.00）	36（85.71）

注：与对照组比较，[a]表示 $P < 0.05$。

夏秀梅等（2020）研究了康复新液联合美沙拉嗪治疗轻度溃疡性结肠炎的效果及其对患者血小板计数及 TNF－α、IFN－γ 水平的影响。选取 60 例轻度溃疡性结肠炎患者作为研究对象，按照随机数字表法分为两组，每组 30 例。对照组口服美沙拉嗪肠溶片治疗，观察组在对照组治疗基础上加用康复新液保留灌肠，治疗 8 周。比较两组治疗前后血小板计数，血清 IFN－γ、TNF－α 水平及 Mayo 评分。治疗后，两组 Mayo 评分、血小板计数及血清 TNF－α、IFN－γ 水平均显著低于本组治疗前（$P<0.05$），且观察组 Mayo 评分、血小板计数及血清 TNF－α、IFN－γ 水平均显著低于同期对照组（$P<0.05$）。但两组不良反应发生率比较差异无统计学意义（$P>0.05$）。结果表明，康复新液联合美沙拉嗪能够改善轻度溃疡性结肠炎患者的血液高凝状态、减轻炎性反应，安全性较高。

张艳凯等（2020）探讨了康复新液联合美沙拉嗪对老年溃疡性结肠炎患者治疗效果、不良反应及炎症反应的影响。选择 106 例老年溃疡性结肠炎患者，按照随机数字表法分为对照组与研究组，各 53 例。对照组采用常规对症治疗与美沙拉嗪治疗，研究组在此基础上应用康复新液灌肠治疗。对比两组临床疗效、不良反应、治疗前后炎症因子（hs－CRP、IL－23、TNF－αIL－17）水平以及 6 个月内疾病复发情况。结果显示，研究组总有效率为 96.23%，对照组为 83.02%，差异有统计学意义（$P<0.05$）。研究组治疗期间不良反应发生率低于对照组，两组比较差异无统计学意义（$P>0.05$）。研究组 hs－CRP、IL－23、TNF－α 和 IL－17 水平均低于对照组，差异有统计学意义（$P<0.01$）。研究组 6 个月内复发率为 7.55%，低于对照组的 22.64%，差异有统计学意义（$P<0.05$）。结果表明，针对老年溃疡性结肠炎使用康复新液联合美沙拉嗪来治疗，疗效确切，可有效缓解炎症反应、降低复发率，安全可靠。

五、康复新液治疗溃疡性结肠炎的典型病例

患者，男，51 岁。2010 年初诊溃疡性结肠炎，一直未愈。于 2011 年 6 月到医院就诊。

直肠镜检：直结肠黏膜充血、水肿，血管纹理不清，进镜 25～75cm，可见黏膜溃疡形成，表面覆盖大量坏死物、血液及黏液，溃疡周围可见假息肉形成，呈铺路石样，并可见黏膜桥形成，管腔变狭窄僵硬，触之易出血，75cm 至回盲部可见几处息肉样改变，其余黏膜大致正常。诊断：溃疡性结肠炎（重度）。治疗方案：美沙拉嗪，口服，4 片/次，3 次/日；参苓白术散加减汤药，口服；康复新液，灌肠，50mL 康复新液加 100mL 生理盐水配比，1 次/日。

治疗 1 月后复查，直肠镜检查：肛门至 35cm 可见直结肠黏膜充血、水肿较上次明显好转，无明显出血。

治疗 3 月后复查，直肠镜检查：肛门至 25cm 处可见黏膜轻度充血，血管纹理清晰。

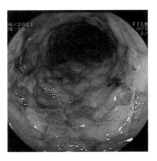 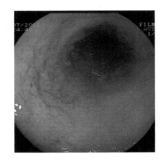 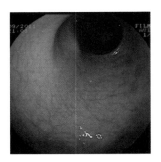

2011 年 6 月 13 日初诊镜检　　2011 年 7 月 13 日复诊镜检　　2011 年 9 月 23 日复诊镜检

患者治疗期间检查对比图

参考文献

Bamias G，Nyce MR，De La Rue SA，et al． New concepts in the pathophysiology of inflammatory bowel disease [J]． Ann Intern Med，2005，143（12）：895－904．

Berg RD，Garlington AW． Translocation of certain indigenous bacteria from the gastrointestinal tract to the mesenteric lymph nodes and other organs in a gnotobiotic mouse model [J]． Infect Immun，1979，23（2）：403－411．

Farquhar MG，Palade GE． Junctional complexes in various epithelia [J]． J Cell Biol，1963，17（2）：375－412．

Müzes G，Molnár B，Tulassay Z，et al． Changes of the cytokine profile in inflammatory bowel diseases [J]． World J Gastroenterol，2012，18（41）：5848－5861．

Murch SH，Braegger CP，Walker－Smith JA，et al． Location of tumour necrosis factor alpha by immunohistochemistry in chronic inflammatory bowel disease [J]． Gut，1993，34（12）：1705－1709．

Li N，Lu RZ，Yu YY，et al． Protective effect of Periplaneta Americana extract in ulcerative colitis rats induced by dinitrochlorobenzene and acetic acid [J]． Pharm Biol，2016，54（11）：2560－2567．

Hansberry DR，Shah K，Agarwal P，et al． Fecal myeloperoxidase as a biomarker for inflammatory bowel disease [J]． Cureus，2017，9（1）：e1004．

Hibi T，Ogata H，Sakuraba A． Animal models of inflammatory bowel disease [J]． J Gastroenterol，2002，37（6）：409－417．

Iyer SS，Cheng G． Role of interleukin 10 transcriptional regulation in inflammation and autoimmune disease [J]． Crit Rev Immunol，2012，32（1）：23－63．

Lai LJ，Shen J，Ran ZH． Natural killer T cells and ulcerative colitis [J]． Cell Immunol，2019，335：1－5．

Paul WE． Interleukin － 4：a prototypic immunoregulatory lymphokine [J]．

Blood，1991，77（9）：1859－1870.

Xavier RJ，Podolsky DK. Unravelling the pathogenesis of inflammatory bowel disease [J]. Nature，2007，448（7152）：427－434.

Rodríguez－Perálvarez ML，García－Sánchez V，Villar－Pastor CM，et al. Role of serum cytokine profile in ulcerative colitis assessment [J]. Inflamm Bowel Dis，2012，18（10）：1864－1871.

Sakuraba A，Sato T，Kamada N，et al. Th1/Th17 immune response is induced by mesenteric lymph node dendritic cells in Crohn's disease [J]. Gastroenterology，2009，137（5）：1736－1745.

Wirtz S，Neurath MF. Mouse models of inflammatory bowel disease [J]. Adv Drug Deliv Rev，2007，59（11）：1073－1083.

郑文潇，吴翔. 溃疡性结肠炎动物模型的研究进展 [J]. 中国病原生物学杂志，2016，11（9）：861－864，867.

严长宝，余万鑫，赵妤，等. 康复新液缓解乙酸诱导大鼠急性溃疡性结肠炎及机制研究 [J]. 中国现代应用药学，2019，36（12）：1456－1461.

刘胜帅，张俊，戴莉萍，等. 康复新液对人工诱导的大鼠慢性溃疡性结肠炎的作用及机制初探 [J]. 中国兽医杂志，2019，55（3）：100－104，中插 6.

余万鑫，张俊，唐苗，等. 康复新对湿热型大鼠溃疡性结肠炎的治疗作用及机制初探 [J]. 中国药学杂志，2018，53（11）：882－887.

张汉超，王朋川，刘衡，等. 康复新液缓解三硝基苯磺酸致大鼠溃疡性结肠炎及其机制研究 [J]. 中国药理学通报，2018，34（4）：496－501.

杜雯雯，刘衡，张汉超，等. 康复新液对噁唑酮诱导溃疡性结肠炎大鼠治疗作用及机制初探 [J]. 中国实验方剂学杂志，2017，23（4）：126－131.

苗政，钱家鸣，李景南，等. 康复新液对小鼠噁唑酮结肠炎的疗效及其机制初探 [J]. 胃肠病学，2012，17（8）：457－461.

陆允敏，金湧，陈维雄，等. 康复新液治疗小鼠实验性结肠炎的研究 [J]. 中国临床医学，2011，18（4）：446－449.

郑重，陈维雄，陈尼维，等. 康复新液对急性大鼠实验性结肠炎作用机制的研究 [J]. 胃肠病学，2008，13（1）：31－34.

王路明，陆允敏，於健，等. 康复新对小鼠结肠炎细胞因子表达量的抑制作用 [J]. 中国临床药学杂志，2006，15（3）：173－175.

葛均波，徐永健，王辰. 内科学 [M]. 9 版. 北京：人民卫生出版社，2018.

中国中西医结合学会消化系统疾病专业委员会. 溃疡性结肠炎中西医结合诊疗共识意见（2017 年）[J]. 中国中西医结合消化杂志，2018，26（2）：105－111，120.

中华中医药学会脾胃病分会，沈洪，唐志鹏，等. 消化系统常见病溃疡性结肠炎中医诊疗指南（基层医生版）[J]. 中华中医药杂志，2019，34（9）：4155－4160.

中华中医药学会脾胃病分会. 溃疡性结肠炎中医诊疗专家共识意见（2017）[J].

中华中医药杂志，2017，32（8）：3585－3589.

樊悦，邓颖. 康复新液保留灌肠治疗儿童溃疡性结肠炎 22 例［J］. 华西药学杂志，2005，20（5）：465.

侯冰宗，关海军，房思炼，等. 康复新液联合思密达保留灌肠治疗 48 例溃疡性结肠炎［J］. 华西药学杂志，2008，23（4）：503.

刘剑，刘洁，任宏颖，等. 康复新液灌肠治疗溃疡性结肠炎疗效观察［J］. 中国医院药学杂志，2011，31（22）：1888－1889，1892.

李勇，谢宜奎，丁红玲，等. 美沙拉嗪与康复新液联合治疗溃疡性结肠炎的临床疗效及患者血清细胞因子的变化［J］. 山东医药，2012，52（25）：55－56.

潘庚. 改良康复新液保留灌肠治疗溃疡性结肠炎的疗效及对复发率的影响［J］. 中国老年学杂志，2012，32（11）：2401－2402.

黄夺夏，陆翠钦，何张平. 美沙拉嗪与康复新液联合治疗老年溃疡性结肠炎的疗效及对血清炎症细胞因子、凝血指标的影响［J］. 中国老年学杂志，2013，33（15）：3769－3770.

韩柯，胡丽庆. 益生菌联合康复新液治疗活动期轻中度溃疡性结肠炎的疗效及安全性分析［J］. 中国生化药物杂志，2014（4）：98－99，105.

聂山文，陈璐，路小燕，等. 康复新液加双料喉风散灌肠联合美沙拉秦缓释颗粒口服对溃疡性结肠炎患者主要症状的影响［J］. 中医杂志，2015，56（23）：2039－2042.

何元清，何子彬，张晗，等. 美沙拉嗪联合康复新液保留灌肠治疗活动期溃疡性结肠炎的临床观察［J］. 中国药房，2017，28（29）：4133－4136.

李毅，刘艳，许永攀，等. 康复新液联合美沙拉嗪治疗溃疡性结肠炎的疗效及对血清炎性因子和 T 淋巴细胞亚群水平的影响［J］. 华西药学杂志，2017，32（1）：111－112.

王佳，陈爱霞，李洪超. 康复新液联合双歧杆菌三联活菌胶囊对溃疡性结肠炎患者血清 LPO、SOD 水平及生活质量的影响［J］. 中国现代医学杂志，2019，29（15）：82－86.

高显奎，赵太云，陆兴俊，等. 美沙拉秦缓释颗粒联合康复新液保留灌肠治疗溃疡性结肠炎患者的疗效及安全性分析［J］. 解放军预防医学杂志，2019，37（8）：45－46.

陈立冬，刘智慧，于蕊. 康复新液灌肠联合美沙拉嗪治疗溃疡性结肠炎疗效研究［J］. 陕西中医，2019，40（9）：1187－1189.

何剑飞，于杰，沈红霞. 康复新液保留灌肠联合美沙拉嗪治疗溃疡性结肠炎临床疗效及对 TNF－α、TGF－β 和 MMP－1 水平的影响［J］. 新中医，2020，52（7）：67－70.

吴美玉，黄永德，陈建兴，等. 康复新液、地衣芽孢杆菌及美沙拉嗪联合对活动期溃疡性 结肠炎疗效及对 IL－23、IL－17、氧自由基、肠道菌群的改善作用［J］. 解放军医药杂志，2020，32（2）：79－83.

夏秀梅，周伟，鲁斌，等. 康复新液联合美沙拉嗪治疗轻度溃疡性结肠炎的效果及其对患者血小板计数及血清肿瘤坏死因子－α、γ干扰素水平的影响 ［J/OL］. 中国医学前沿杂志（电子版），2020，12（3）：120－123.

张艳凯，高翔，王金玉，等. 康复新液联合美沙拉嗪对老年溃疡性结肠炎患者疗效分析 ［J］. 实用临床医药杂志，2020，24（21）：25－28.

第四章

口腔科

第一节　复发性阿弗他溃疡

一、现代医学概述

（一）定义

复发性阿弗他溃疡（Recurrent aphthous ulcer，RAU）又称复发性口腔溃疡、复发性口疮、复发性阿弗他口炎等，是常见的口腔黏膜病。病损表现为孤立的、圆形或椭圆形的浅表性溃疡，具有周期性、复发性及自限性的特点，具有明显的灼痛感。

（二）流行病学

不同区域或民族的 RAU 患病率不同，一般报道 RAU 的患病率接近 20%。各年龄段均可发生，一般 40 岁以下者多发，首次发作在 20 岁左右；女性多见，白种人、不吸烟者、经济条件好的人群多发。在美国，地区患病率最高可达 60%，人种或社会环境不同，患病率可在 5%～60% 波动。瑞士 RAU 的患病率为 17.7%，西班牙为 1.9%，印度为 0.1%。美国约有 1% 的儿童患 RAU，其中 35%～40% 首发于 5 岁前，21.7% 随着年龄增长发患病增加。70 岁以上老人患病率仅为 1.7%。

（三）分型

临床一般分为轻型、重型和疱疹样 RAU。

1. 轻型 RAU

最常见，约占 RAU 的 80%。溃疡不大，数目不多，每次 1～5 个，孤立散在，直径为 2～4mm，圆形或椭圆形，边界清楚。

2. 重型 RAU

又称复发性坏死性黏膜腺周围炎或腺周口疮。溃疡常单个发生，大而深，直径可达 10～20mm，深及黏膜下层直至基层，溃疡可持续月余。

3. 疱疹样 RAU

又称口炎型口疮。溃疡小，直径小于 2mm，而数目多，可达数十个，散在分布于黏膜任何部位。

（四）病因和发病机制

病因尚不十分明确，与免疫因素、遗传因素、环境因素、系统性疾病等有关。

（五）临床表现

一般表现为反复发作的圆形或椭圆形溃疡，具有黄、红、凹、痛的临床特征，即溃疡表面覆盖黄色假膜、周围有红晕带、中央凹陷、疼痛明显。溃疡的发作周期长短不一，可分为发作期、愈合期、间歇期，且具有不治自愈的自限性。

（1）轻型RAU：好发于唇、舌、颊、软腭等无角化或角化较差的黏膜，附着龈及硬腭等角化黏膜很少发病。RAU初起为局灶性黏膜充血水肿，呈粟粒状红点，灼痛明显，继而形成浅表溃疡，圆形或椭圆形，直径2~4mm。5天左右溃疡开始愈合，此时溃疡面有肉芽组织形成、创面缩小、红肿消退、疼痛减轻。7~10天溃疡愈合，不留瘢痕。

（2）重型RAU：溃疡持续时间较长，可达1~2个月或更长。通常是1~2个溃疡，但在愈合过程中又可出现1个或数个小溃疡。疼痛剧烈，愈后可留瘢痕。初始好发于口角，其后有向口腔后部移行趋势。发生于口腔后部如腭舌弓、软硬腭交界处时可造成组织缺损，影响言语及吞咽。可伴全身不适、局部淋巴结肿痛。溃疡可在先前愈合处再次复发。

（3）疱疹样RAU：病程与轻型RAU相似。溃疡可融合成片，黏膜充血发红，疼痛最重，唾液分泌增加。可伴有头痛、低热及全身不适、局部淋巴结肿痛等症状。

（六）诊断

RAU的诊断主要依据病史特点（复发性、周期性、自限性）及临床特征（黄、红、凹、痛）。没有特异性的实验室检查依据及病理检查依据，因此不必做实验室检查及病理检查。对大而深、病程长的溃疡，应警惕癌性溃疡的可能，必要时做病理检查明确诊断。

（七）治疗

因病因尚不明确，故临床疗效不佳。

1. 局部治疗

主要是消炎、止痛，防止继发感染，促进愈合。

（1）消炎类药物。

①药膜：有保护创面、减轻疼痛、延长药物作用时间的效果，在羧甲基纤维素钠、山梨醇中加入金霉素、氯己定，以及表面麻醉剂、糖皮质激素等制成。②软膏 0.1％曲安西龙软膏。③含漱液：0.1％高锰酸钾液、0.02％呋喃西林液、3％复方硼砂溶液、0.02％氯己定溶液等。④含片：西地碘片、溶菌酶片等。

（2）止痛类药物。包括利多卡因凝胶、喷剂及苯佐卡因凝胶等。仅限于疼痛难忍或影响进食时使用，以防成瘾。

（3）中医药治疗。康复新液、锡类散、冰硼散、西瓜霜等。

2. 全身治疗

原则为对因治疗、控制症状、减少复发、争取缓解，如糖皮质激素、免疫调节剂、中成药等。

二、中医学概述

属中医"口疮"范畴，中医理论认为，脏腑经络失调，无不反映于口。RAU 的诱因与平日饮食不节、过食辛辣食物、劳倦内伤、情志不舒、内伤七情、思虑过度等有关。

（一）病因病机

外感六淫燥火、内伤脏腑热盛是致病主因，主病之脏在于心和脾胃。

1. 外感六淫

主要是燥、火两邪，燥邪干涩，易伤津液，火为阳邪，其性上炎，津伤火灼，口疮乃发，故口疮好发于秋季及气候突变时。

2. 饮食不节

过食辛辣肥厚之品或偏食，致火热内生、循经上攻、熏蒸口舌，并常耗伤心肺肾之阴津，致口疮发生。

3. 情志不畅

素日思虑过度、心烦不寐、五志郁而化火、心火亢盛、上炎熏灼口舌，或心火下移于小肠，循经上攻于口，均可致口舌生疮；或平素多有郁怒、肝郁气滞、肝气不疏、郁而化火、暗耗阴血，致冲任经脉不调，经行之时，经气郁遏更甚、肝火旺盛、上灼口舌而致口疮。

4. 素体阴亏

患者素体阴液不足，或久病阴损、虚火内生、灼伤口舌，乃至口舌生疮。

5. 劳倦内伤

久病伤脾、脾气虚损、水湿不运、上渍口舌，而致口疮；或郁久化热、湿热上蒸，亦可致口疮。更有甚者，脾气虚极、伤及脾阳、脾阳不足、寒湿生热、上渍于口，可发口疮。

6. 先天禀赋不足

久用寒凉、伤及脾肾、脾肾阳虚、阴寒内盛，寒湿上渍口舌、寒凝血淤，久致口舌生疮。

（二）辨证论治

1. 心脾积热证

（1）证候：口疮灼热疼痛，表面多黄白分泌物，周围鲜红微肿，心烦失眠，口渴、口臭明显，大便干少，小便黄短，舌红，苔黄，脉滑数。常因酒食燥热、七情刺激而诱发加重。

（2）治法：清热泻火。

2. 湿热伤阴证

（1）证候：口疮表面黄白黏腻、分泌物多、疮周红肿、灼痛较甚、体倦身重、脘腹痞闷、口腻乏味、纳食不香、渴不欲饮，舌红，苔黄而腻，脉细数或滑数。

（2）治法：清热养阴。

3．胃火炽盛证

（1）证候：起病较急，数量较多，大小不等，表面多黄白分泌物，疮周肿或有水疱，并具热痛感，常伴有胃脘灼热，口臭、口渴，喜冷饮，发热头痛，咽喉疼痛，便秘，小便黄，舌红，苔黄，脉洪数。

（2）治法：清热解毒。

4．阴虚火旺证

（1）证候：口疮反复发作，灼热疼痛，疮周红肿稍窄，口燥咽干，手足心热，或有盗汗、咯血，或烦热易饥，舌红少滓，脉细数。

（2）治法：滋阴降火。

5．脾气虚弱证

（1）证候：口疮淡而不红、大而深、表面灰白、日久不愈，服凉药则加重，腹胀、纳少、便溏、头晕乏力、口淡无味、舌淡、苔白，脉沉弱或浮大无力。

（2）治法：补脾益气。

6．肾阳不足证

（1）证候：口疮淡而不红、大而深、表面灰白、日久不愈，服凉药则加重，腰膝酸软、面青肢凉、舌淡、苔白，脉沉弱或浮大无力。

（2）治法：温补肾阳。

三、康复新液治疗复发性阿弗他溃疡的药理学研究

范照三等（2015）将18只实验性口腔溃疡新西兰白兔随机均分为对照组和实验组，分别涂抹冰硼散和康复新液7天，对比给药前后超氧化物歧化酶（SOD）和丙二醛（MDA）含量的变化，结果显示，实验组治疗后SOD含量增加、MDA含量降低（$P < 0.05$）。结果表明，康复新液可增加实验性口腔溃疡兔血清中SOD的含量，降低MDA的含量，对口腔溃疡具一定治疗作用。

两组治疗前后 SOD 和 MDA 含量比较（范照三等，2015）

组别	SOD（U/mL）		MDA（nmol/mL）	
	治疗前	治疗后	治疗前	治疗后
实验组	150.23±11.02	162.03±13.91*	8.86±1.75	5.69±1.02*
对照组	151.22±11.36	152.74±19.05	8.17±1.76	7.98±0.99

注：与同组治疗前比较，* 表示 $P < 0.05$。

四、康复新液治疗复发性阿弗他溃疡的临床研究

Zhu 等（2018）进行了一项旨在分析比较康复新液联合口腔溃疡散治疗 RAU 疗效

的随机对照研究。共纳入 140 例 RAU 患者，分为两组，每组 70 例，均予以常规治疗。对照组于患处喷洒口腔溃疡散；观察组在对照组的基础上联合康复新液，每次 10mL，含 3～5 分钟后缓慢吞服。两组疗程均为 7 天。结果显示，两组治疗后肿瘤坏死因子（TNF）－α、白介素（IL）－1、IL－6 水平显著低于治疗前（$P<0.05$），观察组优于对照组，差异有统计学意义（$P<0.05$）。溃疡持续时间、VAS 评分方面，观察组优于对照组（$P<0.05$）。治疗结束后，随访 6 个月，观察组复发率低于对照组（12.8％ vs 31.42％，$P<0.05$）。结果表明，康复新液与口腔溃疡散合用有良好疗效，两者联用有助于降低 AU 患者的炎症因子水平、改善症状、提高疗效、降低复发率。

两组炎症因子水平比较（$\bar{x}\pm s$）（Zhu 等，2018）

组别	时期	TNF－α	IL－1	IL－6
观察组 （$n=70$）	治疗前	263.5±32.7	1.55±0.37	162.8±15.2
	治疗后	129.8±19.6	0.62±0.15	72.3±6.9
	t 值	25.03	21.46	42.1
	P 值	0.004	0.022	0.000
对照组 （$n=70$）	治疗前	278.4±31.5	1.36±0.28	155.7±12.3
	治疗后	164.2±22.8	0.54±0.19	107.0±8.4
	t 值	17.64	10.25	22.5
	P 值	0.000	0.004	0.000

两组溃疡持续时间、VAS 评分比较（$\bar{x}\pm s$）（Zhu 等，2018）

组别	溃疡持续时间（天）	VAS 评分（分）
观察组（$n=70$）	3.42±0.42	2.15±0.42
对照组（$n=70$）	4.83±1.34	2.46±0.71
t 值	4.262	3.265
P 值	0.027	0.015

沈央明等（2009）分析了康复新液治疗 45 例 RAU 的短期疗效。将 105 例 RAU 患者随机分为三组，康复新液组（康复新液内服和外用）、碘甘油组（碘甘油涂抹）和呋喃西林组（呋喃西林液漱口）。治疗后，康复新液组的平均溃疡期和平均疼痛指数［（4.10±0.83）天、（1.63±0.61）分］优于碘甘油组［（4.34±1.01）天、（1.80±0.49）分］和呋喃西林液组［（4.73±1.35）天、（2.08±0.52）分］，三组比较差异有统计学意义（$P<0.05$）。结果表明，康复新液治疗 RAU 疗效良好，可作为临床治疗RAU 的首选药物。

李旭等（2015）探讨了康复新液预防气管插管患者口腔溃疡的临床疗效。将 86 例行气管插管呼吸机辅助通气的患者分为两组。实验组使用无菌棉球吸康复新液清洁口腔，20 毫升/次，2 次/天；对照组使用无菌棉球吸生理盐水清洁口腔，20 毫升/次，2

次/天。两组疗程均为 7 天。疗程结束后，对照组的口腔溃疡发生率为 18.6%，高于实验组的 4.7%（$P<0.05$）。对患者口腔分泌物进行细菌培养，发现对照组口腔细菌培养阳性率明显高于实验组（$P<0.05$）。实验组较对照组口腔异味发生率明显降低（$P<0.05$）。两组口腔分泌物均接近正常口腔 pH 值（6.6～7.1），说明用生理盐水或康复新液做口腔护理对口腔内环境无影响。结果表明，康复新液口腔护理对气管插管患者口腔溃疡预防效果明显高于常规生理盐水口腔护理，且安全性高，值得临床推广。

两组气管插管第 7 天治疗效果比较（李旭等，2015）

组别	例数	口腔细菌培养（+）[例（%）]	口腔异味 [例（%）]	口腔溃疡 [例（%）]	口腔分泌物 pH 值
实验组	43	3（7.0）[1]	2（4.7）[1]	2（4.7）[1]	6.57～7.46
对照组	43	10（23.2）	9（20.9）	8（18.6）	6.66～7.50

注：与对照组比较，[1] 表示 $P<0.05$。

李梅等（2015）分析了康复新液联合微波治疗创伤性口腔溃疡的临床效果。将 76 例创伤性口腔溃疡患者分为两组，对照组给予微波治疗，实验组在对照组治疗基础上联合康复新液治疗，比较两组治疗效果。疗程结束后，实验组治疗后总有效率明显高于对照组；实验组治疗后疼痛评分明显低于对照组；实验组治疗后分泌型免疫球蛋白 A（SIgA）水平明显高于对照组，人体免疫球蛋白 G（IgG）明显低于对照组；实验组治疗后 IL-2 水平明显高于对照组，IL-8、TNF-α 水平明显低于对照组；实验组治疗后溃疡愈合时间和疼痛缓解时间均明显短于对照组。结果表明，在微波治疗基础上联合康复新液能有效提高创伤性口腔溃疡的治疗效果，减轻患者疼痛症状，缩短溃疡愈合和疼痛缓解时间，改善机体体液免疫和细胞免疫水平。

两组治疗前后疼痛评分比较（$\bar{x}\pm s$，分）（李梅等，2015）

组别	治疗前	治疗后
实验组	7.20±0.66	3.03±0.57[#][*]
对照组	7.22±0.67	3.65±0.71[#]

注：与同组治疗前比较，[#] 表示 $P<0.05$；与对照组治疗后比较，[*] 表示 $P<0.05$。

两组治疗前后 SIgA 和 IgG 水平比较（$\bar{x}\pm s$）（李梅等，2015）

组别	SIgA（mg/dL）		IgG（mg/L）	
	治疗前	治疗后	治疗前	治疗后
实验组	34.95±8.81	64.79±11.38[#][*]	7.97±8.82	23.58±6.62[#][*]
对照组	34.98±8.85	51.88±10.49[#]	48.00±8.79	35.41±7.56[#]

注：与同组治疗前比较，[#] 表示 $P<0.05$；与对照组治疗后比较，[*] 表示 $P<0.05$。

两组治疗前后 IL−2、IL−8、TNF−α 水平比较（$\bar{x}\pm s$）（李梅等，2015）

组别	时期	IL−2（μg/L）	IL−8（ng/L）	TNF−α（μg/L）
实验组	治疗前	2.04±0.22	90.33±7.68	48.22±5.13
	治疗后	3.07±0.29[#*]	49.75±6.24[#*]	19.33±5.41[#*]
对照组	治疗前	2.05±0.23	90.35±7.70	48.35±5.09
	治疗后	2.75±0.28[#]	59.97±6.73[#]	29.31±4.39[#]

注：与同组治疗前比较，[#] 表示 $P<0.05$；与对照组治疗后比较，[*] 表示 $P<0.05$。

两组溃疡愈合时间和疼痛缓解时间比较（$\bar{x}\pm s$，天）（李梅等，2015）

组别	溃疡愈合	疼痛缓解
实验组	3.18±0.59[*]	2.79±0.48[*]
对照组	4.81±1.18	3.61±0.77

注：与对照组比较，[*] 表示 $P<0.05$。

朱垚瑶等（2015）探讨了康复新液治疗复发性口腔溃疡（ROU）的临床疗效。将 84 例 ROU 患者分为两组，每组各 42 例，治疗组给予康复新液含漱，对照组给予西瓜霜喷雾治疗。治疗后，治疗组溃疡愈合时间和疼痛指数分值［（3.4±0.8）天，（2.3±0.9）分］均低于对照组［（4.5±0.5）天，（3.1±0.7）分］，差异有统计学意义（$P<0.01$）；治疗组总有效率为 95.2%，高于对照组的 81.0%，差异有统计学意义（$P<0.05$）。结果表明，康复新液治疗 ROU 的临床疗效确切。

王涛等（2016）探讨了康复新液联合利多卡因辅助氧疗对 ROU 患者效果及相关指标的影响。将 80 例 ROU 患者随机分为两组，均给予氧疗。A 组给予盐酸利多卡因凝胶 2g，涂抹溃疡黏膜表面，1 次/天；B 组在 A 组治疗的基础上口服康复新液 10mL，3 次/天。治疗后，B 组总有效率 95%，显著高于 A 组的 70%；B 组溃疡愈合时间［（6.37±1.10）天］显著短于 A 组［（4.52±0.86）天］。B 组复发率（5.00%）显著低于 A 组的 25.00%，差异有统计学意义（$P<0.05$）。两组 T 淋巴细胞亚群水平显著高于同组治疗前，且 B 组高于 A 组，差异有统计学意义（$P>0.05$）。两组不良反应发生率比较差异无统计学意义（$P>0.05$）。结果表明，康复新液联合利多卡因辅助氧疗用于 ROU 的疗效较好，可有效缓解症状体征、加快溃疡愈合进程、改善免疫功能、降低复发率，且安全性较好。

两组治疗前后 T 淋巴细胞亚群水平比较（$\bar{x}\pm s$）（王涛等，2016）

组别	例数	CD3[+]（%）		CD4[+]（%）		CD8[+]（%）		CD4[+]/CD8[+]	
		治疗前	治疗后	治疗前	治疗后	治疗前	治疗后	治疗前	治疗后
A组	40	58.96±6.30	71.05±8.75[*]	26.71±4.18	35.26±6.40[*]	29.11±2.16	30.84±2.76[*]	0.77±0.25	1.49±0.41[*]
B组	40	58.19±6.17	80.84±12.94[*#]	26.57±4.10	42.89±8.17[*#]	29.20±2.19	32.92±3.40[*#]	0.74±0.23	1.77±0.53[*#]

注：与同组治疗前比较，[*] 表示 $P<0.05$；与 A 组治疗后比较，[#] 表示 $P<0.05$。

谢春等（2016）分析了康复新液联合口腔溃疡散对 RAU 患者炎性因子水平的影响及临床疗效。将 134 例 RAU 患者分为两组，每组各 67 例。对照组在常规治疗基础上加用口腔溃疡散喷洒于口腔溃疡处，每 2 小时一次；观察组在对照组基础上加用康复新液含漱，每次 10mL，一天三次。两组疗程均为 7 天。治疗后，观察组患者的总有效率为 95.52%，明显高于对照组的 82.09%（$P<0.05$），观察组的 TNF$-\alpha$、IL-1、IL-6 水平均显著低于对照组（$P<0.05$）；观察组的溃疡持续时间显著短于对照组，视觉模拟评分法（VAS）评分显著低于对照组（$P<0.05$）；随访 6 个月，观察组患者的复发率（11.94%）明显低于对照组（31.34%）（$P<0.05$）。结果表明，康复新液联合口腔溃疡散有助于降低 RAU 患者的炎性因子水平、缓解临床症状、提高疗效、降低复发率。

两组溃疡持续时间与 VAS 评分比较（$\bar{x}\pm s$）（谢春等，2016）

组别	溃疡持续时间（天）	VAS 评分（分）
观察组	3.31±0.39	2.02±0.33
对照组	4.52±1.67	2.38±0.69
t 值	5.775	3.853
P 值	0.032	0.038

两组治疗前后 TNF$-\alpha$、IL-1、IL-6 水平比较（$\bar{x}\pm s$，ng/mL）（谢春，2016）

组别	时期	TNF$-\alpha$	IL-1	IL-6
观察组	治疗前	279.45±37.35	1.42±0.29	179.89±18.16
	治疗后	134.02±20.28	0.56±0.13	73.16±8.08
对照组	治疗前	280.26±38.09	1.41±0.34	168.74±17.43
	治疗后	179.54±25.21	0.79±0.27	106.28±12.52

高静等（2016）探索了康复新液联合西帕依固龈液治疗 RAU 的临床疗效。将 150 例口腔溃疡患者分为三组，每组 50 例：康复新组（康复新液冲洗）、西帕依固龈组（西帕依固龈液冲洗）及联合用药组（西帕依固龈冲洗后用康复新液涂抹）。治疗后，联合用药组有效率（94%）明显高于康复新组（84%）与西帕依固龈组（80%）（$P<0.05$），联合用药组平均愈合时间较康复新组和西帕依固龈组明显缩短（$P<0.05$）。结果表明，康复新液联合西帕依固龈液治疗 RAU，具有快速、有效的特点，值得临床推广使用。

马国全等（2016）观察了康复新液辅助治疗口腔溃疡的临床疗效。纳入口腔溃疡患者 105 例，分为两组。观察组采用脱脂棉球蘸取适量康复新液置于口腔溃疡处，对照组给予西瓜霜含片口含。治疗后，观察组治疗第 2 天、第 4 天疼痛评分分别为（4.8±0.62）分、（0.3±0.54）分，溃疡愈合期（3.5±1.1）天，均显著低于对照组的（6.7±0.47）分、（2.1±0.28）分和（5.3±1.6）天（$P<0.05$）。结果表明，康复新液辅助治疗口腔溃疡的临床疗效优于西瓜霜含片。

夏长普等（2016）探讨了康复新液对口腔溃疡患者表皮生长因子（EGF）、表皮生长因子受体（EGFR）水平的影响及疗效机制。将 300 例口腔溃疡患者分为两组，每组各 150 例。实验组予康复新液 10mL，口含，3 次/天，对照组予以碘甘油涂布，3 次/天。两组疗程均为 7 天。治疗后，与对照组比较，实验组的溃疡持续时间、疼痛指数明显降低（$P<0.05$），EGF、EGFR 水平改善（$P<0.05$），CRP 水平降低（$P<0.05$）。结果表明，康复新液治疗口腔溃疡能够缩短溃疡持续时间，降低疼痛指数，改善 EGF、EGFR 水平，临床效果良好。

两组治疗前后 EGF、EGFR 水平比较（$\bar{x}\pm s$，mmol/L）（夏长普等，2016）

组别	例数	时期	EGF	EGFR
实验组	150	治疗前	67.84±8.25	18.22±2.31
		治疗后	34.28±4.83*#	6.44±0.84*#
对照组	150	治疗前	68.01±7.44	19.05±2.94
		治疗后	52.08±6.10*	11.15±1.26*

注：与同组治疗前相比，*表示 $P<0.05$；与对照组治疗后相比，#表示 $P<0.05$。

两组治疗前后 CRP 水平比较（$\bar{x}\pm s$，mmol/L）（夏长普等，2016）

组别	例数	时期	CRP
实验组	150	治疗前	67.84±8.25
		治疗后	34.28±4.83*#
对照组	150	治疗前	68.01±7.44
		治疗后	52.08±6.10*

注：与同组治疗前相比，*表示 $P<0.05$；与对照组治疗后相比，#表示 $P<0.05$。

温庆春等（2016）研究了康复新液对 ROU 患者血清炎性因子及 SOD 水平的影响。将 136 例 ROU 患者分为两组，治疗组使用康复新液治疗，对照组使用复方氯己定含漱液治疗，疗程均为 7 天。治疗后，治疗组总有效率（91.2%）显著高于对照组（64.7%）（$P<0.05$）；治疗组溃疡时间及疼痛指数［（4.1±1.2）天、（1.8±0.4）分］均低于对照组［（6.2±1.5）天、（2.7±0.5）分］（$P<0.05$）；治疗组血清 SOD、IL-2 水平均高于对照组，TNF-α 及 IL-8 水平均低于对照组（$P<0.05$）。结果表明，康复新液治疗 ROU 疗效良好，其机制可能与抑制炎性反应、氧化应激有关。

两组治疗前后血清炎性因子及 SOD 水平比较（$\bar{x}\pm s$）（温庆春等，2016）

组别	IL-2（μg/L）		IL-8（μg/L）		TNF-α（μg/L）		SOD（U/L）	
	治疗前	治疗后	治疗前	治疗后	治疗前	治疗后	治疗前	治疗后
对照组	1.9±0.8	2.1±0.8	89.3±24.6	84.6±24.3	46.3±15.2	42.0±13.8	238.2±35.4	246.1±35.6

组别	IL－2（μg/L）		IL－8（μg/L）		TNF－α（μg/L）		SOD（U/L）	
	治疗前	治疗后	治疗前	治疗后	治疗前	治疗后	治疗前	治疗后
治疗组	2.0± 0.7	2.9± 0.9*#	88.7± 25.2	59.1± 19.4*#	46.5± 15.0	29.2± 9.9*#	240.8± 34.7	296.3± 39.4*#

注：与同组治疗前相比，* 表示 $P<0.05$；与对照组治疗后相比，# 表示 $P<0.05$。

张存宝等（2016）探讨了康复新液治疗 RAU 的作用机制。将 90 例 ROU 患者分为两组，每组 45 例，另取 45 例正常人组成正常组。对照组给予干扰素 α－2b 治疗，观察组在此基础上联合康复新液治疗。治疗后，两组链球菌、韦荣菌含量及 CD4[+]、CD25[+]、Foxp3[+]T 细胞比例均较治疗前明显提高（$P<0.05$），但对照组均仍低于观察组和正常组（$P<0.05$），而观察组均低于正常组（$P<0.05$）。治疗后，观察组总有效率高于对照组（91.11% vs 73.33%，$P<0.05$）。结果表明，康复新液治疗 ROU 的作用机制可能与口腔链球菌、韦荣菌含量的增加及外周血 T 淋巴细胞亚群比例的改善有关。

观察组、对照组和正常组链球菌、韦荣菌及奈瑟菌定量结果的比较
（$\bar{x}\pm s$，拷贝数/毫升）（张存宝等，2016）

组别	例数	链球菌		韦荣菌		奈瑟菌	
		治疗前	治疗后	治疗前	治疗后	治疗前	治疗后
观察组	45	7.17± 0.33#	8.13± 0.49*a	7.48± 0.91#	8.21± 0.98*a	8.91± 0.67	8.64± 1.23
对照组	45	7.05± 0.57#	7.64± 0.59*#	7.23± 0.75#	7.84± 0.51*#	8.63± 1.04	8.79± 1.51
正常组	45	8.56±0.62		8.67±1.34		8.86±0.95	

注：与同组治疗前比较，* 表示 $P<0.05$；与对照组治疗后比较，a 表示 $P<0.05$；与正常组比较，# 表示$P<0.05$。

观察组、对照组和正常组 CD4[+]、CD25[+]、Foxp3[+]T 细胞比例的比较（$\bar{x}\pm s$，%）（张存宝等，2016）

组别	例数	CD4[+]T 细胞		CD25[+]T 细胞		Foxp3[+]T 细胞	
		治疗前	治疗后	治疗前	治疗后	治疗前	治疗后
观察组	45	32.4± 4.16#	38.93± 2.79*a	7.78± 0.96#	11.64± 2.52*a	0.73± 0.14#	1.65± 0.27*a
对照组	45	31.1± 8.57#	36.64± 5.53*#	7.53± 1.75#	9.95± 1.25*#	0.69± 0.03#	1.21± 0.29*#
正常组	45	40.25±0.62		11.96±1.39		1.55±0.35	

注：与同组治疗前比较，* 表示 $P<0.05$；与对照组治疗后比较，a 表示 $P<0.05$；与正常组比较，# 表示$P<0.05$。

彭源（2016）探讨康复新液对小儿口腔溃疡（Oral ulcer，OU）的治疗效果。将

78 例 OU 患者分为两组，试验组（应用康复新液）及对照组（应用西瓜霜喷雾剂），每组各 39 例。治疗后试验组治疗总有效率达 97.44%，明显高于对照组的 76.92%（$P<0.05$）。试验组溃疡愈合时间为（2.95±0.56）天，明显短于对照组的（5.39±1.06）天，（$P<0.05$）。结果表明，康复新液治疗小儿 OU 临床疗效良好、安全性高，可有效促进患者溃疡愈合。

黄帆等（2018）探讨了康复新液和重组牛碱性成纤维细胞生长因子外用溶液治疗顽固性轻型复发性阿弗他溃疡（MiRAU）的短期疗效。将顽固性 MiRAU 的 150 例患者分为 5 组：康复新液组（使用康复新液）、生长因子组（使用重组牛碱性成纤维细胞生长因子外用溶液）、吞服盐水组（吞服等渗盐水）、喷涂盐水组（喷涂等渗盐水）、空白对照组（不接受治疗），每组 30 例。5 组疗程均为 7 天。治疗后，康复新液组溃疡面积明显小于吞服盐水组、空白对照组（$P<0.05$）。第 3、5 天康复新液组疼痛指数〔（4.21±1.47）分、（2.97±1.69）分〕明显低于吞服盐水组〔（5.29±1.73）分、（3.74±1.42）分〕、空白对照组（$P<0.05$）。康复新液组平均溃疡期较生长因子组改善更加明显（$P<0.05$）。康复新液组止痛起效时间〔（8.24±1.02）天〕较生长因子组〔（6.52±1.05）天〕明显延长，止痛维持时间康复新液组〔（22.36±2.23）天〕较生长因子组〔（29.61±3.12）天〕明显缩短（$P<0.05$）。结果表明，康复新液和重组牛碱性成纤维细胞生长因子外用溶液治疗顽固性 MiRAU 均有较好的短期临床疗效，康复新液治疗的平均溃疡期改善更加明显，而重组牛碱性成纤维细胞生长因子外用溶液治疗止痛起效快、维持时间长。

不同时间各组治疗溃疡面积的比较（$\bar{x}\pm s$，mm²）（黄帆等，2018）

组别	例数	第 1 天	第 3 天	第 5 天	第 7 天
吞服盐水组	30	5.32±1.01	4.03±1.17[#]	3.39±1.28[#]	2.71±1.38[#]
喷涂盐水组	30	5.06±1.23	3.68±1.15[*]	3.18±0.80[*]	2.65±0.54[*]
空白对照组	30	5.32±1.02	4.12±1.23[*#]	3.68±1.04[*#]	2.94±1.49[*#]
康复新液组	30	5.18±1.27	3.15±1.02	2.29±1.38	2.05±1.43
生长因子组	30	5.21±1.25	2.71±0.84	1.97±0.90[#]	1.80±0.85

注：与生长因子组比较，[*] 表示 $P<0.05$；与康复新液组比较，[#] 表示 $P<0.05$。

郎江蓉等（2018）观察了蒙脱石散联合康复新液治疗口腔炎合并口腔溃疡的临床效果。将 102 例口腔炎合并口腔溃疡患者分为两组，每组均为 52 例。对照组采用口腔炎/口腔溃疡喷雾剂进行治疗，观察组使用蒙脱石散联合康复新液进行治疗。治疗后，观察组整体治疗效果明显优于对照组。观察组治疗后平均溃疡期和疼痛评分均明显短于和低于对照组（$P<0.05$）。结果表明，蒙脱石散联合康复新液治疗口腔炎合并口腔溃疡，可有效促进溃疡面修复，有助于减轻局部红肿疼痛、提高患者治疗依从性、改善生活质量，应进一步在临床推广应用。

胡旭等（2019）探讨了康复新液结合臭氧治疗 RAU 的效果以及对唾液 EGF 及血清 IL－6、TNF－α、SOD、SIgA 的影响。将 64 例 RAU 患者分为两组，对照组应用臭氧治疗，研究组在对照组的基础上应用康复新液治疗。治疗后研究组的 IgG 水平 ［（23.52±6.44）g/L］低于对照组的 ［（35.23±7.47）g/L］；治疗后研究组 SIgA、SOD 水平 ［（64.62±11.23）g/L、（290.26±57.33）g/L］均高于对照组的 ［（51.88±10.42）g/L、（262.35±49.64）g/L］（$P<0.05$）。研究组 VAS 评分为（2.01±0.23）分、溃疡持续时间为（3.25±0.96）天，均优于对照组（$P<0.05$）。治疗后研究组 TNF$-\alpha$、IL-6 及 EGF 水平分别为（134.02±20.15）ng/mL、（73.23±8.73）ng/mL、（3.2±0.6）ng/mL，均低于对照组（$P<0.05$）。结果表明，康复新液结合臭氧治疗 RAU 效果理想，能促进受损表皮的再生和修复，有效改善了患者唾液 EGF 及血清 IL-6、SOD、SIgA 水平。

姚江伟（2020）探讨了康复新液联合西地碘治疗 ROU 患者的效果及对 T 淋巴细胞亚群、血清 IL-2 和 IL-6 表达的影响。将 ROU 患者 296 例，分为两组，每组均 148 例。对照组给予西地碘治疗，观察组在对照组基础上应用康复新液治疗。两组疗程均为 4 周。治疗后，观察组总有效率（93.92%）高于对照组（84.46%）（$\chi^2=6.867$，$P<0.05$）。观察组治疗后 CD4$^+$、CD4$^+$/CD8$^+$ 均高于对照组，而 CD8$^+$（22.16%±1.46%）低于对照组（24.87%±1.37%），差异有统计学意义。观察组治疗后血清 IL-2 水平 ［（189.84±17.86）ng/L］高于对照组 ［（147.82±14.27）ng/L］，而血清 IL-6 水平 ［（37.48±6.57）ng/L］低于对照组 ［（59.76±12.14）ng/L］，差异有统计学意义（$P<0.05$）。观察组治疗后 VAS 评分 ［（1.36±0.29）分］、溃疡直径 ［（1.54±0.38）mm］优于对照组 ［（2.57±0.41）分和（2.26±0.43）mm］，差异有统计学意义（$P<0.05$）。结果表明，康复新液联合西地碘治疗 ROU 疗效良好，可提高免疫功能及减轻炎性反应，且可减轻溃疡疼痛、缩小溃疡直径。

秦爱丽等（2020）探讨了康复新液对 ROU 的治疗效果以及对炎症、口腔微生态平衡、免疫功能及生活质量的影响。将 102 例 ROU 患者分为两组，两组均为 51 例。对照组给予复合维生素 B，观察组在此基础上给予口服康复新液。治疗后，两组血清 TNF$-\alpha$、IL-6、IL-2 水平均降低（$P<0.05$），且观察组低于对照组（$P<0.05$）。治疗后，观察组韦荣氏菌含量为（8.86±1.64）lg copies/mL，高于对照组的（8.15±1.57）lg copies/mL（$P=0.028$），链球菌含量由（6.98±1.21）lg copies/mL 升高至（8.15±1.58）lg copies/mL，高于对照组的（7.46±1.40）lg copies/mL（$P=0.022$）。两组的 CD3$^+$、CD4$^+$、CD8$^+$、CD4$^+$/CD8$^+$ 水平，以及 SF-36、OHIP-14 评分均改善，且观察组改善效果优于对照组（$P<0.05$）。结果表明，康复新液可有效改善 ROU 患者的炎症、口腔微生态平衡、机体免疫功能及生活质量。

两组治疗前后生活质量评分比较（$\bar{x}\pm s$，分）（秦爱丽等，2020）

组别	SF-36 评分		OHIP-14 评分	
	治疗前	治疗后	治疗前	治疗后
观察组	57.59±11.56	88.48±7.47[a]	14.76±9.45	7.23±3.51[a]
对照组	56.87±11.37	72.17±6.48[a]	14.56±9.37	9.07±4.32[a]

注：与同组治疗前比较，[a] 表示 $P<0.05$。

项海东等（2020）观察了康复新液联合利多卡因辅助氧疗治疗 ROU 的临床效果。将 107 例 ROU 患者分为两组，对照组给予利多卡因、氧疗治疗，研究组在对照组基础上联合康复新液治疗。治疗后研究组疼痛指数［（3.956±0.742）分］低于对照组［（4.734±0.671）分］，愈合时间［（4.396±1.742）天］短于对照组［（5.232±1.275）天］，总有效率（98.15%）高于对照组（83.02%），$CD3^+$、$CD4^+$、$CD4^+/CD8^+$ 水平高于对照组，$TNF-\alpha$、$IL-6$ 水平低于对照组，复发率（1.85%）低于对照组（18.87%）（$P<0.05$）。两组不良反应发生率差异无统计学意义（$P>0.05$）。结果表明，针对 ROU 采用康复新液联合利多卡因辅助氧疗治疗可增强疗效、缓解疼痛、改善免疫功能、减轻炎症反应、降低复发率，且不良反应少。

两组 T 淋巴细胞亚群水平比较（$\bar{x}\pm s$）（项海东等，2020）

组别	$CD3^+$（%）		$CD4^+$（%）		$CD4^+/CD8^+$	
	治疗前	治疗后	治疗前	治疗后	治疗前	治疗后
对照组	54.322± 4.364	67.023± 8.242*	28.981± 4.752	35.622± 4.283*	0.792± 0.193	1.532± 0.546*
研究组	54.261± 4.192	78.064± 9.351*	28.887± 4.673	45.721± 5.365*	0.784± 0.216	1.791± 0.563*

注：与同组治疗前比较，* 表示 $P<0.05$。

两组 $TNF-\alpha$、$IL-6$ 水平比较（$\bar{x}\pm s$，μg/L）（项海东等，2020）

组别	$TNF-\alpha$		$IL-6$	
	治疗前	治疗后	治疗前	治疗后
对照组	46.251±14.355	35.461±11.052*	158.622±15.696	102.321±12.552*
研究组	46.314±13.987	24.231±8.653*	157.963±14.952	68.621±8.713*

注：与同组治疗前比较，* 表示 $P<0.05$。

项海东等（2021）观察了康复新液治疗顽固性 MiRAU 的效果。选取 98 例顽固性 MiRAU 患者，分为两组，每组 49 例。对照组采用溃疡散治疗，实验组采用康复新液治疗，疗程均为 7 天。治疗后，对照组总有效率为 79.59%，低于实验组的 95.92%（$P<0.05$）。对照组的止痛起效时间、止痛维持时间［（11.23±1.35）天、（15.78±2.65）天］均长于实验组的［（8.25±1.13）天、（23.06±2.17）天］，疼痛指数高于实验组，溃疡面积、溃疡期劣于实验组（$P<0.05$）。结果表明，康复新液治疗顽固性 MiRAU 效果良好，可减轻患者疼痛程度，促进溃疡愈合，值得临床推广。

两组溃疡面积、溃疡期、疼痛指数比较（$\bar{x}\pm s$）（项海东等，2021）

组别	溃疡面积（mm²）		溃疡期（天）		疼痛指数（分）	
	治疗前	治疗后	治疗前	治疗后	治疗前	治疗后
对照组	7.39±1.21	2.74±1.19*	9.56±2.82	5.89±1.23*	6.23±1.02	2.78±0.65*
实验组	7.41±1.15	2.04±1.38*	9.84±2.26	3.55±1.08*	6.31±1.05	2.01±0.48*

注：与同组治疗前比较，* 表示 $P<0.05$。

马军光等（2021）观察了蒙脱石散与康复新液联合治疗口腔炎合并口腔溃疡的临床疗效。将124例口腔炎合并口腔溃疡患者分为两组，每组62例。对照组单用蒙脱石散进行治疗，观察组在对照组基础上合并使用康复新液。治疗后，两组VAS评分较治疗前皆降低（$P<0.05$），且治疗后观察组VAS评分［（0.72±0.23）分］显著低于对照组［（1.22±0.47）分］（$P<0.05$）；治疗后观察组口腔溃疡疼痛缓解及创面恢复时间皆短于对照组（$P<0.05$）；治疗后观察组治疗有效率［96.77％（60/62）］高于对照组［85.48％（53/62）］（$\chi^2=4.888$，$P<0.05$）。结果表明，蒙脱石散与康复新液联合应用于口腔炎合并口腔溃疡时，可以有效缓解创面疼痛、加速创面愈合、提高患者生存质量。

五、康复新液治疗复发性阿弗他溃疡的典型病例

患者，男，60岁。自述口腔溃疡常年反复发作，影响进食而就诊。

检查后诊断：复发性阿弗他溃疡（疱疹型）。

治疗方案：康复新液，10mL含3～5分钟后吞咽，一日数次，搭配康复馨牙膏早晚刷牙。

治疗5天后，溃疡愈合。临床随访2月，未见复发。

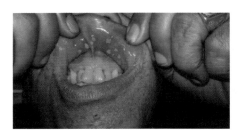 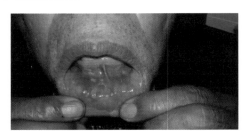

治疗前

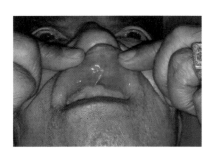 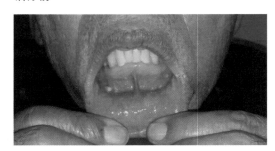

治疗5天后

患者治疗前后对比图

参考文献

张志愿，俞光岩. 口腔科学［M］. 8版. 北京：人民卫生出版社，2013.

周海文，吴岚，周曾同. 口腔黏膜病临床治疗Ⅵ. 复发性阿弗他溃疡的诊断与治疗［J］. 中华口腔医学杂志，2007，42（1）：57－59.

孙淑彦，唐震. 复发性阿弗他溃疡的相关研究进展［J］. 现代消化及介入诊疗，2018，23（A01）：296.

石青. 复发性口腔溃疡临床辨治思路 [J]. 中国中医药信息杂志，2010，17（4）：89−90.

Zhu SS，Shi QY，Lu J. Curative effect of oral ulcer powder on the treatment of recurrent aphthous ulcer [J] Pak J Pharm Sci，2018，31 [3（Special）]：1175−1178.

沈央明，范建林，莫朝阳. 康复新液治疗 45 例复发性阿弗他溃疡的短期疗效 [J]. 华西药学杂志，2009，24（4）：440.

李旭，王琳. 康复新液预防气管插管患者口腔溃疡的疗效 [J]. 中国医科大学学报，2015，44（4）：371−372.

李梅，胡涛. 康复新液联合微波治疗创伤性口腔溃疡的临床效果分析 [J]. 中药药理与临床，2015，31（6）：171−173.

朱垚瑶，杜越英，孙健康. 康复新液治疗复发性口腔溃疡疗效观察 [J]. 实用临床医药杂志，2015，19（z1）：61，83.

范照三，赵海军. 康复新液对口腔溃疡兔的血清中 SOD 和 MDA 的影响 [J]. 华西药学杂志，2015，30（3）：390.

王涛，赵永兴，林建能，等. 康复新液联合利多卡因辅助氧疗对复发性口腔溃疡患者疗效及相关指标的影响 [J]. 中国药房，2016，27（33）：4654−4656.

谢春，戴琳，刘坚. 康复新液联合口腔溃疡散治疗复发性阿弗他溃疡的临床观察 [J]. 中国药房，2016，27（8）：1101−1103.

高静，柏勇. 康复新液联合西帕依固龈液治疗复发性阿弗他溃疡 [J]. 湖北医药学院学报，2016，35（5）：502−503.

马国全，王治国. 康复新液辅助治疗口腔溃疡疗效观察 [J]. 人民军医，2016，59（3）：272.

夏长普，吴峥嵘，吴贾涵. 康复新液对口腔溃疡患者 EGF、EGFR 影响及疗效机制研究 [J]. 辽宁中医药大学学报，2016，18（3）：170−172.

温庆春，罗毅，李生柏，等. 康复新液对复发性口腔溃疡患者血清炎性因子表达的影响 [J]. 中医药导报，2016，22（19）：83−84，90.

张存宝，孙莉，张雄，等. 康复新液治疗复发性口腔溃疡的作用机制研究 [J]. 浙江医学，2016，38（11）：818−821，825.

彭源. 康复新液对小儿口腔溃疡的治疗效果研究 [J]. 医药论坛杂志，2016，37（11）：142−143.

黄帆，段宁，蒋红柳，等. 康复新液和重组牛碱性成纤维细胞生长因子外用溶液治疗顽固性轻型复发性阿弗他溃疡的疗效比较 [J]. 医学研究生学报，2018，31（9）：943−947.

郎江蓉，赵如玲，马婷婷，等. 蒙脱石散联合康复新液治疗口腔炎合并口腔溃疡的临床疗效分析 [J]. 中国基层医药，2018，25（19）：2460−2462.

胡旭，陈静静. 康复新液结合臭氧对复发性阿弗他溃疡唾液表皮生长因子及血清 IL−6、SOD、SIgA 的影响 [J]. 中华全科医学，2019，17（9）：1512−1514.

姚江伟. 康复新液联合西地碘治疗复发性口腔溃疡疗效观察及对 T 淋巴细胞亚群、

白细胞介素 2 和白细胞介素 6 表达的影响 [J]. 中国基层医药，2020，27（20）：2534-2538.

秦爱丽，郑蕾，蒋海晓，等. 康复新液治疗复发性口腔溃疡患儿的临床效果研究 [J]. 中华全科医学，2020，18（9）：1516-1518，1522.

项海东，王一龙，刘从娜，等. 康复新液联合利多卡因辅助氧疗治疗复发性口腔溃疡的临床研究 [J]. 河北医科大学学报，2020，41（5）：574-578.

项海东，王一龙，刘从娜，等. 康复新液治疗顽固性轻型复发性阿弗他溃疡的效果 [J]. 河北医药，2021，43（13）：2001-2003，2007.

马军光，陈涛，童忠. 蒙脱石散与康复新液联合应用治疗口腔炎合并口腔溃疡 62 例分析 [J]. 中国基层医药，2021，28（7）：1052-1055.

第二节　口腔扁平苔藓

一、现代医学概述

（一）定义

口腔扁平苔藓（Oral lichen planus，OLP）是一种口腔黏膜炎症性疾病，口腔黏膜病中常见的疾病之一。患者口腔黏膜出现白色或灰白色细纹，多数患者有疼痛、粗糙不适等临床症状。因其长期糜烂、病损有恶变现象，WHO 将其列入癌前状态。

（二）流行病学

《口腔扁平苔藓诊疗指南（修订版）》指出，总体上 OLP 的发病率在 1%～4%。女性多于男性，比例约为 1.5：1，好发年龄在 30～60 岁，儿童少见。该病存在一定的遗传因素。

（三）分型

（1）糜烂型：黏膜除白色病损外，线纹间及病损周围黏膜发生充血、糜烂、溃疡。患者有刺痛、自发痛。常发生于颊、唇、前庭沟、磨牙后区、舌腹等部位。

（2）非糜烂型：黏膜白色线纹间及病损周围黏膜正常，无充血、糜烂、溃疡。患者有刺激痛。黏膜上白色、灰白色纹状花纹组成斑块、水疱多种病损。

（四）病因和发病机制

病因尚不十分明确，与免疫因素、遗传因素、精神因素等有关。

（1）免疫因素：OLP 可能是 T 细胞介导的免疫反应性疾病。

（2）精神因素：OLP 发病与工作、生活及个人心理异常等有关，这些因素去除后，病情可缓解。

（3）内分泌因素：本病女性多见，与妊娠、更年期有关。

（4）感染因素：通过病理切片机电子显微镜检查，曾发现病损内有可疑病毒与细菌。

（5）遗传因素：研究发现 OLP 患者的直系亲属发病率较高。

（五）临床表现

1. 口腔黏膜病损

典型的病损特征为针头大小的小丘疹连成白色或灰白色细纹，类似皮肤损害的 Wickham 线。黏膜可发生红斑、充血、糜烂、溃疡等。病损消退后，可留有色素沉着。

病损可发生在口腔黏膜的任何部位，以颊部多见，其次为舌、龈、前庭、唇、腭及口底等部位。病损多数左右对称。部分患者有黏膜粗糙感、木涩感、口干、痒感等。可同时出现多样病损，且可相互重叠、转变。

2. 皮肤病损

OLP 可伴有皮肤病损，以四肢伸侧多见，病损左右对称，瘙痒感明显。损害特点为紫红或暗红色、有蜡样光泽的多角形扁平丘疹，粟粒至黄豆大小，融合成苔藓样。有的小丘疹连续形成白色细纹，成 Wickham 线。

3. 指甲病损

常呈对称性，甲体无光泽，常有纵沟或嵴。甲部损害一般无自觉症状。

（六）诊断

一般根据病史及典型的黏膜白色病损即可做出临床诊断，典型的皮肤或指甲损害可作为诊断依据之一。可结合组织活检，必要时辅以免疫病理等实验室检查进行确诊。

（七）治疗

1. 身心治疗

详细了解病史，注意调整心理状态。

2. 局部治疗

（1）去除局部刺激因素，消除感染性炎症。使用氯己定、制霉素等。

（2）外用糖皮质激素。

（3）维 A 酸类药物，对病损角化程度高的患者使用。

3. 全身治疗

（1）口服肾上腺皮质激素，对急性大面积或多灶糜烂型 OLP 患者，可慎重考虑小剂量、短疗程方案。

（2）免疫调节剂治疗。

4. 中医药治疗

临床上也可以考虑中医药治疗方法。

二、中医学概述

根据黏膜病损及口腔不适感，符合中医"口癣""口糜""口破""口蕈"等描述。

（一）病因病机

情志不畅、气机失和、气滞血瘀、局部血流受阻，易致邪毒蕴聚于肌肤腠理之间，从而形成口腔局部病损，具体有以下几种发病机制。

（1）肝郁化火：肝主谋虑，受情志因素影响大；肝亦主疏泄，以气为用，影响气血的归藏和运行。情志受损则肝失疏泄、气机不畅。气滞则血瘀，致疼痛诸证。

（2）肝肾阴虚：阴虚火旺或素体虚亏，久病耗损及外伤失血皆可致肝肾阴虚，肝阴不足、肝血亏虚、口失濡养，而致黏膜出现网纹、丘疹。肾阴不足、虚热内生，致黏膜充血或出血。

（3）气血两亏：血虚风燥、劳役过度损伤脾胃、运化失司、元气不充或久病耗损、气火暗耗皆可导致气血之源匮乏，日久则气血两亏。气虚则推动不力、失其温煦；血虚则不能上荣、失其濡养。脾虚阴火内生，上冲而见口舌糜烂。血虚化风生燥，而致黏膜瘀血。

（4）湿热内蕴：胃火上升外感热邪、五气化火或嗜食辛辣、恣食肥甘损伤脾胃而致湿热内蕴。胃伤不能纳，脾伤而运化失常。久而积滞生热、湿蕴化火，见口腔各症。

（二）辨证论治

1. 肝郁化火证

（1）证候：口腔黏膜上灰白色丘疹呈网状或条纹状，舌侧缘可见出血、糜烂甚至水疱，周围伴白色网纹，有灼痛感。口苦咽干、目涩、便干尿黄、急躁易怒、胸胁胀闷。女性可见经前期乳房胀痛或月经不调。舌干红、苔薄黄腻、脉弦数有力。

（2）治法：清肝泻火。

2. 肝肾阴虚证

（1）证候：颊黏膜及舌部多见白色条索状斑纹，无充血糜烂，舌背可见斑块，舌乳头萎缩。形体消瘦、面部有哄热、口干咽痛。妇人可见脏燥之证。舌红少津、苔薄，脉弦细数。

（2）治法：滋补肝肾。

3. 气血两亏证

（1）证候：磨牙区前庭沟和颊黏膜上分布浅灰色丘疹，以条索状或树枝状多见。表面粗糙、瘙痒，干燥渗血，糜烂少见，偶见于舌尖及舌两侧。伴精神萎靡、面色无华、周身乏力、颜面麻木。尿频、便溏。舌质淡白、苔薄，脉细弱。

（2）治法：补血益气。

4. 湿热内蕴证

（1）证候：黏膜损害为斑块状聚集丘疹，多见于牙龈及唇部。常出现较大范围出血、糜烂。痛痒明显，舌背上乳头脱落呈镜面舌。可伴有急慢性牙龈炎、牙周炎、口腔异味。咽喉肿痛、口渴欲饮、唾黏口热。尿黄、便结。舌红、苔黄腻，脉滑数。

（2）治法：清热燥湿。

三、康复新液治疗口腔扁平苔藓临床研究

刘敬（2005）进行了外用康复新液治疗 43 例糜烂型 OLP 患者的临床观察，共纳入 43 例糜烂型 OLP 患者。采用消毒棉棍蘸上康复新液，涂于糜烂处，每天 2 次。每晚睡觉前必须涂 1 次。结果显示，涂 1 次后，疼痛明显减轻；涂 2~4 次后，40 例患者糜烂基本愈合；剩下的 1 例患者，再涂 3 天后，糜烂愈合；另 2 例患者再涂 5 天后，糜烂愈合，白色网纹变浅。结果表明，康复新液对 OLP，特别是对糜烂型 OLP 有效。

谢红等（2008）探讨了康复新液联合曲安奈德治疗 OLP 的临床效果。将 42 例 OLP 患者按就诊顺序随机均分为 A 组和 B 组，A 组根据病损区面积在基底部注射 1mL 曲安奈德混悬剂（40mg/mL）加等量 2% 盐酸利多卡因溶液，每周 1 次，4 次为 1 疗程，同时含服康复新液，3 次/天，4 周为 1 疗程；B 组单纯用曲安奈德混悬剂局部注射，使用药物剂量、方法与 A 组相同。两组均在疗程结束后第一周评价疗效。治疗期间，42 例 OLP 患者未发现因不良反应停药的情况。治疗结束后，治疗组显效 7 例、明显好转 10 例、好转 2 例、无效 2 例，总有效率为 90.0%、显效率为 85.7%。对照组显效 7 例、明显好转 5 例、好转 6 例、无效 3 例，总有效率为 85.7%、显效率为 62%。两组总有效率差异无统计学意义，显效率差异有统计学意义（$P<0.01$）。结果表明，局部注射联合康复新液治疗 OLP 较单纯局部注射治疗疗效更为良好，表明康复新液有加快黏膜组织的修复、促进组织再生的作用。

赵玉萍（2009）进行了康复新液治疗糜烂型 OLP 的近期疗效观察，旨在观察康复新液治疗糜烂型 OLP 的近期疗效，探寻治疗糜烂型 OLP 的有效方法。将 50 例糜烂型 OLP 患者随机分成两组，试验组为 25 例，采用康复新液治疗；对照组为 25 例，采用西瓜霜喷剂治疗。治疗 7 天，试验组疼痛程度比对照组明显减轻（$P<0.01$）；糜烂面积缩小；试验组有效率（72%）明显优于对照组（32%）（$P<0.01$）。结果表明，康复新液治疗糜烂型 OLP 安全有效，且疗效优于西瓜霜喷剂，值得临床推广使用。

李燕等（2010）观察了康复新联合激光治疗糜烂型 OLP 的临床疗效。将 40 例 OLP 患者随机均分为观察组和对照组，观察组以 HSM-111 脉冲激光治疗，根据病损区面积及愈合情况每周治疗 1 次，同时含服康复新液，并在进食后和睡前局部涂抹，每次口含不少于 5mL，3~5 次/天，最长达 30 分钟（30 分钟内不能漱口），记录其愈合情况；对照组单纯以激光治疗，使用方法与观察组相同。观察组与对照组治疗 1 周、2 周、3 周后，观察组治愈患者病损处留下少许色素沉着或不明显的疤痕；对照组治愈患者的病损面大多有不同程度的色素沉着和明显的疤痕。两组治疗 3 周后观察组显效率（75%）显著优于对照组（40%）（$P<0.05$）。结果表明，康复新液具有消炎、抗菌、止痛作用，对提高糜烂型 OLP 激光治疗的疗效、减少瘢痕的形成、提高患者生存质量有重要的临床意义，使用简便，无局部和全身毒副作用，安全性高。

于燕春等（2010）进行了 546 例 OLP 患者的治疗与护理。采用醋酸曲氨奈德与 2% 利多卡因溶液，按 1:4 比例，局部黏膜下注射，同时配合康复新液含漱和健康宣

教、心理护理指导等。治疗后显效 502 例、有效 26 例、无效 18 例，总有效率为 96.7％。结果表明，醋酸曲氨奈德与 2％利多卡因溶液局部黏膜下注射加上康复新液含漱的治疗方法有一定疗效。

贾娟等（2011）观察了康复新液治疗糜烂型 OLP 的短期疗效。将 60 例糜烂型 OLP 患者随机分成两组，试验组（30 例）采用康复新液治疗，对照组（30 例）采用西瓜霜喷剂治疗，治疗 2 周。试验组总有效率 90％，对照组总有效率 40％，差异有统计学意义（$P<0.01$）。且试验组疼痛减轻、糜烂面积缩小。结果表明，康复新液治疗糜烂型 OLP 有较好的短期临床疗效。

周晓丽等（2013）观察了康复新液治疗糜烂型 OLP 的临床疗效。将 38 例糜烂型 OLP 患者随机分为治疗组（19 例）和对照组（19 例），治疗组给予康复新液进行含漱，对照组采用生理盐水进行含漱，每天多次。两组采用相同的抗感染和支持疗法。治疗组的显效率（37％）及有效率（90％）均明显比对照组高（16％、63％）（$P<0.05$）。结果表明，康复新液治疗糜烂型 OLP 是安全有效的。

张秋华等（2014）观察了中医规范化治疗 OLP 患者的临床疗效。将 282 例 OLP 患者通过中医辨证分为 5 型，随机分为治疗组（159 例）与对照组（123 例），治疗组给予中医辨证治疗及康复新液含漱，对照组给予雷公藤多苷片口服及地塞米松局部涂擦，记录治疗前后的中医证候评分及局部体征、安全性指标相关数据，评价疗效。治疗组总有效率（86.16％）明显高于对照组（57.72％）（$P<0.01$）；对照组治疗后白细胞数降低、血尿素氮水平升高，与治疗组治疗后比较差异有统计学意义（$P<0.01$）；随访 1 年后，治疗组复发率（7.55％）明显低于对照组（60.16％）（$P<0.01$）。结果表明，中医规范化治疗 OLP，能通过调节和控制 OLP 免疫反应达到治疗效果，且安全性高、复发率低。

两组临床疗效比较［例（％）］（张秋华等，2014）

证型	组别	例数	痊愈	显效	有效	无效	总有效
心肝郁火 ($n=54$)	治疗组	30	4(13.33)	13(43.33)[#]	11(36.67)	2(6.67)[#]	28(93.33)[#]
	对照组	24	1(4.17)	4(16.67)	11(45.83)	8(33.33)	16(66.67)
湿热蕴结 ($n=56$)	治疗组	32	4(12.50)	7(21.88)	18(56.25)	3(9.38)[##]	29(90.63)[##]
	对照组	24	0(0)	4(16.67)	10(41.67)	10(41.67)	14(58.33)
阴虚内热 ($n=65$)	治疗组	36	5(13.89)	15(41.67)[#]	11(30.56)	5(13.89)[#]	31(86.11)[#]
	对照组	29	1(3.45)	4(13.79)	12(41.38)	12(41.38)	17(58.62)
气血亏虚 ($n=52$)	治疗组	30	2(6.67)	10(33.33)[#]	10(33.33)	8(26.67)[#]	22(73.33)[#]
	对照组	22	0(0)	1(4.55)	8(36.36)	13(59.09)	9(40.91)
毒瘀互结 ($n=55$)	治疗组	31	2(6.45)	10(32.36)	15(48.39)	4(12.90)[#]	27(87.10)[#]
	对照组	24	0(0)	3(12.50)	12(50.00)	9(37.50)	15(62.50)
总计 ($n=282$)	治疗组	159	17(10.69)[##]	55(34.59)[##]	65(40.88)	22(13.84)[##]	137(86.16)[##]
	对照组	123	2(1.63)	16(13.01)	53(43.09)	52(42.28)	71(57.72)

注：与对照组比较，[#] 表示 $P<0.05$，[##] 表示 $P<0.01$。

两组治疗前及治疗 3 个月后安全性指标比较（$\bar{x} \pm s$）（张秋华等，2014）

检查项目		治疗组（$n=159$）		对照组（$n=123$）	
		治疗前	治疗 3 个月后	治疗前	治疗 3 个月后
血常规	白细胞数（$\times 10^9$/L）	6.41 ±1.45	6.60 ±1.60△△	6.56 ±1.29	5.79 ±1.46##
	血小板数（$\times 10^9$/L）	235.5±54.1	234.3 ±56.2	239.0 ±55.5	223.2 ±54.0#
肝功能	谷丙转氨酶（U/L）	16.78 ±9.29	18.08 ±8.36	17.02 ±7.70	19.65 ±8.60#
	谷草转氨酶（U/L）	20.45 ±6.81	21.60 ±8.12	20.72 ±6.22	23.03 ±9.22#
肾功能	尿素氮（mmol/L）	5.08 ±1.49	4.97 ±1.50△△	5.31 ±1.45	5.73 ±1.69#
	血肌酐（μmoI/L）	73.93 ±18.51	74.25 ±20.75	73.72 ±20.15	79.21 ±23.63#

注：与本组治疗前比较，# 表示 $P<0.05$，## 表示 $P<0.01$；与对照组治疗后比较，△△ 表示 $P<0.01$。

胡媛媛等（2015）纵向观察了 Nd：YAG 激光联合康复新液治疗糜烂型 OLP 的临床疗效。对 121 例糜烂型 OLP 患者随机分为 A 组（41 例，使用 Nd：YAG 激光局部照射联合康复新液湿敷治疗）；B 组（40 例，采取康复新液局部湿敷治疗）；C 组（40 例，单纯使用 Nd：YAG 激光局部照射治疗）。3 组均定期随访 24 个月。三组患者于治疗后 2 周、1 个月、6 个月、24 个月给予疗效评定。治疗后 2 周与 1 月，三组复发率差异无统计学意义，显效率差异有统计学意义（$P<0.05$）；治疗后 6 月及 24 个月显效率和复发率比较差异有统计学意义（$P<0.05$）。结果表明，Nd：YAG 激光联合康复新液治疗糜烂型 OLP 可以迅速达到治疗效果，控制糜烂型 OLP 远期复发，提高治愈成功率。

三组治疗后 2 周、1 个月、6 个月、24 个月疗效纵向比较（胡媛媛等，2015）

效果	2 周			1 个月			6 个月			24 个月		
	A 组	B 组	C 组	A 组	B 组	C 组	A 组	B 组	C 组	A 组	B 组	C 组
显效（例）	40	32	38	38	28	35	33	22	28	30	18	20
有效（例）	1	6	2	2	7	3	7	10	8	9	12	11
无效（例）	0	2	0	1	5	2	1	8	4	2	10	9
显效率（%）	97.6	80.0	95.0	92.7	70.0	95.0	80.5	55.0	70.0	75.0	45.0	50.0
复发率（%）	0.00	5.00	0.00	2.44	12.5	5.00	2.44	20.0	10.0	4.88	25.0	22.0

高琪等（2016）观察了中医辨证治疗联合康复新液含漱治疗 OLP 患者的临床疗效。将 92 例 OLP 患者随机分为对照组和观察组，各 46 例。对照组给予他克莫司软膏局部涂抹，观察组则给予中医汤剂辨证内服联合康复新液含漱治疗。15 天为 1 个疗程，两组均连续用药 2 个疗程。观察组的总有效率为 91.3%，与对照组（71.7%）相比升高显著（$P<0.05$）；观察组的口腔疼痛缓解更为明显，治疗后疼痛 VAS 评分显著低于对照组（$P<0.05$）；治疗后观察组炎性因子 TNF－α、IL－4、IL－6 水平较对照组显著降低（$P<0.05$）；治疗后观察组机体免疫功能改善优于对照组，T 淋巴细胞亚群 CD3$^+$、

$CD4^+$、$CD4^+/CD8^+$ 水平较对照组显著升高，而 $CD8^+$ 水平则显著降低（$P<0.05$）。结果表明，中医辨证治疗联合康复新液含漱治疗 OLP 的疗效肯定，有利于缓解患者的口腔疼痛，安全性高。

两组治疗前后疼痛 VAS 评分比较（$\bar{x}\pm s$，分）（高琪等，2016）

组别	例数	治疗前	治疗 15 天	治疗 30 天
观察组	46	8.21±0.45	3.32±1.75	1.25±0.13
对照组	46	8.17±0.48	6.02±1.51	3.14±0.27
t 值		2.154	2.730	1.286
P 值		1.026>0.05	0.032<0.05	0.041<0.05

两组治疗前后血清炎性因子水平比较（$\bar{x}\pm s$）（高琪等，2016）

组别	例数	时间	TNF-α（pg/L）	IL-4（ng/mL）	IL-6（ng/mL）
观察组	46	治疗前	34.25±3.73	16.59±2.21	29.78±3.12
		治疗后	18.14±1.25[ab]	9.63±1.35[ab]	10.54±2.43[ab]
对照组	46	治疗前	34.06±3.57	16.50±2.17	29.64±3.05
		治疗后	25.78±2.34[a]	13.22±1.56[a]	14.20±2.71

注：同组比较，[a]表示 $P<0.05$；组间比较，[b]表示 $P<0.05$。

两组治疗前后 T 淋巴细胞亚群水平比较（$\bar{x}\pm s$）（高琪等，2016）

组别	例数	时间	$CD3^+$（%）	$CD4^+$（%）	$CD8^+$（%）	$CD4^+/CD8^+$
观察组	46	治疗前	61.24±4.37	31.35±6.12	29.54±5.67	1.02±0.17
		治疗后	68.02±6.14[ab]	36.13±6.46[ab]	26.23±3.38[ab]	1.31±0.25[ab]
对照组	46	治疗前	61.35±5.02	31.41±6.20	28.79±5.72	1.03±0.15
		治疗后	64.32±5.81[a]	33.64±6.35[a]	27.65±3.94[a]	1.26±0.22[a]

注：同组比较，[a]表示 $P<0.05$；组间比较，[b]表示 $P<0.05$。

鲍敏（2017）观察了 Nd：YAG 激光联合康复新液治疗 OLP 的临床疗效。选取 40 例 OLP 患者，随机分为观察组和对照组，每组 20 例。两组都给予康复新液进行口腔含漱，3 次/天，持续跟踪 6 个月。观察组在康复新液含漱基础上加用 Nd：YAG 口腔激光治疗，治疗能量 120mJ，工作频率 7Hz，3～4 天，复诊时再次激光照射治疗，连续 3 次。治疗后 6 个月，观察组总有效率（85.0%）明显高于对照组（50.0%）（$P<0.05$）。结果表明，Nd：YAG 激光联合康复新液治疗 OLP 的临床疗效良好。

苏琳涵等（2018）探讨了 Nd：YAG 激光联合局部用药对 OLP 患者临床症状及免疫功能的影响。将 124 例 OLP 患者随机分为观察组和对照组，两组各 62 例。对照组给予康复新液局部湿敷治疗，观察组给予 Nd：YAG 激光联合康复新液局部湿敷治疗，比较两组临床体征与症状、免疫功能、临床疗效等指标。随访 6 个月，观察组有效率

（91.94％）明显高于对照组（79.03％）（$P<0.05$）。治疗 4 周，观察组体征积分、症状积分均明显低于对照组（$P<0.05$），CD3$^+$、CD4$^+$、CD4$^+$/CD8$^+$ 明显高于对照组，CD8$^+$ 明显低于对照组（$P<0.05$），IgA、IgG 含量明显高于对照组，IgM 含量明显低于对照组（$P<0.05$）。结果表明，Nd：YAG 激光联合康复新液局部用药治疗有助于缓解 OLP 患者临床症状，提高临床疗效。

两组治疗前后体征与症状积分比较（$\bar{x}\pm s$，分）（苏琳涵等，2018）

组别	例数	体征积分				症状积分			
		治疗前	治疗 4 周	t 值	P 值	治疗前	治疗 4 周	t 值	P 值
观察组	62	3.24± 0.52	1.54± 0.32	21.923	0.000	1.75± 0.42	0.86± 0.21	14.924	0.000
对照组	62	3.22± 0.45	2.04± 0.40	15.432	0.000	1.73± 0.50	1.12± 0.34	7.944	0.000
t 值		0.229	7.686			0.241	5.123		
P 值		0.586	0.004			0.572	0.013		

两组治疗前后细胞免疫指标比较（$\bar{x}\pm s$）（苏琳涵等，2018）

组别	例数	时间	CD3$^+$（％）	CD4$^+$（％）	CD8$^+$（％）	CD4$^+$/CD8$^+$
观察组	62	治疗前	60.32±7.24	33.45±4.52	32.52±4.36	1.03 ±0.24
		治疗 4 周	72.32±6.48[bc]	40.12±5.2[ac]	27.68 ±4.12[ac]	1.45±0.31[ac]
对照组	62	治疗前	61.12±7.45	34.12±4.65	32.46±4.40	1.05 ±0.26
		治疗 4 周	66.24±7.12[a]	37.24±4.82[a]	29.48±4.25[a]	1.28±0.32[a]

注：与同组治疗前比较，[a] 表示 $P<0.05$，[b] 表示 $P<0.01$；与对照组治疗 4 周比较，[c] 表示 $P<0.05$。

两组治疗前后体液免疫指标比较（$\bar{x}\pm s$，g/L）（苏琳涵等，2018）

组别	例数	时间	IgA	IgM	IgG
观察组	62	治疗前	0.65 ±0.20	2.31±0.56	6.45±0.72
		治疗 4 周	1.37±0.42[bc]	1.68 ±0.42[bc]	8.12±1.14[bc]
对照组	62	治疗前	0.68 ±0.24	2.28±0.60	6.47 ±0.80
		治疗 4 周	1.05±0.36[a]	1.92±0.50[a]	7.56±0.92[a]

注：与同组治疗前比较，[a] 表示 $P<0.05$，[b] 表示 $P<0.01$；与对照组治疗 4 周比较，[c] 表示 $P<0.05$。

张绍清等（2018）评价了低功率半导体激光联合康复新液治疗糜烂型 OLP 的临床疗效。纳入 60 例糜烂型 OLP 患者，随机分为联合组（30 例）和对照组（30 例）。联合组和对照组均接受含漱康复新液进行治疗，同时联合组应用低功率半导体激光照射治疗，治疗分 4 次进行，每次持续 45 秒，每次间隔 1 分钟。联合组糜烂病损组织平均愈合时间为（3.05±1.10）天，对照组为（8.90±2.45）天（$P=0.008$）；联合组 30 例患者中，28 例治疗后疼痛立即缓解，VAS 评分显著低于对照组（$P<0.05$）；联合组病损

组织尺寸明显小于对照组（$P<0.05$）。结果表明，低功率半导体激光联合康复新液治疗糜烂型 OLP 疗效肯定，可加速病损组织的愈合。

两组 VAS 评分、病损组织尺寸、平均愈合时间比较（$\bar{x}\pm s$）（张绍清等，2018）

指标	联合组	对照组	P 值
VAS 评分（分）			
治疗前	6.74 ± 1.23	6.69 ± 1.17	0.540
第 1 天	0.79 ± 0.72	5.31 ± 2.14	0.042
第 2 天	0.17 ± 0.58	4.82 ± 1.22	0.037
第 3 天	0.15 ± 0.53	4.78 ± 1.10	0.028
第 4 天	0.13 ± 0.15	4.39 ± 0.86	0.016
病损组织尺寸（mm^2）			
治疗前	4.18 ± 0.42	4.97 ± 0.28	0.460
第 1 天	4.18 ± 0.42	4.97 ± 0.28	0.460
第 2 天	2.08 ± 0.57	3.75 ± 1.23	0.012
第 3 天	0.97 ± 0.38	2.89 ± 0.84	0.025
第 4 天	0.10 ± 0.31	1.55 ± 0.51	0.037
平均愈合时间（天）	3.05 ± 1.10	8.90 ± 2.45	0.008

雷先会等（2018）观察了康复新液联合地塞米松治疗糜烂型 OLP 的临床疗效。将 100 例 OLP 患者随机分为两组（各 50 例），治疗组给予 9.8% 地塞米松溶液联合康复新液进行含漱，对照组给予 9.8% 地塞米松溶液进行含漱。两组均 3 次/天，治疗 4 周。治疗 1、2、4 周治疗组的 VAS 评分、糜烂面积均低于对照组（$P<0.05$）。治疗 4 周后治疗组总有效率为 92%，明显高于对照组（76%）（$P<0.05$）。结果表明，康复新液联合地塞米松治疗糜烂型 OLP 的临床疗效优于单独使用地塞米松。

两组治疗前后的 VAS 评分比较（$\bar{x}\pm s$，分）（雷先会等，2018）

组别	治疗前	治疗后 1 周	2 周	4 周
治疗组	7.45 ± 1.32	3.35 ± 1.18	1.52 ± 1.03	0.70 ± 0.32
对照组	7.58 ± 1.45	4.65 ± 1.12	3.56 ± 0.97	1.85 ± 0.79
t 值	0.050	3.954	7.135	6.677
P 值	0.327	<0.01	<0.01	<0.01

两组治疗前后的糜烂面积比较（$\bar{x} \pm s$，mm^2）（雷先会等，2018）

组别	治疗前	治疗后		
		1 周	2 周	4 周
治疗组	44.54±27.43	25.34±12.23	14.35±13.08	8.87±3.79
对照组	42.15±29.34	32.08±24.87	25.89±14.79	14.67±7.34
t 值	0.294	1.925	2.892	3.475
P 值	0.439	<0.01	<0.01	<0.01

王蕊等（2019）观察了硫酸羟氯喹联合康复新液含漱治疗糜烂型 OLP 的临床疗效及对唾液中相关因子表达水平的影响。将 68 例糜烂型 OLP 患者按随机数字表法分为治疗组和对照组，各 34 例。对照组口服硫酸羟氯喹治疗，治疗组在对照组治疗基础上联合康复新液含漱治疗，两组均连续治疗 4 周。治疗前到治疗第 4 周两组患者 VAS 评分均呈下降趋势，且治疗后各个时间点治疗组 VAS 评分显著低于对照组（$P<0.05$）；治疗前到治疗第 4 周两组口腔糜烂面积均呈缩小趋势（$P<0.05$），且治疗后各个时间点治疗组明显小于对照组（$P<0.05$）；与治疗前比较，治疗后两组唾液中白蛋白（ALB）、IL-10 水平均明显降低（$P<0.05$），且治疗组明显低于对照组（$P<0.05$）；治疗后两组唾液中 IgA、干扰素-γ（IFN-γ）水平均明显升高（$P<0.05$），且治疗组明显高于对照组（$P<0.05$）；治疗后治疗组临床总有效率为 91.18%，显著高于对照组的 58.82%（$P<0.05$）。结果表明，硫酸羟氯喹联合康复新液治疗糜烂型 OLP 效果良好，可有效缓解患者疼痛、促进创面愈合，值得临床推广应用。

两组治疗前后口腔 VAS 评分比较（$\bar{x} \pm s$，分）（王蕊等，2019）

组别	例数	治疗前	治疗 1 周	治疗 2 周	治疗 4 周	F 值	P 值
治疗组	34	8.06±1.24	3.38±0.91	1.67±0.74	0.63±0.35	483.481	0.000
对照组	34	8.09±1.26	4.59±1.03	2.78±0.83	1.89±0.67	270.123	0.000
t 值		0.099	5.133	5.821	9.719		
P 值		0.921	0.000	0.000	0.000		

两组治疗前后口腔糜烂面积比较（$\bar{x} \pm s$，mm^2）（王蕊等，2019）

组别	例数	治疗前	治疗 1 周	治疗 2 周	治疗 4 周	F 值	P 值
治疗组	34	46.32±23.75	23.63±11.68	13.51±9.88	7.15±2.95	49.469	0.000
对照组	34	46.18±23.64	35.92±17.56	21.67±14.62	12.68±8.73	25.976	0.000
t 值		0.024	3.382	2.694	3.500		
P 值		0.981	0.000	0.000	0.001		

两组治疗前后唾液中相关因子表达水平比较（$\bar{x}\pm s$）（王蕊等，2019）

组别	例数	ALB（mg/mL）				IgA（mg/mL）			
		治疗前	治疗后	t 值	P 值	治疗前	治疗后	t 值	P 值
治疗组	34	35.05± 2.31	24.73± 2.24	18.701	0.000	2.03± 0.72	2.53± 0.21	3.887	0.000
对照组	34	34.93± 2.32	30.59± 2.28	7.780	0.000	2.06± 0.70	2.38± 0.33	2.411	0.022
t 值		0.214	10.690			0.174	2.236		
P 值		0.831	0.000			0.862	0.028		

组别	例数	IFN－γ（pg/mL）				IL－10（pg/mL）			
		治疗前	治疗后	t 值	P 值	治疗前	治疗后	t 值	P 值
治疗组	34	6.23± 0.82	12.18± 1.37	21.729	0.000	16.94± 1.56	8.54± 0.64	29.048	0.000
对照组	34	6.29± 0.84	8.23± 1.05	8.431	0.000	16.85± 1.59	12.28± 0.79	15.009	0.000
t 值		0.298	13.344			0.236	21.449		
P 值		0.767	0.000			0.814	0.000		

王蕊等（2020）研究了硫酸羟氯喹口服联合康复新液、曲安奈德混合液含漱对糜烂型 OLP 患者血清差异蛋白、IL－12、IL－17 的影响。将 100 例糜烂型 OLP 患者按照随机数字表法分为试验组（50 例）与对照组（50 例）。对照组给予硫酸羟氯喹口服治疗（200mg，2 次/天）。试验组给予硫酸羟氯喹口服联合康复新液、曲安奈德（1∶1）混合液 10mL 含漱 5 分钟吐掉，3 次/天。两组均治疗 4 周。治疗后，试验组糜烂面积、VAS 评分，血清 AT－Ⅲ、IgM、ZAG、IL－12、IL－17 水平均明显低于对照组（$P<0.05$）；试验组总有效率（94.00%）高于对照组（76.00%）（$P<0.05$）；试验组不良反应发生率（4.00%）与对照组不良反应发生率（8.00%）差异无统计学意义（$P>0.05$）。结果表明，硫酸羟氯喹口服联合康复新液、曲安奈德混合液含漱治疗糜烂型 OLP，可抑制机体免疫炎症反应、纠正差异蛋白及炎性因子水平异常改变、改善患者临床症状、缓解疼痛、抑制 OLP 恶性进程，且安全可靠。

两组治疗前后糜烂面积、VAS 评分比较（$\bar{x}\pm s$）（王蕊等，2020）

组别	糜烂面积（mm²）	VAS 评分（分）
对照组		
治疗前	48.72±5.00	8.14±0.81
治疗后	6.53±0.77	0.80±0.10
t 值	58.971	63.593
P 值	<0.001	<0.001

组别	糜烂面积（mm^2）	VAS 评分（分）
试验组		
治疗前	48.76±5.03	8.19±0.84
治疗后	5.97±0.72	0.72±0.09
t 值	59.546	62.524
P 值	<0.001	<0.001

两组治疗前后血清差异蛋白水平比较（$\bar{x}\pm s$）（王蕊等，2020）

组别	AT-Ⅲ（μg/L）	IgM（μg/L）	ZAG（mg/L）
对照组			
治疗前	160.93±18.25	2658.62±268.74	65.95±6.89
治疗后	140.87±15.43	1458.57±153.65	44.37±4.63
t 值	5.935	27.412	18.382
P 值	<0.001	<0.001	<0.001
试验组			
治疗前	162.97±18.28	2663.67±272.77	66.08±6.96
治疗后	131.76±14.29	1352.09±141.44	41.65±4.34
t 值	9.511	30.805	21.061
P 值	<0.001	<0.001	<0.001

两组治疗前后血清 IL-12、IL-17 水平比较（$\bar{x}\pm s$，ng/L）（王蕊等，2020）

组别	IL-12	IL-17
对照组		
治疗前	17.92±1.90	58.89±6.24
治疗后	12.37±1.36	31.04±3.33
t 值	19.692	27.843
P 值	<0.001	<0.001
试验组		
治疗前	17.97±1.93	58.95±6.26
治疗后	11.54±1.28	28.76±3.29
t 值	19.633	30.187
P 值	<0.001	<0.001

四、康复新液治疗口腔扁平苔藓的典型病例

患者，男，61岁，主诉进食双颊黏膜刺激，痛半年余，于2018年7月入院治疗。诊断：糜烂型口腔扁平苔藓。

专科检查：两颊大面积散在分布的片状白色网纹，伴充血糜烂，双颊病损面积均>1/2相应颊黏膜面积。舌背舌苔略厚。其余黏膜未见明显异常。无皮肤、指（趾）甲病损。诊断：糜烂型口腔扁平苔藓。

治疗方案：因患者伴有高血压、慢性胃炎、轻度脂肪肝等疾病，未选择糖皮质激素类药物治疗。局部治疗，注射用碳酸氢钠溶液，5mL，1：1稀释后漱口，3次/日；之后使用康复新液，10mL，含漱，3次/日。全身治疗，清瘟解毒口炎康（院内制剂），8克/次，2次/日，开水冲服；白芍总苷胶囊，0.3克/次，2～3次/日，口服。

根据临床观察，治疗6周后症状缓解明显，原治疗方案中清瘟解毒口炎康减半，其余不变，继续治疗。

治疗24周后，症状完全消失，停药，定期随访。

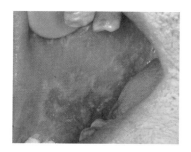 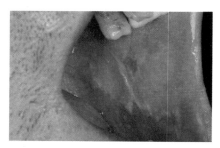

治疗前：颊黏膜片状糜烂充血面，周围散在白色网纹

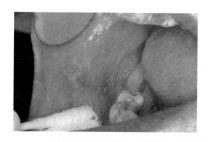 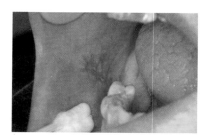

治疗1个月后：颊黏膜糜烂充血面明显减小，周围白纹明显减少

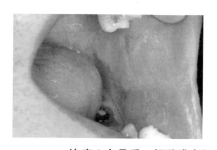 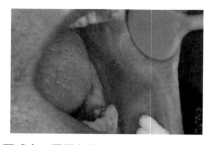

治疗3个月后：颊黏膜糜烂充血面减小，周围白纹明显减少

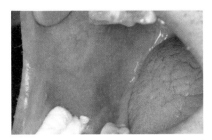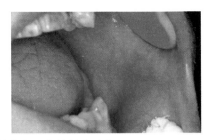

治疗 5 个月后：颊黏膜糜烂充血面白纹基本消失

患者治疗前后不同阶段效果对比图

参考文献

张志愿，俞光岩. 口腔科学 [M]. 8 版. 北京：人民卫生出版社，2013.

中华口腔医学会口腔黏膜病学专业委员会，中华口腔医学会中西医结合专业委员会. 口腔扁平苔藓诊疗指南（修订版）[J]. 中华口腔医学杂志，2022，57（2）：115-121.

宋敏花，李增宁，张雷. 口腔扁平苔藓研究与中医辨证 [J]. 现代中西医结合杂志，2007，16（32）：4897-4899.

周曾同. 口腔扁平苔藓中医辨证分型及中西医结合治疗的思考和建议 [J]. 中华口腔医学杂志，2012，47（7）：391-394.

刘敬. 外用康复新液治疗扁平苔癣（糜烂型）43 例临床观察 [J]. 医药产业资讯，2005，2（21）：73.

谢红，岳朝晖，许平. 康复新液联合曲安奈德治疗口腔扁平苔癣 21 例 [J]. 华西药学杂志，2008，23（5）：619.

赵玉萍. 康复新液治疗糜烂型口腔扁平苔藓的近期疗效观察 [J]. 口腔医学，2009，29（7）：342-344.

李燕，张倩. 康复新联合激光治疗口腔糜烂型扁平苔癣 20 例疗效观察 [J]. 贵州医药，2010，34（6）：527-528.

于燕春，张雪冰. 口腔扁平苔藓 546 例的治疗与护理 [J]. 中国误诊学杂志，2010，10（14）：3435.

贾娟，邓彦君，夏德林，等. 康复新液治疗糜烂型口腔扁平苔藓的短期疗效观察 [J]. 华西医学，2011，26（8）：1221-1222.

周晓丽，张晓辉. 康复新液治疗糜烂型扁平苔藓疗效观察 [J]. 四川医学，2013，34（12）：1892-1893.

张秋华，张琪. 中医规范化治疗口腔扁平苔藓 159 例 [J]. 长春中医药大学学报，2014，30（6）：1137-1139.

胡媛媛，刘宗响. Nd：YAG 激光联合康复新液治疗糜烂型 OLP 疗效纵向观察 [J]. 口腔医学研究，2015，31（9）：907-909.

高琪，杜勇，陈惠珍. 中医辨证治疗联合康复新液含漱治疗口腔扁平苔藓患者的临床研究 [J]. 辽宁中医杂志，2016，43（8）：1649-1651.

鲍敏. Nd：YAG 激光联合康复新液治疗口腔扁平苔藓的疗效 [J]. 江苏医药，

2017，43（17）：1270-1271.

苏琳涵，邱宜农，关德林. Nd：YAG 激光联合局部用药对口腔扁平苔藓患者临床症状及免疫功能的影响［J］. 实用医院临床杂志，2018，15（5）：237-239.

张绍清，贺慧霞. 低功率半导体激光联合康复新液治疗糜烂型扁平苔藓疗效观察［J］. 解放军医学院学报，2018，39（5）：411-414.

雷先会，杨淼. 康复新液联合地塞米松治疗糜烂型口腔扁平苔藓的临床疗效［J］. 口腔疾病防治，2018，26（6）：384-386.

王蕊，王芹，杜文斌，等. 硫酸羟氯喹联合康复新液含漱治疗糜烂型口腔扁平苔藓疗效及对唾液中相关因子表达的影响［J］. 现代中西医结合杂志，2019，28（24）：2634-2637.

王蕊，王芹，杜文斌，等. 硫酸羟氯喹口服联合康复新液、曲安奈德混合液含漱对糜烂型口腔扁平苔癣病人血清差异蛋白、白细胞介素-12、白细胞介素-17 的影响［J］. 安徽医药，2020，24（12）：2523-2527.

第三节　牙龈炎

一、现代医学概述

（一）定义

牙龈炎（Gingivitis）是牙龈组织的炎症状态，病损仅限于牙龈上皮和结缔组织的软组织区域。未发生附着丧失，连接的上皮没有迁移，据此可与牙周炎相区别。通常情况下，牙龈炎很少发生自发性出血，无痛，因此被许多患者忽视。

（二）流行病学

牙龈炎是常见的牙周疾病。调查发现，女性人群的口腔护理的遵循较好，因此男生的牙龈炎发生率略高于女性。同时，牙龈炎在社会经济地位较低的人群中更为普遍，因为社会经济地位较高的人群对管理口腔卫生的态度更加积极以及可以选择更好的医疗条件。

（三）发病原因与机制

根据病因，牙龈炎可分为以下几类：

1. 牙菌斑引起的牙龈炎

牙龈炎最常见的原因。不良的口腔卫生导致细菌在牙齿表面形成薄膜－牙菌斑。如果不定期清除，会变硬并形成牙结石。牙菌斑含有大量细菌，可致牙龈组织发生炎症。

2. 激素水平变化引起的牙龈炎

妊娠期激素水平变化，易出现牙龈充血，加上牙菌斑的影响，可增加或加重牙龈炎的发生。

青春期激素水平变化对牙龈组织和牙菌斑的聚集有一定作用，可导致青春期牙龈炎的发生。

3. 药物性牙龈炎

用于全身疾病的药物可能诱发牙龈炎的不良反应，如苯妥英钠、钙离子通道阻滞剂、抗凝剂、口服避孕药等。

除上述因素外，吸烟、口腔局部情况（口干、牙齿排列）、身体状况、遗传因素等也与牙龈炎的发生有关。

（四）临床表现

病损部位一般局限于游离龈和龈乳头。牙龈的炎症一般以牙区为主，尤其以下前牙区最为显著。患者常因刷牙或咬硬物时牙龈出血而就诊，一般无自发性出血。牙龈颜色鲜红或暗红，病变较重时，炎性充血可波及附着龈。

（五）诊断

根据临床表现，结合相关致病因素即可诊断。

（六）治疗

本病治疗原则为去除刺激因素、改善炎症，可通过各种仪器去除牙菌斑的沉积来实现。疾病初期，患者通过保持良好的口腔卫生习惯（正确的刷牙方式、牙线等工具的使用、定期维护等）即可控制相应症状。根据病情严重程度，可选择洁治术清除牙菌斑和牙石。

对药物引起的牙龈炎，可根据牙龈炎的病情与治疗需要考虑更换治疗药物。

氯己定漱口可通过抗菌和机械作用去除菌斑，在刷牙或牙缝清洁后可搭配使用。

一些具有抗炎、止血作用的中药在控制牙龈出血或炎症方面有较好作用，如康复新液等。

二、中医学概述

牙龈炎属于"牙宣""牙衄"的范畴。根据中医理论，肾主骨，齿为骨之余，齿骨同源，齿龈为胃之经络所绕，故病位多在胃和肾。

（一）病因病机

1. 胃火炽盛

患者素体热盛，加上过食辛辣厚味之品，导致胃肠积热，久之蕴而化火，胃经上绕齿龈，其火循其经上扰齿龈，邪热灼伤齿龈脉络，则见溢血。胃火冲于齿龈之间，气血阻滞，不通则痛，引起牙龈红肿，疼痛不适。

2. 肾阴不足

一者阴精亏虚，无以制阳导致阴虚火旺；二者命门火衰，逼迫真阳浮越于上。虚火上犯齿龈，故牙龈肿痛；齿为骨之余，元阳不足，故还常伴随牙龈松动、畏寒等症。

3. 营卫不和

营卫之气源于中焦脾胃，中焦脾胃功能失调、营卫不和，可致气血壅滞于齿龈而引起牙龈肿痛。

（二）辨证论治

1. 胃火炽盛证

（1）证候：牙龈红肿、齿缝溢血、血色鲜红，喜食善饥，便秘，寐欠安，口渴思饮，口气重，舌质红，舌苔黄厚，脉滑数。

（2）治法：清泄胃火。

2. 肾阴不足证

（1）证候：牙龈肿痛反复发作、咽干口燥，或伴有潮热、腰骶部酸痛、牙齿松动，纳寐可，大便正常或完谷不化，舌红，脉细数。

（2）治法：滋阴补肾。

3. 营卫不和证

（1）证候：牙龈肿痛不甚，多起于外感后，伴有自汗、恶风等症，纳寐一般，舌淡红，苔薄，脉浮弱或缓。

（2）治法：调和营卫。

三、康复新液治疗牙龈炎的临床研究

Liu 等（2018）分析比较了康复新液联合常规牙龈清洁治疗固定正畸牙龈炎的临床疗效。将固定正畸牙龈炎患者 78 例随机分为对照组和治疗组，各 39 例。对照组行牙龈清洁治疗；治疗组在牙龈清洁治疗的基础上喷涂后含服康复新液，每次 5mL，一日 2 次。两组均治疗 7 天，观察记录患者龈沟液中 IL-1β、IL-6、IL-17 和 TNF-α 水平的变化以及出血指数（BI）、探诊深度（PD）、肿胀和疼痛分级。结果显示，治疗组疗效优于对照组（$P<0.05$）。治疗后 BI、PD 均低于治疗前，且治疗组优于对照组（$P<0.05$）。牙龈疼痛、肿胀分级治疗组（Ⅰ级为主）优于对照组（Ⅱ～Ⅲ级为主）。IL-6（$P<0.001$）、TNF-α（$P<0.001$）与 PD 呈正相关的趋势。治疗组有效率高于对照组（97.44% vs 76.92%，$P<0.01$）。结果表明，使用康复新液治疗正畸牙龈炎可有效改善牙周状况、提高治疗有效率。

两组治疗前后炎症因子水平比较（$\bar{x}\pm s$）（Liu 等，2018）

组别	例数	时间	IL-1β（ng/L）	IL-17（ng/L）	IL-6（ng/L）	TNF-α（pg/mL）
对照组	39	治疗前	14.23±1.76	3.26±0.71	16.34±2.23	13.29±4.18
		治疗后	10.97±1.78[a]	1.87±0.33[a]	10.41±1.16[a]	9.45±1.44[a]

续表

组别	例数	时间	IL-1β (ng/L)	IL-17 (ng/L)	IL-6 (ng/L)	TNF-α (pg/mL)
治疗组	39	治疗前	14.38±1.91	3.31±0.96	16.44±2.29	13.66±3.91
		治疗后	8.79±1.83[ab]	0.97±0.42[ab]	8.16±1.68[ab]	7.08±1.16[ab]

注：同组治疗前后比较，[a]表示 $P<0.05$；治疗组与对照组治疗后比较，[b]表示 $P<0.05$。

两组治疗前后牙周状况比较（$\bar{x}\pm s$）（Liu 等，2018）

组别	例数	时间	BI	PD (mm)
对照组	39	治疗前	3.93±0.41	4.79±0.45
		治疗后	2.77±0.38[a]	3.33±0.41[a]
治疗组	39	治疗前	3.89±0.37	4.81±0.49
		治疗后	1.54±0.49[ab]	2.36±0.37[ab]

注：同组治疗前后比较，[a]表示 $P<0.05$；治疗组与对照组治疗后比较，[b]表示 $P<0.05$。

胥瑛等（2014）观察了康复新液治疗口腔正畸患儿慢性牙龈炎的临床疗效。将120例口腔正畸慢性牙龈炎患儿随机分为两组。观察组60例，采用牙龈清洁术联合康复新液治疗；对照组60例，采用牙龈清洁术治疗。治疗后，观察组的牙龈部位肿胀、疼痛改善情况均明显好于对照组（$P<0.05$），总有效率（95.0%）明显高于对照组（78.0%）（$P<0.05$）。结果表明，康复新液治疗口腔正畸患儿慢性牙龈炎效果良好，可明显减轻患者牙龈疼痛和肿胀，值得临床推广应用。

两组牙龈部位肿胀改善情况比较［例（%）］（胥瑛等，2014）

组别	例数	Ⅰ级	Ⅱ级	Ⅲ级
观察组	60	52（87）[a]	5（8）[a]	3（5）[a]
对照组	60	25（42）	30（50）	5（8）

注：与对照组比较，[a]表示 $P<0.05$。

两组牙龈部位疼痛改善情况比较［例（%）］（胥瑛等，2014）

组别	例数	Ⅰ级	Ⅱ级	Ⅲ级
观察组	60	53（88）[a]	4（7）[a]	3（5）[a]
对照组	60	23（38）	29（48）	8（13）

注：与对照组比较，[a]表示 $P<0.05$。

梁欢欢（2018）研究了康复新液治疗口腔正畸患儿慢性牙龈炎的临床疗效。将100例口腔正畸慢性牙龈炎的患儿用计算机数列随机分组方法分为对照组与观察组，每组50例。对照组接受口腔洁治术，观察组在口腔洁治术基础上加用康复新液进行治疗，观察两组临床疗效、菌斑指数、龈沟出血指数、疼痛评分、肿胀评分、龈沟液炎性因子水平。观察组临床治疗总有效率（96%）明显高于对照组（82%）（$P<0.05$）。两组治

疗后菌斑指数、龈沟出血指数、疼痛评分、肿胀评分均明显低于治疗前（$P<0.05$），且观察组均明显低于对照组（$P<0.05$）。两组治疗后龈沟液中 IL-1β、前列腺素 E_2（PGE2）、可溶性黏附分子-1（sICAM-1）水平均较治疗前明显降低（$P<0.05$），且观察组均明显低于对照组（$P<0.05$）。结果表明，应用康复新液对口腔正畸慢性牙龈炎患儿进行治疗具有一定的临床疗效，可有效缓解患儿的牙周炎症、牙龈疼痛及肿胀情况，还可对龈沟液炎性因子进行有效抑制，有利于改善预后。

两组菌斑指数、龈沟出血指数、疼痛评分、肿胀评分比较（$\bar{x}\pm s$，分）（梁欢欢，2018）

组别	例数	时间	菌斑指数	龈沟出血指数	疼痛评分	肿胀评分
对照组	50	治疗前	2.03±0.52	3.89±1.02	6.54±1.43	5.42±1.13
		治疗后	1.51±0.40	2.73±0.87	4.12±1.17	4.30±1.02
观察组	50	治疗前	2.01±0.55	3.81±1.15	6.49±1.52	5.27±1.21
		治疗后	1.14±0.36	1.96±0.64	2.94±0.96	3.32±0.97

两组龈沟液炎性因子水平比较（$\bar{x}\pm s$）（梁欢欢，2018）

组别	时间	例数	IL-1β（ng/L）	PGE2（ng/L）	sICAM-1（μg/L）
对照组	治疗前	50	13.43±1.85	349.85±56.98	172.29±20.55
	治疗后		11.65±1.47	288.36±43.64	151.64±17.43
观察组	治疗前	50	13.39±1.82	349.17±57.21	172.01±20.67
	治疗后		10.32±1.19	246.53±36.29	135.23±14.32

孟琨（2018）研究了康复新液对口腔正畸所致慢性牙龈炎的临床疗效及对牙龈肿胀及疼痛改善情况的影响。将口腔正畸所致慢性牙龈炎患者（85 例）分为对照组（42 例）和观察组（43 例）。对照组单纯采用牙龈清洁术治疗，观察组采用牙龈清洁术联合康复新液进行治疗。观察两组治疗后疼痛和肿胀改善情况、牙龈指数（GI）、菌斑指数（PLI）、龈沟出血指数（SBI）、PD 及龈沟液中炎性因子和 PGE2 水平变化情况。治疗后观察组疼痛和肿胀改善情况优于对照组（$P<0.05$）。两组治疗后 GI、PLI、SBI 及 PD 值均较治疗前下降，且观察组均明显低于对照组（$P<0.05$）。两组治疗后龈沟液中 IL-1β、TNF-α 及 PGE2 水平均较治疗前下降，且观察组明显低于对照组（$P<0.05$）。结果表明，康复新液可改善口腔正畸所致慢性牙龈炎患者的疼痛和肿胀，促进牙龈健康状态的恢复，降低龈沟液中炎性因子水平。

两组症状改善情况比较[$\bar{x}\pm s$，例（%）]（孟琨，2018）

组别	例数	疼痛度			肿胀度		
		Ⅰ级	Ⅱ级	Ⅲ级	Ⅰ级	Ⅱ级	Ⅲ级
对照组	42	21（50.00）	20（47.62）	1（2.38）	18（42.86）	16（38.10）	8（19.05）

组别	例数	疼痛度			肿胀度		
		Ⅰ级	Ⅱ级	Ⅲ级	Ⅰ级	Ⅱ级	Ⅲ级
观察组	43	37 (86.05)	6 (13.95)	0 (0)	38 (88.37)	3 (6.98)	2 (4.65)

两组治疗前后 GI、PLI、SBI 及 PD 值比较（$\bar{x}\pm s$）（孟琨，2018）

组别	时间	GI	PLI	SBI	PD（mm）
对照组 (n=42)	治疗前	1.71±0.84	0.64±0.53	3.45±0.05	4.41±0.05
	治疗后	0.68±0.42*	0.52±0.22*	2.81±0.06*	3.45±0.04*
观察组 (n=43)	治疗前	1.72±0.82	0.65±0.51	3.46±0.04	4.42±0.07
	治疗后	0.33±0.47*#	0.22±0.24*#	1.64±0.05*#	2.54±0.04*#

注：组内比较，* 表示 $P<0.05$；组间比较，# 表示 $P<0.05$。

两组治疗前后龈沟液中 IL−1β、TNF−α 及 PGE2 水平比较（$\bar{x}\pm s$）（孟琨，2018）

组别	时间	IL−1β（pg/mL）	TNF−α（ng/mL）	PGE2（pg/mL）
对照组 (n=42)	治疗前	13.21±0.41	0.71±0.09	352.30±11.59
	治疗后	12.89±0.38*	0.39±0.05*	325.01±10.84*
观察组 (n=43)	治疗前	13.23±0.40	0.72±0.07	353.01±11.52
	治疗后	11.94±0.34*#	0.35±0.04*#	284.25±10.10*#

注：组内比较，* 表示 $P<0.05$；组间比较，# 表示 $P<0.05$。

　　李萍等（2018）研究了康复新液联合西帕依固龈液治疗固定正畸早期牙龈炎的临床疗效。将 120 例患者按随机数字表法分为对照组和治疗组，各 60 例。对照组在固定正畸治疗后，分别于晨起后、晚睡前、三餐后含漱西帕依固龈液，5～10 毫升/次，含漱 3 分钟。治疗组于含漱西帕依固龈液 15 分钟后含漱康复新液，5～10 毫升/次，含漱 3 分钟。以 4 周为 1 个疗程，两组均治疗 6 个疗程。观察两组的临床疗效，比较两组的简化口腔卫生指数（OHI−S）、GI、牙龈探诊出血指数（BOP）、PLI 和并发症情况。治疗组的总有效率为 91.67%，明显高于对照组的 80.00%（$P<0.05$）。治疗 3、6 个月后，两组 OHI−S、GI、BOP 和 PLI 指数均升高，同组治疗前后比较差异有统计学意义（$P<0.05$），治疗组这些观察指标均明显高于对照组（$P<0.05$）。治疗后治疗组并发症发生率（8.33%）明显低于对照组（21.67%）（$P<0.05$）。结果表明，康复新液联合西帕依固龈液治疗固定正畸早期牙龈炎具有较好的临床疗效，可改善牙龈出血、口腔卫生等牙周指标，减少并发症，具有一定的临床推广应用价值。

两组治疗前后牙周指标比较（$\bar{x}\pm s$）（李萍等，2018）

组别	时间	OHI-S	GI	BOP	PLI
对照组	治疗前	1.05±0.05	0.09±0.08	2.26±0.09	0.09±0.08
	治疗1个月	1.37±0.06	0.15±0.05	3.12±0.08	0.15±0.07
	治疗3个月	1.93±0.08*	0.36±0.06*	6.50±0.07*	0.34±0.08*
	治疗6个月	2.14±0.06*	0.41±0.07*	7.35±0.05*	0.39±0.08*
治疗组	治疗前	1.04±0.06	0.09±0.05	2.29±0.08	0.08±0.05
	治疗1个月	1.26±0.07	0.12±0.06	3.01±0.09	0.12±0.06
	治疗3个月	1.60±0.09*▲	0.21±0.04*▲	4.76±0.08*▲	0.23±0.09*▲
	治疗6个月	1.73±0.08*▲	0.27±0.03*▲	5.32±0.08*▲	0.27±0.11*▲

注：与同组治疗前比较，*表示 $P<0.05$；与对照组治疗后同期比较，▲表示 $P<0.05$。

任伟伟等（2020）研究了康复新液联合共同参与型医患互动模式对口腔正畸慢性牙龈炎患者牙周康复指标的影响。将 312 例口腔正畸慢性牙龈炎患者按随机数字表法分为对照组（$n=156$）和研究组（$n=156$）。对照组采用单纯牙龈清洁术治疗，研究组在对照组基础上联合康复新液治疗，其间均给予共同参与型医患互动模式进行干预，疗程 2 周，随访 1 个月。研究组临床治疗总有效率为 96.79%，显著高于对照组的 79.49%（$P<0.05$）。研究组牙龈疼痛度和肿胀度均显著低于对照组（$P<0.05$）。治疗 2 周后，PLI、GI、SBI 均较治疗前降低，研究组均显著低于对照组（$P<0.05$）。研究组并发症发生率为 10.26%，显著低于对照组的 22.44%（$P<0.05$）。结果表明，康复新液联合共同参与型医患互动模式可明显降低口腔正畸慢性牙龈炎患者牙龈疼痛度和肿胀度，并能改善患者牙周指标，具有较高安全性，而且疗效良好。

两组牙龈疼痛度和肿胀度比较［例（%）］（任伟伟等，2020）

组别	例数	疼痛度			肿胀度		
		Ⅰ级	Ⅱ级	Ⅲ级	Ⅰ级	Ⅱ级	Ⅲ级
研究组	156	133（85.26）	22（14.10）	1（0.64）	139（89.10）	11（7.05）	6（3.85）
对照组	156	80（51.28）	72（46.15）	4（2.57）	65（41.67）	58（37.18）	33（21.15）
χ^2值		6.425			8.622		
P值		<0.001			<0.001		

两组 PLI、GI、SBI 比较（$\bar{x}\pm s$，分）（任伟伟等，2020）

时间	组别	例数	PLI	GI	SBI
治疗前	研究组	156	0.96±0.39	2.03±0.71	2.75±0.09
	对照组	156	0.98±0.45	1.98±0.75	2.76±0.11
	t 值		0.419	0.605	0.756
	P 值		0.675	0.546	0.391
治疗2周后	研究组	156	0.24±0.12*	0.36±0.14*	1.59±0.07*
	对照组	156	0.61±0.23*	0.57±0.20*	2.44±0.09*
	t 值		17.814	10.744	93.113
	P 值		<0.001	<0.001	<0.001

注：与同组治疗前相比，* 表示 $P<0.05$。

两组并发症发生情况比较（任伟伟等，2020）

组别	例数	黏膜溃疡［例（%）］	牙髓反应［例（%）］	牙釉质脱矿［例（%）］	发生率（%）
研究组	156	5（3.21）	7（4.49）	4（2.56）	10.26
对照组	156	10（6.41）	12（7.70）	13（8.33）	22.44
χ^2值					10.671
P 值					<0.001

参考文献

张志愿，俞光岩. 口腔科学［M］. 8 版. 北京：人民卫生出版社，2013.

卢慧蓉，万文蓉. 中医辨证论治牙龈炎探析［J］. 中医药通报，2019，18（2）：21−22，39.

Liu YT, Mu FP, Liu LJ, et al. Effects of Kangfuxin solution on IL−1β, IL−6, IL−17 and TNF−α in gingival crevicular fluid in patients with fixed orthodontic gingivitis［J］. Exp Ther Med, 2018, 16（1）：300−304.

胥瑛，陈金林，廖珊珊，等. 康复新液治疗口腔正畸患儿慢性牙龈炎疗效观察［J］. 现代中西医结合杂志，2014（15）：1647−1648.

梁欢欢. 康复新液治疗口腔正畸患儿慢性牙龈炎的临床效果分析［J］. 中国基层医药，2018，25（19）：2471−2474.

孟琨. 康复新液对口腔正畸所致慢性牙龈炎临床疗效及对牙龈肿胀及疼痛改善情况的影响［J］. 基因组学与应用生物学，2018，37（3）：996−1001.

李萍，赵亮，李海朋. 康复新液联合西帕依固龈液治疗固定正畸早期牙龈炎的疗效观察［J］. 现代药物与临床，2018，33（5）：1212−1215.

任伟伟，李守宏，管琴. 康复新液联合共同参与型医患互动模式对口腔正畸慢性牙龈炎患儿牙周康复指标的影响［J］. 中国美容医学，2020，29（11）：145−148.

第四节　牙周炎

一、现代医学概述

（一）定义

牙周炎（Periodontitis）是由牙菌斑生物膜引起的牙周组织慢性感染性疾病，可以导致牙支持组织（牙龈、牙周膜、牙槽骨和牙骨质）发炎、牙周袋形成、进行性附着丧失和牙槽骨吸收，最后导致牙松动丧失。牙周炎是我国成年人丧失牙齿的首位原因。

（二）流行病学

据统计，5%～20%的成年人患有重度牙周炎。我国居民牙周情况调查结果显示（孟圆等，2017），12岁、35～44岁、65～74岁人群牙龈出血检出率分别高达57.7%、77.3%、68.0%，牙石检出率分别高达59.0%、97.3%、88.7%，后两个年龄段牙周袋检出率分别为40.9%和52.2%。

（三）发病原因与机制

牙周炎可分为以下几类：

1. 慢性牙周炎

最为常见，约占牙周炎患者人数的95%。病因主要为牙菌斑，牙石、食物嵌塞、不良修复体等均为加重菌斑滞留的局部刺激因素。当微生物数量及毒性增强，或机体防御能力削弱时，龈下牙周致病菌大量滋生（如牙龈卟啉单胞菌、伴放线聚集杆菌等），导致胶原破坏、结合上皮向根方增殖、牙周袋形成、牙槽骨吸收。

2. 侵袭性牙周炎

可分为局限型与广泛型。伴放线聚集杆菌是该病的主要致病菌，患者龈下菌斑中可分离出伴放线聚集杆菌，阳性率90%～100%。

3. 全身疾病相关的牙周炎

牙周炎可作为某些全身疾病的表征之一，包括血液疾病和遗传性疾病，如掌跖角化症－牙周破坏综合征、唐氏综合征、艾滋病等。

（四）临床表现

慢性牙周炎起病缓慢，早期主要表现为牙龈的慢性炎症。一般侵犯全口多数牙，少数患者仅发生于一组牙或个别牙，呈一定的对称性。活动期与静止期交替进行，病程长达十余年甚至数十年。牙面常有大量牙石，牙龈呈现不同程度的慢性炎症，颜色呈鲜红或暗红色，质地松软、点彩消失、牙龈水肿，探诊出血甚至溢脓。早期已有牙周袋和牙槽骨吸收，程度较轻，牙尚不松动。晚期深牙周袋形成，牙松动，咀嚼无力或疼痛，甚至发生急性牙周脓肿。牙周炎晚期除牙周袋形成、牙龈发炎、牙周附着丧失、牙槽骨吸收及牙齿松动等主要特征外，常可出现其他伴发症状，如牙齿移位、食物嵌塞、继发性咬合创伤、牙根暴露、对温度敏感或发生根面龋、急性牙周脓肿、逆行性牙髓炎、口臭等。

（1）局限型侵袭性牙周炎，始发于青春期前后，女性多于男性。早期患者的菌斑牙石量很少，牙龈炎症轻微，但有牙周袋，牙周组织破坏程度与局部刺激物的量不成比例。深袋部位有龈下菌斑，袋壁有炎症和探诊后出血，晚期还可以发生牙周脓肿。局限于第一恒磨牙和上下切牙，多为左右对称。除第一恒磨牙和切牙外，其他患牙不超过两个。

（2）广泛型侵袭性牙周炎，特征为广泛的邻面附着丧失，侵犯第一磨牙和切牙以外的牙数在三颗以上。患者年龄多在青春期至 30 岁。病损呈弥漫性、广泛的邻面附着丧失。有严重而快速的附着丧失和牙槽骨破坏，呈明显的阵发性。在活动期，牙龈有急性炎症，呈鲜红色，伴龈缘区肉芽性增殖，易出血，并有溢脓。

临床上常以年龄为 35 岁以下且全口大多数牙有重度牙周破坏作为诊断广泛型侵袭性牙周炎的标准，即牙周破坏程度与年龄不相关。

（五）诊断

早期牙周炎与慢性牙龈炎的区别不明显，需要通过仔细检查而及时诊断。根据患者年龄、局部刺激因素与牙周病损程度是否一致，可进行早期诊断。

（六）治疗

慢性牙周炎的治疗目标是清除牙菌斑、牙石等刺激因素，消除牙龈炎症，使牙周组织恢复，争取适当的牙周组织再生，并使疗效长期稳定保持。

（1）控制牙菌斑，尽量使有菌斑的牙面占全部牙面的 20% 以下。

（2）洁治术彻底清除龈上牙石，龈下刮治术清除龈下牙石，根面平整术刮除暴露在牙周内含有大量内毒素的病变牙骨质，使根面平整光滑，有利于牙周支持组织重新附着。洁治术和刮治术是牙周病的基础治疗。

（3）尽早拔除附着丧失严重、过于松动等无保留价值的患牙。

（4）吸烟可导致牙周疾病的发生、发展。对治疗效果较差的吸烟患者，应劝患者戒烟。

（5）牙周支持治疗，定期的复查和维护是长期保持牙周健康的关键因素之一。坚持菌斑控制，定期复查监测。

（6）侵袭性牙周炎，在上述基础治疗基础上，通过微生物学检查明确龈下菌斑优势菌后，可选用针对性的抗生素，如甲硝唑、米诺环素等。

二、中医学概述

本病中医学部分同牙龈炎。

三、康复新液治疗牙周炎的临床研究

肖旋等（2009）探讨了康复新液治疗急性牙周炎的临床效果。将急性牙周炎患者（106 例）随机分为康复新液组（53 例）与碘甘油组（53 例）。康复新液组用 5mL 钝针头注射器抽 0.5mL 康复新液注入患牙牙周袋。碘甘油组局部上碘甘油。均保持隔湿 3 分钟，嘱患者 10 分钟内不要漱口，治疗 4 天。康复新液组显效率（80%）明显优于碘甘油组（48%）（$P<0.01$）。结果表明，康复新液治疗急性牙周炎有良好的作用。

王乾锋等（2011）观察了康复新液辅助刮治和根面平整（SRP）治疗慢性牙周炎的近期效果。将慢性牙周炎患者（65 例）分为实验组（35 例）与对照组（30 例）。实验组在 SRP 后用康复新液含漱 6 周，对照组仅做 SRP。分别在基线和 SRP 后 6 周时测量菌斑指数（PLI）、出血指数（BI）、探诊深度（PD）和临床附着水平（CAL）等临床指标。SRP 完成后 6 周，两组的各项临床指标均较基线时明显改善（$P<0.05$）；实验组的 BI 和 PD 低于对照组，差异有统计学意义（$P<0.05$）；PLI、CAL 绝对值虽然也低于对照组，但差异无统计学意义（$P>0.05$）。结果表明，康复新液辅助 SRP 治疗慢性牙周炎，近期具有一定的临床效果。

两组治疗前后各项临床指标的变化（$\bar{x}\pm s$）（王乾锋等，2011）

组别	PLI		BI		PD (mm)		CAL (mm)	
	基线	6 周	基线	6 周	基线	6 周	基线	6 周
实验组	1.72±0.66	0.96±0.72	2.64±1.04	0.85±0.77*	4.35±1.28	2.80±0.99*	3.42±1.85	2.47±1.43
对照组	1.67±0.58	1.02±0.67	2.60±0.98	1.46±0.96	4.40±1.17	3.22±1.03	3.65±2.00	2.90±1.94

注：与对照组比较，* 表示 $P<0.05$。

陈云芳等（2011）评价了康复新液辅助治疗慢性牙周炎的临床效果。将 41 例慢性牙周炎患者采用随机对照法分成对照组（20 例）和观察组（21 例），BOP 检查完毕后行全 El 超声龈上洁治，两组均进行口腔卫生指导。观察组每天含漱康复新液，10mL，3 次/日，将药物先在口腔内含 5 分钟，然后咽下，嘱 30 分钟内不饮水和进食；对照组不用任何漱口水。均不服其他抗菌药物。7 天后复诊。两组检测指标均较治疗前有明显改善（$P<0.01$），观察组改善优于对照组（$P<0.01$）。结果表明，康复新液局部辅助用药能够有效地改善临床症状、提高牙周炎治疗的效果，值得推广。

两组用药前后 BOP 指数比较［点（%）］（陈云芳等，2011）

组别		例数	位点	BOP (+)	BOP (−)
对照组	治疗前	20	172	172 (100.0)	0 (0)
	治疗后 1 周		172	115 (66.9)	57 (33.1)
观察组	治疗前	21	174	174 (100.0)	0 (0)
	治疗后 1 周		174	73 (42.0)	101 (58.0)

尹敏等（2016）探讨了盐酸米诺环素软膏配合康复新液漱口对慢性牙周炎患者的影响。将 92 例慢性牙周炎的患者按随机数字表法分为对照组（46 例）和研究组（46 例），均行牙周基础治疗。对照组在此基础治疗上予以复方碘甘油液治疗；研究组在此基础治疗上予以盐酸米诺环素软膏配合康复新液漱口治疗。疗程 4 周。研究组有效率（93.48%）明显高于对照组有效率（78.26%）（$P<0.05$）。与治疗前比较，治疗后研究组 PLI、PD、龈沟出血指数（SBI）及附着水平（AL）均低于对照组（$P<0.05$），hs-CRP、TNF-α 和 IL-8 水平低于对照组，IL-10 水平高于对照组，差异有统计学意义（$P<0.05$）。结果表明，采用盐酸米诺环素软膏配合康复新液漱口能缓解炎症反应，疗效良好。

两组治疗前后一般指标比较（$\bar{x}\pm s$）（尹敏等，2016）

组别	例数	时间	PD（mm）	SBI	AL（mL）	PLI
对照组	46	治疗前	4.12±0.81	2.81±1.21	3.49±1.63	1.23±0.55
		治疗后	3.30±0.58*	1.84±0.89*	2.14±0.94*	0.97±0.42*
研究组	46	治疗前	4.15±0.80	2.86±1.24	3.50±1.65	1.24±0.58
		治疗后	2.64±0.41*#	1.39±0.78*#	1.76±0.62*#	0.55±0.39*#

注：与同组治疗前比较，*表示 $P<0.05$；与对照组治疗后比较，#表示 $P<0.05$。

两组治疗前后龈沟液 hs-CRP、TNF-α、IL-8 及 IL-10 水平比较（$\bar{x}\pm s$，μg/mL）（尹敏等，2016）

组别	例数	时间	hs-CRP	TNF-α	IL-8	IL-10
对照组	46	治疗前	12.16±4.58	5.51±1.58	13.51±2.83	2.81±0.76
		治疗后	7.54±3.45*	3.86±1.24*	9.21±1.82*	4.23±1.34*
研究组	46	治疗前	12.23±4.49	5.34±1.44	13.46±2.94	2.85±0.71
		治疗后	4.91±2.88*#	2.55±1.09*#	7.64±1.67*#	6.67±1.55*#

注：与同组治疗前比较，*表示 $P<0.05$；与对照组治疗后比较，*表示 $P<0.05$。

孙秀玲等（2016）探讨了康复新液联合米诺环素软膏治疗慢性牙周炎的临床效果。将 90 例慢性牙周炎患者（患牙共计 106 颗）采用随机数字表法分为对照组和治疗组，每组各 45 例、患牙 53 颗。对照组给予盐酸米诺软膏，将其注入牙周袋中直至充满，1 次/周；治疗组在对照组基础上给予康复新液约 10mL，含漱 5 分钟左右，4 次/天。均治疗 4 周。观察两组的临床疗效，比较两组 CRP、IL-6、SBI、AL、PLI 和 PD 变化情况。治疗组的总有效率（96.23%）明显高于对照组（79.25%）（$P<0.05$）。治疗后对照组 IL-6、SBI、AL、PLI 和 PD 显著降低，治疗组 CRP、SBI、AL、PLI 和 PD 显著降低，同组治疗前后比较差异有统计学意义（$P<0.05$），治疗组这些观察指标的降低程度明显优于对照组（$P<0.05$）。结果表明，康复新液联合米诺环素软膏治疗慢性牙周炎具有较好的临床效果，能改善临床症状、缓解炎症反应，具有一定的临床推广价值。

两组治疗前后相关指标比较（$\bar{x} \pm s$）（孙秀玲等，2016）

组别	时间	CRP（mg/L）	IL−6（pg/mL）	SBI	AL（mm）	PLI	PD（mm）
对照组	治疗前	2.71± 2.31	2.01± 1.95	3.21± 0.33	4.31± 0.99	2.53± 0.37	4.20± 0.51
	治疗后	2.73± 2.33	1.99± 1.92	1.67± 0.36*	3.33± 0.92*	1.41± 0.36*	3.49± 0.43*
治疗组	治疗前	2.70± 2.29	2.02± 1.98	3.22± 0.35	4.34± 1.01	2.55± 0.41	4.22± 0.53
	治疗后	2.12± 2.03*▲	2.04± 2.01	0.57± 0.34*▲	2.33± 0.79*▲	0.59± 0.31*▲	2.09± 0.33*▲

注：与同组治疗前比较，* 表示 $P < 0.05$；与对照组治疗后比较，▲ 表示 $P < 0.05$。

陈明铭等（2017）观察了康复新液治疗慢性牙周炎的临床效果。将 168 例慢性牙周炎患者随机分为观察组和对照组，每组 84 例。对照组予以抗感染等常规治疗和氯己定含漱，观察组予以抗感染等常规治疗和康复新液含漱，疗程均为 4 周。观察组总有效率为 96.4%，明显高于对照组的 76.2%；治疗后两组 PD、PLI、BI 均较治疗前显著降低（$P < 0.05$），且观察组优于对照组（$P < 0.05$）；随访时，两组牙周附着丧失和牙齿松动度均较治疗前改善（$P < 0.05$），且观察组优于对照组（$P < 0.05$）；治疗后两组 hs−CRP、TNF−α、IL−8 和 IL−10 水平较治疗前明显改善（$P < 0.05$），且观察组各炎症指标改善优于对照组（$P < 0.05$）。结果表明，康复新液结合常规疗法治疗慢性牙周炎可改善临床症状和炎症因子水平。

两组治疗前后相关指标比较（$\bar{x} \pm s$）（陈明铭等，2017）

组别	时间	PD（mm）	PLI	BI
观察组（$n = 84$）	治疗前	4.78±0.71	2.88±0.69	3.76±0.73
	治疗后	2.55±0.20*#	1.48±0.19*#	1.94±0.34*#
对照组（$n = 84$）	治疗前	4.76±0.65	2.84±0.59	3.73±0.68
	治疗后	3.37±0.41*	1.59±0.64*	2.82±0.51*

注：与本组治疗前比较，* 表示 $P < 0.05$；与对照组治疗后比较，# 表示 $P < 0.05$。

两组随访情况比较（$\bar{x} \pm s$）（陈明铭等，2017）

组别	时间	附着丧失（mm）	牙齿松动度（度）
观察组（$n = 84$）	治疗前	6.14±1.60	1.96±0.66
	随访时	4.19±1.13*#	1.29±0.77*#
对照组（$n = 84$）	治疗前	6.19±1.55	1.86±0.71
	随访时	5.86±1.28*	1.83±0.67*

注：与本组治疗前比较，* 表示 $P < 0.05$；与对照组随访时比较，# 表示 $P < 0.05$。

两组治疗前后炎症因子水平变化比较（$\bar{x}\pm s$）（陈明铭等，2017）

组别	时间	hs—CRP (ng/mL)	TNF—α (ng/mL)	IL—8 (ng/L)	IL—10 (μg/L)
观察组 ($n=84$)	治疗前	12.31±5.04	5.37±1.50	13.50±3.03	2.87±0.69
	治疗后	4.89±2.73*#	2.54±1.12*#	7.48±1.70*#	6.74±1.60*#
对照组 ($n=84$)	治疗前	12.26±4.76	5.43±1.61	13.43±2.91	2.82±0.58
	治疗后	7.61±3.52*	3.92±1.30*	9.32±1.91*	4.18±1.29*

注：与本组治疗前比较，*表示 $P<0.05$；与对照组治疗后比较，#表示 $P<0.05$。

庄瑞等（2019）研究了康复新液联合替硝唑治疗慢性牙周炎的临床效果及对患者龈沟液中钙结合蛋白（S100A12）及乳铁蛋白（LF）水平的影响。将 112 例慢性牙周炎患者随机分为观察组和对照组，每组 56 例。对照组在常规治疗基础上采用替硝唑治疗，观察组在对照组治疗基础上加用康复新液。治疗后观察组治疗总有效率为 91.07%，显著高于对照组的 76.79%（$P<0.01$）。观察组龈沟液中 IL—8、IL—10、S100A12 和 LF 水平及 PD、PLI、BI、牙周附着丧失、牙齿松动度均显著优于治疗前及对照组（$P<0.05$）。两组不良反应发生率比较，差异无统计学意义（$P>0.05$）。结果表明，康复新液联合替硝唑治疗慢性牙周炎能提高临床疗效。

两组 PD、PLI 及 BI 比较（$\bar{x}\pm s$）（庄瑞等，2019）

组别	例数	PD (mm) 治疗前	治疗后	PLI 治疗前	治疗后	BI 治疗前	治疗后
观察组	56	4.61±0.82	3.54±0.55	2.89±0.65	1.65±0.27	3.88±0.92	2.75±0.63
对照组	56	4.71±0.73	2.61±0.33	2.85±0.58	1.47±0.37	3.91±0.84	2.05±0.94
t 值		0.68	10.85	0.52	2.11	0.18	4.63
P 值		0.50	0.00	0.61	0.04	0.86	0.00

两组牙周附着丧失程度及牙齿松动度比较（$\bar{x}\pm s$）（庄瑞等，2019）

组别	牙周附着丧失 (mm) 治疗前	治疗后	t 值	P 值	牙齿松动度 (度) 治疗前	治疗后	t 值	P 值
观察组	6.18±1.54	5.45±1.30	2.71	0.01	1.85±0.69	1.52±0.65	2.62	0.01
对照组	6.15±1.59	4.53±1.18	6.12	0.00	1.91±0.68	1.21±0.78	5.06	0.00
t 值	0.10	3.92			0.46	2.28		
P 值	0.92	0.00			0.64	0.02		

两组 IL-8、IL-10、S100A12、LF 水平变化比较（$\bar{x} \pm s$）（庄瑞等，2019）

组别	IL-8 (ng/L)		t 值	P 值	IL-10 (µg/L)		t 值	P 值
	治疗前	治疗后			治疗前	治疗后		
观察组	13.47±2.89	9.35±2.01	8.76	0.00	2.83±0.61	4.20±1.34	3.37	0.00
对照组	13.45±2.98	7.39±1.81	10.92	0.00	2.85±0.71	6.65±1.54	16.77	0.00
t 值	0.04	4.30			0.16	8.98		
P 值	0.97	0.00			0.87	0.00		

组别	S100A12 (µg/L)		t 值	P 值	LF (µg/L)		t 值	P 值
	治疗前	治疗后			治疗前	治疗后		
观察组	22.29±3.12	13.65±2.68	15.72	0.00	1812.85±154.79	1005.40±158.63	27.26	0.00
对照组	22.35±3.08	10.53±2.18	23.44	0.00	1815.91±155.68	752.25±154.23	36.32	0.00
t 值	0.10	6.76			0.10	8.56		
P 值	0.92	0.00			0.92	0.00		

乌玉红等（2020）探讨了康复新液联合米诺环素治疗牙周炎的临床效果及对血清生化指标的影响。将 82 例牙周炎患者随机分为观察组和对照组，每组 41 例。两组均给予盐酸米诺环素软膏治疗，观察组加用康复新液治疗，均连续治疗 6 周。治疗后观察组总有效率为 90.24%，显著高于对照组的 73.17%（$P<0.05$）；观察组的 PD、PLI、SBI、VAS 评分及 IL-6、PGE2、内脂素（VF）水平均明显低于对照组（$P<0.05$）；观察组生活质量（SF-36）评分、咀嚼评分均明显高于对照组（$P<0.05$）；观察组不良反应发生率（17.07%）与对照组（9.76%）相当（$P>0.05$）。结果表明，康复新液联合米诺环素治疗牙周炎，能改善患者的牙周健康状况、降低血清生化指标水平、改善预后效果。

两组牙周炎健康指标比较（$\bar{x} \pm s$）（乌玉红等，2020）

组别	PD (mm)		PLI		SBI	
	治疗前	治疗后	治疗前	治疗后	治疗前	治疗后
观察组	5.02±0.59	3.12±0.57*	2.79±0.45	0.79±0.28*	2.59±0.44	1.30±0.39*
对照组	5.11±0.62	3.60±0.73*	2.60±0.52	0.98±0.34*	2.51±0.47	1.62±0.41*
t 值	0.673	3.318	1.769	2.762	0.796	3.621
P 值	0.503	0.001	0.081	0.007	0.429	0.001

注：与本组治疗前比较，* 表示 $P<0.05$。

两组血清生化指标比较（$\bar{x} \pm s$）（乌玉红等，2020）

组别	IL-6（ng/L）		PGE2（ng/L）		VF（μg/L）	
	治疗前	治疗后	治疗前	治疗后	治疗前	治疗后
观察组	95.32±11.76	53.49±6.82*	291.39±34.13	147.70±16.58*	82.13±9.44	41.11±5.92*
对照组	96.39±11.24	59.91±7.16*	296.72±36.78	161.90±19.39*	82.91±9.82	46.72±6.03*
t 值	0.421	4.157	0.680	3.564	0.367	4.251
P 值	0.675	0.000	0.498	0.001	0.715	0.000

注：与本组治疗前比较，* 表示 $P<0.05$。

两组预后评分比较（$\bar{x} \pm s$，分）（乌玉红等，2020）

组别	SF-36 评分		咀嚼评分		VAS 评分	
	治疗前	治疗后	治疗前	治疗后	治疗前	治疗后
观察组	62.78±8.83	85.10±9.17*	3.91±1.09	7.82±1.59*	6.62±1.58	1.89±0.65*
对照组	63.52±8.67	80.06±8.96*	3.72±1.11	6.70±1.37*	6.83±1.62	2.34±0.73*
t 值	0.383	2.517	0.782	3.417	0.594	2.948
P 值	0.703	0.014	0.436	0.001	0.554	0.004

注：与本组治疗前比较，* 表示 $P<0.05$。

王忠朝等（2020）探讨了米诺环素联合康复新液对慢性牙周炎的疗效。将 192 例牙周炎患者随机数字表法分为两组，各 96 例。观察组采用米诺环素联合康复新液治疗，对照组采用米诺环素治疗。观察组总有效率（92.7%）高于对照组（76.0%）（$P<0.05$）。治疗后观察组 PLI、PD、BI 均低于对照组（$P<0.05$）。治疗后两组 IFN-γ、TNF-α、IL-8 和 hs-CRP 水平均较治疗前明显降低（$P<0.05$），IL-10 水平均较治疗前明显升高（$P<0.05$）；治疗后观察组血清 IFN-γ、TNF-α、IL-8 和 hs-CRP 水平均明显低于对照组（$P<0.05$）。两组不良反应发生率差异无统计学意义（$P>0.05$）。结果表明，米诺环素联合康复新液可有效，缓解炎症反应、改善临床症状、提高治疗效果。

两组治疗后牙周相关指标比较（$\bar{x} \pm s$）（王忠朝等，2020）

组别	PLI	PD（mm）	BI
观察组	1.48±0.21	2.54±0.27	1.93±0.38
对照组	1.60±0.39	3.38±0.48	2.84±0.64
t 值	2.654	14.944	11.979
P 值	0.009	0.000	0.000

两组治疗前后血清 IFN-γ、TNF-α、IL-10、IL-8、hs-CRP 水平比较

（$\bar{x} \pm s$，μg/L）（王忠朝等，2020）

组别	IFN-γ		TNF-α		IL-10	
	治疗前	治疗后	治疗前	治疗后	治疗前	治疗后
观察组	589±195	335±128[*]	5.4±1.4	2.4±1.1[*]	2.9±0.7	6.8±1.8[*]
对照组	592±183	452±133[*]	5.4±1.8	3.9±1.2[*]	2.8±0.9	4.2±1.2[*]
t 值	0.110	6.210	0.000	8.426	0.859	11.776
P 值	0.913	0.000	1.000	0.000	0.391	0.000

组别	IL-8		hs-CRP		
	治疗前	治疗后	治疗前	治疗后	
观察组	13.5±3.1	7.4±1.8[*]	12.3±3.5	4.9±1.9[*]	
对照组	13.6±2.9	9.6±1.6[*]	12.5±3.3	7.8±2.1[*]	
t 值	0.231	8.950	0.407	10.033	
P 值	0.818	0.000	0.684	0.000	

注：与本组治疗前比较，[*] 表示 $P < 0.05$。

参考文献

张志愿，俞光岩. 口腔科学 [M]. 8 版. 北京：人民卫生出版社，2013.

孟圆，刘雪楠，郑树国. 国内外口腔疾病负担的现况和分析 [J]. 中华口腔医学杂志，2017，52（6）：386-389.

卢慧蓉，万文蓉. 中医辨证论治牙龈炎探析 [J]. 中医药通报，2019，18（2）：21-22，39.

乌玉红，吴邵鸿，解学军，等. 康复新液联合米诺环素治疗牙周炎临床评价 [J]. 中国药业，2020，29（20）：70-72.

王忠朝，范丽苑，孙晓娟，等. 米诺环素联合康复新液对慢性牙周炎疗效及血清 PD-1、PD-L1 表达的影响 [J]. 河北医科大学学报，2020，41（2）：181-184，190.

尹敏，黄林江，宣桂红. 盐酸米诺环素软膏配合康复新液漱口对慢性牙周炎患者龈沟液 IL-8 和 TNF-α 水平的影响研究 [J]. 中国生化药物杂志，2016（5）：166-168.

庄瑞，闵皓博. 康复新液联合替硝唑治疗慢性牙周炎的疗效及对患者龈沟液 S100A12 和乳铁蛋白水平的影响 [J]. 广西医科大学学报，2019，36（3）：404-408.

王乾锋，唐生合. 康复新液辅助治疗慢性牙周炎的近期疗效观察 [J]. 中国医师杂志，2011，13（2）：276-277.

陈云芳，陈红卫，曹之强. 康复新液辅助治疗慢性牙周炎的疗效观察 [J]. 中国基层医药，2011，18（10）：1337-1338.

肖旋，黄慧雅，魏旺荣，等. 康复新液治疗急性牙周炎的临床应用观察 [J]. 中国误诊学杂志，2008，8（4）：806-807.

陈明铭，王敏娜，廖湘凌. 康复新液结合常规疗法治疗慢性牙周炎临床研究［J］.上海中医药杂志，2017，51（2）：61-63.

孙秀玲，袁旺美，林榜. 康复新液联合米诺环素软膏治疗慢性牙周炎的临床研究［J］. 现代药物与临床，2016，31（10）：1636-1639.

第五节　智牙冠周炎

一、现代医学概述

（一）定义

智牙冠周炎（Pericoronitis of the wisdom tooth），又称下颌第三磨牙冠周炎（Pericoronitis of the third molar of the mandible），是第三磨牙萌出不全或萌出受阻时牙冠周围软组织发生的炎症，常见于18~25岁青年，是口腔科常见病和多发病。

（二）病因

在进化过程中，人类下颌骨体逐渐缩短，致使第三磨牙萌出时缺少足够的空间而不能正常萌出，表现为牙冠仅部分萌出或牙的位置偏斜，少数牙则完全埋伏在骨内，即第三磨牙阻生。

另外，因阻生或正在萌出的第三磨牙牙冠被牙龈部分或完全覆盖，构成较深的盲袋，食物残渣进入盲袋后不易清除。当冠周软组织受到牙萌出时的压力，以及咀嚼时遭到对颌牙的咬伤，造成局部血运障碍时，细菌乘虚而入，在机体抵抗力强时，局部症状不明显，在由于疲劳、睡眠不足、月经、分娩等因素存在而使抵抗力下降时，本病可急性发作。临床上以垂直位软组织阻生的下颌第三磨牙冠周炎最为常见。

（三）临床表现

炎症早期，患者仅感磨牙后区不适，偶有轻微疼痛，无全身症状。炎症加重时，局部有自发性跳痛，放射至耳颞区。炎症波及咀嚼肌则出现不同程度的开口受限，咀嚼和吞咽时疼痛加剧，口腔清洁差而有口臭。可有全身不适、发热、畏寒、头痛、食欲减退及便秘等症状。血常规检查白细胞总数稍有升高。

口腔检查见下颌第三磨牙萌出不全或阻生，牙冠周围软组织红肿、糜烂、触痛。用探针在肿胀的龈瓣下方可触及牙冠，常有脓性分泌物溢出，可形成冠周脓肿。严重者舌腭弓及咽侧壁红肿，患侧下颌下淋巴结肿大、触痛。

（四）诊断

根据病史、临床表现、口腔检查及X线检查等可得出诊断。应注意与感染、扁桃体周围脓肿引起的疼痛和开口受限鉴别。

（五）治疗

1. 急性期

以消除炎症、镇痛、引流及对症处理为主。

（1）全身治疗，应注意休息，进流质饮食，保持口腔清洁，应用抗生素控制感染。

（2）局部治疗，用钝头冲洗针吸入3％过氧化氢溶液和生理盐水，依次行冠周盲袋冲洗，在隔湿条件下，用探针蘸碘酚或10％碘合剂烧灼盲袋，撒冰硼散或冠周炎药膜，联合理疗，有镇痛、消炎及改善张口的作用。若有脓肿形成，应在局麻下切开脓肿，置入橡皮条或碘仿纱条引流。感染波及临近间隙时，还应对该间隙行切开引流术。

2. 慢性期

以去除病因为主，可消除盲袋或拔牙。急性炎症消退后，根据下颌第三磨牙具体情况，进行龈瓣盲袋切除或拔牙术。

二、康复新液治疗智齿冠周炎的临床研究

梁军等（2007）观察了康复新液治疗急性智齿冠周炎的临床应用。将82例急性智齿冠周炎不需切开引流或使用抗生素的患者分为治疗组（42例）与对照组（40例）。所有患者常规用3％过氧化氢溶液和生理盐水交替冲洗，治疗组用5mL钝头注射器抽0.5mL康复新液注入患牙冠周；对照组局部上碘甘油。均保持隔湿3分钟，嘱患者10分钟内不要漱口，第4天观察疗效。治疗后，治疗组显效率（66.7％）明显高于对照组（12.5％）。结果表明，康复新液治疗急性智齿冠周炎的临床效果较好。

杨柳等（2010）观察了康复新液与甲硝唑糊剂治疗急性智齿冠周炎的临床效果。将90例急性智齿冠周炎患者分为三组，各30例。三组均先用3％过氧化氢溶液10mL反复冲洗龈袋，再用生理盐水10mL冲洗，隔湿，吸干龈沟内液体。A组将0.05mL康复新液与0.2g甲硝唑片研磨成的粉末调拌成糊剂状，以牙周探针导入龈袋中；B组直接导入0.05mL康复新液；C组导入碘甘油。三组均无全身用药。治疗后，A组对急性智0.2g冠周炎治疗的有效率达86.7％，B组为70.0％，而C组为56.7％，三组比较有明显差异（$P<0.05$）。结果表明，康复新液加甲硝唑糊剂对治疗急性智牙冠周炎有较好的临床效果，可以缓解炎症症状、抑制厌氧菌生长、调节局部的免疫反应、促进糜烂面的愈合。

姜祚来等（2010）评价了康复新液对急性智0.2g冠周炎的临床效果。将90例急性智0.2g冠周炎患者随机分为两组，实验组（45例）采用康复新液治疗，对照组（45例）采用碘甘油治疗。治疗后，实验组显效率（64.4％）显著优于对照组（44.4％）（$P<0.05$）。结果表明，康复新液治疗急性智0.2g冠周炎疗效优于碘甘油，是治疗急性智0.2g冠周炎的一种有效药物。

杜望朔等（2011）观察了康复新液治疗急性智牙冠周炎的临床效果。将90例急性智0.2g冠周炎的患者分为两组，每组45人。所有患者用3％过氧化氢溶液与生理盐水交替冲洗患侧智齿冠周及盲袋。碘甘油组每日冲洗1次后，用碘甘油棉捻置入盲袋内；

康复新液组每日冲洗 1 次后，用康复新液棉捻置入盲袋内。治疗 3 天后，康复新液组好转率（66.7%）明显优于碘甘油组（40.0%）（$P<0.05$），康复新液组炎症控制时间 [（3.29±2.44）天] 明显短于碘甘油组 [（4.76±2.73）天]（$P<0.01$）。结果表明，康复新液治疗急性智 0.2g 冠周炎临床效果较好，是一种安全有效的局部用药。

卢燕波等（2012）探讨了康复新液局部治疗智牙冠周炎的临床效果。将 120 例下颌智牙冠周炎患者随机分为实验组（62 例）与对照组（58 例），两组均采用 3% 过氧化氢溶液和生理盐水交替冲洗冠周及盲袋，实验组局部应用康复新液治疗，对照组局部应用碘甘油治疗。治疗后，实验组的治疗总显效率（82.26%）显著优于对照组（56.90%），差异有统计学意义（$P<0.05$）。结果表明，康复新液治疗智牙冠周炎临床效果优于碘甘油，是治疗智牙冠周炎的有效药物。

李慧良等（2012）探讨了康复新液治疗急性智牙冠周炎的临床效果。将 103 例急性智牙冠周炎患者随机分为治疗组（52 例）和对照组（51 例），两组采用 3% 过氧化氢溶液和生理盐水交替冲洗冠周及盲袋。治疗组用 5mL 冲洗注射器抽 0.5mL 康复新液，注入冠周盲袋；对照组冠周盲袋内上碘甘油。两组均保持隔湿 3 分钟，嘱患者保持 10 分钟内不漱口。同时服用同厂家、同剂型、同剂量罗红霉素和甲硝唑，第 4 天进行疗效评价。治疗组显效率（80.77%）明显优于对照组（49.02%）（$P<0.01$）。结果表明，康复新液治疗急性智牙冠周炎安全、可靠、有效。

参考文献

张志愿，俞光岩. 口腔科学 [M]. 8 版. 北京：人民卫生出版社，2013.

梁军，欧阳可雄，游云华，等. 康复新液治疗急性智齿冠周炎的临床应用 [J]. 中国误诊学杂志，2007，7（10）：2207.

杨柳，程显迭. 康复新液与甲硝唑糊剂治疗急性智齿冠周炎的临床观察 [J]. 中国医药导报，2010，7（14）：67-68.

姜柞来，嵇海虹，刘萍，等. 康复新液治疗智齿急性冠周炎的临床疗效评价 [J]. 中国医药导报，2010，7（13）：67-68.

杜望朔，戴杰，严齐会. 康复新液治疗急性智齿冠周炎 45 例 [J]. 山东中医杂志，2011，30（11）：788-789.

卢燕波，肖金刚，郑立姗，等. 康复新液治疗智牙冠周炎的临床疗效观察 [J]. 现代生物医学进展，2012，12（3）：537-538，517.

李慧良，杨令云，徐芳. 康复新液治疗急性智牙冠周炎的临床应用 [J]. 医药论坛杂志，2012，33（9）：102-103.

第六节　干槽症

一、现代医学概述

（一）定义

干槽症（Dry socket）是拔牙创伤急性感染的一种，以下颌后牙多见，特别是在阻生牙下颌第三磨牙拔除术后。

（二）流行病学

《口腔科学》（第 8 版）中提到，因患牙因素、拔牙方法等，干槽症的发生率在9.52％左右，但是吸烟者的干槽症发生率高达 40％。随着医学的发展，越来越多的专用拔牙器械产生，目前拔除阻生齿造成的损伤较小，并且因为严格遵守无菌操作原则，干槽症的发生率已经越来越低。

（三）病因和发病机制

正常情况下，即使是翻瓣去骨拔牙术，其创口的疼痛 2～3 天后会逐渐消失。如果拔牙后 2～3 天出现剧烈的疼痛，疼痛向耳颞部、下颌下区或头顶部放射，用一般的止痛药物不能缓解，则可能发生了干槽症。目前干槽症病因复杂，并不明确，但可能与局部血运差、手术创伤过大、拔牙创伤感染等有关。

（四）临床表现

临床检查可见牙槽窝内空虚，或有腐败变性的血凝块，呈灰白色。在牙槽窝壁覆盖的灰色物有恶臭，用探针可直接触及骨面并有锐痛。颌面部无明显肿胀，张口无明显受限，下颌下方可有淋巴结肿大、压痛。组织病理表现为牙槽窝骨壁的浅层骨炎或轻微的局限型骨髓炎。

（五）诊断

干槽症症状典型、诊断明确，必要时可行口腔 X 线检查。

（六）治疗

干槽症与手术创伤和细菌感染有关。所以术中应严格遵守无菌操作，减少手术创伤。一旦发生干槽症，治疗原则是彻底清创以及隔离外界对牙槽窝的刺激，促进肉芽组织的生长。

治疗方法是在阻滞麻醉下，用 3％过氧化氢溶液清洗，并用小棉球反复擦拭牙槽窝，去除腐败物质，直至牙槽窝干净，无臭味为止。然后用过氧化氢溶液和生理盐水反复冲洗，在牙槽窝内放入碘仿纱条。为防止碘仿纱条脱落，还可将牙龈缝合固定一针。一般愈合过程为1～2周，8～10天后可去除碘仿纱条，此时牙槽窝骨壁已有一层肉芽组织覆盖，可逐渐愈合。

二、康复新液用于干槽症的临床研究

蒋海（2006）观察了康复新明胶海绵预防下颌阻生智齿拔除术后并发症的效果。将拔除下颌阻生智齿患者（200例）随机分为两组，每组100例，实验组在阻生智齿拔除后的拔牙创面填塞康复新明胶海绵；对照组拔牙创面未做填塞。结果显示，实验组术后出血、疼痛、干槽症发生率明显低于对照组，但肿胀、张口受限发生率无差异。结果表明，下颌阻生智齿拔除后以康复新明胶海绵预防性填塞拔牙创面有助于减少出血、疼痛和干槽症的发生。

两组拔牙后各临床情况对比（蒋海，2006）

| 组别 | 例数 | 出血 | | 疼痛 | | 干槽症 | | 肿胀 | | 张口受限 | |
		例数	百分比（％）	例数	百分比（％）	例数	百分比（％）	例数	百分比（％）	例数	百分比（％）
实验组	100	0[①]	0	14[①]	14	1	1[①]	8	8	8	8
对照组	100	5	5	29	29	7	7	11	11	6	6

注：与对照组比较，[①]表示 $P<0.05$。

李秀清等（2006）观察了康复新液治疗干槽症的效果。20例患者均在局麻下彻底搔刮牙槽窝骨创面及腐败坏死组织，局部用3％过氧化氢溶液和生理盐水交替冲洗，直至骨壁清洁、无软化变色的骨组织、无臭味，然后再刮其创面，使血液渗出并填满牙槽窝，然后用手术剪剪小块碘仿纱条，浸透康复新液，放入牙槽窝，轻度加压，嘱患者轻咬一棉卷，30分钟后吐出即可。视病情需要，同时可加服抗菌消炎药，康复新液碘仿纱条隔天换药1次，少则2～3天，多达5～6天。20例患者中13例疼痛消失，有新鲜肉芽生长；4例5天疼痛消失，7天拔牙创面临床愈合；另有3例6天内疼痛缓解但仍感局部不适，查见牙槽窝内血凝块溶解、空虚、仍有异味，经再次治疗后约10天治愈。结果表明，以康复新液加蘸在碘仿纱条上、填塞于牙槽窝内，具有消炎、防腐的作用，能缓慢释放碘离子，保持了传统碘制剂高效的抗菌作用，且作用强而持久。

张则明等（2018）观察了康复新液联合疮疡灵、明胶海绵对2型糖尿病患者阻生牙拔除术后干槽症发生的影响。研究纳入发生阻生牙的85例2型糖尿病患者，按随机数字表法分为A组（29例）、B组（25例）和C组（31例）。所有患者均采用专用涡轮钻法拔牙，A组创面部位填塞康复新液＋吸收性明胶海绵，B组创面部位填塞疮疡灵－康复新液明胶海绵复合制剂，C组创面部位直接填塞纱布而不使用药物。所有患者术后常规进行抗感染治疗5～7天。术后7天，牙槽窝肉芽组织覆盖完整率、满意度评分为B组＞A组＞C组，干槽症发生率均为B组＜A组＜C组，组间两两比较差异均有统计学意义（$P<0.05$）。术后A、B组出血、疼痛、肿胀、张口受限等其他并发症的总发生率

均显著低于 C 组，差异有统计学意义（$P<0.05$），但 A、B 组比较差异无统计学意义（$P>0.05$）。结果表明，康复新液联合疮疡灵、明胶海绵可有效提高 2 型糖尿病患者阻生牙拔除术后牙槽窝肉芽组织覆盖完整度，降低术后干槽症及其他并发症的发生风险，而且不增加患者的经济负担，患者满意度较高。

三组术后 7 天牙槽窝肉芽组织覆盖完整率、干槽症发生率比较 ［例（％）］（张则明等，2018）

组别	例数	覆盖完整	干槽症发生
A 组	29	16（55.17）[#]	4（13.79）[#]
B 组	25	18（72.00）[*][#]	1（4.00）[*][#]
C 组	31	12（38.71）	7（22.58）

注：与 A 组比较，[*] 表示 $P<0.05$；与 C 组比较，[#] 表示 $P<0.05$。

三组术后其他并发症发生率比较（张则明等，2018）

组别	例数	出血 ［例（％）］	疼痛 ［例（％）］	肿胀 ［例（％）］	张口受限 ［例（％）］	总发生率 （％）
A 组	29	1（3.45）	1（3.45）	1（3.45）	0（0）	10.34[*]
B 组	25	0（0）	1（4.00）	1（4.00）	0（0）	8.00[*]
C 组	31	3（9.68）	3（9.68）	2（6.45）	1（3.23）	29.03

注：与 C 组比较，[*] 表示 $P<0.05$。

参考文献

张志愿，俞光岩. 口腔科学［M］. 8 版. 北京：人民卫生出版社，2013.

蒋海. 康复新明胶海绵预防下颌阻生智齿拔除术后并发症的观察［J］. 西南国防医药，2006，16（4）：407-408.

李秀清，雷鸣. 康复新液治疗干槽症 20 例疗效观察［J］. 吉林大学学报（医学版），2006，32（1）：93.

晏志强，闫玲玲. 派力奥明胶海绵与康复新明胶海绵治疗干槽症的疗效比较［J］. 浙江临床医学，2017，19（11）：2065-2066.

张则明，邬志锋，季佳，等. 康复新液联合疮疡灵、明胶海绵对 2 型糖尿病患者阻生牙拔除术后干槽症发生的影响［J］. 中国药房，2018，29（4）：516-519.

第七节　根尖周炎

一、现代医学概述

（一）定义

急性根尖周炎指从根尖部牙周膜出现浆液性炎症，到根尖周组织形成化脓性炎症的一系列反应过程，可发展为牙槽骨的局限性骨髓炎，严重时还将发生颌骨骨髓炎。

慢性根尖周炎指根管内由于长期有感染及病原刺激存在，根尖周围组织呈现慢性炎症反应，表现为炎性肉芽组织形成和牙槽骨破坏。

（二）流行病学

根尖周炎是一种临床常见的疾病，多见于有龋病的患者。下颌第一磨牙患病最多，磨牙多于前磨牙和前牙，上颌前牙和前磨牙多于下颌前牙和前磨牙，男女无明显差异。

（三）分类

根据临床症状的缓急，根尖周炎可分为急性和慢性两大类。

（1）急性根尖周炎分为急性浆液性根尖周炎、急性化脓性根尖周炎。

（2）慢性根尖周炎病变类型包括根尖周肉芽肿、慢性根尖周脓肿、根尖周囊肿和根尖周致密性骨炎。

（四）病因和发病机制

1. 细菌因素

细菌是牙髓病和根尖周病的主要致病因素。根尖周的感染主要继发于牙髓感染。

2. 物理因素

包括急性牙外伤和慢性咬合创伤。前者可引起根尖血管的挫伤或断裂及根尖周组织的损伤；后者则指先天牙列不齐、各种原因所致的牙不均匀磨耗、充填体或修复体过高等原因，影响牙髓血液循环，导致牙髓病变，进而引起根尖周组织损伤。

3. 化学因素

充填材料、酸蚀剂、黏结剂、药物可导致牙髓炎症，导致根尖周炎。

4. 免疫因素

进入根尖周组织的抗原物质可诱发机体特异性免疫反应，导致根尖周炎。

（五）临床表现

1. 急性浆液性根尖周炎

①患牙有咬合痛、自发痛、持续性钝痛，可自行定位。患者因疼痛而不愿咀嚼，影响进食。②患牙可见龋坏、充填体或其他牙体硬组织疾患，有时可查到深牙周袋。③牙冠变色，牙髓活力测试无反应，但乳牙或年轻恒牙对活力测试可有反应，甚至出现疼痛。④叩诊疼痛（＋）～（＋＋），扪诊患者牙根尖部有不适或疼痛感。⑤患牙可有Ⅰ度松动。

2. 急性化脓性根尖周炎

①根尖周脓肿，患牙出现自发性剧烈、持续的跳痛，伸长感加重，患者因此不敢咬合。叩痛（＋＋）～（＋＋＋），松动Ⅱ～Ⅲ度。根尖部牙龈潮红，但无明显肿胀。扪诊轻微疼痛。相应的下颌下淋巴结或颏下淋巴结肿大及压痛。②骨膜下脓肿，患牙持续性、搏动性跳痛更加剧烈，患者感到极度痛苦。患牙更觉高起、松动，轻触患牙即感觉疼痛难忍，叩痛（＋＋＋），松动Ⅲ度，影响睡眠和进食，可伴有体温升高、乏力等全身症状。严重者可在相应的颌面部出现间隙感染、牙龈红肿、移行沟变平、明显压痛，扪诊深部有波动感。③黏膜下脓肿，根尖区黏膜的肿胀局限，呈半球状隆起。扪诊波动感明显，脓肿较表浅、易破溃。患牙的自发性胀痛及咬合痛减轻，叩痛（＋）～（＋＋），松动Ⅰ度。

3. 慢性根尖周炎

①一般无明显自觉症状，部分患牙咀嚼时有不适感，也有因主诉牙龈起脓疱而就诊者。患牙多有牙髓病史、反复肿痛史或牙髓治疗史。②患牙可查及深龋洞、充填体或其他牙体硬组织疾患。③牙冠变色，探诊及牙髓活力测试无反应。④叩诊反应无明显异常或仅有不适感，一般不松动。⑤有窦型慢性根尖周炎者，可查及位于患牙根尖部的唇、颊侧牙龈面有窦道口。⑥根尖周囊肿可由豌豆大小到鸡蛋大小。较大的囊肿可在患牙根尖部的牙龈处呈球状隆起，有乒乓球感，富弹性，并可造成邻牙移位或使邻牙牙根吸收。

并发症有牙龈瘘管、慢性根尖肉芽肿。

（六）诊断

1. 急性浆液性根尖周炎

①患牙有典型的咬合痛症状。②对叩诊和扪诊有反应。③牙髓活力测试无反应。④患者有牙髓病史、外伤史或牙髓治疗史等。

2. 急性化脓性根尖周炎

主要依据患牙典型的临床症状及体征，如疼痛及红肿程度来分辨患牙所处的炎症阶段。

3. 慢性根尖周炎

患牙 X 线片上根尖区骨质破坏的影像为确诊依据。患牙牙髓活力测试结果、病史及患牙牙冠情况也可作为辅助诊断指标。临床诊断可统称为慢性根尖周炎。

（七）治疗

1. 应急处理

包括开髓引流、切开排脓、去除刺激、调精磨改、消炎止痛等。

2. 治疗方法

临床上一般难以准确地做出牙髓改变的组织病理学诊断，牙髓病的治疗主要根据临床表现和临床诊断选择两类不同的方法：①牙髓病变是局限或可逆的，选择以保存活髓为目的的治疗方法，如直接盖髓术、间接盖髓术和牙髓切断术等。②牙髓病变范围大或是不可逆的，选择去除牙髓、保存患牙为目的的治疗方法，如根管治疗术等；牙根未完全形成之前而发生牙髓严重病变或根尖周炎症的年轻恒牙，可选根尖诱导成形术和根尖屏障术等进行治疗。

根管治疗术是根尖周病的首选治疗方法，通过清除根管内的炎症牙髓和坏死物质，并进行适当消毒，填充根管，以去除根管内容物对根尖周围组织的不良刺激，防止根尖周病变的发生或促进根尖周病变的愈合。

二、康复新液用于根尖周炎的临床研究

李秀清等（2007）研究了复方康复新液糊剂治疗乳磨牙根尖周炎的临床疗效。随机抽取较合作的 225 例患者，共 243 颗乳磨牙。随机将这些患牙分为康复新液糊剂组 125 颗，氢氧化钙组 118 颗。常规清除坏死的牙髓后进行根管预备，用生理盐水和过氧化氢液交替冲洗根管，搔刮窦道，封樟脑酚加少许碘仿棉捻暂封 1 周。康复新液糊剂组用替硝唑 5g、氢氧化钙 20g、碘仿 5g、地塞米松 3g 调拌均匀，加入适量康复新液调成的糊剂行根管充填；氢氧化钙组用氢氧化钙粉剂和水剂调成的糊剂行根管充填，若无不适半月后行永久充填。康复新液糊剂组 0.5 年、1.0 年、2.0 年显效率均明显高于氢氧化钙组（$P<0.05$）。结果表明，康复新液联合替硝唑、碘仿和氢氧化钙治疗乳磨牙根尖周炎能提高治疗效果。

付晖（2007）探讨了康复新液治疗乳磨牙窦道型根尖周炎的临床疗效。选择就诊的牙龈黏膜或牙根分叉处有瘘管的 106 例患者，共 142 颗，随机分为治疗组 75 颗、对照组 67 颗。根管和窦道冲洗之后，治疗组给予康复新液冲洗和引流，复诊时，以康复新液棉捻暂封 1 周，无症状后根管内导入硝唑（研成粉末状）和氧化锌粉加康复新液适量调成的糊剂，磷酸锌垫底，汞充。对照组窦道内涂抹碘甘油，丁香油棉球引流，复诊时予甲醛甲酚棉捻暂封 1 周，无症状后根管内导入氧化锌糊剂，磷酸锌垫底，汞充。治疗组总有效率为 96%，明显高于对照组的 89.55%（$P<0.05$）。结果表明，使用康复新液联合常规用药治疗乳磨牙窦道型根尖周炎疗效更佳。

李艳等（2010）讨论了康复新液治疗恒磨牙难治型伴窦道型根尖周炎的临床疗效。将窦道型慢性根尖周炎的患者 87 例，随机分为治疗组 44 例、对照组 43 例。两组常规开髓、揭髓顶、拔髓、清理根管、洞型制备，治疗组封入康复新液棉球，对照组封入 FC 棉球。治疗组总有效率（84.09%）明显高于对照组（76.74%）（$P<0.05$）。结果表明，康复新液对尖周组织刺激小，具有杀菌作用，能改善尖周组织微循环、促进肉芽

组织增生及血管新生、调节炎症和组织再生，是优质、可靠、有效的临床根管封药。

周燕等（2012）研究了复方康复新液冲洗消毒感染根管的临床疗效。将150例患者（每位患者纳入1颗患牙）随机分为康复新液组、氢氧化钙组、甲醛甲酚组，每组各50颗，分别采用相应药物冲洗、消毒根管。康复新液组采用2倍稀释的康复新液作为根管预备的冲洗液。经用3‰过氧化氢溶液和康复新液交替冲洗后置含有康复新原液的纸捻于根管内行根管及髓腔消毒。另外两组分别采用次氯酸钠及3‰过氧化氢溶液作为根管预备时的冲洗液，交替冲洗并拭干根管后分别置氢氧化钙或甲醛甲酚作为根管及髓腔内消毒药物，氧化锌丁香油酚暂封。康复新液组有效率94%、氢氧化钙组94%，明显优于甲醛甲酚组（60%），差异有统计学意义（$P<0.05$）；各项临床观察指标康复新液组与氢氧化钙组也明显优于甲醛甲酚组（$P<0.05$），但康复新液组与氢氧化钙组效果相当（$P>0.05$）。结果表明，康复新液组疗效显著优于甲醛甲酚组，与氢氧化钙组相当，但较氢氧化钙更为简单、经济。

三组根管治疗期间各项临床观察指标比较（周燕等，2012）

组别	自觉疼痛	瘘管口存	咬合疼	叩疼	分泌物	臭味
康复新液组	3	3	18	9	2	2
氢氧化钙组	3	3	19	7	3	1
甲醛甲酚组	20	20	31	27	12	10
合计	26	26	68	43	17	13

王慧茹等（2012）观察了康复新液治疗慢性窦道型根尖周炎的临床疗效。将口腔中心牙体牙髓科治疗的269例慢性窦道型根尖周炎患者（共284颗患牙）随机分为A组96颗、B组94颗、C组94颗。A组使用康复新液作为根管治疗的冲洗液，并使用康复新液棉球填充，B组使用3%氢氧化钠溶液和生理盐水交替冲洗根管，用糊剂填充。C组采用3%氢氧化钠溶液和生理盐水交替冲洗根管，用消毒纸尖吸干根管内水分，根管内放置FC棉捻。3组均使用丁香油氧化锌糊剂暂封洞口。治疗10天后，A组有效率为85.41%，B组为79.79%，C组为65.96%，A组与B组比较无显著性差异（$P>0.05$），C组与A组比较（$\chi^2=10.067$，$P=0.007$）、C组与B组比较均有显著性差异（$\chi^2=8.652$，$P=0.013$）。结果表明，使用康复新液能够有效改善炎性反应，促进根尖周组织的修复。

张兰等（2019）等观察了康复新液和浓替硝唑交替冲洗治疗瘘管型慢性根尖周炎的临床疗效。随机选择160例瘘管型慢性根尖周炎患者分为观察组、对照组，各80例。观察组使用浓替硝唑和康复新液交替冲洗根管，对照组用浓替硝唑液冲洗根管。根管干燥，两组均用氢氧化钙暂封2周后，牙胶尖加根管充填糊剂充填根管。治疗1个月后，观察组有效率（87.5%）明显高于对照组（73.8%）（$P<0.05$）；治疗6个月后，观察组痊愈率（82.5%）明显高于对照组（42.5%）（$P<0.05$）。结果表明，康复新液和浓替硝唑交替冲洗治疗瘘管型慢性根尖周炎，见效快、疗程短，且疗效可靠、不良反应少。

参考文献

张志愿，俞光岩. 口腔科学［M］. 8 版. 北京：人民卫生出版社，2013.

李秀清，魏宝琴. 复方康复新糊剂治疗乳磨牙根尖周炎的临床观察［J］. 实用口腔医学杂志，2007，23（2）：296－297.

付晖. 康复新液治疗乳磨牙窦道型根尖周炎 106 例疗效观察［J］. 贵州医药，2007，31（12）：1108－1109.

李燕，王青. 康复新液治疗恒磨牙难治型伴窦道型根尖周炎 87 例疗效观察［J］. 贵州医药，2010，34（9）：813－814.

周燕，卓贤露，张纲，等. 复方康复新液冲洗消毒感染根管的疗效观察［J］. 中国药房，2012，23（16）：1492－1493.

王慧茹，李照峰，贾卫青. 康复新液治疗慢性窦道型根尖周炎的临床疗效观察［J］. 武警后勤学院学报（医学版），2012，21（10）：793－794.

张兰，周勤. 康复新液和浓替硝唑液交替冲洗治疗瘘管型慢性根尖周炎疗效观察［J］. 贵阳中医学院学报，2019，41（6）：43－45.

第五章

肿瘤科

第一节　放射性口腔黏膜炎

一、现代医学概述

（一）定义

放射性口腔黏膜炎（Radiotherapy－induced oral mucositis，RTOM）是放疗导致的口腔黏膜炎症，是头颈部肿瘤患者放疗中最常见的并发症。

（二）流行病学

放射性口腔黏膜炎防治策略专家共识（2019）中指出，头颈部放疗患者在放疗过程中80％以上都会发生放射性口腔黏膜炎，半数以上患者甚至会发生3~4级口腔黏膜炎。

（三）病因和发病机制

放射治疗对细胞有直接和间接的生物学效应，直接作用指造成细胞DNA损伤，DNA双链断裂是细胞致死性损伤。间接作用是放射线与细胞内的其他原子或分子相互作用，产生自由基，这些自由基可扩散足够远，达到并损伤关键靶DNA，而放射线不能分辨肿瘤细胞和正常细胞，因此在放疗杀死肿瘤细胞的过程中也会导致局部正常组织细胞损伤，从而出现局部相应副作用。

放射性口腔黏膜炎发生发展的危险因素中还有许多尚未明确的，但根据既往研究结果，危险因素主要包括患者自身因素以及治疗相关因素。

（1）患者自身因素：不良的口腔卫生习惯、既往牙周疾病史、吸烟以及营养不良是目前比较公认的危险因素。另外，年龄、体重、性别、心理因素、肿瘤的性质以及合并糖尿病等也可能是影响RTOM严重程度的危险因素。

（2）治疗相关因素：治疗会影响放射性口腔黏膜炎发生率和严重程度。治疗相关的危险因素包括放疗技术，放疗分割模式、剂量及放疗部位，化疗药物（靶向药物）的使用等。

（四）临床表现

放射性口腔黏膜炎表现为口腔黏膜充血、红斑、糜烂、溃疡及纤维化等，患者可出现疼痛、进食困难、口干、味觉障碍等。

（五）诊断

有放射线接触，包括接受头面部放射线治疗的患者和长期从事放射线工作而又无良好安全防护措施的人员。接触放射线后短期内或较长时间后口腔黏膜出现水肿、充血、糜烂、溃疡、腺体萎缩、口干、口臭等症状，并伴头昏、失眠、厌食、脱发等全身症状。

（六）治疗

针对 RTOM 的预防和治疗目前无特效药，治疗主要在于减轻症状和减少并发症的发生，包括营养支持、疼痛控制、预防和（或）治疗继发感染。

1. 非药物治疗

需要从心理、营养、卫生习惯等多方面进行，积极进行健康宣教，帮助患者以积极的态度面对疾病。同时帮助患者养成良好的口腔卫生习惯，选择合适的漱口液。鼓励患者每日做张口、鼓腮、叩齿等锻炼，增加口腔黏膜皱襞与外界的气体交换，破坏厌氧菌的生存环境，防止发生继发感染。治疗期间避免辛辣食物，以防止对口腔黏膜的刺激。积极的营养支持将增强口腔黏膜抵抗能力、减少感染的机会、促进放射性口腔黏膜炎修复。

2. 药物治疗

大多数放射性口腔黏膜炎在治疗结束后能痊愈，因此症状控制是关键，措施以局部对症治疗为主、系统全身治疗为辅。除细胞因子、黏膜保护剂和中药外，镇痛和控制局部及全身的继发感染亦非常重要。

二、中医学概述

放射性口腔黏膜炎归属"疮疡"范畴。

（一）病因病机

中医认为，放射线致病因素当属于热邪、热毒或火热之邪，放疗副作用的证候群多为热象较重、热毒伤阴、火热毒邪、耗伤津液和气血，甚则伤及肝肾。

（二）辨证论治

临床上应根据不同的症状进行辨证论治。

1. 热毒壅盛证

（1）证候：发病急，表现为口腔溃烂、疼痛，甚至吞咽困难、妨碍饮食，口腔有白色膜状物，局部见散在溃疡点，舌边尖红，苔黄厚而干或中部焦褐，脉弦数。

（2）治法：清热解毒，佐以清凉辛润。

2. 阴虚内热证

（1）证候：较为常见，表现为口干、咽痛、舌燥，舌质偏红，苔少，脉细数。

（2）治法：养阴清热。

3. 湿浊挟热证

（1）证候：舌破溃疼痛、流涎、口气臭秽、口干饮少或饮不解渴、头晕头胀，舌苔厚腻，脉濡数。

（2）治法：清化湿热。

三、康复新液治疗放射性口腔黏膜炎的临床研究

王信喆等（2005）进行了康复新液对放射性口咽黏膜反应的防治观察。将 63 例同期行放射治疗的头颈部恶性肿瘤患者随机分为治疗组（30 例）和对照组（33 例）。两组均采用常规分割放射法，2.0Gy/次，5 次/周，总剂量 70Gy/7 周；非霍奇金淋巴瘤 50Gy/5.5 周。治疗组放射治疗 1 周后开始服用康复新液，每次含在口中 2~3 分钟后再缓慢咽下；对照组放射治疗 1 周后开始同法服用"神水"。治疗组放射性口腔黏膜炎，发生率为 50%，对照组发生率为 100%，两组发生率比较差异有统计学意义（$P < 0.01$）。结果表明，康复新液防治放射性口咽黏膜反应疗效较好，无明显不良反应及副作用，且操作简单，适合推广使用。

邓若云等（2005）进行了康复新液雾化吸入治疗放射性口腔黏膜反应的临床观察。将 60 例头颈部肿瘤患者随机分为实验组和对照组。实验组给予康复新液 2mL＋维生素 B_{12} 0.5mg＋生理盐水 5mL 雾化吸入，每日 2 次，每次 8 分钟；对照组给予庆大霉素 8 万U＋维生素 B_{12} 0.5mg＋生理盐水 5mL 同法雾化吸入。结果显示，两组咽下困难与黏膜不良反应差异有统计学意义（$P < 0.05$），疼痛、味觉改变等方面未见明显差异。结果表明，康复新液雾化吸入能明显减轻咽下困难和黏膜反应，提高疗效及患者生活质量。

两组雾化吸入对咽下困难治疗的作用观察（例）（邓若云等，2005）

组别	咽下困难 0 度	咽下困难≥Ⅰ度	合计
实验组	24	6	30
对照组	17	13	30

两组雾化吸入对黏膜反应的作用观察（例）（邓若云等，2005）

组别	黏膜 0 度反应	黏膜≥Ⅲ度反应	合计
实验组	29	1	30
对照组	26	4	30

郑远达等（2006）进行了康复新液防治放疗患者口腔黏膜急性放射损伤的临床观察。将 108 例恶性肿瘤患者分成治疗组和对照组，治疗组在放疗的同时给予康复新液 5~10mL 含漱，3 次/日；对照组给予生理盐水漱口，常规口腔护理。治疗组口腔黏膜急性放射损伤程度较对照组明显轻（$P < 0.01$）。结果表明，康复新液对口腔黏膜急性放射损伤疗效好、使用方便，是良好的放疗辅助药物。

两组口腔黏膜急性放射损伤发生率比较［例（%）］（郑远达等，2006）

组别	0 级	1 级	2 级	3 级	4 级
治疗组（$n=62$）	2（3.2）	48（77.4）	11（17.7）	1（1.6）	0（0）
对照组（$n=46$）	0（0）	13（28.3）	24（52.2）	7（15.2）	2（4.3）

何依群等（2006）进行了康复新液治疗头颈部肿瘤放疗后口腔黏膜损伤的临床观察。观察组用康复新液治疗，对照组用漱口液治疗。治疗后两组口腔黏膜损伤的分级情况比较，观察组口腔黏膜愈合情况明显优于对照组。结果表明，康复新液可明显改善局部血液循环、消除炎性水肿、促进新生肉芽组织生长，从而迅速修复黏膜损伤，缓解疼痛。

两组口腔黏膜反应分级比较（例）（何依群等，2006）

分级	放疗第3周末反应		放疗第7周末反应		P 值
	治疗组	对照组	治疗组	对照组	
1	18	5	9	1	<0.05
2	10	16	16	11	<0.05
3	6	13	7	17	<0.05
4	2	4	4	9	<0.05
总计	36	38	36	38	

鞠桂芳等（2009）进行了系统口咽处理防治急性放射性黏膜反应的临床观察。将60例初治头颈部肿瘤放疗患者随机分成治疗组（30例）和对照组（30例）。治疗组进行常规口腔护理，同时联合用药（口泰、康复新、金因泰和利多卡因）做系统口咽处理；对照组进行常规口腔护理，出现黏膜反应后静滴入维生素、激素等。结果显示，两组急性放射性黏膜反应的发生率比较差异无统计学意义；两组黏膜反应出现的时间比较差异有统计学意义；治疗组以Ⅰ、Ⅱ级口咽黏膜反应为主（70.0%），对照组以Ⅲ、Ⅳ级为主（60.0%），两组比较差异有统计学意义；治疗组以轻度疼痛为主（VAS评分0~3分占63.3%），对照组以中、重度疼痛为主（VAS评分4~6分、7~10分占66.7%），两组比较差异有统计学意义；两组均未见药物不良反应。结果表明，系统口咽处理可推迟放射性黏膜反应的发生，并降低Ⅲ、Ⅳ级口咽黏膜反应的发生率。

两组口咽部疼痛等级比较（VAS评分）[例（%）]（鞠桂芳等，2009）

疼痛等级（分）	治疗组	对照组	χ^2 值	P 值
0~3	19（63.3）	10（33.3）	5.40	<0.05
4~6	11（36.7）	17（56.7）	4.92	<0.05
7~10	0（0）	3（10.0）		

刘华峰等（2011）进行了康复新液联合还原型谷胱甘肽防治鼻咽癌放射性口腔炎的临床观察。将241例接受根治性调强放疗（IMRT）的鼻咽癌患者随机分成研究组和对照组，两组均给予常规放疗指导，研究组在放疗开始给予还原型谷胱甘肽2.4g静滴，每日1次，每周5次，同时给予康复新液含漱。研究组放射性口腔炎发生时间明显晚于对照组［（30.98±8.06）天 vs（18.01±7.29）天，$P<0.001$］；研究组放射性口腔炎总发生率低于对照组（86.8% vs 98.3%，$P=0.001$）；研究组Ⅲ、Ⅳ级损伤发生率分

别为 22.9%、4.8%，明显低于对照组（$P < 0.001$，$P = 0.01$）。结果表明，康复新液联合还原型谷胱甘肽能明显降低放射性口腔炎发生率。

两组放射性口腔炎发生时间比较（$\bar{x} \pm s$，天）（刘华峰等，2011）

组别	例数	发生时间	t 值	P 值
研究组	121	30.98 ± 8.06	13.101	<0.001
对照组	120	18.01 ± 7.29		

两组放射性口腔炎发生情况比较［例（%）］（刘华峰等，2011）

组别	损伤	Ⅰ级	Ⅱ级	Ⅲ级	Ⅳ级
研究组	105（86.8）	43（41.0）	33（31.4）	24（22.9）	5（4.8）
对照组	118（98.3）	11（9.3）	31（26.3）	58（49.2）	18（15.3）
χ^2 值	11.653	30.290	0.722	16.524	12.974
P 值	0.001	<0.001	0.395	<0.001	0.01

吴珊珊等（2012）观察了康复新液联合胸腺肽蛋白口服液防治急性放射性口腔黏膜反应的效果。将 60 例鼻咽癌患者随机分为两组：A 组联合使用胸腺肽蛋白口服液和康复新液，B 组使用复方漱口液。用药与放疗同期进行。放疗过程中Ⅲ级、Ⅳ级急性放射性口腔黏膜反应发生率，A 组为 56.7%，B 组为 86.7%。治疗结束时，A 组Ⅰ～Ⅱ级反应发生率为 83.3%，B 组为 33.3%。结果表明，胸腺肽蛋白口服液联合康复新液可明显降低Ⅲ、Ⅳ级急性放射性口腔黏膜反应的发生率，并促进口腔黏膜溃疡的愈合。

赵兰花等（2013）进行了康复新液与蒙脱石散治疗老年人放射性口炎的临床观察。将 68 例放疗早期（放射量<30Gy）即出现放射性口炎的老年头颈部恶性肿瘤患者随机分为两组，每组 34 例。治疗组使用康复新液 10mL 与蒙脱石散 4.0g 搅拌成稀糊状，含漱 2～3 分钟，然后咽下，4 次/天（三餐后及晚睡前），黏膜反应严重处，可漱口后局部加用糊剂涂抹，使用后 20 分钟内禁食水。对照组常规口腔护理后，使用重组人表皮生长因子均匀喷涂于黏膜表面，张口保持 3 分钟，4 次/天（三餐后及晚睡前），使用后 20 分钟内禁食水。结果表明，康复新液与蒙脱石散治疗老年人放射性口炎较重组人表皮生长因子疗效好，且止痛效果明显。

两组疼痛指数比较（$\bar{x} \pm s$，分）（赵兰花等，2013）

组别	疼痛指数
治疗组	$3.5 \pm 0.5^*$
对照组	5.0 ± 0.6

注：与对照组比较，* 表示 $P < 0.01$。

两组临床疗效比较［例（%）］（赵兰花等，2013）

组别	显效	有效	无效	总有效
治疗组	11（32.4）*	17（50.0）	6（17.6）	28（82.4）*
对照组	9（26.5）	15（44.1）	10（29.4）	24（70.6）

注：与对照组比较，* 表示 $P<0.05$。

钟俐强等（2014）进行了康复新联合重组人粒细胞集落刺激因子（rhG－GSF）防治放射性口腔炎的临床观察。将 46 例经病理确诊的头颈部恶性肿瘤患者随机分为两组，实验组（23 例）采用康复新液联合 rhG－GSF 稀释后含漱，对照组（23 例）采用 rhG－GSF 稀释后含漱，两组均采用常规分割方式放疗。实验组与对照组放射性口腔炎平均发生时间分别为（28.57±1.93）天及（19.57±1.95）天（$P<0.001$），放射性口腔炎总发生率分别为 65.22% 及 91.30%（$P=0.032$），2 级以上放射性口腔黏膜损伤发生率分别为 17.39% 及 47.83%（$P=0.028$）。结果表明，康复新液联合 rhG－GSF 能够延迟放射性口腔炎出现时间，降低放射性口腔炎的发生率，并减轻其损伤程度。

两组发生放射性口腔炎平均时间比较（$\bar{x}\pm s$，天）（钟俐强等，2014）

组别	例数	时间	t 值	P 值
实验组	23	28.57±1.93	15.746	0.000
对照组	23	19.57±1.95		

两组放射性口腔炎发生率比较（钟俐强等，2014）

组别	例数	黏膜损伤等级					发生率（%）
		0	1	2	3	4	
实验组	23	8	11	3	1	0	65.22
对照组	23	2	10	6	5	0	91.30

武霞等（2014）进行了维生素 C 片与康复新液防治头颈部肿瘤放疗引起的口腔黏膜损伤的临床研究。研究组（32 例）在整个放疗期间进行常规口腔护理及雾化吸入至放疗结束，并从放疗开始口服维生素 C 片 1.0g（每天 3 次），康复新液 10mL（每天 3 次），直至放疗结束后 30 天。对照组（32 例）进行常规口腔护理及雾化吸入至放疗结束。放疗剂量 40Gy、70Gy 及放疗结束 30 天时，研究组Ⅲ级口腔黏膜损伤程度发生人数明显少于对照组（$P<0.05$），且放疗结束 30 天无Ⅳ级损伤；研究组Ⅲ～Ⅳ级口腔干燥症发生人数明显少于对照组（$P<0.05$）；研究组流涎量>3mL 者及口腔 pH 值为 5.5～6.0 者均多于对照组（$P<0.05$）。结果表明，维生素 C 片加康复新液可以明显减轻头颈部肿瘤放疗引起的口腔黏膜损伤。

两组口腔黏膜反应比较（武霞等，2014）

组别	例数	放疗剂量（40Gy）				放疗剂量（70Gy）				放疗结束 30 天			
		Ⅰ级	Ⅱ级	Ⅲ级	Ⅳ级	Ⅰ级	Ⅱ级	Ⅲ级	Ⅳ级	Ⅰ级	Ⅱ级	Ⅲ级	Ⅳ级
研究组	32	26	6	6	0	8	15	6	3	11	16	5	0
对照组	32	17	12	3	0	0	8	18	6	3	11	14	4
χ^2值		6.163				11.86				11.48			
P 值		<0.05				<0.01				<0.01			

注：P 值为两组Ⅲ～Ⅳ级口腔黏膜反应的比较。

两组口腔干燥症比较（武霞等，2014）

组别	例数	放疗剂量（40Gy）				放疗剂量（70Gy）				放疗结束 30 天			
		Ⅰ级	Ⅱ级	Ⅲ级	Ⅳ级	Ⅰ级	Ⅱ级	Ⅲ级	Ⅳ级	Ⅰ级	Ⅱ级	Ⅲ级	Ⅳ级
研究组	32	20	9	3	0	8	15	6	3	11	16	5	0
对照组	32	14	12	5	1	2	8	16	6	3	11	14	4
χ^2值		1.163				10.56				11.48			
P 值		<0.05				<0.01				<0.01			

注：P 值为两组Ⅲ～Ⅳ级口腔干燥症比较。

两组口腔 pH 值及流涎量情况比较（武霞等，2014）

组别	例数	放疗剂量（40Gy）				放疗剂量（70Gy）				放疗结束 30 天			
		pH 值		流涎量（mL）		pH 值		流涎量（mL）		pH 值		流涎量（mL）	
		5.0～5.5	5.5～6.0	0～3	>3	5.0～5.5	5.5～6.0	0～3	>3	5.0～5.5	5.5～6.0	0～3	>3
研究组	32	10	22	13	19	12	20	18	14	8	24	10	22
对照组	32	9	13	24	8	24	8	26	6	16	16	20	12
χ^2值		5.106		7.750		9.142		4.653		4.266		6.276	
P 值		<0.05		<0.01		<0.01		<0.05		<0.05		<0.05	

唐媛媛等（2014）进行了银尔通联合康复新液治疗放射性口腔黏膜炎的效果观察。将首次接受放化疗的 120 例头颈部恶性肿瘤患者随机分为两组，两组每次漱口前均先用温盐水清洁口腔。对照组（60 例）应用自制维生素 B_{12} 混合液，实验组（60 例）使用银尔通漱口后再使用康复新液口含，需在口腔内停留 5 分钟以上，各 5 次/天。重度患者同时给予静脉滴注抗生素，补充营养液、白蛋白等。两组放射性口腔黏膜炎程度的比较，实验组和对照组发生 3～4 度放射性口腔黏膜炎者分别为 15 例（25.00%）和 41 例（68.33%）（$P<0.05$）。两组口腔溃疡愈合时间的比较，实验组平均愈合时间为（14±4）天，对照组为（28±8）天（$P<0.05$）。两组合并口腔霉菌感染的比较，实验组合并口腔霉菌感染 2 例，发生率为 3.33%；对照组 11 例，发生率为 18.3%（$P<0.05$）。结果表明，采用实验组方案治疗放射性口腔黏膜炎效果理想、方法简单、操作方便、易

于掌握、无不良反应。

肖红梅等（2015）进行了康复新液防治鼻咽癌放射性口腔黏膜反应的临床观察。将60例鼻咽癌患者随机分为治疗组和对照组。前者给予单药康复新液，后者给予维生素，同法氧气雾化吸入。结果显示，治疗组放射性口腔黏膜反应较对照组出现得晚，程度较对照组轻，且恢复也较对照组快（$P<0.05$）。结果表明，康复新液可延缓鼻咽癌患者放射性口腔黏膜反应的出现，减轻患者放射性口腔黏膜反应的程度，缩短放射性口腔黏膜反应的病程，对放疗规律完整进行起到辅助作用。

两组口腔黏膜反应分级情况比较［例（%）］（肖红梅等，2015）

组别	例数	Ⅰ级	Ⅱ级	Ⅲ级	Ⅳ级
治疗组	30	12（40.0）*	15（50.0）	3（10.0）*	0（0）
对照组	30	5（16.7）	14（46.7）	9（30.0）	2（6.7）

注：与对照组比较，* 表示 $P<0.05$。

两组口腔黏膜反应出现时间比较［例（%）］（肖红梅等，2015）

组别	例数	治疗时间			
		1 周	2 周	3 周	4 周
治疗组	30	0（0）	5（16.7）*	13（43.3）*	12（40.0）*
对照组	30	1（3.3）	11（36.7）	17（56.7）	1（3.3）

注：与对照组比较，* 表示 $P<0.05$。

两组口腔黏膜反应持续时间比较［例（%）］（肖红梅等，2015）

组别	例数	放疗结束后		
		1 周	2 周	3 周
治疗组	30	22（73.3）*	8（26.7）*	0（0）
对照组	30	14（46.7）	16（53.3）	0（0）

注：与对照组比较，* 表示 $P<0.05$。

Luo 等（2016）进行了针对康复新液对鼻咽癌患者放化疗引起的口腔和上消化道黏膜炎的临床疗效的多中心三期临床研究。从五个多中心临床科室纳入了240例证实鳞状鼻咽癌的患者，将其随机分为对照组和治疗组。所有患者都接受根治性放化疗。治疗组从放疗开始使用康复新液（10mL，每天3次）漱口治疗；对照组用复方硼砂溶液（10mL，每天3次）漱口治疗。在放化疗的不同阶段，通过使用不良反应通用术语标准（CTCAE V3.0）和口述描绘评分法（VRS）对口腔黏膜炎发生率及其分级、上消化道黏膜炎及疼痛分级进行评估。其中230例患者被用于临床效果评估。结果显示，与对照组相比，治疗组中口腔黏膜炎的发生率和分级明显改善（$P<0.01$）。相较于对照组，治疗组不同分级（1级、2级、3级）口腔黏膜炎发生的时间被延长（$P<0.05$），而且治疗组中累积辐射剂量也比对照组高（$P<0.05$）。对于上消化道黏膜炎和疼痛分级，放

化疗阶段治疗组中的分级比对照组明显降低（$P<0.05$）。研究中并没有表现出康复新液存在副作用。结果表明，康复新液在一定程度上可以预防和治疗由放化疗引起的口腔和上消化道黏膜炎。

两组有效人群的人口统计学和基线特征比较（Luo 等，2016）

特征	治疗组	对照组	P 值
性别［例（%）］			
女	70（65.4）	83（76.9）	0.064
男	37（34.6）	25（23.2）	
年龄（$\bar{x}\pm s$，岁）	46.3±11.0	48.0±10.0	0.241
身高（$\bar{x}\pm s$，cm）	162.4±7.7	163.4±6.9	0.283
体重（$\bar{x}\pm s$，kg）	59.3±10.9	61.7±10.5	0.100
过敏史［例（%）］			
无	102（95.3）	105（97.2）	0.499
有	5（4.7）	3（2.8）	
临床分期［例（%）］			
I／II	12（11.2）	18（16.7）	0.649
III／IV	95（88.8）	90（83.3）	
KPS 评分［例（%）］			
100	3（2.8）	3（2.8）	
90	96（89.7）	92（85.2）	0.629
80	8（7.5）	12（11.1）	
70	0（0.00）	1（0.92）	
治疗时间［例（%）］			
放疗	3（2.8）	8（7.4）	0.126
化疗	104（97.2）	100（92.6）	
治疗时间（$\bar{x}\pm s$，天）	48.3±37.3	43.6±41.5	0.388
病史［例（%）］			
无	87（81.3）	85（78.7）	0.633
有	20（18.7）	23（21.3）	
现有病史［例（%）］			
无	93（86.9）	95（88.0）	0.817
有	14（13.1）	13（12.0）	

两组口腔黏膜炎发生率比较［例（％）］（Luo 等，2016）

组别	G0	G1	G2	G3	P 值
治疗组	5 (4.7)	26 (24.3)	33 (30.8)	43 (40.2)	0.0084
对照组	0 (0)	15 (13.9)	35 (32.4)	58 (53.7)	

两组口腔黏膜炎分级比较［例（％）］（Luo 等，2016）

组别	无变化	降低 1 级	P 值
治疗组	96 (89.7)	11 (10.3)	0.0098
对照组	106 (98.2)	2 (1.9)	

两组口腔黏膜炎的发生时间比较（天）（Luo 等，2016）

分级	组别	人数	平均值	SD	P 值
G1	治疗组	106	18.6	8.1	<0.0001
	对照组	108	14.5	6.5	
G2	治疗组	83	28.0	8.3	0.0014
	对照组	95	23.7	9.2	
G3	治疗组	43	36.9	7.7	0.0002
	对照组	58	30.5	8.8	

两组发生口腔黏膜炎时的累积辐射剂量（Gy）比较（Luo 等，2016）

分级	组别	人数	平均值	SD	P 值
G1	治疗组	106	27.9	11.0	<0.0001
	对照组	108	22.1	8.9	
G2	治疗组	82	42.0	11.0	0.0377
	对照组	95	37.3	18.7	
G3	治疗组	43	56.2	10.2	<0.0001
	对照组	58	46.0	12.1	

武霞等（2016）进行了白介素－11 联合康复新液防治放射性口腔黏膜损伤的应用研究。将行根治性放疗的 192 例头颈部肿瘤患者随机分为联合组（白介素－11 联合康复新液）、康复新组与白介素－11 组，各组均为 64 例。3 组均采用适形调强放疗（IMRT），肿瘤靶区照射总剂量均为 70Gy。联合组从放疗开始饭前含服康复新液10mL，饭后服用白介素－11 配制液 10mL，3 次/天。康复新组从放疗开始饭后 30 分钟及睡前含服康复新液 10mL，4 次/天。白介素－11 组从放疗开始饭后 30 分钟及睡前服用白介素－11 配制液 10mL，4 次/天。各组均从放疗开始行常规口腔护理，口服维生素C 片，3 次/天。结果表明，放疗期间服用白介素－11 联合康复新液，可明显减轻放疗所致口腔黏膜损害、口腔溃疡，减轻疼痛程度、缩短疼痛时间、减轻口腔干燥、促进溃

疡愈合，不仅疗效较好，而且价格便宜、使用方便，值得临床推广和应用。

各组不同病种、放疗剂量的情况比较（武霞等，2016）

| 组别 | 例数 | 性别 | | 鼻咽癌（例） | 下咽癌（例） | 口底癌（例） | 舌癌（例） | 扁桃体癌（例） | 牙龈癌（例） | 放疗剂量（Gy） |
		男（例）	女（例）							
联合组	64	36	29	30	10	8	8	5	3	70
康复新组	64	34	30	28	12	9	7	5	3	70
白介素－11组	64	34	30	28	12	9	7	5	3	70

各组不同时期口腔黏膜反应情况比较（例）（武霞等，2016）

| 组别 | 例数 | 放疗40Gy | | | | | 放疗70Gy（放疗结束时） | | | | | 放疗后30天 | | | | |
		0级	1级	2级	3级	4级	0级	1级	2级	3级	4级	0级	1级	2级	3级	4级
联合组	64	10	42	12	0	0	2	26	26	10	0	30	34	0	0	0
康复新组[a]	64	0	24	30	0	0	0	10	18	32	4	12	32	12	8	0
白介素－11组[b]	64	0	22	31	11	0	0	8	20	30	6	10	33	14	7	0

注：与联合组比较，放疗40、70Gy和放疗30天时，[a]表示 $\chi^2=6.63$、7.02、6.48，$P<0.05$；[b]表示 $\chi^2=6.96$、7.56、6.63，$P<0.05$。

各组不同时期口腔干燥反应情况比较（例）（武霞等，2016）

| 组别 | 例数 | 放疗40Gy | | | | | 放疗70Gy（放疗结束时） | | | | | 放疗后30天 | | | | |
		0级	1级	2级	3级	4级	0级	1级	2级	3级	4级	0级	1级	2级	3级	4级
联合组	64	10	42	12	0	0	2	26	26	10	0	30	24	10	0	0
康复新组[a]	64	0	24	30	10	0	0	10	18	28	8	12	32	12	0	0
白介素－11组[b]	64	0	22	31	11	0	0	8	20	29	7	10	30	14	10	0

注：与联合组比较，放疗40、70 Gy和放疗30天时，[a]表示 $\chi^2=6.63$、6.86、7.48，$P<0.05$；[b]表示 $\chi^2=6.16$、7.58、8.48，$P<0.05$。

各组治疗中断情况、放疗结束疼痛分级及进食情况比较（例）（武霞等，2016）

| 组别 | 例数 | 治疗中断 | 放疗结束疼痛分级 | | | | 放疗结束进食情况 | |
			0级	1级	2级	3级	有影响	无影响
联合组	64	0	13	43	8	0	20	44
康复新组[a]	64	10	5	20	29	10	38	26
白介素－11组[b]	64	12	4	22	30	8	36	28

注：与联合组比较，针对治疗中断、放疗结束疼痛分级及放疗结束进食情况，[a]表示 $\chi^2=6.63$、13.48、11.93，$P<0.05$；[b]表示 $\chi^2=6.56$、13.93、10.48，$P<0.05$。

张悦等（2017）进行了康复新液联合小牛血去蛋白提取物治疗急性放射性口腔黏膜反应的疗效观察。将80例接受放疗的头颈部肿瘤患者随机分为治疗组（康复新液治疗）

与对照组（生理盐水治疗）。结果显示，治疗组Ⅲ级及以上口腔黏膜反应的发生率明显低于对照组，治疗组以Ⅲ级以下的反应为主，对照组Ⅲ级及以上反应的发生率明显增加，治疗组在第4、8周时发生Ⅲ级以上口腔黏膜反应的概率较对照组低（$P < 0.05$）。结果表明，康复新液联合小牛血去蛋白提取物可明显降低放疗过程中患者Ⅲ级以上口腔黏膜反应的发生率，促进口腔黏膜愈合。

两组口腔黏膜反应分级情况比较［例（%）］（张悦等，2017）

组别	例数	0 级	Ⅰ 级	Ⅱ 级	Ⅲ 级	Ⅳ 级	Ⅲ＋Ⅳ级
治疗组	38	10（26.3）	12（31.6）	11（28.9）	5（13.2）	0（0）	5（13.2）
对照组	42	2（4.8）	10（23.8）	13（30.1）	15（35.7）	2（4.8）	17（40.5）
P 值			0.001			0.006	

第4、8周治疗末时两组Ⅲ级以上口腔黏膜反应的发生率比较［例（%）］（张悦等，2017）

组别	例数	4 周	8 周
治疗组	38	4（10.5）	1（2.6）
对照组	42	12（28.6）	8（19.0）
χ^2 值		4.060	
P 值		0.044	0.031

徐小平等（2018）进行了康复新液干预鼻咽癌放疗后口腔黏膜反应的临床观察。将46例鼻咽癌放疗后出现口腔黏膜反应的患者随机分为对照组和观察组（各23例）。放疗期间，每天三餐后对照组应用生理盐水进行含漱，观察组应用康复新液进行含漱。治疗2周后，两组口腔黏膜反应程度均较治疗前改善（$P < 0.05$），观察组口腔黏膜反应程度低于对照组（$P < 0.05$）。观察组治疗1周后口腔黏膜反应即消失的患者所占比例高于对照组（$P < 0.01$）。治疗后，两组疼痛数字评分法（NRS）评分均较治疗前降低（$P < 0.05$），观察组NRS评分低于对照组（$P < 0.05$）。结果表明，康复新液漱口能够有效减轻鼻咽癌放疗后口腔黏膜反应的临床症状，减轻患者的口腔疼痛，缩短病程。

两组治疗前后口腔黏膜反应分级情况比较（例）（徐小平等，2018）

组别	例数	Ⅰ 级		Ⅱ 级		Ⅲ 级		Ⅳ 级	
		治疗前	治疗后	治疗前	治疗后	治疗前	治疗后	治疗前	治疗后
观察组	23	2	8	4	10	10	5	7	0
对照组	23	3	3	5	9	9	7	6	4

两组口腔黏膜反应持续时间比较［例（%）］（徐小平等，2018）

组别	例数	治疗 1 周	治疗 2 周	治疗 4 周
观察组	23	18（78.26）[①]	5（21.74）	0（0）
对照组	23	8（34.78）	14（60.87）	1（4.35）

注：与对照组比较，[①]表示 $P < 0.01$。

两组治疗前后 NRS 评分比较（$\bar{x} \pm s$，分）（徐小平等，2018）

组别	例数	治疗前	治疗后
观察组	23	8.2±1.1	2.5±1.2[①②]
对照组	23	8.1±1.3	7.3±1.2[①]

注：与同组治疗前比较，[①]表示 $P < 0.05$；与对照组治疗后比较，[②]表示 $P < 0.05$。

吴元峰等（2020）观察了中医综合护理对鼻咽癌放疗患者口腔黏膜炎和唾液腺损伤的防治效果。将 140 例鼻咽癌（NPC）放疗患者根据不同干预措施分为观察组（78 例）和对照组（62 例）。两组均进行根治性放疗，对照组给予维生素 C 泡腾片口服，西吡氯铵含漱液和复方氯己定含漱液交替含漱，疼痛难以咽下食物者采用盐酸利多卡因注射液餐前含漱再进食。观察组采用中医综合护理措施，包括情志护理、饮食护理和康复新液含漱。结果显示，观察组的口腔黏膜炎程度轻于对照组（$P < 0.05$）。观察组急性放射性唾液腺损伤程度轻于对照组（$P < 0.05$）。观察组出现 1、2 和 3 级口腔黏膜炎时间均晚于对照组，且同期的疼痛程度评分也低于对照组，差异有统计学意义（$P < 0.05$）。观察组 NRS 评分 ≥4 分时间短于对照组，平均 NRS 和最高 NRS 评分均低于对照组，差异有统计学意义（$P < 0.05$）。治疗后，两组卡氏功能状态评分（KPS 评分）均较治疗前降低（$P < 0.05$），观察组 KPS 评分高于对照组（$P < 0.05$）。结果表明，中医综合护理措施能有效减轻 NPC 放疗导致的口腔黏膜和唾液腺的损伤程度，减轻疼痛，推迟口腔黏膜炎的出现，并维持患者的生活质量。

两组口腔黏膜炎分级比较（例）（吴元峰等，2020）

组别	例数	0 级	1 级	2 级	3 级	4 级
对照组	62	0	12	29	15	6
观察组	78	0	23	40	12	3

两组急性放射性唾液腺损伤分级比较（例）（吴元峰等，2020）

组别	例数	0 级	1 级	2 级	3 级	4 级
对照组	62	3	16	28	11	4
观察组	78	7	27	35	8	1

两组 1、2 和 3 级口腔黏膜炎出现时间及疼痛程度比较（$\bar{x} \pm s$）（吴元峰等，2020）

口腔黏膜炎程度	组别	例数	出现时间（天）	疼痛程度（分）
1 级	对照组	62	14.65±3.36	2.31±0.73
	观察组	78	19.54±4.18[①]	1.25±0.46[①]
2 级	对照组	50	25.75±6.11	4.85±0.94
	观察组	55	30.06±5.92[①]	4.07±0.86[①]
3 级	对照组	21	28.39±6.82	6.25±1.75
	观察组	15	34.51±7.39[①]	5.69±1.44[①]

注：与对照组比较，[①]表示 $P < 0.05$。

两组疼痛程度情况比较（$\bar{x} \pm s$）（吴元峰等，2020）

组别	例数	NRS 评分≥4 分时间（天）	平均 NRS 评分（分）	最高 NRS 评分（分）
对照组	62	26.48±6.73	4.51±0.79	7.25±1.13
观察组	78	20.17±5.82[①]	3.89±0.66[①]	6.58±1.04[①]

注：与对照组比较，[①]表示 $P < 0.05$。

两组治疗前后 KPS 评分比较（$\bar{x} \pm s$，分）（吴元峰等，2020）

组别	例数	治疗前	治疗后
对照组	62	78.78±9.35	56.47±8.43[①]
观察组	78	77.12±9.69	66.31±9.04[①②]

注：与同组治疗前比较，[①]表示 $P < 0.05$；与对照组治疗后比较，[②]表示 $P < 0.05$。

宋小勇等（2021）研究了康复新液对放射性口腔溃疡患者免疫功能和炎性因子水平的影响。选取 84 例放射性口腔溃疡患者，随机分为对照组和治疗组，每组 42 例。对照组采用 2.5mg 地塞米松＋0.05mg 维生素 B_{12}＋10mL 生理盐水混合液含服，每次口含 10 分钟，3 次/天。治疗组在对照组基础上口含康复新液 10mL，每次口含 5 分钟，然后吞下药液，3 次/天。放疗结束后 2 周，治疗组总有效率为 97.62%，显著高于对照组的 76.19%（$P < 0.05$）。治疗过程中，治疗组治愈时间、疼痛持续时间均显著短于对照组（$P < 0.05$）。治疗后两组 $CD3^+$、$CD4^+$、$CD4^+/CD8^+$ 水平均显著升高，但 $CD8^+$ 水平均显著降低（$P < 0.05$），治疗组指标改善优于对照组（$P < 0.05$）。治疗后，两组 TNF$-\alpha$、IL-6、IL-8、IFN$-\gamma$ 水平均较治疗前显著降低（$P < 0.05$），治疗组水平显著低于对照组（$P < 0.05$）。结果表明，康复新液联合地塞米松、维生素 B_{12} 治疗放射性口腔溃疡的疗效良好，能明显促进患者口腔创面愈合，减轻疼痛和炎症反应，提高免疫功能。

两组临床疗效比较（宋小勇等，2021）

组别	例数	显效（例）	有效（例）	无效（例）	总有效率（%）
对照组	42	18	14	10	76.19
治疗组	42	25	16	1	97.62*

注：与对照组比较，*表示 $P<0.05$。

两组治愈时间和疼痛持续时间比较（$\bar{x}\pm s$）（宋小勇等，2021）

组别	例数	治愈时间（天）	疼痛持续时间（天）
对照组	42	5.63±0.98	2.93±0.54
治疗组	42	3.75±0.47*	1.92±0.21*

注：与对照组比较，*表示 $P<0.05$。

两组免疫功能指标比较（$\bar{x}\pm s$）（宋小勇等，2021）

组别	例数	观察时间	CD3+（%）	CD4+（%）	CD8+（%）	CD4+/CD8+
对照组	42	治疗前	51.96±4.82	41.37±3.78	29.52±6.64	0.96±0.24
		治疗后	57.38±4.65*	43.68±3.24*	27.86±5.83*	1.25±0.25*
治疗组	42	治疗前	51.91±4.76	42.41±3.81*	29.46±6.67	0.98±0.21
		治疗后	63.14±4.42*▲	49.38±3.83*▲	25.64±4.05*▲	1.41±0.37*▲

注：与同组治疗前比较，*表示 $P<0.05$；与对照组治疗后比较，▲表示 $P<0.05$。

两组炎性因子水平比较（$\bar{x}\pm s$，ng/L）（宋小勇等，2021）

组别	例数	观察时间	TNF-α	IL-6	IL-8	IFN-γ
对照组	42	治疗前	42.95±1.22	21.86±1.45	12.72±2.35	77.51±9.78
		治疗后	39.73±1.48*	19.31±1.58*	9.38±1.82*	66.92±9.58*
治疗组	42	治疗前	43.20±1.26	22.15±1.39	12.18±2.32	77.47±9.82
		治疗后	34.28±1.36*▲	16.25±1.34*▲	6.23±1.54*▲	58.35±8.62*▲

注：与同组治疗前比较，*表示 $P<0.05$；与对照组治疗后比较，▲表示 $P<0.05$。

董克臣等（2021）观察了康复新液对头颈部肿瘤放疗后重度放射性口腔黏膜炎的治疗作用及对唾液腺的保护作用。选取完成根治性放疗且发生重度放射性口腔黏膜炎的116例头颈部肿瘤患者，随机分为治疗组和对照组，每组58例。在常规治疗的基础上，治疗组给予康复新液含服，10毫升/次，3次/天；对照组给予复方氯己定含漱液10～20mL含漱，2次/天。治疗后两组的唾液流率及口腔 pH 值均呈升高趋势（$P<0.01$），且治疗后治疗组唾液流率及口腔 pH 值均显著高于对照组同期，两组比较差异有统计学意义（$P<0.01$）。治疗后两组唾液淀粉酶（AMS）和表皮细胞生长因子（EGF）水平均呈升高趋势（$P<0.01$），且治疗后治疗组 AMS 和 EGF 水平显著高于对照组同期水平（$P<0.01$）。治疗后治疗组口腔黏膜愈合时间短于对照组（$P<0.01$）。治疗第7天，

治疗组有 7 例发生口腔真菌感染，对照组有 16 例发生口腔真菌感染，治疗组口腔真菌感染发生率为 12.07%，对照为 27.59%，两组比较差异有统计学意义（$\chi^2=4.393$，$P<0.05$）。治疗后治疗组总有效率为 89.66%（52/58），对照组总有效率为 68.97%（40/58），两组比较差异有统计学意义（$\chi^2=7.565$，$P=0.006$）。结果表明，康复新液能提高对重度放射性口腔黏膜炎的疗效、促进损伤黏膜的愈合、降低口腔真菌感染的发生率，其机制可能与促进 AMS 及 EGF 的分泌，提高唾液流率及口腔 pH 值有关。

两组不同时间节点唾液流率和口腔 pH 值比较（$\bar{x}\pm s$）（董克臣等，2021）

组别	例数	唾液流率（mg/min）			口腔 pH 值		
		d_0	d_7	d_{14}	d_0	d_7	d_{14}
对照组	58	228±20	300±24	400±68	6.08±0.51	6.34±0.72	6.69±0.80
治疗组	58	230±20	355±36	520±85	6.10±0.52	6.76±0.76	7.08±0.82
P 值		0.591	0.000	0.000	0.835	0.003	0.011

两组不同时间节点 AMS 及 EGF 水平比较（$\bar{x}\pm s$）（董克臣等，2021）

组别	例数	AMS（ng/mL）			EGF（ng/L）		
		d_0	d_7	d_{14}	d_0	d_7	d_{14}
对照组	58	212.96±52.86	280.15±61.46	350.76±86.58	70.12±23.64	108.26±48.56	219.38±62.30
治疗组	58	214.34±54.74	330.48±73.65	420.65±98.45	68.80±18.98	156.45±64.86	268.40±84.55
P 值		0.890	0.000	0.000	0.741	0.000	0.001

两组口腔黏膜愈合时间及口腔真菌感染发生率比较（董克臣等，2021）

组别	例数	口腔黏膜愈合时间（$\bar{x}\pm s$，天）	真菌感染发生率［例（%）］
对照组	58	14.70±4.12	16（27.59）
治疗组	58	10.40±3.35[b]	7（12.07）[a]

注：与对照组比较，[a]表示 $P<0.05$，[b]表示 $P<0.01$。

两组临床疗效比较［例（%）］（董克臣等，2021）

组别	例数	显效	有效	无效	总有效
对照组	58	8（13.79）	32（55.18）	18（31.03）	40（68.97）
治疗组	58	14（24.14）	38（65.52）	6（10.34）	52（89.66）[a]

注：与对照组比较，[a]表示 $P<0.05$。

参考文献

中华医学会放射肿瘤治疗学分会. 放射性口腔黏膜炎防治策略专家共识（2019）[J]. 中华放射肿瘤学杂志，2019，28（9）：641-647.

赫捷. 临床肿瘤学［M］. 北京：人民卫生出版社，2016.

汤秀红. 中医治疗放射性口腔炎［J］. 吉林中医药，2008，28（12）：873.

王信喆，李学芹，孟丽，等. 康复新防治放射性口咽黏膜反应30例［J］. 山东医药，2005，45（32）：78.

邓若云，丁振华，管晓芸，等. 康复新雾化吸入治疗放射性口腔粘膜反应临床研究［J］. 现代护理，2005，11（22）：1919－1920.

郑远达，闻强，季永领，等. 康复新液防治放疗患者口腔黏膜急性放射损伤的观察［J］. 华西药学杂志，2006，21（4）：404.

何依群，王少龙，姜鹤群，等. 康复新液治疗头颈部肿瘤放疗后口腔黏膜损伤36例临床观察［J］. 重庆医学，2006，35（11）：1039.

鞠桂芳，路平华，王文霞，等. 系统口咽处理防治急性放射性黏膜反应的临床观察［J］. 中华肿瘤防治杂志，2009，16（13）：1031－1032，1035.

刘华峰，张震，肖震宇，等. 康复新液联合还原型谷胱甘肽防治鼻咽癌放射性口腔炎的临床观察［J］. 实用医学杂志，2011，27（21）：3958－3959.

吴珊珊，温居一，吴苏冬，等. 康复新联合胸腺肽蛋白防治急性放射性口腔黏膜反应［J］. 中国医刊，2012，47（8）：60－61.

赵兰花，何洋，朱丹鹏. 康复新液与蒙脱石散治疗老年人放射性口炎疗效观察［J］. 河北医药，2013，35（3）：391－392.

钟俐强，杨斯皓，雷开键. 康复新联合rhG－CSF防治放射性口腔炎的临床观察［J］. 现代肿瘤医学，2014，22（8）：1795－1797.

武霞，杨清华，蒋丽华，等. 维生素C与康复新防治头颈部肿瘤放疗引起口腔黏膜损伤的临床研究［J］. 实用肿瘤杂志，2014，29（5）：466－469.

唐媛媛，裴忠玲. 银尔通联合康复新液治疗放疗口腔黏膜炎的疗效观察与护理［J］. 江苏医药，2014，40（17）：2106－2107.

肖红梅，邹彦. 康复新液氧气雾化吸入防治鼻咽癌放射性口腔黏膜反应的临床观察［J］. 现代肿瘤医学，2015，23（5）：627－629.

Lang JY, Feng M，Luo Yk，et al. The phase Ⅲ clinical study about the effect of Kangfuxin Solution (Chinese herbal medicine compound preparation）on the radiation induced oral and upper gastrointestinal mucositis in nasopharyngeal carcinoma patients［J］. J Clin Oncol，2015，33（15 suppl）：6057.

武霞，盖龙娴，刘学键. 白介素－11联合康复新液防治放射性口腔黏膜损伤的应用研究［J］. 中华放射医学与防护杂志，2016，36（2）：125－128.

张悦，王利波，赵钦，等. 康复新液联合小牛血去蛋白提取物治疗38例急性放射性口腔黏膜反应患者的疗效观察［J］. 华西药学杂志，2017，32（4）：447－448.

徐小平，郭庆敏，姜贻乾，等. 康复新液干预鼻咽癌放射性治疗后口腔黏膜反应临床观察［J］. 新中医，2018，50（6）：182－184.

吴元峰，房海波. 中医综合护理对鼻咽癌放疗患者口腔黏膜炎的防治效果［J］. 新中医，2020，52（11），147－150.

宋小勇，陈勇，刘小兰，等. 康复新液对放射性口腔溃疡患者免疫功能和炎性因子水平的影响 ［J］. 现代药物与临床，2021，36（6）：1245－1249.

董克臣，张萌，梁毅，等. 康复新液对头颈部肿瘤放疗后重度放射性口腔黏膜炎的治疗作用及对唾液腺的保护作用 ［J］. 世界中西医结合杂志，2021，16（1）：123－127.

第二节　放射性食管炎

一、现代医学概述

（一）定义

放射性食管炎（Radiation esophagitis，RE）是胸部及头颈部恶性肿瘤患者接受放疗时出现的剂量限制性反应，是以照射野内正常食管黏膜发生充血、水肿、糜烂或炎性渗出性改变甚至溃疡，在其基础上可合并感染为特征的一种疾病。

（二）流行病学

刘颖等（2019）研究发现食管癌放疗患者放射性食管炎的发生率为 54.5% ～100.0%，肺癌放疗患者放射性食管炎的发生率约为 60%。

（三）病因和发病机制

放射性食管炎是食管黏膜因放射性损伤产生的无菌性炎症，为组织非特异性炎症，主要效应细胞是单核细胞及巨噬细胞，在诱因刺激下过度活化，分泌大量免疫炎症递质（IL－1、IL－6、TNF－α 等），导致病理损伤。放射线对正常食管组织的损伤是由放射线使食管组织中的水分子大量分解形成羟自由基引起的，过多自由基可攻击细胞膜脂肪酸、蛋白质、核酸，从而引起膜流动性降低、通透性升高、线粒体肿胀、溶酶体破坏并释放，最终导致组织损伤，引起并加重炎症反应。

（四）临床表现

1. 急性期临床表现

一般在放疗后 90 天内发生，当食管受到 10～20Gy 的剂量照射 1～2 周后，食管黏膜充血水肿。患者出现吞咽困难，如伴有食管上皮脱落，则出现胸骨后烧灼感。吞咽疼痛常发生于放疗后 2 周左右，如继续放疗上述症状可能缓解，至食管受照剂量达 40Gy 时症状再次出现并持续至放疗结束后 1～2 周。患者因吞咽困难、疼痛影响饮食，导致生活质量下降、营养不良。放射性食管炎严重时发生穿孔，引起并发症，如食管气管瘘、吸入性肺炎、纵隔穿孔、纵隔炎、食管主动脉瘘。

2. 晚期临床表现

晚期损伤发生于放疗后 3 个月及以后，因局部瘢痕形成食管组织纤维化，从而导致食管狭窄甚至闭锁，以吞咽困难为主要症状，主要损伤发生于神经及平滑肌，多数不可逆。晚期损伤的主要合并症为假性憩室形成和瘘管形成。

（五）诊断

内窥镜检查可能会增加食管穿孔的可能性，因此一般根据临床症状来进行放射性食管炎诊断。

根据美国国立癌症研究所（NCI）和肿瘤放射治疗协作组（RTOG）共同修订的常用毒性标准（CTC V2.0），急性放射性食管炎按临床症状分级：0 级，无食管炎症状；Ⅰ级，轻度吞咽困难，进半流质食，需一般止痛药或非麻醉药物止痛；Ⅱ级，中度吞咽困难，进食流质饮食，需麻醉药物镇痛；Ⅲ级，严重吞咽困难，出现脱水或体质量下降＞15％者需鼻饲管、静脉补液或静脉高营养；Ⅳ级，完全阻塞、溃疡、穿孔或窦道形成。

晚期食管放射损伤分级方案（RTOG/EORTC 1987）制订的分级标准为：0 级，无任何损伤；Ⅰ级，轻度纤维化，轻度吞咽固体困难，无吞咽疼痛；Ⅱ级，进食半流质食物，可能有食管扩张指征；Ⅲ级，严重纤维化，只能进食流质，可有吞咽疼痛，需扩张食管；Ⅳ级，坏死、穿孔或窦道形成。

（六）治疗

1. 一般治疗

温凉流质或半流质饮食为主，高蛋白、高热量、高维生素、低脂肪食物为主，进食后不可立即平卧。静脉输液补充维生素及能量，Ⅰ～Ⅱ级放射性食管炎可在药物治疗的同时继续放疗，Ⅲ级以上需立即中止放疗，采用营养支持治疗。

2. 药物治疗

主要以止痛解痉、抗菌消炎、保护消化道黏膜的对症处理为主。

（1）口服溶液：可以使用生理盐水或碳酸氢钠口腔盥洗液；口服利多卡因、制霉菌素混悬液、硫糖铝混悬液、庆大霉素、地塞米松、利多卡因为主的溶液，以及思密达冲剂、维生素 B_{12} 溶液等。

（2）其他：钙离子通道阻滞剂，如硝苯地平等；人集落细胞刺激因子；阿米福汀。

二、中医学概述

放射性食管炎可归属"噎膈"范畴。

（一）病因病机

"热毒炽盛，耗阴伤津"是放射性食管炎的主要病机。放射线属"热毒之邪"，无需循经而直接入侵营血之分，损伤络脉，局部形成瘀血，瘀血与放射线热毒相互搏结，形成瘀热互结之证。

（二）辨证论治

放射性食管炎主要可归为四种证型：

1. 火热阴伤证

（1）证候：自觉口干、咽部灼热，进食梗涩或疼痛，水饮可下，食物难进甚至食后复出，胸背灼痛、形体消瘦、肌肤枯燥、五心烦热、渴欲饮冷、大便干结，舌红而干，少苔或无苔，脉弦细数。

（2）治法：清热解毒、滋阴降火。

2. 瘀热互结证

（1）证候：进食梗阻感重，常感胸膈灼热疼痛，食不得下，甚则滴水难进，食入即吐，面色暗黑、肌肤枯燥、形体消瘦、大便坚如羊屎，或吐下物如赤豆汁，舌质紫黯、舌下静脉迂曲，或舌红少津，脉细涩。

（2）治法：益气养阴、凉血散瘀。

3. 痰湿气滞证

（1）证候：吞咽不利或疼痛，脘膈痞满、嗳气呃逆，面白、乏力、气短，或咯吐痰涎、大便艰涩，舌薄腻，脉弦滑。

（2）治法：益气健脾化痰。

4. 瘀肿肉腐证

（1）证候：进食梗阻感重，咽喉、胸膈灼痛不可触碰，自觉喉中腥臭，食不得下，甚则滴水难进，呕吐物腐臭如赤豆汁，面色暗黑、肌肤枯燥、形体消瘦、大便坚如羊屎，舌质紫黯、舌下静脉迂曲，或舌红少津，脉细涩。

（2）治法：解毒祛瘀、养阴生肌。

三、康复新液治疗放射性食管炎的临床研究

王涛等（2010）观察了康复新液联合思密达防治急性放射性食管炎的效果。将69例非小细胞肺癌（NSCLC）患者随机分为两组：治疗组37例，在第1次放疗摆位时口含康复新思密达悬浊液（康复新液10mL＋思密达3g），摆位结束后缓缓咽下（尽量避免吞咽动作），每次放疗时均服用，放疗期间每晚睡前再次含咽，直到放疗结束；对照组32例，使用思密达悬浊液（思密达3g＋温水10mL），服用方法同治疗组。治疗组和对照组急性放射性食管炎的发生时间分别为放疗后（18.4±0.5）天和（14.3±0.4）天（$P<0.05$）；治疗组和对照组急性放射性食管炎的发生率分别为13.5%和28.1%（$P<0.05$）；治疗组和对照组发生急性放射性食管炎后的治疗总有效率分别为100.0%和88.9%（$P<0.05$）。结果表明，康复新液联合思密达能明显推迟急性放射性食管炎的发生，降低发生率，同时降低其严重程度，并且发生急性放射性食管炎后的治疗总有效率较单用思密达高。

两组急性放射性食管炎分级及发生率比较（王涛等，2010）

组别	例数	0 级 [例（%）]	1 级 [例（%）]	2 级 [例（%）]	3 级 [例（%）]	4 级 [例（%）]	发生率（%）
治疗组	37	32（86.5）	4（10.8）	1（2.7）	0（0）	0（0）	13.5
对照组	32	23（71.9）	5（15.6）	3（9.4）	1（3.1）	0（0）	28.1

胡广银等（2010）进行了白及联合康复新液对放射性食管炎的临床观察。纳入放疗2~4周后出现放射性食管炎的42例患者，在放疗中或放疗后出现放射性食管炎症状时开始服用以下药物：中药白及粉 8g＋温开水 20mL 调和冷却后加入康复新液 10mL，小口频服，3次/天，1周后若无效改用其他方法治疗。放疗结束后，总有效率为95.2%。结果表明，康复新液联合白及治疗放射性食管炎，疗效可靠、服用方便、副作用小，有利于稳定患者的情绪、改善进食、提高肿瘤患者的生存质量，对顺利完成放疗疗程起到重要作用。

滕丽华等（2011）对复方维生素 B_{12} 溶液（贯新克）联合康复新治疗急性放射性食管炎的效果进行了观察。将80例食管癌放疗患者按入院时单双号分为观察组与对照组。对照组进行常规食管癌放疗健康宣教和饮食指导。观察组在对照组的基础上，按美国肿瘤放射治疗协作组（RTOG）急性放射性食管损伤评分标准分级，出现1级反应开始给予康复新每次 10~15mL 含服、贯新克每次 5mL 含服，两种药物每间隔2小时交替服用1次，每天各3次，夜间停止用药。结果表明，康复新联合贯新克含服可以有效降低急性放射性食管炎的发生率，达到了协同治疗急性放射性食管炎的目的，减少了患者痛苦，而且药物使用方便，副作用小。

两组急性放射性食管损伤发生情况比较［例（%）］（滕丽华等，2011）

组别	例数	0 级	1 级	2 级	3 级	4 级
治疗组	40	1（2.5）	15（37.5）	19（47.5）	4（10.0）	1（2.5）
对照组	40	8（20.0）	21（52.5）	11（27.5）	0（0）	0（0）

刘晓玲（2011）进行了康复新液治疗放射性食管炎的临床观察。40例纵隔放疗后出现放射性食管炎的患者服用康复新液治疗，每日三餐结束后患者先喝少量温开水，再给予康复新液 10mL 含口内，去枕平卧缓慢咽下。治疗后临床症状改善情况：1周内显效12例，有效18例，无效10例；2周内显效22例，有效14例，无效4例；4周内显效30例，有效8例，无效2例。复查胃镜痊愈28例、缓解9例、未愈3例，有效率92.5%。治疗后随访三个月，除患者需要再次行放疗外，无1例复发。结果表明，康复新液是治疗放射性食管炎的有效药物，且安全性能良好。

朱丽娟等（2011）观察了口服康复新在治疗急性放射性食管炎中的作用。将40例急性放射性食管炎患者分为两组，两组均采用相同的基础综合治疗，观察组（20例）采用口服康复新配合金因肽＋庆大霉素＋地塞米松雾化吸入治疗，对照组（20例）金因肽＋庆大霉素＋地塞米松联合雾化吸入治疗。结果显示，在急性放射性食管炎的症状、体征平均消失时间方面，观察组明显短于对照组。观察组在缓解和治疗放疗期间引起的急性放射性食管炎的疗效方面也优于对照组，总有效率分别为95％和50％。结果表明，口服康复新配合金因肽＋庆大霉素＋地塞米松雾化吸入治疗急性放射性食管炎疗效确切，可有效减轻急性放射性食管炎的症状，不良反应少。

两组症状、体征平均消失时间比较（$\bar{x}\pm s$，天）（朱丽娟等，2011）

组别	例数	咳嗽	咽痛	吞咽困难	干啰音	湿啰音
对照组	20	13.7±0.6	13.5±0.2	10.3±0.5	9.8±0.2	13.1±0.2
观察组	20	11.5±1.1	7.4±0.3	7.2±0.1	6.5±0.2	7.7±0.1

两组临床疗效比较（朱丽娟等，2011）

组别	例数	显效	有效	无效	总有效率（％）
对照组	20	0	10	10	50
观察组	20	9	10	1	95

邱丽红（2012）观察了康复新联合甘露醇合剂防治急性放射性食管炎的临床效果。将60例晚期食管癌患者随机分为试验组和对照组各30例。试验组从放疗的第1天开始口服康复新溶液，每次10mL，每天3次，放疗2周后开始口服甘露醇合剂（20％甘露醇250mL＋庆大霉素4×10^5U＋地塞米松10mg＋1％利多卡因溶液10mL），口服方法为先含在口内，慢慢咽下，咽下后30分钟内禁止喝水或进食；对照组在放疗2周后开始口服甘露醇合剂。对比两组急性放射性食管炎的出现时间及反应程度，试验组均优于对照组。结果表明，康复新联合甘露醇合剂，疗效更佳，且使用方便。

两组急性放射性食管炎的出现时间及反应程度比较（邱丽红，2012）

组数	例数	急性放射性食管炎出现时间（$\bar{x}\pm s$，天）	反应程度（例）			
			Ⅰ级	Ⅱ级	Ⅲ级	Ⅳ级
试验组	30	30.14±4.74	9	5	0	0
对照组	30	15.28±5.84	13	10	2	0

注：两组急性放射性食管炎的出现时间及反应程度比较，$P<0.01$。

晋刚等（2012）进行了康复新液联合蒙脱石散治疗放射性食管炎的临床观察。将76例食管癌放射性食管炎患者随机分为治疗组和对照组，治疗组（39例）口服康复新液联合蒙脱石散（康复新液10mL＋蒙脱石散3g），对照组（37例）口服温水混合蒙脱石散（温水10mL＋蒙脱石散3g）。结果显示，治疗组和对照组治疗放射性食管炎的总有效率分别为92％和72％（$P<0.05$）。结果表明，康复新液联合蒙脱石散口服治疗食管癌放射性食管炎疗效确切、方法简单、值得推广。

邹忠霞（2013）进行了放射性食管炎患者口服康复新液联合麦滋林治疗的临床分析。对14例放射性食管炎患者进行严密细致的病情观察与饮食指导、健康宣教，加强用药护理，每日三餐前15分钟温凉水冲服0.67g麦滋林和口服10mL康复新液，治疗后患者咽部不适及疼痛症状缓解，取得了良好的效果。结果表明，康复新液联合麦滋林治疗放射性食管炎有助于缓解患者症状，将疼痛程度降低。

李春鸣等（2014）观察了康复新液在 NSCLC 放疗期间对急性放射性食管炎的预防作用。将 78 例Ⅲ期 NSCLC 患者分为两组，治疗组（33 例）在常规放疗的同时给予口服康复新液，对照组（45 例）则仅进行常规的放疗。结果显示，治疗组的Ⅰ级、Ⅱ级急性放射性食管炎发生率分别为 15.2%、3.0%，对照组的Ⅰ级、Ⅱ级急性放射性食管炎的发生率分别为 28.9%、15.6%，两组均无Ⅲ级以上急性放射性食管炎发生，治疗组急性放射性食管炎发生率低于对照组（$P<0.05$）。治疗组放射性食管炎的发生时间为（25±2）天，对照组为（19±4）天（$P<0.01$）。结果表明，康复新液对 NSCLC 放疗期间发生的急性放射性食管炎具有明显的预防作用，能显著降低急性放射性食管炎的发生率及严重程度，同时也延长了急性放射性食管炎的发生时间。

江瑾等（2015）进行了康复新液配方治疗放射性食管炎的效果观察。将 36 例出现放射性食管炎的恶性肿瘤患者随机分为两组。治疗组（18 例）使用康复新液配方（康复新液＋盐酸利多卡因＋硫酸庆大霉素＋地塞米松），每次 10mL，每日 3 次口服；对照组（18 例）仅给予硫酸庆大霉素＋生理盐水口服。放疗结束后进行美国国立癌症研究所通用毒性标准（NCI－CTC）分级与有效率比较，结果显示，治疗组优于对照组（$P<0.05$）。

王娟等（2018）观察了康复新液联合铝镁加混悬液治疗放射性食管炎的效果。将 60 例放射性食管炎患者随机分为治疗组和对照组，治疗组采用康复新液＋铝镁加混悬液治疗，对照组采用传统的利多卡因、庆大霉素、地塞米松混合液口服治疗。结果显示，治疗组的治愈率及有效率分别为 63.3% 和 93.3%，均显著优于对照组的 46.7% 和 76.7%，差异有统计学意义（$P<0.05$）。结果表明，采用康复新液联合铝镁加混悬液治疗放射性食管炎不仅安全有效，而且提高了患者对放疗的耐受性，改善了患者的生活质量。

参考文献

柏茂树，黄杰，沈红梅，等. 放射性食管炎中医研究进展［J］. 中国实验方剂学杂志，2011，17（20）：293－296.

刘颖，穆超. 胸部肿瘤患者放射性食管炎预防的护理现状［J］. 医学食疗与健康，2019（2）：154，156.

龚黎燕，马胜林. 放射性食管损伤的中西医研究进展［J］. 现代中西医结合杂志，2009，18（33）：4164－4167.

李晓东，曹有军. 放射性食管炎的中医辨证用药规律分析［J］. 中国医药导报，2019，16（1）：119－122.

王书韵，张晓春. 浅议中医药防治急性放射性食管炎辨证论治［J］. 医药前沿，2019，9（16）：39－40.

王涛，纪庆. 观康复新液联合思密达防治急性放射性食管炎［J］. 四川医学，2010，31（1）：88－89.

胡广银，许振南. 白及联合康复新液治疗放射性食管炎 42 例［J］. 中国医药导报，

2010，16（12）：38−39.

滕丽华，王利琴，谢淑萍. 复方维生素 B_{12} 溶液联合康复新治疗急性放射性食管炎的观察与护理 [J]. 中国基层医药，2011，18（1）：137−138.

刘晓玲. 康复新液治疗 40 例放射性食管炎的临床观察 [J]. 中国辐射卫生，2010，20（2）：254−255.

朱丽娟，叶云婕，黄敏清，等. 口服康复新在治疗放射性食管炎中的作用 [J]. 广东医学，2011，32（24）：3265−3266.

邱丽红. 康复新联合甘露醇合剂防治急性放射性食管炎的临床效果 [J]. 护理研究，2012，26（12）：3128−3129.

晋刚，邢月明. 康复新液联合蒙脱石散治疗放射性食管炎的临床疗效观察 [J]. 中国辐射卫生，2012，21（2）：231−232.

邹忠霞. 放射性食管炎患者口服康复新液联合麦滋林的临床分析 [J]. 实用药物与临床，2013，16（1）：74−75.

李春鸣，余更生. 康复新液预防 NSCLC 放疗患者急性放射性食管炎的效果观察 [J]. 山东医药，2014，54（4）：98−99.

江瑾，胡广银. 康复新液配方治疗放射性食管炎疗效观察 [J]. 河北中医，2015，37（2）：256−257.

王娟，单桂芹，曹嘉伽，等. 康复新液联合铝镁加混悬液治疗放射性食管炎的疗效分析 [J]. 现代肿瘤医学，2018，26（5）：699−701.

第三节　放射性直肠炎

一、现代医学概述

（一）定义

放射性直肠炎（Radiation proctitis，RP）指盆腔恶性肿瘤接受放疗时或放疗后出现的直肠放射性损伤。

（二）流行病学

《中国放射性直肠炎诊治专家共识（2018 版）》指出，超过 75％的接受盆腔放疗的患者会发生急性放射性直肠炎（ARP），5％~20％的患者会发展为慢性放射性直肠炎（CRP）。

（三）分类

一般依据病程时长分类，通常以 3 个月为界，放射性直肠炎可分为急性放射性直肠炎和慢性放射性直肠炎。

（四）病因和发病机制

放射线作用于肠管后数小时内即可发生组织学改变，早期表现为上皮细胞凋亡、固有层炎症、隐窝脓肿，后期的改变包括血管炎、小血管缺血、黏膜下层纤维化、肠壁增厚等，其后的病理学发展过程遵循两条典型的发展路径：一是黏膜溃疡、穿孔、瘘、腹腔脓肿，二是肠壁纤维化、狭窄和肠梗阻。

（五）临床表现

1. 急性放射性直肠炎

放疗开始后较短时间内出现，可出现不同程度的消化道症状。临床表现包括但不限于便血、便急、便频、腹泻、黏液粪便、里急后重和肛门疼痛，症状多样且缺乏特异性。急性症状多在 3 个月内恢复，呈现一过性和自愈性的特点。

2. 慢性放射性直肠炎

部分患者的症状可迁延、反复超过 3 个月，或在放疗结束 3 个月之后新发上述症状，即为慢性放射性直肠炎。便血通常是慢性放射性直肠炎患者就诊的首要原因，可同时合并便急、便频、便秘、黏液粪便、里急后重和肛门疼痛等症状。晚期严重并发症包括直肠狭窄、穿孔、瘘管形成和肛门失禁等。

（六）诊断

放射性直肠炎缺乏诊断的金标准，主要结合临床、内镜、影像学和组织病理学表现进行综合分析，在排除感染性和其他非感染性直肠炎的基础上做出诊断。盆腔肿瘤病史和放疗过程非常重要，是诊断放射性直肠炎的必要因素，同时需要排除肿瘤活动或复发的影响。

（七）治疗

放射性直肠炎目前尚缺乏标准的治疗策略及流程。

1. 心理治疗

临床实践中，心理治疗尤为重要。抑郁和慢性放射性直肠炎存在明显相关性。与患者耐心讲解和交流有助于改善其紧张、恐惧、抑郁、信心不足等心理状态。

2. 饮食原则

建议低纤维素、低脂、高热量以及高蛋白饮食，可限制乳糖摄入。

3. 营养治疗

营养不良或有营养风险的住院患者，均可行营养干预治疗，改善患者营养状况和免疫功能，首选肠内途径，可经口进食者优先选择口服途径。可适当加用谷氨酰胺、益生菌和维生素 B_{12}。

4. 药物治疗

（1）抗炎类药物：常用药物包括非甾体抗炎药（柳氮磺胺吡啶、巴柳氮、美沙拉嗪、奥沙拉嗪等）及类固醇药物（泼尼松龙、倍他米松及氢化可的松），非甾体抗炎药可单独使用，也可搭配类固醇药物一起使用，给药途径包括口服和保留灌肠。

（2）抗生素：肠道黏膜屏障受损可导致肠道菌群易位、菌群种类比例失调及肠道菌群异常增殖，如有肠道菌群异常增殖，可应用抗生素（甲硝唑、环丙沙星等），通常为经验性用药，有时可能需要多种抗生素并且反复循环用药。

（3）益生菌：肠道菌群失调可用益生菌维持肠道菌群平衡，常用益生菌包括乳杆菌、双歧杆菌、肠球菌及乳酸菌。

（4）抗氧化剂：能够清除氧自由基的抗氧化剂（如维生素 A、维生素 C、维生素 E 以及己酮可可碱等）也被用于慢性放射性直肠炎的治疗。

（5）止泻药：推荐使用洛哌丁胺治疗放射性直肠炎的腹泻症状。

（6）生长抑素：生长抑素（奥曲肽）对洛哌丁胺治疗无效的难治性腹泻，放射性直肠炎引起的出血、肠瘘、肠梗阻有较好效果。

5. 保留灌肠

推荐使用硫糖铝、类固醇药物、短链脂肪酸、甲硝唑、复方灌肠制剂（铝镁加联合凝血酶、甲硝唑、表皮生长因子）治疗出血性放射性直肠炎。

6. 甲醛局部灌注

用于药物疗效欠佳的出血性放射性直肠炎，但需警惕相关并发症。

7. 内镜治疗

氩离子凝固术是治疗出血性放射性直肠炎的一种安全、有效的手段。

8. 高压氧治疗

对各种顽固性慢性放射性直肠炎是一种有效的治疗手段。

9. 手术治疗

约 1/3 的慢性放射性直肠炎患者需要手术治疗。手术适应证包括合并肠梗阻、肠穿孔、肠瘘、肠道大出血等严重并发症，或存在反复保守治疗无效的顽固症状（如直肠出血、肛门疼痛等）。

二、中医学概述

放射性直肠炎归属 "肠澼" "痢疾" "泄泻" "肠风" "脏毒" "便血" "内痈" 等范畴。

（一）病因病机

参见 "放射性食管炎" 相关内容。

（二）辨证论治

放射性直肠炎急性期以热毒伤络型多见，慢性期以寒热错杂型多见。中医治疗包括中药单纯口服，或单纯灌肠，或口服、灌肠并用，但以口服与灌肠并用效果最佳。

1. 热毒伤络证

（1）证候：症见大便脓血、里急后重、肛门灼热、腹痛、尿痛，舌红、苔黄，脉滑数。

（2）治法：清热解毒、凉血止血。

2. 寒热错杂证

（1）证候：腹冷、肠鸣、口干口苦、心烦、嗳气、泛酸，舌红、苔黄，脉弦滑。

（2）治法：辛开苦降、平调寒热。

3. 脾虚湿滞证

（1）证候：排便不爽、自汗、头晕、头重、身重、纳呆、腹胀、肢体倦怠，舌淡胖、苔白腻，脉细缓。

（2）治法：健脾化湿。

4. 脾肾阳虚证

（1）证候：泄泻、畏寒肢冷、腰膝酸软、小便清长，舌淡、苔白，脉沉。

（2）治法：温补脾肾、固涩止泻。

5. 阴虚津亏证

（1）证候：泄泻，时有出血，量少，便时疼痛，口干咽燥，五心烦热，舌红、少苔或无苔，脉细数。

（2）治法：滋阴生津。

三、康复新液治疗放射性直肠炎的临床研究

陈南江（2009）进行了康复新液与地塞米松保留灌肠治疗放射性直肠炎的临床观察。将 66 例放射性直肠炎患者随机均分为治疗组与对照组。治疗组给予 50mL 康复新液＋5mg 地塞米松，保留灌肠；对照组给予 50mL 生理盐水＋5mg 地塞米松＋16 万 U 庆大霉素保留灌肠。两组均每天 1 次，连续治疗 10 天。治疗结束后，两组总有效率分别为 90.9％、69.7％。结果表明，康复新液与地塞米松保留灌肠治疗放射性直肠炎的疗效确切、安全，能改善患者放疗后的生活质量。

陈火明等（2010）探讨了康复新复合液保留灌肠治疗急性放射性直肠炎的有效性及安全性。纳入的 17 例患者在接受放射治疗 1 周左右或 15Gy 后陆续出现急性放射性直肠炎的临床表现。治疗除常规补液、对症治疗外，采用康复新复合液（康复新液 50mL ＋庆大霉素 8 万 U＋2％利多卡因注射液 10mL）保留灌肠治疗，根据患者症状的轻重，1～3 次/天，连续 3～5 天，治疗后患者肠炎症状得到完全缓解、便血消失、大便化验结果逐渐恢复正常。结果表明，临床中应用康复新复合液保留灌肠治疗急性放射性直肠炎，患者的临床症状及体征改善的时间均明显优其他药物对照组，且无明显不良反应。

杨建征等（2011）探讨了康复新液保留灌肠治疗中老年宫颈癌放射性直肠炎的有效性及安全性。纳入 25 例接受放疗的 50 岁以上宫颈癌患者，放疗 10 次后每天接受康复新液灌肠，每次用药量 50mL。使用康复新液治疗后，放射性直肠炎患者的大便次数及高倍镜下便中红细胞、白细胞数目均明显减少，差异有统计学意义（$P<0.05$）。不同程度的放射性直肠炎患者使用康复新液治疗后，症状均明显缓解，总有效率达 78.5％。

治疗前后患者大便次数，便中红细胞、白细胞数目比较（$\bar{x}\pm s$）（杨建征等，2011）

时间	大便次数（次）	红细胞数（Hp）	白细胞数（Hp）
治疗前	7.32±2.07	12.22±6.02	15.00±6.51
治疗后	2.67±1.68	5.15±5.07	6.42±3.80

不同程度放射性直肠炎患者疗效比较（例）（杨建征等，2011）

组别	例数	完全缓解	部分缓解	无明显变化或病情进展
轻度反应	7	7	0	0
中度反应	13	7	4	2
重度反应	8	2	2	4

董莹等（2011）探讨了康复新液保留灌肠治疗宫颈癌放疗后放射性直肠炎的有效性及安全性。将80例宫颈癌放疗后放射性直肠炎患者分为治疗组与对照组。对照组（40例）给予一般治疗，卧床休息、减少活动，进食易消化、营养丰富无刺激的食物，纠正电解质紊乱，必要时贫血患者可输注少量红细胞，同时给予庆大霉素8万U及蒙脱石散（思密达）10g溶于生理盐水50mL保留灌肠，每日2次，疗程14天。观察组（40例）在对照组治疗基础上，灌肠液中加入康复新液。治疗后疗效比较，观察组治愈27例，有效11例，无效2例，总有效率95.0%；对照组治愈24例，有效8例，无效8例，总有效率80.0%。两组总有效率比较，前者明显高于后者（$P<0.05$）。

江英强等（2015）探讨了蒙脱石散联合康复新液保留灌肠预防急性放射性直肠炎的临床效果。将收治的109例盆腔放疗患者分为研究组（55例）和对照组（54例），对照组予以常规准备，放疗前2小时排空大小便，饮温水500~800mL，憋尿充盈膀胱，放疗期间鼓励高蛋白、高维生素饮食，忌食辛辣刺激性食物。研究组在对照组的基础上将蒙脱石散3g+康复新液30mL+生理盐水20mL混合成灌肠液，保留灌肠。比较两组急性放射性直肠炎的发生情况。结果显示，研究组与对照组急性放射性直肠炎的发生率分别为18.2%和53.7%，其中1级分别为14.5%和31.5%，2级分别为3.6%和14.8%，3级分别为0和7.4%，差异有统计学意义（$P<0.05$）。结果表明，蒙脱石散联合康复新液与放疗同步保留灌肠对预防盆腔放疗引起的急性放射性直肠炎有较好的预防作用，且操作方便、无明显副作用、患者易于接受。

两组急性放射性直肠炎发生率的比较［例（%）］（江英强等，2015）

组别	例数	1级	2级	3级	发生率（%）
研究组	55	8（14.5）*	2（3.6）*	0（0）	10（18.2）*
对照组	54	17（31.5）	8（14.8）	4（7.4）	29（53.7）

注：与对照组比较，* 表示 $P<0.05$。

崔伟等（2016）探讨了康复新液保留灌肠在直肠癌新辅助放化疗患者中的应用价

值。选择 62 例接受新辅助放化疗的直肠癌患者，随机分为实验组和对照组各 31 例，其中实验组于放疗第 1 天就开始常规使用加温至 37～40℃的 50mL 康复新液灌肠，保留 30 分钟，2 次/天，记录并比较两组放疗期间的直肠反应症状出现时间、程度及临时暂停放疗人数。结果显示，实验组症状出现时间（21 天）与对照组（14 天）相比显著延长，差异有统计学意义（P＝0.040）。实验组因放射性直肠炎需临时暂停放疗的人数（2 例）与对照组（5 例）相比，差异无统计学意义（P＝0.229）。两组放射性直肠炎分度的构成比相比较差异有统计学意义（P＝0.043），实验组相对较轻、对照组相对较重。结果表明，接受新辅助放化疗的直肠癌患者使用中药康复新液保留灌肠可有效预防和治疗新辅助放化疗导致的放射性直肠炎。

两组放射性直肠炎分度比较［例（%）］（崔伟等，2016）

组别	例数	0 度	Ⅰ度	Ⅱ度	Ⅲ度
实验组	31	2 (6.45)	18 (58.06)	10 (32.26)	1 (3.22)
对照组	31	3 (9.68)	7 (22.58)	19 (61.29)	2 (6.45)
P 值			0.043		

臧春宝等（2018）观察了康复新液保留灌肠预防宫颈癌放疗后放射性肠炎的临床效果。将 110 例宫颈癌患者随机分为对照组和治疗组，每组 55 例。对照组进行单纯放疗，治疗组在放疗的同时给予康复新液保留灌肠治疗，随访 1 年，观察和比较两组放射性肠炎的发生时间、分级、严重程度、药物毒性和不良反应。两组放射性肠炎发生时间比较，差异有统计学意义（P＜0.05）；两组放射性肠炎分级比较，差异有统计学意义（P＜0.05），治疗组放射性肠炎严重程度明显轻于对照组；治疗组毒性及不良反应无明显增加。结果表明，康复新液保留灌肠能明显推迟宫颈癌放疗后放射性肠炎的发生时间，降低其发生率及严重程度，不增加毒性及不良反应。

两组放射性肠炎分级比较（例）（臧春宝等，2018）

组别	例数	0 级	1 级	2 级	3 级	4 级	平均秩次	P 值
对照组	55	29	13	5	6	2	63.45	0.002
治疗组	55	44	7	2	2	0	47.55	

王泽阳等（2018）探讨了康复新液保留灌肠在盆腔恶性肿瘤放疗患者中的应用价值。选择 78 例接受盆腔放疗的恶性肿瘤患者，随机分为实验组 38 例和对照组 40 例，实验组于放疗第 1 天就开始常规使用预防性灌肠（加温至 37～40℃的康复新液 120mL，保留灌肠 30 分钟，2 次/天），对照组暂不做特殊处理。当出现Ⅲ级急性放射性直肠炎时，暂停放疗，给予治疗性灌肠（加温至 37～40℃的康复新液 120mL、云南白药 1g、地塞米松 10mg、利多卡因 20mL，保留灌肠 30 分钟，2 次/天）并进行疗效评价，症状缓解后恢复放疗，两组均以同样方式灌肠至治疗结束，继续记录直肠反应情况。结果显示，实验组出现Ⅰ级急性放射性直肠炎的平均时间较对照组晚［（21.76±3.506）天 vs（15.63±3.966）天，P＜0.01］。实验组急性放射性直肠炎程度较对照组轻（P＜

0.05）。实验组、对照组因放射性直肠炎需临时暂停放疗（Ⅲ级放射性直肠炎）的患者人数差异无统计学意义（$\chi^2=3.744$，$P>0.05$）。两组接受治疗性灌肠的总有效率差异无统计学意义（$P>0.05$）。结果表明，接受盆腔放疗的恶性肿瘤患者在放疗期间使用康复新液保留灌肠可有效预防和治疗急性放射性直肠炎。

两组急性放射性直肠炎分级比较［例（%）］（王泽阳等，2018）

组别	例数	0级	Ⅰ级	Ⅱ级	Ⅲ级
实验组	38	1（2.6）	17（44.8）	10（26.3）	10（26.3）
对照组	40	0（0）	9（22.5）	12（30.0）	19（47.5）

两组治疗性灌肠 1 周疗效评价（例）（王泽阳等，2018）

组别	例数	治愈	有效	无效	临床有效
实验组	10	3	4	3	7
对照组	19	2	9	8	11

两组治疗性灌肠 2 周疗效评价（例）（王泽阳等，2018）

组别	例数	治愈	有效	无效	临床有效
实验组	10	10	0	0	10
对照组	19	8	9	2	17

　　廖丽华等（2018）探讨了康复新液联合塞来昔布胶囊保留灌肠治疗放射性肠炎的临床效果。将 80 例放射性肠炎患者随机分为对照组和治疗组各 40 例。对照组给予塞来昔布胶囊保留灌肠治疗，治疗组则加用康复新液。治疗后结果比较，治疗组腹部胀痛、排便困难、大便稀溏、脓血便、腹泻、黏液便、里急后重积分与总积分均显著低于对照组，直肠镜检黏膜情况显著优于对照组，IgG、IgM、IgA 水平与卡氏评分（KPS 评分）均显著高于对照组，日常生活、情绪改变、行走能力与睡眠影响评分均显著低于对照组，总有效率明显高于对照组，差异有统计学意义（$P<0.05$）。结果表明，康复新液联合塞来昔布胶囊保留灌肠治疗放射性肠炎的临床疗效良好。

两组治疗前后直肠镜检黏膜情况比较（例）（廖丽华等，2018）

组别	例数	治疗前				治疗后			
		0级	Ⅰ级	Ⅱ级	Ⅲ级	0级	Ⅰ级	Ⅱ级	Ⅲ级
治疗组	40	0	4	21	15	1[△#]	24[△#]	13[△#]	2[△#]
对照组	40	0	3	23	14	0	0[#]	0[#]	0[#]

　　注：与对照组治疗后比较，[△] 表示 $P<0.01$；与同组治疗前比较，[#] 表示 $P<0.01$。

两组治疗效果比较〔例（％）〕（廖丽华等，2018）

组别	例数	显效	有效	无效	总有效
治疗组	40	16（40.0）	21（52.5）	3（7.5）	37（92.5）△
对照组	40	10（25.0）	19（47.5）	11（27.5）	29（72.5）

注：与对照组比较，△表示 $P<0.05$。

两组治疗前后免疫球蛋白水平、生活质量与 KPS 评分比较（$\bar{x}\pm s$）（廖丽华等，2018）

组别	例数	时间	免疫球蛋白水平（U/mL）			生活质量评分（分）				KPS 评分（分）
			IgG	IgM	IgA	日常生活	情绪改变	行走能力	睡眠影响	
治疗组	40	治疗前	11.09±1.53	1.44±0.85	2.21±0.85	7.03±0.95	4.20±1.15	0.10±0.05	1.52±0.50	69.13±2.96
		治疗后	13.20±1.68	2.19±0.56	3.43±0.70	0.83±0.57	1.62±0.66	0.05±0.02	0.44±0.20	81.72±3.85
对照组	40	治疗前	11.13±1.62	1.38±0.56	2.09±0.91	6.97±1.02	4.25±1.28	0.12±0.06	1.49±0.58	69.30±3.05
		治疗后	11.90±1.45	1.60±0.70	2.24±0.73	3.24±1.17	2.33±0.79	0.07±0.04	0.72±0.32	77.34±3.56

王宏志等（2018）观察了蒙脱石散联合康复新液保留灌肠预防急性放射性直肠炎的应用效果。将 60 例盆腔化疗患者随机分为两组，每组 30 例。对照组为常规治疗，观察组为蒙脱石散联合康复新液保留灌肠。结果显示，观察组（6.67％）的急性放射性直肠炎发生率低于对照组（33.33％），观察组（93.33％）的总有效率高于对照组（73.33％）（$P<0.05$）。结果表明，康复新液联合蒙脱石散保留灌肠预防急性放射性直肠炎的应用效果良好，降低了急性放射性直肠炎的发生率，提高了治疗效果，值得应用。

两组治疗效果比较〔例（％）〕（王宏志等，2018）

组别	例数	显效	有效	无效	总有效率
对照组	30	17（56.67）	5（16.67）	8（26.67）	22（73.33）
观察组	30	20（66.67）	8（26.67）	2（6.67）	28（93.33）△

李萌等（2019）探讨了康复新灌肠对急性放射性直肠炎的预防效果。将 76 例直肠癌初治患者随机分为三组：三维适形放疗（3D-CRT）组 23 例，予 3D-CRT 及口服卡培他滨同步化疗；调强放疗（IMRT）组 27 例，予 IMRT 及口服卡培他滨同步化疗；IMRT+康复新组 26 例，予 IMRT、口服卡培他滨同步化疗及康复新 50mL 灌肠，并保留>30 分钟，1 次/天。观察比较三组的近期疗效及急性放射性直肠炎的发生情况。结果显示，3D-CRT 组直肠癌治疗有效率为 69.6％，IMRT 组为 81.5％，IMRT+康复新组为 73.1％，三组比较差异无统计学意义（$P>0.05$）。3D-CRT 组因急性放射性直

肠炎暂停放疗 3 例、IMRT 组 1 例、IMRT＋康复新组 1 例，三组比较差异无统计学意义（$P>0.05$）。三组急性放射性直肠炎的发生程度比较，差异有统计学意义（$P<0.01$），IMRT＋康复新组＜IMRT 组＜3D−CRT 组，两两比较差异有统计学意义（$P<0.01$）。三组中重度急性放射性直肠炎的发生率比较，差异有统计学意义（$P<0.01$），IMRT＋康复新组＜IMRT 组＜3D−CRT 组，两两比较差异有统计学意义（$P<0.0167$）。结果表明，IMRT 与 3D−CRT 治疗直肠癌疗效相似，IMRT 和康复新灌肠均可有效减轻急性放射性直肠炎的发生程度，二者联合效果更佳。

三组急性放射性直肠炎发生情况比较［例（%）］（李萌等，2019）

组别	例数	0 级	1 级	2 级	3 级	4 级
3D−CRT 组	23	1（4.3）	5（21.7）	12（52.2）	5（21.7）	0（0）
IMRT 组	27	6（22.2）	13（48.1）	7（25.9）	1（3.7）	0（0）
IMRT＋康复新组	26	10（38.5）	15（57.7）	1（3.8）	0（0）	0（0）

蔡沣等（2019）探讨了康复新液保留灌肠对慢性放射性肠炎患者的免疫功能和营养水平的影响。选取 100 例康复新液保留灌肠治疗的慢性放射性肠炎患者，分别于治疗前、后检测血浆 T 淋巴细胞（$CD4^+$、$CD8^+$、NK^+）及血清二胺氧化酶（DAO）、甘露醇（L）/乳果糖（M）水平。结果显示，患者治疗后血清 DAO 水平及 L/M 比值明显低于治疗前，血浆 $CD4^+$/$CD8^+$ 比值和 NK^+ 水平明显高于治疗前，差异有统计学意义（$P<0.05$）；Pearson 相关性分析法显示 $CD4^+$/$CD8^+$、NK^+ 水平分别与 DAO 水平、L/M 比值呈负相关关系（$P<0.05$）。结果表明，康复新液保留灌肠治疗可有效改善慢性放射性肠炎患者的营养水平，促进患者免疫功能的恢复。

患者治疗前后血清 DAO 及 L/M 水平比较（$\bar{x}\pm s$）（蔡沣等，2019）

时间	DAO（$\mu g/mL$）	L/M
治疗前	2.75±0.31	0.48±0.07
治疗后	2.10±0.24	0.24±0.04
t 值	16.580	29.768
P 值	<0.001	<0.001

患者治疗前后血浆 $CD4^+$/$CD8^+$ 及 NK^+ 水平比较（$\bar{x}\pm s$）（蔡沣等，2019）

时间	$CD4^+$/$CD8^+$	NK^+（%）
治疗前	0.90±0.11	10.42±0.13
治疗后	1.47±0.16	15.72±1.68
t 值	29.357	31.454
P 值	<0.001	<0.001

张菁等（2019）探讨了康复新液联用复方小檗碱保留灌肠治疗宫颈癌放疗所致急性放射性直肠炎的临床效果。将50例宫颈癌放疗所致放射性直肠炎患者随机均分为两组：康复新液联用复方小檗碱组（治疗组）、单用复方小檗碱组（对照组）。记录两组灌肠前及灌肠2周后的症状、大便次数、大便常规白细胞及红细胞计数情况并评价有效率。治疗后治疗组有效率高达96.0%，对照组有效率为72.0%，差异有统计学意义（P<0.05）。结果表明，康复新液联合复方小檗碱保留灌肠治疗宫颈癌放疗所致急性放射性直肠炎可显著改善患者的临床症状、提高患者的生活质量。

两组急性放射性直肠炎的分级情况比较［例（%）］（张菁等，2019）

组别	例数	2级	3级
对照组	25	10（40.0）	15（60.0）
治疗组	25	9（36.0）	16（64.0）

两组临床疗效比较［例（%）］（张菁等，2019）

组别	例数	完全缓解	部分缓解	无效
对照组	25	2（8.0）	16（64.0）	7（28.0）
治疗组	25	5（20.0）	19（76.0）	1（4.0）

臧春宝等（2019）探讨了磷酸铝凝胶联合康复新液保留灌肠对宫颈癌放疗后放射性肠炎的预防作用。将100例宫颈癌患者随机分为两组，各50例。对照组单纯放疗，治疗组放疗同时给予保留灌肠磷酸铝凝胶和康复新液治疗，放疗后进行肠镜及磁共振检查，两组患者随访1年，对比两组放射性肠炎的发生时间、严重程度、发生率、维也纳直肠镜评分，以及磁共振直肠壁厚度及药物不良反应。结果显示，治疗组急性放射性肠炎的发生率明显低于对照组（P<0.01）。治疗组急性放射性肠炎的发生时间明显晚于对照组（P<0.01）。治疗组维也纳直肠镜评分0~2分的患者人数多于对照组（P<0.05），3~5分患者人数少于对照组（P<0.05）。对照组直肠壁厚度明显厚于治疗组（P<0.01）。结果表明，磷酸铝凝胶联合康复新液保留观察能明显推迟宫颈癌放疗后急性放射性肠炎的发生时间、降低其发生率及严重程度、不增加不良反应，对宫颈癌放疗所致放射性肠炎有预防作用。

两组急性放射性肠炎发生例数及发生时间比较（臧春宝等，2019）

组别	例数	发生例数（例）	发生时间（$\bar{x}\pm s$，天）
对照组	50	22	14.35±3.80
治疗组	50	9	20.36±3.70
χ^2值		7.50	8.01
P值		<0.01	<0.01

两组放射性肠炎分级比较［例（％）］（臧春宝等，2019）

组别	例数	1～2 级	3～4 级	急慢性肠炎
对照组	50	17 (34.00)	7 (14.00)	24 (48.00)
治疗组	50	8 (16.00)	1 (2.00)	9 (18.00)
合计	100	25 (25.00)	8 (8.00)	33 (33.00)
χ^2 值		4.32	3.40	10.18
P 值		<0.05	<0.05	<0.01

两组维也纳直肠镜评分比较（臧春宝等，2019）

组别	例数	0～2 分	3～5 分
对照组	50	42 (84.00)	8 (16.00)
治疗组	50	49 (98.00)	1 (2.00)
χ^2 值		4.40	4.40
P 值		<0.05	<0.05

王雪梅等（2019）观察了蒙脱石散和地塞米松混合康复新液保留灌肠治疗急性放射性直肠炎的临床效果。将 117 例放疗并发急性放射性直肠炎患者分成对照组（57 例）和观察组（60 例），对照组为常规治疗，观察组为蒙脱石散和地塞米松混合康复新液保留灌肠治疗。治疗后，观察组腹痛、便血、大便性状、排便异常评分以及总评分均显著低于对照组（$P<0.05$）。观察组治疗后总有效率为 98.33％（59/60），显著高于对照组 75.44％（43/57），差异有统计学意义（$\chi^2=13.709$，$P<0.05$）。结果表明，蒙脱石散和地塞米松混合康复新液保留灌肠治疗急性放射性直肠炎具有一定优势，能够缓解患者病情。

两组治疗前后各评分比较（$\bar{x}\pm s$，分）（王雪梅等，2019）

组别	例数	时间	腹痛	便血	大便性状	排便异常	总评分
观察组	60	治疗前	1.83±0.73	1.27±0.77	1.79±0.70	1.42±0.67	5.97±1.31
		治疗后	0.46±0.62[1)2)]	0.19±0.42[1)2)]	0.40±0.67[1)2)]	0.34±0.64[1)2)]	1.23±0.80[1)2)]
对照组	57	治疗前	1.90±0.75	1.27±0.90	1.84±0.67	1.30±0.90	5.95±1.24
		治疗后	1.04±1.01[1)]	0.64±0.94[1)]	0.76±0.88[1)]	0.79±0.78[1)]	2.85±0.96[1)]

注：与同组治疗前比较，[1)] 表示 $P<0.01$；与对照组治疗后比较，[2)] 表示 $P<0.05$。

两组临床疗效比较［例（％）］（王雪梅等，2019）

组别	例数	显效	有效	无效	总有效
观察组	60	39 (65.00)[1)]	20 (33.33)	1 (1.67)[1)]	59 (98.33)[1)]
对照组	57	22 (38.60)	21 (36.84)	14 (24.56)	43 (75.44)

注：与对照组比较，[1)] 表示 $P<0.05$。

丁琴等（2020）研究了保留灌肠对稳定宫颈癌患者直肠体积及防治放射性直肠炎的价值。选取170例实施放疗的宫颈癌患者，分为三组：A组放疗前给予三乙醇胺保留灌肠后排空直肠（52例），B组放疗前给予康复新液保留灌肠后排空直肠（60例），C组放疗前自行排空直肠（58例）。结果显示，三组直肠体积变化比值、急性放射性直肠炎发生率、慢性放射性直肠炎发生率比较，差异有统计学意义（$P<0.05$）。A组和B组直肠体积变化比值、急性放射性直肠炎发生率、慢性放射性直肠炎发生率显著低于C组（$P<0.05$）。A组和B组直肠体积变化比值、急性放射性直肠炎发生率、慢性放射性直肠炎发生率比较差异无统计学意义（$P>0.05$）。结果表明，宫颈癌患者放疗前采用保留灌肠具有简便、安全、高效的优势，患者耐受性好，可降低急性、慢性放射性直肠炎发生率，提高患者的生活质量。

三组直肠体积变化比值比较（丁琴等，2020）

组别	例数	随访次数	直肠体积变化比值（$\bar{x}\pm s$）
A组	52	360	0.19±0.46
B组	60	420	0.16±0.40
C组	58	400	0.40±0.53

三组急性放射性直肠炎发生率比较（丁琴等，2020）

组别	例数	0～1级（例）	2级（例）	3级（例）	2级及以上总计［例（%）］
A组	52	45	7	0	7（13.46）
B组	60	52	8	0	8（13.33）
C组	58	38	19	1	20（34.48）

三组慢性放射性直肠炎发生率比较（丁琴等，2020）

组别	例数	0～1级（例）	2级（例）	3级（例）	2级及以上总计［例（%）］
A组	52	44	8	0	8（15.38）
B组	60	50	10	0	10（16.67）
C组	58	34	22	2	24（41.38）

潘祯等（2020）观察了康复新液低温灌肠对宫颈癌放疗患者急性放射性直肠炎的预防效果。将80例行放疗的宫颈癌患者随机分为观察组40例、对照组40例，每次体外放疗前观察组进行康复新液低温灌肠，对照组进行康复新液常温灌肠。结果显示，观察组急性放射性直肠炎发病人数（5/39）明显少于对照组（11/38）；观察组直肠炎严重程度（Ⅰ级3例、Ⅱ级2例）明显轻于对照组（Ⅰ级6例、Ⅱ级3例、Ⅲ级2例）；观察组急性放射性直肠炎发病时间较对照组明显延迟；观察组中血清CRP水平明显低于对照组。上述变化组间比较有统计学意义（$P<0.05$）。结果表明，康复新液低温灌肠能明显减少和延缓宫颈癌放疗患者急性放射性直肠炎的发生，减轻炎症程度。

两组急性放射性直肠炎的发生情况比较［例（%）］（潘祯等，2020）

组别	例数	0级	Ⅰ级	Ⅱ级	Ⅲ级	Ⅳ级	总发生
对照组	38	27（71.1）	6（15.8）	3（7.9）	2（5.26）	0（0）	11（28.9）
观察组	39	34（87.2）	3（7.7）	2（5.1）	0（0）	0（0）	5（12.8）

两组急性放射性直肠炎发病时间比较（$\bar{x}\pm s$，天）（潘祯等，2020）

组别	例数	发病时间
对照组	11	20.37±3.64
观察组	5	25.61±3.43

两组急性放射性直肠炎血清 CRP 水平比较（$\bar{x}\pm s$，mg/L）（潘祯等，2020）

组别	例数	CRP
对照组	11	25.42±5.84
观察组	5	12.37±4.59

朱水津等（2020）探讨了思密达和康复新混合液保留灌肠联合高压氧（HBO）预防宫颈癌放疗后放射性直肠炎的临床疗效及其作用机制。将92例宫颈癌放疗后患者分为观察组（46例）和对照组（46例），对照组采用思密达和康复新混合液保留灌肠治疗，观察组采用思密达和康复新混合液保留灌肠联合HBO治疗。结果显示，观察组放疗后急性放射性直肠炎的发生率显著低于对照组，平均发生时间明显晚于对照组，差异有统计学意义（$P<0.05$）。观察组1~2级、3~4级放射性直肠炎发生率及急慢性放射性直肠炎总发生率均明显低于对照组，差异有统计学意义（$P<0.05$）。观察组维也纳直肠镜评分0~2分患者明显多于对照组、3~5分少于对照组，差异有统计学意义（$P<0.05$）。观察组治疗后IgG、IgM、IgA水平显著高于对照组，而TNF－α、IL－6、CRP水平显著低于对照组，差异有统计学意义（$P<0.05$）。结果表明，思密达和康复新混合液保留灌肠联合HBO治疗可延缓和减少宫颈癌放疗后放射性直肠炎的发生，并能缓解临床症状，其作用机制可能是通过改善机体免疫功能和降低血清炎性因子水平实现的。

两组急性放射性直肠炎的发生情况及发生时间比较（朱水津等，2020）

组别	例数	发生情况［例（%）］	发生时间（$\bar{x}\pm s$，天）
对照组	46	13（28.3）	15.87±4.68
观察组	46	6（13.0）	20.88±5.76

两组急慢性放射性直肠炎分级比较［例（%）］（朱水津等，2020）

组别	例数	1~2级	3~4级	急慢性放射性直肠炎总发生
对照组	46	11（23.9）	5（10.9）	26（34.8）
观察组	46	6（13.0）[a]	1（2.2）[a]	7（15.2）[a]

注：与对照组比较，[a]表示 $P<0.05$。

两组维也纳直肠镜评分比较［例（%）］（朱水津等，2020）

组别	例数	0~2分	3~5分
对照组	46	38（82.6）	8（17.4）
观察组	46	45（97.8）[a]	1（2.2）[a]

注：与对照组比较，[a] 表示 $P<0.05$。

两组免疫球蛋白水平比较（$\bar{x}\pm s$，U/mL）（朱水津等，2020）

组别	例数	IgA	IgM	IgG
对照组	46	3.30±0.51	2.14±0.42	12.26±1.48
观察组	46	3.57±0.56[a]	2.39±0.48[a]	13.96±1.53[a]

注：与对照组比较，[a] 表示 $P<0.05$。

两组血清炎性因子水平比较（$\bar{x}\pm s$，mg/L）（朱水津等，2020）

组别	例数	TNF-α	IL-6	CRP
对照组	46	88.09±14.25	10.75±1.91	76.74±7.35
观察组	46	72.03±11.84[a]	7.25±1.41[a]	58.94±5.82[a]

注：与对照组比较，[a] 表示 $P<0.05$。

参考文献

中国医师协会外科医师分会，中华医学会外科分会结直肠外科学组. 中国放射性直肠炎诊治专家共识（2018 版）［J］. 中华胃肠外科杂志，2018，21（12）：1321-1336.

中华中医药学会肿瘤分会. 放射性直肠炎（肠澼）中医诊疗专家共识（2017 版）［J］. 中医杂志，2018，59（8）：717-720.

中华医学会外科学分会胃肠外科学组，中国研究型医院学会肠外肠内营养学专业委员会. 慢性放射性肠损伤外科治疗专家共识（2019 版）［J］. 中国实用外科杂志，2019，39（4）：307-311.

陈南江. 康复新液与地塞米松保留灌肠治疗 33 例放射性直肠炎［J］. 华西药学杂志，2009，24（2）：208.

陈火明，李治桦，安娟，等. 应用康复新复合液保留灌肠治疗急性放射性直肠炎 17 例［J］. 实用医学杂志，2010，26（6）：966.

杨建征，王方锐，侯吉光，等. 康复新液保留灌肠治疗中老年宫颈癌放射性直肠炎 28 例［J］. 中国老年学杂志，2011，31（21）：4256-4257.

董莹，张矛. 康复新液灌肠治疗宫颈癌放疗后放射性直肠炎的临床疗效［J］. 中国老年学杂志，2011，31（24）：4951-4952.

王宏志，喻德林. 蒙脱石散联合康复新液保留灌肠预防急性放射性直肠炎的临床效果观察［J］. 中国全科医学，2018，21（21）：97-98.

江英强，钟惠，黎明，等. 蒙脱石散联合康复新液保留灌肠预防急性放射性直肠炎的临床观察［J］. 临床肿瘤学杂志，2015，20（10）：933－936.

崔伟，王娟，蒋华勇，等. 保留灌肠对直肠癌新辅助放化疗患者保护肠黏膜损伤的作用分析［J/OL］. 中华普外科手术学杂志（电子版），2016，10（4）：301－303.

臧春宝，杨广山，徐成胜，等. 康复新液保留灌肠预防宫颈癌放疗后放射性肠炎临床研究［J］. 安徽中医药大学学报，2018，37（4）：27－29.

王泽阳，任文君，黄欣，等. 康复新液保留灌肠预防与治疗急性放射性直肠炎的疗效分析［J］. 中国中西医结合消化杂志，2018，26（3）：301－304.

廖丽华，蓝川，吴燕. 康复新液联合塞来昔布胶囊保留灌肠治疗放射性肠炎疗效研究［J］. 陕西中医，2018，39（2）：160－162.

王宏志，喻德林. 蒙脱石散联合康复新液保留灌肠预防急性放射性直肠炎的临床效果观察［J］. 中国全科医学，2018，21（z1）：97－98

李萌，张文博，薄飞，等. 不同放疗方式及康复新液灌肠预防急性放射性直肠炎的对比研究［J］. 现代消化及介入诊疗，2019，24（8）：879－881.

蔡沣，郑建军，刘开渊. 康复新液保留灌肠对慢性放射性肠炎患者免疫功能和营养水平的影响［J］. 广西医科大学学报，2019，36（1）：75－77.

张菁，宫晨，秦凯，等. 康复新液联合复方小檗碱保留灌肠治疗急性放射性直肠炎25例［J］. 医药导报，2019，38（8）：1030－1032.

臧春宝，吴爱林，王慧妍，等. 磷酸铝凝胶联合康复新液保留灌肠预防宫颈癌放疗后放射性肠炎的临床研究［J］. 蚌埠医学院学报，2019，44（8）：1004－1008.

王雪梅，严光俊. 蒙脱石散和地塞米松混合康复新液保留灌肠治疗急性放射性直肠炎的临床疗效［J］. 中国中西医结合消化杂志，2019，27（8）：629－632.

丁琴，芦莹，宋建波. 保留灌肠对稳定宫颈癌患者直肠体积及防治放射性直肠炎的价值［J］. 中国妇幼保健，2020，35（13）：2369－2371.

潘祯，夏黎瑶，毛小飞. 康复新液低温灌肠对宫颈癌放疗患者急性放射性直肠炎的预防效果观察［J］. 中国中医药科技，2020，27（6）：904－905.

朱水津，沈晓萍，邓国孙. 思密达和康复新混合液保留灌肠联合高压氧预防宫颈癌放疗后放射性直肠炎的研究［J］. 中华航海医学与高气压医学杂志，2020，27（5）：576－580.

第四节　放射性皮炎

一、现代医学概述

（一）定义

放射性皮炎（Radiodermatitis）是由各种类型电离辐射（如 α、β、γ、X 射线，电子，质子等）照射皮肤黏膜引起的炎症性损害。

（二）流行病学

祖国红等（2012）提出，放射性皮炎是肿瘤放疗常见的并发症，约 87% 的放疗患者会出现红斑等的放射性皮肤反应，其中湿性脱皮的发生率为 10%～15%。另有资料显示，乳腺癌患者中放疗结束时约 10% 会发生湿性脱皮，只有 4%～8% 的患者无明显皮肤反应。

（三）分类

放射性皮炎根据临床表现的不同可分为急性放射性皮炎和慢性放射性皮炎。

（四）病因和发病机制

放射性皮炎多由短期内接受大剂量放射线，或放射线治疗累积量过大导致。放射线可使组织细胞 DNA 发生可逆或不可逆性损伤，引起细胞死亡或 DNA 突变。放射线还可以使组织分子电离产生活性氧和自由基，从而导致组织急、慢性损伤。发病过程及严重程度取决于不同类型辐射的生物学效应、辐射剂量及辐射部位组织细胞的敏感性。

（五）临床表现

1. 急性放射性皮炎

短期内接受大剂量辐射所致，潜伏期短，一般 1～3 周，早期反应与热灼伤相似，常称为放射性烧伤，可分为 3 度。

（1）Ⅰ度：局限性水肿性红斑，边界清楚，常在暴露后 6 天出现，12 天左右达到高峰，3～4 周后消退，留有脱屑、色素沉着、暂时性脱毛，自觉灼热和瘙痒。

（2）Ⅱ度：局部红肿明显，有水疱形成，破溃后出现糜烂和结痂，经 1～3 个月痊愈，遗留色素沉着或色素脱失、毛细血管扩张、皮肤萎缩、永久性毛发脱落及瘢痕形成。自觉明显灼热及疼痛。

（3）Ⅲ度：局部红肿严重，损害累及真皮深部以下，很快出现组织坏死，形成顽固性溃疡，自觉剧痛。愈后留下萎缩性瘢痕、色素沉着或色素脱失、毛细血管扩张、毛发消失等。部分皮损难以治愈，甚至形成永久性溃疡，溃疡和瘢痕部位易发生癌变。

Ⅱ、Ⅲ度放射性皮炎可伴全身症状，如乏力、头痛、头晕、恶心、呕吐、出血等，还可有白细胞数量减少及继发感染。

2. 慢性放射性皮炎

长期反复接受小剂量放射性辐射所致，也可由急性放射性皮炎转变而来。潜伏期数个月至数十年不等。表现为皮肤干燥、萎缩，汗腺、皮脂腺分泌减少，皮下组织纤维化、增厚，毛细血管扩张，色素沉着或减退，毛发稀疏、脱落，指（趾）甲出现条纹、变脆、脱落，严重时可出现顽固性溃疡和皮肤癌变。

（六）诊断

根据放射线照射史及典型临床表现可以诊断。有时外观可呈接触性皮炎样表现，需加以鉴别。

（七）治疗

存在放射线接触可能的工作人员应严格遵守操作规程，加强安全防护措施；接受放射线治疗的患者，应掌握放疗适应证和总剂量。

1. 急性放射性皮炎

保护损伤皮肤，避免局部刺激。治疗以对症处理为主，红肿显著时可用扑粉和震荡剂；渗出明显时可用3%硼酸溶液湿敷；无明显渗出时可外用糖皮质激素霜剂；若有长期不愈合的深溃疡，必要时行手术切除。

2. 慢性放射性皮炎

治疗以保护和保湿为主，应避免破损，可外用保护性软膏；出现溃疡可湿敷，并加用理疗以促进愈合，防止继发感染；溃疡疑有癌变应做病理组织学检查，对于难治性溃疡或角化过度型皮损，可在感染控制后手术切除并植皮。

二、中医学概述

放射性皮炎可归属"火癍疮""丹""紫癜风""疮疡"等范畴。

（一）病因病机

放射线为外来的"火热毒邪"，人体感受外来毒邪为其致病的外因，正气存内、邪不可干，正气亏虚，不能抵御外邪，从而导致放射性皮炎的发生。中医认为热毒过盛，是放射性皮炎的初级阶段，邪热蕴蒸肌腠，进一步损伤阴津，而致皮肤脱屑、红斑、瘙痒、溃疡。热邪蒸灼血液，而致血瘀，瘀血导致色素沉着、经络阻塞。因此，"火热毒邪"是放射性皮炎的基本病因，正气亏虚、阴虚为本、火热为标是基本病机，而"本虚标实"则贯穿疾病始终。

（二）辨证论治

1. 湿热毒邪证

（1）证候：皮肤溃烂、渗液，病程较短，体质好。见全身湿热之证，口干不喜饮，厌油纳差，大便不畅，舌红苔厚腻、脉滑数。

（2）治法：清热解毒、化湿敛疮。

2. 气血不足、热毒伤阴（津）证

（1）证候：皮肤损害、干燥脱屑，病程较长，并见全身气血不足、头昏、乏力、口干、低热等，舌淡红少苔、脉沉细数。

（2）治法：气血双补、活血养阴、生津润燥。

三、康复新液治疗放射性皮炎的临床研究

毕文等（2004）观察了硫酸庆大霉素联合康复新液湿敷治疗急性放射性皮炎的临床效果。研究对象为50例接受 ^{60} 钴或 γ 射线及深部X线照射的患者，随机将患者分为两组，治疗组25例，其中男15例、女10例，年龄26～68岁、平均45.0岁，乳腺癌8例、鼻咽癌7例、直肠癌5例、颈部淋巴结转移癌5例，皮损面积（2cm×4cm）～（8cm×9cm）。对照组25例，其中男13例、女12例，年龄20～65岁，平均44.5岁，乳腺癌7例、鼻咽癌8例、直肠癌4例、颈部淋巴结转移癌5例、其他1例，皮损面积（2cm×4cm）～（8cm×8cm）。两组性别、年龄、放射剂量、皮损面积比较，差异无统计学意义（$P>0.05$）。治疗组局部创面以生理盐水棉球冲洗，然后用硫酸庆大霉素16万U加生理盐水2mL均匀涂于创面，待干，然后用大小适中的康复新溶液浸泡过的纱布湿敷皮损创面。对照组创面暴露，局部创面直接涂抹烧伤湿润膏。结果表明，应用硫酸庆大霉素联合康复新液湿敷治疗急性放射性皮炎疗效良好，无疤痕遗留，操作简单，值得临床推广使用。

两组临床疗效比较（毕文等，2004）

组别	例数	显效［例（%）］	有效［例（%）］	无效［例（%）］	有效率（%）
治疗组	25	20（80）	5（20）	0（0）	100
对照组	25	4（16）	15（60）	6（24）	76

杨洁等（2007）观察了康复新液治疗放射性湿性皮炎的临床效果，其中鼻咽癌16例、喉癌5例、恶性淋巴癌3例，均在放射过程中因发生放射性湿性皮炎而暂停放疗。24例患者共有创面23个，创面面积为（2×4）cm^2～（6×8）cm^2，均有水疱形成，或有水疱破溃并渗出，其中男17例、女7例，年龄29～59岁，创面愈合的标准为渗出停止、局部干燥愈合。出现湿性脱皮即刻停止放疗，保持局部干燥，有感染者局部加用庆大霉素或全身用抗生素，治疗组用康复新液直接滴在创面上，2次/天；对照组用1%冰片或滑石粉涂撒。结果显示，治疗组在治疗1天后，创面即分泌物减少，并有原药膜形成。结果表明，康复新液治疗放射性皮炎的平均创面愈合时间较对照组明显缩短，可见其对放射性湿性皮炎有促进创面愈合的作用。

两组创面愈合情况比较（杨洁等，2007）

组别	创面数（个）	创面面积（$\bar{x}\pm s$，cm^2）	愈合情况（%）					平均愈合时间（$\bar{x}\pm s$，天）
			2天	4天	6天	8天	9天	
治疗组	16	3.02±4.01	68.1	90.2	100.0	—	—	4.2±1.2*
对照组	17	4.08±3.07	23.4	48.1	52.1	87.5	100.0	7.3±2.5

注：与对照组比较，* 表示 $P<0.01$。

李芹飞等（2008）进行了鼻咽癌患者放射性湿性皮炎的治疗观察。纳入200例行放疗的鼻咽癌患者，当放疗剂量为55～70Gy时，出现颈部放射性湿性皮炎者有40例，颈

部创面面积（1cm×2cm）～（3cm×6cm），均有水疱形成，或水疱破溃并渗液，予停止放射治疗。先用呋喃西林棉球清洁颈部皮肤，然后用呋喃西林湿纱块敷于颈部皮肤创面处，胶布固定，湿敷20分钟，接着用康复新液纱块湿敷20分钟后用金因肽喷雾剂均匀喷于颈部皮肤创面处，每日治疗3次。40例患者治疗1天后创面分泌物较之前减少，创面面积小的局部皮肤一般1天可结痂，2天可愈合；创面面积较大的局部皮肤一般2天可结痂，5天可愈合，局部无明显瘢痕形成。平均创面愈合时间3.5天（2～5天）。结果表明，康复新液与上述其他药物联合使用，可促进放射性湿性皮炎创面愈合，具有良好的治疗效果，减轻了患者的痛苦，值得临床推广应用。

修穆群等（2009）观察了康复新液治疗放射性皮炎的临床效果。纳入98例接受放疗后出现放射性皮炎的乳腺癌患者，年龄22～75岁、平均49岁，均接受直线加速器或^{60}钴常规分割放疗，放疗剂量为50～60Gy，治疗时间5～6周。观察组（52例，其中Ⅰ级22例、Ⅱ级18例、Ⅲ级8例、Ⅳ级4例）用纱布浸透康复新液后敷患处，每天换药1次；对照组（46例，其中Ⅰ级19例、Ⅱ级16例、Ⅲ级7例、Ⅳ级4例）用生理盐水清洗局部皮肤后用金因肽喷雾剂外喷，每日3～4次，Ⅲ级以上皮炎则先用生理盐水、过氧化氢溶液清洗局部皮肤，再用庆大霉素加地塞米松溶液予以换药，每日2次。结果显示，观察组有效率明显高于对照组。结果表明，康复新液对于放射性皮炎具有良好的修复作用。

两组临床疗效比较（修穆群等，2007）

组别	例数	完全有效（例）	部分有效（例）	无效（例）	有效率（%）
观察组	52	22	26	4	92.3
对照组	46	12	15	19	58.7

张红等（2009）观察了康复新液联合矾冰液治疗Ⅲ度急性放射性皮肤损伤的临床效果。将112例接受^{60}钴或γ射线、电子线照射行常规连续放疗、急性放射性皮肤损伤程度Ⅲ度的住院患者随机分为两组。在全身抗感染基础上，观察组（56例）予以矾冰液（院内制剂）将纱布浸湿，轻敷于创面，然后用康复新液将纱布浸湿，置于矾冰液浸湿的纱布之上，无菌敷料包扎；对照组（56例）根据创面大小，予硫酸庆大霉素16～32万U加生理盐水2mL均匀抹涂，再将矾冰液浸湿的纱布轻敷于其上，无菌敷料包扎。两组每日早晚各换药1次。治疗10天后，创面愈合时间观察组明显较对照组短；疼痛程度计分观察组明显低于对照组；观察组总有效率96.43%，对照组为85.71%，观察组明显高于对照组。结果表明，康复新液联合矾冰液湿敷治疗Ⅲ度急性放射性皮肤损伤，在缩短创面愈合时间、降低疼痛程度等方面有较好效果。

两组换药次数及创面愈合时间比较（张红等，2009）

组别	例数	换药次数（$\bar{x}\pm s$，次）	创面愈合时间（$\bar{x}\pm s$，天）
观察组	56	10.19±1.67*	5.29±1.24*
对照组	56	15.60±2.78	8.05±1.75

注：与对照组比较，*表示$P<0.05$。

两组治疗前后疼痛程度计分比较（$\bar{x}\pm s$，分）（张红等，2009）

组别	例数	治疗前	治疗后
观察组	56	4.91 ± 0.89	1.02 ± 0.38*
对照组	56	4.90 ± 0.95	2.65 ± 0.57

注：与对照组比较，* 表示 $P<0.05$。

两组临床疗效比较［例（%）］（张红等，2009）

组别	例数	治愈	有效	无效	总有效
观察组	56	30（53.57）	24（42.86）	2（3.57）	54（96.43）*
对照组	56	11（19.64）	37（66.07）	8（14.29）	48（85.71）

注：与对照组比较，* 表示 $P<0.05$。

黄华等（2011）观察了康复新外敷治疗宫颈癌放疗后皮肤损伤的临床效果。将病理检查确诊为宫颈癌并进行直线加速器 X 线外照射及后装机腔内放疗的80例患者随机分为两组，观察组（40例）在常规护理基础上外敷康复新溶液，3～4次/天，对照组采用0.1%新洁尔灭溶液或生理盐水冲洗会阴，2～3次/天。观察组的皮肤急性放射性损伤发生率（显效＋有效）为95.0%，对照组为72.5%，差异有统计学意义（$P<0.05$）。结果表明，康复新对预防和治疗宫颈癌放疗后急性放射性皮肤损伤有良好的效果。

两组临床疗效比较（例）（黄华等，2011）

组别	例数	显效	有效	微效	无效
观察组	40	16	22	2*	0*
对照组	40	9	20	9	2

注：与对照组比较，* 表示 $P<0.05$。

王建国等（2011）观察了康复新液预防放射性皮炎的临床效果。将接受放疗的120例乳腺癌患者随机分为观察组和对照组各60例，观察组采用中药康复新液外用，3次/天，对照组采用外搽喜疗妥乳膏，1次/天。两组均在放疗前2天开始用药，至放疗结束，分别在放疗第3、5周评定其放射性皮炎的发生率和程度。结果显示，观察组和对照组放疗后第3、5周的2～3级放射性皮炎发生率比较有显著性差异（$P<0.01$）。结果表明，康复新液针对放射性皮炎有一定预防疗效。

两组放射性皮炎发生情况比较［例（%）］（王建国等，2011）

组别	例数	第3周				第5周			
		1级	2级	3级	2～3级	1级	2级	3级	2～3级
观察组	60	41（68）	18（30）[①]	1（2）	19（32）[①]	41（68）	18（30）	1（2）	19（32）[②]
对照组	60	14（23）	28（47）	18（30）	46（77）	17（28）	28（47）	15（25）	43（72）

注：与对照组比较，[①] 表示 $\chi^2=12.85$，$P<0.01$；与对照组比较，[②] 表示 $\chi^2=8.85$，$P<0.01$。

朱登萍等（2013）探讨了康复新液联合美皮康泡沫敷料治疗头颈部肿瘤放疗后皮肤损伤的临床效果。将接受 6Mev 的 X 射线放射治疗及 4～12Mev 电子线治疗的 62 例患者分为两组：观察组 33 例，对照组 29 例。观察组先用生理盐水冲洗皮肤创面，再用碘伏棉球局部消毒 2 次，待干后康复新液浸湿创面，根据创面大小剪裁美皮康泡沫敷料覆盖在创面上，以大出周围 2～3cm 为宜。初始每日 2 次，以后根据创面愈合的情况决定换药次数。对照组先用硫酸庆大霉素加入生理盐水均匀涂抹，再用浸有康复新液的纱布覆盖创面，每日 2 次。观察组总有效率明显高于对照组（$\chi^2=13.12$，$P<0.05$）。结果表明，将两药合用，充分保持了创面的湿润状态，具有一定的消炎、隔离创面、促进愈合等作用。

两组临床疗效比较（朱登萍等，2013）

组别	例数	治愈		有效		无效		总有效		感染	
		例数	百分比（%）	例数	百分比（%）	例数	百分比（%）	例数	百分比（%）	例数	百分比（%）
对照组	29	9	31.03	15	51.72	5	17.24	24	82.76	6	20.69
观察组	33	24	72.73	9	27.27	0	0	33	100.00	0	0

陈明华等（2013）观察了重组人表皮生长因子凝胶与康复新液治疗Ⅲ级放射性皮炎的临床效果。将放射治疗过程中发生Ⅲ级放射性皮炎的患者（24 例）随机均分为两组。治疗组使用重组人表皮生长因子凝胶与康复新液，对损伤部位进行换药，对照组使用 1％冰片对损伤部位进行换药，两组均暴露皮肤。感染者全身使用抗生素治疗。治疗后治疗组平均创面愈合时间为（4.0±1.5）天，对照组平均创面愈合时间为（7.8±3.5）天。结果表明，重组人表皮生长因子凝胶与康复新液用于临床治疗Ⅲ级放射性皮炎效果良好、愈合时间短，可减轻和控制局部疼痛、提高患者的生活质量。

两组临床疗效比较（陈明华等，2013）

组别	例数	愈合情况（%）					平均创面愈合时间（$\bar{x}\pm s$，天）
		2 天	4 天	6 天	8 天	10 天	
治疗组	12	68.1	90.2	100.0	100.0	100.0	4.0±1.5**
对照组	12	23.3	48.1	51.1	87.5	100.0	7.8±3.5

注：与对照组比较，** 表示 $P<0.01$。

朱登萍等（2014）观察了康复新液联合美皮康泡沫敷料治疗头颈部肿瘤患者Ⅲ度急性放射性皮肤损伤的临床效果。将 62 例患者随机分为两组，观察组（33 例）用康复新液浸湿创面、美皮康泡沫敷料覆盖创面治疗。对照组（29 例）用硫酸庆大霉素涂创面后再用康复新液浸湿敷料覆盖创面。观察组总有效率为 100.00％，对照组为 84.56％。结果表明，康复新液联合美皮康泡沫敷料治疗头颈部肿瘤患者Ⅲ度急性放射性皮肤损伤，在促进伤口愈合、避免感染等方面明显优于对照组，提高了治疗效果和患者的生活质量。

两组临床疗效比较［例（％）］（朱登萍等，2014）

组别	例数	治愈	有效	无效	总有效	感染
观察组	33	24（72.73）	9（27.27）	0（0）	33（100.00）	0（0）
对照组	29	9（31.03）	15（51.72）	5（17.24）	24（82.76）	6（20.69）

姜红岩等（2015）探讨了局部氧疗联合康复新液、乳酸依沙吖啶药液治疗放射性皮肤损伤的临床效果。将96例放射性皮肤损伤患者随机分为两组，各48例。对照组外用比亚芬常规清创换药。治疗组清创换药，外用0.1％乳酸依沙吖啶药液、康复新液交替湿敷，2~3次/天，再配合局部氧疗。治疗组总有效率为97.9％（47/48），对照组为79.2％（38/48），两组比较差异有统计学意义（$\chi^2=10.119$，$P=0.002$）。两组0~4级放射性皮肤损伤患者分布情况均较治疗前改善，其中治疗组放射性皮肤损伤0~4级的患者人数分别由治疗前的0、3、9、24、12例变为治疗后的8、12、22、6、0例；对照组分别由治疗前的0、2、10、25、11例变为治疗后的2、5、18、23、0例。治疗组0级[8(16.7％)vs 2 (4.2％)]、3级 [6 (12.5％) vs 23 (47.9％)] 的构成比与对照组比较，差异有统计学意义（χ^2值分别为4.019、12.649，P值分别为0.045、0.000）；治疗组精神萎靡 [15 (31.3％) vs 28 (58.3％)]、皮肤干燥皲裂 [10 (20.8％) vs 28 (58.3％)] 的构成比与对照组比较，差异有统计学意义（χ^2值分别为6.066、12.588，P值分别为0.014、0.000）。结果表明，局部氧疗联合康复新液、乳酸依沙吖啶药液交替湿敷，可减轻放疗所致不良反应，提高放射性皮肤损伤的疗效。

两组临床疗效比较［例（％）］（姜红岩等，2015）

组别	例数	显效	有效	无效	总有效
治疗组	48	33（68.7）	14（29.2）	1（2.1）	47（97.9）
对照组	48	12（25.0）	26（54.2）	10（20.8）	38（79.2）

两组治疗前后放射性皮肤损伤分级变化比较［例（％）］（姜红岩等，2015）

组别	例数	0级	1级	2级	3级	4级
治疗组	48					
治疗前		0（0）	3（6.3）	9（18.8）	24（50.0）	12（25.0）
治疗后		8（16.7）[a]	12（25.0）	22（45.8）	6（12.5）[b]	0（0）
χ^2值		6.682	5.057	6.861	14.012	11.524
P值		0.010	0.025	0.009	0.000	0.001
对照组	48					
治疗前		0（0）	2（4.2）	10（20.8）	25（52.1）	11（22.9）
治疗后		2（4.2）	5（10.4）	18（37.5）	23（47.9）	0（0）
χ^2值		0.511	0.616	2.471	0.042	10.267
P值		0.475	0.432	0.116	0.838	0.001

注：与对照组治疗后同级比较，[a] 表示 $P<0.05$，[b] 表示 $P<0.01$。

两组治疗前后不良反应变化比较［例（%）］（姜红岩等，2015）

组别	例数	头痛头晕	精神萎靡	食欲不振	恶心呕吐	白细胞计数减少	皮肤干燥皲裂
治疗组	48						
治疗前		30（62.5）	35（72.9）	34（70.8）	27（56.3）	35（72.9）	39（81.3）
治疗后		13（27.1）	15（31.3）[a]	17（35.4）	12（25.0）	19（39.6）	10（20.8）[b]
χ^2值		10.784	15.068	10.709	8.464	9.524	32.681
P值		0.001	0.000	0.001	0.004	0.002	0.000
对照组	48						
治疗前		32（66.7）	34（70.8）	33（68.8）	29（60.4）	35（72.9）	35（72.9）
治疗后		19（39.6）	28（58.3）	26（54.2）	19（39.6）	26（54.2）	28（58.3）
χ^2值		6.024	1.139	1.583	3.375	2.878	1.662
P值		0.014	0.286	0.208	0.006	0.090	0.197

注：与对照组治疗后比较，[a]表示$P<0.05$，[b]表示$P<0.01$。

陈晓莉等（2017）探讨了康复新液联合医用射线防护剂治疗头颈部肿瘤患者放射性皮炎的临床效果。将90例需行放疗的头颈部肿瘤患者随机分成A、B、C 3个组，每组30例。A组在放疗时用康复新液联合医用射线防护剂，B组在放疗时单用医用射线防护剂，C组在放疗时单用康复新液。放疗结束后，A组有效率高于B组（$\chi^2=5.76$，$P<0.05$）及C组（$\chi^2=5.23$，$P<0.05$）。B组与C组比较，差异无统计学意义（$\chi^2=1.26$，$P>0.05$）。结果表明，康复新液联合医用射线防护剂对防治头颈部肿瘤患者放射性皮炎有一定效果，能延缓皮肤损伤的发生，加快皮肤损伤的愈合。

三组临床疗效比较［例（%）］（陈晓莉等，2017）

组别	例数	有效	无效
A组	30	29（96.7）	1（3.3）
B组	30	21（70.0）*	9（30.0）
C组	30	19（63.3）*	11（36.7）

注：与A组比较，*表示$P<0.05$。

娄长丽等（2018）观察了康复新液冲洗会阴部联合心理护理对宫颈癌放疗患者的影响。将接受放疗的128例宫颈癌患者随机分为观察组（64例）和对照组（64例），其中观察组于放疗后依次采用生理盐水及康复新液冲洗会阴部，并与家属配合做好患者的心理护理；对照组于放疗后单纯采用生理盐水冲洗会阴部。对比观察两组的Karnofsky功能状态（KPS）评分、匹兹堡睡眠质量指数（PSQI）评分、焦虑自评量表（SAS）评分、皮肤黏膜损伤及阴道炎等并发症发生情况。结果显示，放疗疗程结束后，观察组的KPS评分为（78.00±11.37）分、PSQI评分为（7.00±1.12）分、SAS评分为（51.59±5.52）分，对照组的KPS评分为（54.33±11.04）分、PSQI评分为（9.70±

1.46）分、SAS 评分为（63.64±6.82）分，两组 KPS 评分、PSQI 评分及 SAS 评分对比，差异有统计学意义（$P<0.01$）；放疗 30Gy 后，观察组中出现皮肤及黏膜损伤者 4 例，对照组中出现皮肤及黏膜损伤者 32 例，两组对比，差异有统计学意义（$P<0.01$）；放疗疗程结束后，观察组中出现皮肤及黏膜损伤者 14 例，对照组中出现皮肤及黏膜损伤者 54 例，两组对比，差异有统计学意义（$P<0.01$）；治疗过程中，观察组中出现阴道炎、阴道粘连等并发症 13 例，对照组中出现阴道炎、阴道粘连等并发症 68 例（同一患者可出现多种并发症），两组阴道炎、阴道粘连等并发症发生情况对比，差异有统计学意义（$P<0.01$）。结果表明，康复新液冲洗会阴部联合心理护理可有效减少宫颈癌放疗患者皮肤及黏膜的损伤程度，降低阴道炎等并发症的发生率，缓解焦虑情绪，提高生活及睡眠质量，对宫颈癌放疗后的恢复具有重要意义。

两组一般资料比较（娄长丽等，2018）

组别	例数	年龄（$\bar{x}\pm s$，岁）	KPS 评分（$\bar{x}\pm s$，分）	肿瘤分期（例）			肿瘤类型（例）			
				Ⅱb 期	Ⅲa 期	Ⅲb 期	鳞癌	腺癌	腺鳞癌	未分化癌
观察组	64	45.00±1.26	74.67±7.76	24	30	10	48	11	4	1
对照组	64	45.00±1.68	75.00±7.77	26	28	10	50	9	4	1
χ^2 值				0.149			0.241			
P 值		>0.999	0.810	0.928			0.971			

注：两组患者年龄、KPS 评分、肿瘤分期及肿瘤类型对比，差异无统计学意义（$P<0.05$）。

两组治疗前后 KPS 评分、PSQI 评分及 SAS 评分比较（$\bar{x}\pm s$，分）（娄长丽等，2018）

组别	例数	KPS 评分		PSQI 评分		SAS 评分	
		治疗前	治疗后	治疗前	治疗后	治疗前	治疗后
观察组	64	74.67±7.76	78.00±11.37	9.72±1.52	7.00±1.12	61.16±10.30	51.59±5.52
对照组	64	75.00±7.77	54.33±11.04	9.15±1.83	9.70±1.46	61.48±9.86	63.64±6.82
P 值		0.810	0.000	0.058	0.000	0.058	0.000

两组皮肤及黏膜损伤情况对比（例）（娄长丽等，2018）

组别	例数	放疗 30Gy 后			放疗疗程结束后			
		0 级	Ⅰ 级	Ⅱ 级	0 级	Ⅰ 级	Ⅱ 级	Ⅲ 级
观察组	64	60	4	0	50	10	4	0
对照组	64	32	20	12	10	20	22	12
χ^2 值		31.188			54.462			
P 值		0.000			0.000			

两组并发症发生情况对比（例）（娄长丽等，2018）

组别	例数	阴道炎	阴道粘连	下肢水肿	放射性直肠炎	放射性膀胱炎
观察组	64	4	2	2	4	3
对照组	64	18	10	10	18	12
χ^2值		10.758	5.885	5.885	10.758	6.117
P值		0.001	0.015	0.015	0.001	0.013

冯志平等（2018）观察了康复新液治疗鼻咽癌患者放射性皮炎的临床效果。将73例鼻咽癌放射性皮炎患者随机分为对照组（36例）和观察组（37例）。两组均给予甲紫溶液、复方鱼肝油氧化锌软膏外涂等常规治疗，观察组在常规治疗的基础上，将康复新液浸透纱布后敷于患处，每日3次。两组的疗程均为4周。比较两组的临床疗效、治疗前后RTOG皮炎分级和皮炎面积，并记录不良反应发生情况。观察组的临床总有效率（94.6%）与对照组（97.2%）比较，差异有统计学意义（$P<0.05$）。治疗前后，两组均未见RTOG Ⅳ级皮炎患者。治疗前，两组RTOG 0～Ⅲ级皮炎患者的比例、皮炎面积比较，差异无统计学意义（$P>0.05$）。治疗后，观察组RTOG皮炎分级情况显著改善，且0级患者的比例显著高于对照组，Ⅰ级患者的比例显著低于对照组，差异有统计学意义（$P<0.05$）；对照组治疗前后RTOG 0～Ⅲ级皮炎患者的比例，差异无统计学意义（$P>0.05$）。治疗第2、4周，两组的皮炎面积均显著缩小，治疗第4周显著小于治疗第2周，且观察组显著小于对照组，差异有统计学意义（$P<0.05$）。两组在治疗期间均未见明显不良反应发生。结果表明，加用康复新液治疗鼻咽癌患者放射性皮炎可有效缓解皮炎症状、缩小皮炎面积，且安全性较高。

两组一般资料比较（冯志平等，2018）

组别	例数	性别[例(%)]		年龄($\bar{x}\pm s$,岁)	鼻咽癌分期[例(%)]			鼻咽癌分型[例(%)]			放射剂量($\bar{x}\pm s$,Gy)	RTOG皮炎分级[例(%)]		
		男	女		II期	III期	IV期	鳞状细胞癌	非角化细胞癌	分化癌		I级	II级	III级
对照组	36	21(58.3)	15(41.7)	43.5±10.7	27(75.0)	8(22.2)	1(2.8)	18(50.0)	12(33.3)	6(16.7)	65.63±4.26	30(83.3)	4(11.1)	2(5.6)
观察组	37	23(62.2)	14(37.8)	42.5±11.3	26(70.3)	10(27.0)	1(2.7)	19(51.4)	11(29.7)	7(18.9)	63.47±4.21	29(78.4)	5(13.5)	3(8.1)
P值		0.738		0.698	0.734			0.843			0.063	0.671		

两组临床疗效比较（冯志平等，2018）

组别	例数	治愈[例(%)]	有效[例(%)]	无效[例(%)]	总有效率(%)
对照组	36	3(8.3)	32(88.9)	1(2.8)	97.2
观察组	37	15(40.5)	20(54.1)	2(5.4)	94.6
Z值					2.690
P值					0.007

两组治疗前后RTOG皮炎分级比较［例（%）］（冯志平等，2018）

组别	例数	时期	0级	I级	II级	III级
对照组	36	治疗前	0(0)	30(83.3)	4(11.1)	2(5.6)
		治疗后	3(8.3)	32(88.9)	1(2.8)	0(0)
		χ^2值	1.875	1.463	1.377	1.402
		P值	0.098	0.398	0.218	0.103
观察组	37	治疗前	0(0)	29(78.4)	5(13.5)	3(8.1)
		治疗后	15(40.5)*	20(54.1)*	2(5.4)	0(0)
		χ^2值	7.853	2.398	1.988	1.673
		P值	0.018	0.049	0.076	0.082

注：与对照组治疗后比较，*表示$P<0.05$。

两组治疗前后皮炎面积比较（$\bar{x}\pm s$，cm²）（冯志平等，2018）

组别	例数	治疗前	治疗第2周	治疗第4周
对照组	36	43.5±3.4	37.4±3.3*	30.0±3.3*
观察组	37	44.3±3.5	27.6±3.0*	14.5±3.1*#
t 值		0.990	13.274	20.678
P 值		0.332	<0.001	<0.001

注：与同组治疗前比较，* 表示 $P<0.05$；与对照组治疗第4周比较，# 表示 $P<0.05$。

冯媛（2019）观察了康复新液治疗放射性皮炎的效果。将 64 例放射性皮炎患者随机分成两组，研究组（32 例）采用康复新液治疗，对照组（32 例）采用湿润烧伤膏治疗。观察两组的治疗效果、疼痛评分、KPS 评分及创面愈合情况等。治疗后，研究组总有效率（90.63%）高于对照组（59.38%），差异有统计学意义（$P<0.05$）；研究组的创面愈合时间、疼痛评分情况均优于对照组（$P<0.05$）；研究组的 KPS 评分总改善率优于对照组（$P<0.05$）。结果表明，使用康复新液治疗放射性皮炎，可有效地改善患者的疼痛症状、促使创面愈合，治疗效果良好。

两组治疗前后疼痛评分比较（$\bar{x}\pm s$，分）（冯媛，2019）

时期	对照组（$n=32$）	研究组（$n=32$）	t 值	P 值
治疗前	7.65±1.25	6.25±2.35	1.73	>0.05
治疗后	5.32±1.64	3.05±1.04	2.34	<0.001

两组 KPS 评分改善率比较〔例（%）〕（冯媛，2019）

组别	例数	升高	稳定	下降	总改善
对照组	32	9（28.13）	11（34.38）	12（37.50）	20（62.50）
研究组	32	13（40.63）	15（46.88）	4（12.50）	28（87.50）
χ^2 值		1.11	1.04	5.33	5.33
P 值		0.29	0.31	0.02	0.02

两组不同级别创面的愈合时间比较（$\bar{x}\pm s$，天）（冯媛，2019）

组别	例数	Ⅱ级创面	Ⅲ级创面
对照组	32	6.23±0.97	12.03±1.32
研究组	32	4.03±0.54	8.12±0.68
t 值		3.84	5.37
P 值		<0.01	<0.01

庄玲等（2019）研究了康复新液和美洲大蠊研末联合德莫林在头颈部肿瘤放疗所致放射性皮炎中的治疗应用。将 128 例头颈部肿瘤患者随机分为观察组（64 例）和对照

组（64 例），对照组在放疗时单用德莫林，观察组在对照组基础上加用康复新液和美洲大蠊研末。所有患者放疗后均发生了放射性皮炎，但两组放射性皮炎程度不同，平均发生时间也不同，观察组优于对照组（$P<0.05$），两组Ⅰ、Ⅲ、Ⅳ级放射性皮炎发生率均有显著性差异（$P<0.05$）。观察组总获益率明显高于对照组（$\chi^2=15.17$，$P<0.01$）。结果表明，康复新液和美洲大蠊研末联合德莫林用于防治头颈部肿瘤放疗所致的放射性皮炎效果良好，能降低放射性皮炎的发生率及严重程度，加快皮肤损伤的愈合。

两组临床资料比较（庄玲等，2019）

组别	例数	性别（例）		平均年龄（$\bar{x}\pm s$，岁）	KPS 评分（$\bar{x}\pm s$，分）	临床分期（例）			
		男	女			Ⅰ期	Ⅱ期	Ⅲ期	Ⅳ期
观察组	64	43	21	53.80±9.34	79.69±5.63	2	5	31	26
对照组	64	45	19	55.09±9.12	79.41±4.40	3	8	34	19

两组放射性皮炎平均发生时间比较（$\bar{x}\pm s$，天）（庄玲等，2019）

组别	例数	平均发生时间	t 值	P 值
观察组	64	15.48±3.64	13.99	<0.01
对照组	64	7.89±2.37		

两组放射性皮炎发生率比较［例（%）］（庄玲等，2019）

组别	例数	0 级	Ⅰ级	Ⅱ级	Ⅲ级	Ⅳ级
观察组	64	0 (0)	39 (60.94)	19 (29.69)	6 (9.38)	0 (0)
对照组	64	0 (0)	13 (20.31)	25 (39.06)	20 (31.25)	6 (9.38)
χ^2值			21.90	1.25	9.46	6.30
P 值			<0.01	0.26	<0.01	0.02

两组放射性皮炎治疗效果比较［例（%）］（庄玲等，2019）

组别	例数	显效	有效	总获益	无效
观察组	64	28 (43.75)	34 (53.13)	62 (96.88)	2 (3.12)
对照组	64	10 (15.63)	36 (56.25)	46 (71.88)	18 (28.12)
χ^2值		12.13		15.17	
P 值		<0.01		<0.01	

赵霞（2020）观察了银花甘草汤联合康复新液外治直肠癌放疗患者肛周放射性皮炎的效果。将 120 例直肠癌放疗患者随机分为对照组和观察组各 60 例，对照组放疗开始就使用三乙醇胺乳膏，直到放疗周期结束。观察组先用中药方剂银花甘草汤（方剂组成：金银花、甘草各 60g）外洗，再用康复新液敷患处。放疗周期结束后评价临床疗效及皮肤反应指标。结果表明，银花甘草汤与康复新液合用，对直肠癌放疗患者肛周皮肤

具有较好的保护作用。

两组临床疗效比较（赵霞，2020）

组别	例数	显效（例）	有效（例）	无效（例）	总有效率（%）
对照组	60	10	36	14	76.7
观察组	60	15	39	6	90.0*

注：与对照组比较，* 表示 $P<0.05$。

两组皮肤反应指标比较（赵霞，2020）

组别	例数	1级（例）	2级（例）	3级（例）	4级（例）	严重反应率（%）
对照组	60	3	2	0	0	31.7
观察组	60	6	2	1	0	13.3*

注：与对照组比较，* 表示 $P<0.05$。

林继红（2021）进行了针对急性放射性皮炎应用康复新液加局部氧疗的护理观察。将确诊的 80 例急性放射性皮炎患者随机分为两组，对照组（40 例）采用单一康复新液护理，试验组（40 例）实施康复新液加局部氧疗护理。结果显示，试验组视觉模拟量表（VAS）评分、舒适状况量表（GCQ）评分、血清炎性反应因子水平、红斑消失时间、皮肤疼痛持续时间、瘙痒消失时间、愈合时间均优于对照组（$P<0.05$）。结果表明，对急性放射性皮炎患者实施康复新液加局部氧疗的护理可减轻患者疼痛、提高患者舒适度，并可有效控制皮肤炎性反应、加速皮炎愈合，提高患者对护理的认可。

两组 VAS 评分、GCQ 评分比较（$\bar{x}\pm s$，分）（林继红，2021）

组别	例数	VAS 评分		GCQ 评分	
		护理开始	护理结束	护理开始	护理结束
试验组	40	7.37±1.53	0.45±0.12	64.21±1.12	101.65±5.93
对照组	40	7.84±1.33	2.32±0.53	64.33±1.26	89.13±4.74
t 值		0.121	20.134	0.132	45.345
P 值		>0.05	<0.05	<0.01	<0.05

两组血清炎性反应因子水平比较（$\bar{x}\pm s$）（林继红，2021）

组别	例数	C-反应蛋白（mg/L）		降钙素原（μg/L）	
		护理开始	护理结束	护理开始	护理结束
试验组	40	20.37±3.52	6.05±1.12	4.45±1.23	0.34±0.02
对照组	40	20.84±3.23	12.32±2.03	4.33±1.22	1.13±0.12
t 值		0.545	8.235	0.843	15.144
P 值		>0.05	<0.05	>0.05	<0.05

两组临床疗效比较（林继红，2021）

组别	例数	显效（例）	有效（例）	无效（例）	总有效率（%）
试验组	40	19	21	0	100.00
对照组	40	11	21	8	80.00
χ^2 值					7.912
P 值					0.012

两组红斑消失时间、皮肤疼痛持续时间、瘙痒消失时间、愈合时间比较（$\bar{x} \pm s$，天）（林继红，2021）

组别	例数	红斑消失时间	皮肤疼痛持续时间	瘙痒消失时间	愈合时间
试验组	40	6.24±1.21	5.56±1.45	6.24±1.05	10.56±3.61
对照组	40	8.40±2.17	7.41±2.21	8.40±2.57	14.41±4.57
t 值		6.0144	7.121	6.051	7.134
P 值		<0.05	<0.05	<0.05	<0.05

张碧碧（2021）观察了康复新液冰敷对直肠癌放疗患者肛周皮肤的保护作用。将120例直肠癌患者随机分为3组，各40例。对照1组在放疗开始的第1天即开始使用三乙醇胺乳膏，对照2组在放疗开始的第1天即开始使用浸透常温康复新液的纱布湿敷，观察组将康复新液冷冻于冰箱内保存，在放疗开始的第1天即开始使用浸透冰康复新液的纱布冰敷，三组都使用可放疗周期结束。结果表明，康复新液冰敷对直肠癌放疗患者肛周皮肤可起到药用与冷敷的双重疗效，对保护直肠癌放疗患者肛周皮肤的作用更明显。

三组临床疗效比较（张碧碧，2021）

组别	例数	显效（例）	有效（例）	无效（例）	总有效率（%）
对照1组	40	8	19	13	67.5
对照2组	40	10	19	11	72.5
观察组	40	15	22	3	92.5*

注：与对照1组和对照2组比较，* 表示 $P<0.05$。

四、康复新液治疗放射性皮炎的典型病例

患者，男，45岁，因鼻腔癌术后行局部适形调强放疗，接受54Gy剂量放疗后颈部皮肤出现重度皮肤损伤，患者自述"颈部皮肤剧烈疼痛"，自行外涂紫药水，效果不明显。诊断为放射性皮炎。

治疗方法：美洲大蠊粉末3g溶于100mL康复新液中，每日外敷。

治疗1周后，患者颈部皮肤结痂处自行脱落，表皮组织增生修复，创面愈合，颈部疼痛症状明显缓解。

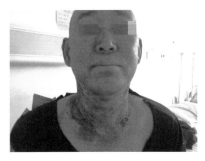 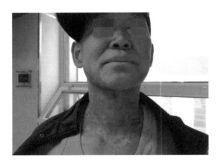

治疗前　　　　　　　　　　　　治疗 1 周

患者治疗前后对比图

参考文献

张学军，郑捷．皮肤性病学［M］．9 版．北京：人民卫生出版社，2018．

祖国红，李福生．放射性皮炎的研究进展［J］．中国辐射卫生，2012，21（3）：380－384．

胡花婷，何侃成，李东芳．放射性皮炎中西医防治研究现状［J］．中国肿瘤学杂志，2019，1（2）：80－84．

高萍．辩证论治放射性咽喉炎、肠炎及皮炎［J］．贵阳医学院学报，2001，26（3）：265－266．

毕文，王小岩，焦玉红．硫酸庆大霉素联合康复新液治疗急性放射性皮炎的疗效观察［J］．护理研究，2004，18（10）：1853．

杨洁，罗旻．康复新液治疗 12 例放射性湿性皮炎［J］．华西药学杂志，2007，22（5）：593．

李芹飞，刘燕，郑秀英．鼻咽癌患者放射性湿性皮炎的治疗［J］．现代中西医结合杂志，2008，17（25）：3979．

修穆群，熊彬，熊娟．康复新液对治疗放射性皮炎的效果观察［J］．江西医药，2010，44（10）：1045－1046．

张红，苏志新．康复新液联合矾冰液治疗Ⅲ度急性放射性皮肤损伤临床观察［J］．中国中医急症，2009，18（2）：215－216．

黄华，赵薇，费严焰，等．康复新外敷治疗宫颈癌放疗后皮肤损伤的疗效观察［J］．昆明医学院学报，2011，32（3）：120－122．

王建国，袁保华，熊军，等．康复新液预防放射性皮炎的疗效观察［J］．现代中西医结合杂志，2011，20（27）：3426－3427．

朱登萍，孙淑丽．康复新液联合美皮康泡沫敷料治疗头颈部肿瘤放疗后的皮肤损伤［J］．中华放射医学与防护杂志，2013，33（4）：407－408．

陈明华，余红春，雷丽婵，等．重组人表皮生长因子凝胶与康复新液治疗Ⅲ级放射性皮炎的疗效观察［J］．实用临床医药杂志，2013，17（1）：95－97．

朱登萍，孙淑丽．康复新液配合美皮康泡沫敷料治疗头颈部肿瘤Ⅲ度急性放射性皮肤损伤患者的效果观察［J］. 军事医学，2014，38（1）：80.

姜红岩，高殿玺. 康复新液、乳酸依沙吖啶联合局部氧疗对放射性皮肤损伤的影响［J］. 国际中医中药杂志，2015（3）：224－227.

陈晓莉，王琴，邓超，等. 康复新液联合医用射线防护剂对头颈部肿瘤放射性皮炎的应用研究［J］. 检验医学与临床，2017，14（15）：2194－2195，2198.

娄长丽，王怀珍. 康复新液冲洗会阴部联合心理护理对宫颈癌放射治疗患者的影响［J］. 中国烧伤创疡杂志，2018，30（6）：425－430.

冯志平，宋元华，邓智勇，等. 康复新液治疗鼻咽癌患者放射性皮炎的临床观察［J］. 中国药房，2018，29（10）：1392－1395.

冯媛. 康复新液对治疗放射性皮炎的治疗效果观察［J］. 药品评价，2019，16（1）：28－30，36.

庄玲，王慧敏. 康复新液和美洲大蠊研末联合德莫林在头颈部肿瘤放射性皮肤损伤的应用研究［J］. 实用药物与临床，2019，22（11）：47－50.

赵霞. 银花甘草汤联合康复新液外治直肠癌放疗患者肛周放射性皮炎60例［J］. 浙江中医杂志，2020，55（7）：514.

林继红. 急性放射性皮炎应用康复新液加局部氧疗的护理［J］. 吉林医学，2021，42（2）：489－490.

张碧碧. 康复新液冰敷对直肠癌放疗患者肛周皮肤的保护作用［J］. 浙江中医杂志，2021，56（3）：177.

第五节　化疗性口腔黏膜炎

一、现代医学概述

（一）定义

化疗性口腔黏膜炎（Oral mucositis，OM）指化疗引起的口腔黏膜上皮炎症性和（或）溃疡性病变，是一种化疗常见并发症。

（二）流行病学

刘明珠等（2018）研究发现，进行常规化疗最初2周，由于化疗药物剂量以及口腔毒性不同，患者化疗性口腔黏膜炎的发生率为20%～40%，高剂量化疗的造血干细胞移植患者的化疗性口腔黏膜炎发生率约为80%，头颈部同步放化疗患者的发生率为85%～100%。

（三）病因和发病机制

化疗导致口腔黏膜炎的机制主要是细胞毒性药物引起细胞 DNA 链及染色体断裂等，进而导致细胞周期中断和细胞凋亡。

（四）临床表现

化疗性口腔黏膜炎主要表现为口腔黏膜充血、红斑、水肿、糜烂以及不同程度的溃疡等，患者往往表现为局部疼痛、进食困难、口干以及味觉障碍等。

（五）诊断

化疗性口腔黏膜炎的诊断通常基于病史和临床检查，在治疗期间即可进行化疗性口腔黏膜炎的诊断和分级。有些分子靶向药物相关性化疗性口腔黏膜炎可能会延迟发生（暴露数周或数月后）。另外，还应该注意鉴别诊断，比如要排除药物过敏性口腔黏膜炎、病毒性口腔炎等。

临床上也可以进行实验室相关检查，比如血常规，咽拭子细菌、真菌以及病毒培养，及早发现其他口腔并发症。

（六）治疗

化疗性口腔黏膜炎的临床处理原则和目的主要有控制口腔疼痛、覆盖溃疡面，使其尽早愈合；保持口腔清洁，减少多重感染；阻止口腔黏膜炎进展；多学科协作治疗口腔黏膜炎引起的溃疡出血、口腔多重感染、营养不良、脱水以及电解质紊乱等并发症。对于症状严重的化疗性口腔黏膜炎患者，主治医生经过全面评估，决定是否需要暂时中断相关抗肿瘤治疗药物或调整用法及剂量。

1. 非药物治疗

（1）避免食用刺激食物，进餐后清洁口腔，增加盐水漱口次数。

（2）发生口腔损伤时应教育和支持患者持续进行口腔护理，加强对口腔的监测，并考虑停用或降低化疗/分子靶向药物剂量。

（3）低能量激光照射口腔溃疡处。

2. 药物治疗

积极控制症状，以局部对症治疗为主、系统全身治疗为辅。

（1）黏膜保护剂：主要有口腔凝胶、口腔溃疡防护剂、自由基清除剂、必需氨基酸及过饱和钙磷酸盐等。

（2）镇痛剂：进食前可使用2%利多卡因溶液、0.5%～1.0%普鲁卡因溶液、利多卡因凝胶或苯佐卡因糊剂，喷涂于溃疡处。症状严重者可考虑使用全身止痛药和抗焦虑药，如吗啡、芬太尼以及多虑平等。

（3）糖皮质激素：局部使用糖皮质激素可减轻症状，但不宜长期使用。

（4）抗感染治疗：如有口腔感染，给予局部或全身抗感染治疗，可使用抗真菌漱口水、新唑漱口液、制霉素片联合碳酸氢钠溶液等。

（5）唾液替代品：如有口腔黏膜干燥、不适，可使用人工唾液或者口腔湿润凝胶。

（6）口腔护理液：合适的口腔护理液可减少化疗性口腔黏膜炎引起的疼痛，如苄达明口腔漱液。

（7）中药制剂：化疗配合补中益气汤加减、康复新液、双花百合片、口炎清颗粒等，均可在一定程度上降低化疗性口腔黏膜炎的严重程度，缓解疼痛。

（8）天然药物：蜂蜜可用作化疗性口腔黏膜炎的辅助治疗，可以缓解相关疼痛。

二、中医学概述

口腔黏膜炎可归属于"口疮""口疡"的范畴。

（一）病因病机

口腔黏膜炎的发生一为化疗易损伤脾胃，使脾胃健运失司、不能生养气血，致口舌生疮，则病机为脾胃气虚；二为心脾肾之阴液不足而生内热，虚火上炎，口舌受灼，溃烂成疮。其病机为阴虚火旺。

（二）辨证论治

临床上根据口疮的特点，可分为实证和虚证两类，实证多为心脾积热所致，虚证则多为阴虚火旺所致。

1. 心脾积热证

（1）证候：口腔黏膜炎生于唇、颊、齿龈、舌面等处，如黄豆或豌豆大小，呈圆形或椭圆形的黄白色溃疡点，中央凹陷，周围黏膜鲜红、微肿、溃点数目较多，甚者融合成小片，有灼热疼痛感，说话或进食时加重，可兼见发热、口渴口臭、溲赤、舌红苔黄、脉数等症。

（2）治法：清热解毒、消肿止痛。

2. 阴虚火旺证

（1）证候：口腔肌膜溃烂成点，溃点数量较少，一般 1~2 个，溃面呈灰白色，周围肌膜颜色淡红或不红，溃点不融合成片，但易于反复发作，或此愈彼起、绵延不断，微有疼痛，饮食时疼痛较明显，口渴不饮，舌质红，无津少苔，脉细数。

（2）治法：滋养阴血、清降虚火。

三、康复新液治疗化疗性口腔黏膜炎的临床研究

凌华晃等（2005）进行了蒙脱石联合康复新治疗化疗所致口腔黏膜炎的效果观察。将 169 例化疗引起的口腔黏膜炎患者随机分为观察组（71 例）和对照组（98 例）。两组均在化疗出现口腔黏膜炎时立即开始治疗，观察组将蒙脱石 3g 混于 10mL 康复新溶液中成糊状，予以生理盐水充分漱口后涂于口腔病灶及其周围区域，4 次/天。对照组给予 0.2% 呋喃西林溶液适量充分含漱后，于口腔病灶及其周围涂碘甘油，4 次/天。两组同时给予其他支持治疗和对症治疗。两组均用药至口腔溃疡愈合、充血疼痛消失。观察组显效率为 50.7%，有效率为 91.5%，中位痊愈时间为 2.5 天；对照组显效率为

21.4％，有效率为 69.4％，中位痊愈时间为 5 天。两组显效率、有效率比较差异有统计学意义（$P<0.01$）。结果表明，蒙脱石联合康复新治疗化疗所致的口腔黏膜炎有效率高、痊愈快。

黄毅等（2009）观察了益口与康复新液联用防治白血病患者化疗性口腔黏膜炎的效果。将 80 例白血病化疗患者随机分为观察组和对照组，各 40 例。观察组先用益口漱口液含漱，2 小时后再用康复新液含漱后慢咽，30 分钟内避免进食进水；对照组则只用益口含漱。观察组口腔黏膜炎创口愈合率为 76.5％、黏膜反应恢复时间为（8.0 ± 3.2）天，显著优于对照组的 47.0％、（15.0 ± 5.5）天。结果表明，益口与康复新液联用防治白血病化疗性口腔黏膜炎可降低其发生率，缩短口腔黏膜反应的恢复时间，提高患者的生存质量。

丁小萍等（2012）观察了改良口腔护理法用于舌癌根治术后患者的效果。将 35 例未进行术前放化疗、排除其他口腔黏膜病变的患者按住院单、双号分为观察组（18 例）和对照组（17 例）。观察组用长棉签擦洗口腔联合冲洗后康复新液含漱进行护理，对照组用棉球擦洗口腔进行护理。观察组口腔异味、舒适度溃疡发生率及口腔分泌物培养细菌生长数均优于对照组（$P<0.05$）。结果表明，应用长棉签擦洗口腔联合冲洗后康复新液含漱，使舌癌根治术后患者口腔异味轻、舒适度高、溃疡发生率低、口腔细菌生长数减少。

两组口腔护理后口腔异味及舒适度比较（丁小萍等，2012）

组别	例数	口腔异味			舒适度		
		（－）	（＋）	（＋＋）	（－）	（＋）	（＋＋）
观察组	18	2	13	3	2	14	2
对照组	17	1	4	12	1	6	10

安军海等（2012）观察了康复新防治头颈部肿瘤同步放化疗引起的口腔黏膜炎的效果。将 78 例放化疗引起的口腔黏膜炎患者按照随机分组原则，单号编入治疗组、双号编入对照组，每组 39 例。放疗期间治疗组每天用生理盐水漱口 2～3 次，漱口后用康复新溶液 10mL 含服并慢咽，每天 2 次。对照组每天用生理盐水漱口 2～3 次，漱口后应用蒙脱石散悬浊液（3g 蒙脱石＋温水 10mL）含服，每天 2 次。治疗组口腔黏膜炎发生率（94.87％）明显低于对照组发生率（100.00％）；口腔黏膜炎大部分从第 3 周开始发生，第 5 周后发生难免性口腔黏膜炎，对照组发生时间明显早于治疗组（$P<0.05$）；治疗组大部分口腔黏膜炎为Ⅰ～Ⅱ级（Ⅰ级 21 例、Ⅱ级 9 例、Ⅲ级 6 例），仅 1 例为Ⅳ级，而对照组中出现口腔黏膜炎Ⅰ级 10 例、Ⅱ级 12 例、Ⅲ级 11 例、Ⅳ级 6 例。结果表明，康复新可以防治头颈部肿瘤放化疗引起的口腔黏膜炎、降低口腔黏膜炎级别，提高治疗依从性，并未见严重不良反应。

两组头颈部肿瘤放化疗后口腔黏膜炎发生例数比较（安军海等，2012）

组别	例数	第1周 （10Gy）	第2周 （20Gy）	第3周 （30Gy）	第4周 （40Gy）	第5周 （50Gy）	第6周 （60Gy）	第7周 （65～70Gy）
治疗组	39	0	6	10	20	26	32	37
对照组	39	1	11	19	28	35	36	39
χ^2值		0.006	2.85	4.46	3.47	6.09	1.83	2.1
P值		>0.05	<0.05	<0.05	<0.05	<0.05	>0.05	>0.05

陈延群等（2012）观察了康复新液联合复合维生素B防治5-氟尿嘧啶化疗所致口腔黏膜炎的效果。将60例接受5-氟尿嘧啶化疗的患者随机分为治疗组（30例）与对照组（30例）。治疗组自化疗第一天即配合使用康复新液10mL，含漱2～3分钟后缓慢咽下（餐后），3次/天；同时联合复合维生素B片，2片/次，3次/天。对照组自化疗第一天即配合使用复合维生素B片，2片/次，3次/天。两组均连续使用2周。治疗组发生Ⅱ度以上口腔黏膜炎的例数明显少于对照组（$P<0.05$）；治疗组显效率（93.3％）及有效率（100.0％）均明显高于对照组（60.0％、83.3％）（$P<0.05$）。结果表明，康复新液联合复合维生素B防治5-氟尿嘧啶化疗所致口腔黏膜炎具有一定效果，能减轻化疗所致的口腔黏膜炎的毒性反应。

两组口腔黏膜炎发生例数比较（例）（陈延群等，2012）

组别	例数	0度	Ⅰ度	Ⅱ度	Ⅲ度	Ⅳ度
治疗组	30	18	8	2	1	1
对照组	30	14	2	7	4	3

方素华等（2012）进行了康复新液治疗白血病化疗所致口腔溃疡的效果观察。将156例白血病化疗所致口腔溃疡患者随机分为两组，每组又按口腔溃疡的程度分为Ⅰ～Ⅳ级，所有患者接受化疗前就开始常规用葡萄糖酸氯己定溶液漱口，每次含漱3～5分钟，3次/天；感染者根据药敏试验选择抗生素；疑有真菌感染者给予制霉菌素液漱口，每日3～4次。发生溃疡后，试验组予以康复新液，对照组则为外敷锡类散或碘甘油治疗。结果显示，试验组在较短的时间内溃疡愈合的人数多于对照组（$P<0.05$）。结果表明，康复新液能够迅速修复黏膜损伤、缓解疼痛，对化疗所致口腔溃疡的疗效好。

两组在不同时间溃疡愈合的人数分布［例（％）］（方素华等，2012）

时间（天）	试验组	对照组	合计
1～2	19（63.3）	11（36.7）	30
3～5	25（52.1）	23（47.9）	48
6～8	29（54.7）	24（45.3）	53
9	5（20.0）	20（80.0）	25
合计	78（50.0）	78（50.0）	156

高莉萍等（2012）观察了两种口腔护理方法对化疗性口腔黏膜炎的效果。研究对象为 80 例因肿瘤化疗致口腔黏膜炎而住院的患者，随机分为治疗组和对照组，各 40 例，治疗组用康复新液 10mL 含于口内 5 分钟，也可嘱患者含漱后咽下。含漱后用棉签蘸口腔溃疡涂剂，4 次/天涂于溃疡面，连用 7 天。对照组用西瓜霜喷剂喷涂患处，4 次/天。两组均涂药后 30 分钟内不漱口，1~2 小时不进食，连用 5 天后观察。5 天后，治疗组显效 16 例、有效 22 例，有效率为 95.0%；对照组显效 4 例、有效 14 例，有效率为 45.0%，两组的疗效差异有统计学意义（$P<0.05$）。结果表明，康复新液联合口腔溃疡涂剂，对化疗性口腔黏膜炎的治疗效果较西瓜霜喷剂好，值得临床推广使用 。

鲍丽超（2013）进行了康复新液预防乳腺癌术后化疗引起的口腔黏膜炎的效果观察。将行乳腺癌根治术的 133 例患者随机分为观察组（68 例）与对照组（65 例），均采用环磷酰胺＋表阿霉素＋氟尿嘧啶（FEC）化疗方案，化疗后清水漱口，每日至少 4 次。观察组漱口后用康复新液含漱，3~4 次/天，每次 10mL，含漱 3 分钟后吐出，直到化疗 1 个周期结束；对照组用洗必泰 10mL 含漱 3 分钟。治疗期间不加用其他治疗方法。观察组口腔黏膜炎发生率为 14.71 %，明显低于对照组口腔黏膜炎发生率（30.77%）（$P<0.05$）。观察组平均愈合时间［（3.2±1.3）天］明显短于对照组平均愈合时间［（6.5±1.9）天］（$P<0.05$）。结果表明，康复新液预防化疗引起的口腔黏膜炎方法简便、效果明确，且治疗中尚未发现不良反应，操作简单，具有实用性和可行性，患者易于接受。

敖苗等（2013）进行了康复新液治疗儿童急性淋巴细胞白血病（ALL）化疗所致口腔黏膜炎的效果观察。将接受大剂量甲氨蝶呤（HD－MTX）强化治疗后合并口腔黏膜炎的 49 例 ALL 患者随机分为治疗组（26 例）和对照组（23 例）。对照组给予口服维生素 B_2 片＋复方氯己定含漱液，10 毫升/次，3 次/天，直至口腔溃疡痊愈；治疗组在口服维生素 B_2 片的基础上加服康复新液，3 岁以下 5 毫升/次，含漱 5 分钟后吞下，3 岁及以上 10 毫升/次，含漱 5 分钟后吞下，4 次/天，直至痊愈。比较两组治愈时间及第 3、5、7 天口腔黏膜炎的治愈率。治疗组口腔黏膜炎愈合时间［（4.23±1.53）天］较对照组［（6.17±2.15）天］明显缩短（$P<0.05$）；治疗组第 5、7 天的治愈率高于对照组，差异有统计学意义（$P<0.05$）。结果表明，HD－MTX 化疗期间，若合并口腔黏膜炎，使用康复新液可缩短病程，同时该药无异味，可口服或外用，更便于儿童使用。

两组治疗后第 3、5、7 天治愈率的比较［例（%）］（敖苗等，2013）

组别	例数	第 3 天	第 5 天	第 7 天
治疗组	26	10（38.5）	22（84.6）	25（96.2）
对照组	23	4（17.4）	8（34.8）	17（73.9）
χ^2 值		2.655	12.766	
P 值		0.103	0.000	0.041

　　杨扬（2013）观察了康复新液治疗干细胞移植前大剂量化疗所致口腔溃疡的效果。纳入 60 名接受干细胞移植前大剂量化疗的患者，化疗方案为 DVCP、MVCP、DVLP 等。患者接受化疗后，粒细胞数量下降明显且出现口腔黏膜反应时，即开始使用康复新液进行治疗，3 次/天，10 毫升/次，含漱 3～5 分钟后，根据患者情况咽下或吐出，直至患者化疗顺利完成。治疗 2 天后总有效率达 95.0%，治疗 1 周时有效率达 100.0%，且近 90.0% 的患者康复，治疗 10 天后 60 名患者的口腔溃疡均愈合。治疗后患者的 VAS 评分较治疗前显著得到改善，差异有统计学意义（$P<0.01$）。结果表明，康复新液能够有效改善大剂量化疗所致的口腔溃疡症状，疗效明确、安全可靠。

治疗过程中患者的口腔溃疡症状改善情况 ［例（%）］（杨扬，2013）

溃疡分级	治疗前	治疗 2 天	治疗 4 天	治疗 6 天	治疗 8 天	治疗 10 天
0 级	0 (0)	8 (13.3)[a]	29 (48.3)[a]	45 (75.0)[a]	57 (95.0)[a]	60 (100.0)[a]
Ⅰ级	14 (23.3)	24 (40.0)[a]	15 (25.0)	8 (13.3)[a]	2 (3.3)	0 (0)[a]
Ⅱ级	21 (35.0)	18 (30.0)	12 (20.0)[a]	7 (11.7)[a]	1 (1.7)[a]	0 (0)[a]
Ⅲ级	14 (23.3)	7 (11.7)[a]	3 (5.0)[a]	0 (0)[a]	0 (0)[a]	0 (0)[a]
Ⅳ级	11 (18.3)	3 (5.0)[a]	1 (1.7)[a]	0 (0)[a]	0 (0)[a]	0 (0)[a]

　　注：治疗后各时间点与治疗前的对比，[a]表示 $P<0.01$。

治疗过程中患者 VAS 评分结果（$\bar{x}\pm s$，分）（杨扬，2013）

指标	治疗前	治疗 2 天	治疗 4 天	治疗 6 天	治疗 8 天	治疗 10 天
VAS 评分	5.03±1.27	3.12±1.03[a]	2.14±1.32[a]	1.73±1.39[a]	1.46±1.41[a]	1.31±1.36[a]

　　注：治疗后各时间点与治疗前的对比，[a]表示 $P<0.01$。

　　李娟等（2013）进行了康复新治疗肿瘤放化疗所致口腔溃疡的效果观察。将 80 例接受放化疗后出现不同程度口腔溃疡的患者随机分为治疗组（40 例）和对照组（40 例）。治疗组用康复新溶液 15mL 口含，对照组用锡类散局部喷洒溃疡面，两组均每日使用 4 次，30 分钟内不进食及饮水。结果显示，治疗组有效率（95.00%）明显高于对照组（82.50%），两组差异有统计学意义（$P<0.05$）。结果表明，康复新用于放化疗所致口腔溃疡疗程短、疗效好，且该药无刺激性、无异味，涂药后创面有凉爽感，方法简单，应用过程未发生任何副作用，值得临床推广应用。

　　鲍先握等（2014）进行了康复新液治疗化疗后口腔溃疡的效果观察。将化疗后口腔溃疡患者 180 例，随机分成治疗组（90 例）和对照组（90 例）。治疗组采用康复新液含服，每次 10mL，3～4 次/天；对照组采用西瓜霜喷剂局部喷涂，范围以覆盖整个溃疡面及周边区域为宜，3～4 次/天。治疗组显效率（56.67%）优于对照组（37.78%）（$P<0.05$）；治疗组溃疡好转时间 ［（2.38±1.18）天］ 明显优于对照组 ［（2.93±1.31）天］（$P<0.01$）；治疗组疼痛评分低于对照组（$P<0.01$）。结果表明，康复新液治疗化疗后口腔溃疡效果良好并安全有效，有一定的推广价值。

两组疼痛评分比较（$\bar{x} \pm s$，分）（鲍先握等，2014）

组别	例数	用药前	用药1天	用药2天	用药3天
治疗组	90	7.56±0.66*	5.44±0.86#	4.09±1.06#	2.83±0.84#
对照组	90	7.47±0.69*	5.87±0.77	4.66±0.91	3.40±0.92

注：与同组用药后比较，*表示 $P<0.01$；与同期对照组比较，#表示 $P<0.01$。

尚官敏等（2014）进行了中西医结合治疗中重度化疗致口腔黏膜炎的效果观察。将50例全身化疗并发口腔黏膜炎的恶性肿瘤患者，随机分为治疗组（25例）和对照组（25例）。治疗组使用康复新液（每次10mL含漱5分钟后吞咽，3次/天）联合清开灵（口服，2包，3次/天）治疗；对照组使用复方氯己定含漱液（每次10mL含漱5分钟后吐出，3次/天）治疗，至黏膜炎痊愈。治疗后一周和两周口腔黏膜炎分级治疗组明显低于对照组。治疗两周后，治疗组口腔黏膜炎治愈率为100%，中位持续时间为8.64天；对照组治愈率为68%，中位持续时间为11.92天。两组比较差异有统计学意义（$P<0.05$）。结果表明，康复新液治疗中重度化疗后出现的口腔黏膜炎具有一定效果，能减轻化疗致口腔黏膜炎的毒性反应，且无明显不良反应，适合推广使用。

两组临床疗效比较（尚官敏等，2014）

口腔黏膜炎分级	治疗初始		治疗1周		治疗2周		中位持续时间	
	治疗组（例）	对照组（例）	治疗组（例）	对照组（例）	治疗组（例）	对照组（例）	治疗组（天）	对照组（天）
0级	0	0	5	1	25	17		
Ⅰ级	0	0	13	5	0	6		
Ⅱ级	13	16	4	13	0	2	8.64	11.92
Ⅲ级	10	8	3	6	0	0		
Ⅳ级	2	1	0	0	0	0		
P值	0.82		0.003		0.013		0.001	

温文姬等（2015）进行了冰冻康复新液治疗大剂量甲氨蝶呤（MTX）致口腔黏膜炎（OM）的效果观察。将88例急性淋巴细胞白血病患者随机分为试验组（45例）和对照组（43例）。两组均进行常规护理干预，包括健康宣教、口腔溃疡分级护理，试验组在大剂量MTX静脉滴注开始，即含服冰粒至用药结束后2周，1～2块/次，每隔4小时含服1次，至MTX浓度正常后改为2次/天含服；对照组采用与试验组除含服冰粒外一样的护理方法。结果显示，试验组均能良好接受冰块的刺激，试验组口腔黏膜炎的发生率明显低于对照组；观察阶段中已经发生口腔黏膜炎的患者进一步恶化为无效例数，而停留在原来阶段或好转的患者为有效例数，对照组无效18例，发生率为41.9%，试验组无效5例，发生率为11.1%（$P<0.05$）。结果表明，与常规护理方法比较，冰冻康复新液有更好的防治效果，可减轻口腔黏膜炎所带来的疼痛感，患者有较好的依从性，此外，冰冻康复新液的成本较为低廉，对减轻患者的治疗成本有较大的作

用，值得临床推广。

两组口腔黏膜炎的发生情况比较（温文姬等，2015）

组别	例数	Ⅰ度（例）	Ⅱ度（例）	Ⅲ度（例）	Ⅳ度（例）	合计（例）	发生率（%）
对照组	43	9	6	5	3	23	53.49
试验组	45	7	3	2	2	14	31.11

刘晓梅等（2016）进行了康复新液与浓替硝唑对低危妊娠滋养细胞肿瘤口腔溃疡的效果观察。将 50 例低危妊娠滋养细胞肿瘤患者分为对照组与试验组，每组 25 例。患者均行 MTX 单药化疗，剂量为 0.4mg/kg。试验组给予康复新溶液含服 10mL，每次多于 3 分钟，4 次/天，30 分钟后可进食或饮水；对照组给予浓替硝唑含漱液含服 10mL，每次多于 3 分钟，4 次/天，30 分钟后可进食或饮水。所有患者在治疗期间均常规治疗与支持。试验组有效率为 96%，对照组为 80%，两组比较差异有统计学意义（$P<0.05$）。试验组口腔溃疡愈合时间为（4.3±1.9）天，对照组为（7.1±2.6）天，两组比较差异有统计学意义（$P<0.05$）。结果表明，康复新液治疗低危妊娠滋养细胞肿瘤 MTX 化疗后口腔溃疡安全有效，值得临床推广。

两组不同级别口腔溃疡分布情况比较［例（%）］（刘晓梅等，2016）

组别	时间	0 级	Ⅰ级	Ⅱ级	Ⅲ级	Ⅳ级	P 值
对照组	用药前	0（0）	1（4.0）	5（20.0）	10（40.0）	9（36.0）	<0.01
	用药后	18（72.0）	3（12.0）	3（12.0）	1（4.0）	0（0）	
试验组	用药前	0（0）	3（12.0）	4（16.0）	9（36.0）	9（36.0）	<0.01
	用药后	12（48.0）	6（24.0）	5（20.0）	2（8.0）	0（0）	

齐兴菊等（2017）观察了康复新液治疗儿童急性淋巴细胞白血病（ALL）化疗性口腔溃疡的效果。将 60 例 ALL 化疗性口腔溃疡患者随机均分为康复新液组和龙掌口含液组，分别给予康复新液 3~5mL 含服 3~5 分钟（4 次/天）、龙掌口含液 3~5mL 含服 3~5 分钟（4 次/天）治疗，每天 4 次，用药后 1 小时内禁食、禁饮。用药第 6 天时，康复新液组有效率（96.66%）明显高于龙掌口含液组（80.00%）（$P<0.05$）。治疗前，两组口腔溃疡以 3、4 级为主，治疗后两组的口腔溃疡均有好转，口腔溃疡以 0 级为主，同组治疗前后比较差异有统计学意义（$P<0.05$），康复新液组 0 级口腔溃疡比例高于龙掌口含液组（$P<0.05$），康复新液组的口腔溃疡消退时间为（4.3±1.9）天，明显短于龙掌口含液组［（6.9±2.2）天］（$P<0.05$）。结果表明，康复新液治疗儿童 ALL 化疗性口腔溃疡的效果优于龙掌口含液，康复新液味微甜，易被患者接受，依从性好，值得临床推广。

两组口腔溃疡分级情况比较（齐兴菊等，2017）

溃疡分级	康复新液组		龙掌口含液组	
	治疗前	治疗后	治疗前	治疗后
0 级	0（0）	22（73.3）[1][2]	0（0）	18（60.0）[1]
1 级	2（6.7）	7（23.3）[1]	1（3.3）	6（20.0）[1]
2 级	5（16.7）	1（3.3）[1][2]	6（20.0）	3（10.0）[1]
3 级	11（36.0）	0（0）[1][2]	12（40.0）	3（10.0）[1]
4 级	12（40.0）	0（0）[1]	11（36.0）	0（0）[1]

注：与同组治疗前比较，[1]表示 $P < 0.05$；与治疗后龙掌口含液组比较，[2]表示 $P < 0.05$。

李培等（2018）观察了康复新液治疗口腔鳞癌患者平阳霉素诱导化疗后口腔黏膜炎的效果。将术前使用平阳霉素诱导化疗后出现口腔黏膜炎的 106 例口腔鳞癌患者随机分为试验组和对照组，每组 53 例患者。试验组给予康复新液含服（15mL 含漱 10 秒，3 次/日，其后 30 分钟内禁食水，连续治疗 7 天）；对照组口服维生素 B_2（毫克/次，3 次/日，连续治疗 7 天）和维生素 C（300 毫克/次，3 次/日，连续治疗 7 天）。试验组口腔黏膜炎各级别人数明显少于对照组；试验组口腔黏膜炎疼痛程度低于对照组。结果表明，当口腔鳞癌患者经平阳霉素诱导化疗后出现口腔黏膜炎时，康复新液可有效降低其口腔黏膜炎的分级，缓解疼痛，值得推广。

两组口腔黏膜炎分级比较（例）（李培等，2018）

组别	时间	0 级	Ⅰ 级	Ⅱ 级	Ⅲ 级	Ⅳ 级
试验组	用药前	0	9	11	16	17
	用药后	21	13	12	6	1
对照组	用药前	0	8	12	17	16
	用药后	9	15	13	11	5

两组疼痛程度比较（例）（李培等，2018）

组别	时间	0 级	Ⅰ 级	Ⅱ 级	Ⅲ 级
试验组	用药前	0	11	19	23
	用药后	24	18	10	1
对照组	用药前	0	10	22	20
	用药后	13	15	20	4

谷宁等（2019）观察了康复新液对晚期食管癌患者同步放化疗后口腔及食管黏膜溃疡的效果。将放化疗后发生口腔及食管黏膜溃疡的 76 例晚期食管癌患者按随机数表法分为对照组和观察组，各 38 例。在常规治疗的基础上，对照组接受复方氯己定溶液治疗（10 毫升/次，含漱 5～10 分钟后吐出，4～5 次/天，连续治疗 7 天），观察组接受康

复新液治疗（10 毫升/次，含漱 5～10 分钟后吞服，4～5 次/天，连续治疗 7 天）。观察组治疗总有效率（92.11％）和满意度（86.84％）均高于对照组（78.95％、57.89％），溃疡愈合时间 [（7.43±2.54）天] 短于对照组 [（11.62±3.44）天]，差异有统计学意义（$P<0.05$）。结果表明，将康复新液用于晚期食管癌同步放化疗后的口腔及食管黏膜溃疡患者的效果良好，有助于加快溃疡愈合、提高患者满意度。

四、康复新液治疗化疗性口腔黏膜炎的典型病例

患者，男，14 岁，因白血病进行大剂量甲氨蝶呤化疗，造成口腔黏膜及嘴唇皮肤溃疡。诊断为化疗性口腔黏膜炎。

治疗方法：口服康复新液，每次 10mL，每日 3 次；同时康复新液浸透纱布湿敷，每日换药 2 次。

6 天后口腔内、嘴唇处溃疡均愈合。

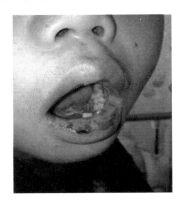 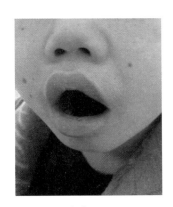

治疗前　　　　　　　　　　　　　　治疗 6 天

患者治疗前后对比图

参考文献

中国临床肿瘤学会抗肿瘤药物安全管理专家委员会，中国临床肿瘤学会肿瘤支持与康复治疗专家委员会. 抗肿瘤治疗引起急性口腔黏膜炎的诊断和防治专家共识 [J]. 临床肿瘤学杂志，2021，26（5）：449－459.

刘明珠，韩非. 肿瘤治疗相关口腔黏膜炎的研究进展 [J]. 中华放射肿瘤学杂志，2018，27（9）：869－872.

程淼，张健烽，刘燕，等. 中医药治疗化疗性口腔黏膜炎研究进展 [J]. 中华放射肿瘤学杂志，2019，51（8）：40－42.

陈衍智，李萍萍. 放化疗性口腔黏膜炎的中西医治疗 [J]. 中国肿瘤临床与康复，2006，13（4）：371－373.

凌华晃，钟亮，蔡茂德，等. 蒙脱石联合康复新治疗化疗所致口腔炎疗效观察 [J]. 中国煤炭工业医学杂志，2005，8（7）：682－683.

黄毅，田碧瑶，吴永第. 益口与康复新液联用防治白血病患者化疗性口腔黏膜炎的

护理［J］. 中国实用护理杂志，2009，25（12）：64－65.

丁小萍，蒋立梅，蒋景华. 改良口腔护理法用于舌癌根治术后患者的效果观察［J］. 护理与康复，2012，11（4）：365－367.

安军海，袁彩云. 康复新防治头颈部肿瘤同步放化疗引起的口腔黏膜炎［J］. 肿瘤研究与临床，2012，24（11）：773－775.

陈延群，孙建湘，彭超. 康复新液联合复合维生素 B 防治含 5－氟尿嘧啶化疗后口腔黏膜炎的疗效观察［J］. 中南医学科学杂志，2012，40（6）：607－609.

方素华，胡红燕，胡红蕾. 康复新液治疗白血病化疗所致口腔溃疡的疗效观察［J］. 浙江中医药大学学报，2012，36（1）：97－98.

高莉萍，张存宝. 两种不同口腔护理方法对化疗性口腔黏膜炎的临床效果比较［J］. 中华医院感染学杂志，2012，22（5）：984－985.

鲍丽超. 康复新液预防乳腺癌术后化疗引起的口腔炎效果观察［J］. 浙江临床医学，2013，15（12）：1880－1881.

敖苗，刘玉峰. 康复新液治疗儿童急性淋巴细胞白血病化学治疗所致口腔炎的临床观察［J］. 华西医学，2013，28（8）：1245－1246.

杨扬. 康复新液治疗干细胞移植前大剂量化疗所致口腔溃疡 60 例疗效分析［J］. 中医药导报，2013，19（12）：46－48.

李娟，顾平荣. 康复新治疗肿瘤放化疗口腔溃疡临床疗效观察［J］. 黑龙江医药，2013，26（6）：1064－1065.

鲍先握，林海升，戴杰. 康复新液治疗化疗后口腔溃疡临床研究［J］. 中成药，2014，36（4）：881－882.

尚官敏，陈亚男，李海金. 中西医结合治疗中重度化疗致口腔黏膜炎的临床观察［J］. 辽宁中医杂志，2014，41（6）：1227－1228.

温文姬，陈玉红，黄贵年，等. 冰冻康复新液对大剂量 MTX 导致口腔黏膜炎疗效的观察［J］. 吉林医学，2015，36（6）：1199－1200.

刘晓梅，高嵩. 康复新液与浓替硝唑对低危妊娠滋养细胞肿瘤 MTX 化疗后口腔溃疡的疗效观察［J］. 实用药物与临床，2016，19（6）：688－691.

齐兴菊，吴昌学. 康复新液治疗儿童急性淋巴细胞白血病化疗性口腔溃疡的临床疗效［J］. 贵州医科大学学报，2017，42（10）：1177－1178，1195.

李培，刘克礼，顾晓明，等. 康复新液治疗口腔鳞癌患者平阳霉素诱导化疗后口腔黏膜炎的疗效分析［J］. 口腔材料器械杂志，2018，27（1）：58－60.

谷宁，王振祥，李志刚. 康复新液对晚期食管癌患者同步放化疗后口腔溃疡和食管黏膜溃疡的疗效［J］. 河南医学研究，2019，28（22）：4051－4053.

第六章

肛肠科

第一节　肛裂

一、现代医学概述

（一）定义

肛裂是齿状线下肛管皮肤层裂伤后形成的小溃疡，方向与肛管纵轴平行，长约0.7cm，呈梭形或椭圆形，常引起肛周剧痛。

（二）流行病学

多见于青、中年人，绝大多数肛裂位于肛管的后正中线上，也可在前正中线上，侧方出现肛裂者极少。

（三）病因和发病机制

肛裂的病因尚不清楚，可能与多种因素有关。长期便秘、粪便干结引起的排便时机械性创伤是大多数肛裂形成的直接原因。肛门外括约肌浅部在肛管后方形成的肛尾韧带伸缩性差、较坚硬，此区域血供亦差。肛管与直肠成角相延续，排便时，肛管后壁承受压力最大，故后正中线处易受损伤。

慢性裂口上端的肛门瓣和肛乳头水肿，形成肥大乳头；下端皮肤因炎症、水肿及静脉、淋巴回流受阻，形成袋状皮垂向下突出于肛门外，称为前哨痔。因肛裂、前哨痔、肥大乳头常同时存在，称为肛裂"三联症"。

（四）临床表现

肛裂患者有典型的临床表现，即疼痛、便秘和出血。疼痛多剧烈，有典型的周期性，排便时由于肛裂内神经末梢受刺激，患者可立刻感到肛管烧灼样或刀割样疼痛，称为排便时疼痛。便后数分钟可缓解，称为间歇期。随后因肛门括约肌收缩痉挛，再次剧痛，此期可持续半小时到数小时，临床称为括约肌挛缩痛，直至括约肌疲劳、松弛后疼痛缓解，但再次排便时又发生疼痛。因害怕疼痛不愿排便，久而久之可引起便秘，粪便更为干硬，便秘又加重肛裂，形成恶性循环。排便时常在粪便表面或便纸上见到少量血迹，或数滴鲜血，大量出血少见。

（五）诊断

急性肛裂可见裂口边缘整齐，底浅，呈红色并有弹性，无瘢痕形成。慢性肛裂因反复发作，底深不整齐，质硬，边缘增厚纤维化、肉芽灰白。若发现肛裂"三联症"，更不难进行诊断。应注意与其他疾病引起的肛管溃疡，如克罗恩病、溃疡性结肠炎、结核、肛周肿瘤、梅毒、软下疳等引起的肛周溃疡相鉴别，可以取活组织做病理检查以明确诊断。肛裂患者行肛门检查时，常会引起剧烈疼痛，有时需在局麻下进行。

（六）治疗

急性或初发的肛裂可用坐浴和润便的方法治疗；慢性肛裂可用坐浴、润便加扩肛的方法治疗；经久不愈、非手术治疗无效，且症状较重时可采用手术治疗。

1. 非手术治疗

原则是解除括约肌痉挛、止痛、帮助排便、中断恶性循环、促使局部愈合。

具体措施如下：①排便后用1：5000高锰酸钾温水坐浴，保持局部清洁。②口服缓泻剂或液体石蜡，使大便松软、润滑，保持大便通畅。③肛裂局部麻醉后，取侧卧位，先用示指扩肛后，逐渐伸入中指，维持扩张5分钟。扩张后可解除括约肌痉挛、扩大创面、促进裂口愈合。但此法复发率高，可并发出血、肛周脓肿、大便失禁等。

用于坐浴的药物很多，但高质量的研究较少。金玄痔科熏洗散能够缓解肛裂疼痛，用药1周的有效率为91.6%。两项RCT结果显示，温水坐浴后采用康复新湿敷创面5分钟，其有效率为91.67%～96.00%。一项研究比较了康复新与高锰酸钾治疗肛裂的效果，结果显示二者有效率分别为93.94%和79.39%。有研究将花椒50g加入500mL水中煮沸20分钟后熏洗，也有一定疗效。

2. 手术治疗

（1）肛裂切除术：切除全部增生变硬的裂缘、前哨痔、肥大乳头、发炎的隐窝和深部不健康的组织，直至暴露肛管括约肌，可同时切断部分外括约肌皮下部或内括约肌，创面敞开引流。缺点为愈合较慢。

（2）肛管内括约肌切断术：肛管内括约肌为环形的不随意肌，它的痉挛收缩是引起肛裂疼痛的主要原因。手术方法是在肛管一侧距肛缘1.0～1.5cm做一小切口达内括约肌下缘，确定括约肌间沟后分离内括约肌至齿状线，剪断内括约肌，然后扩张至4指，电灼或压迫止血后缝合切口，可一并切除肥大乳头、前哨痔，肛裂在数周后自行愈合。该方法治愈率高，但手术不当可导致肛门失禁。

二、中医学概述

肛裂是发生在齿线以下肛管皮肤的全层裂开性溃疡。《千金要方》中称为"燥湿痔"，《马氏痔漏科七十二种》中称为"裂肛痔"，《外科大成》中称为"钩肠痔"，该书中描述："肛门内外有痔，褶纹破烂，便如羊粪，粪后出血，秽臭大痛"，是肛裂症状很形象的描述。

（一）病因病机

恣饮醇酒，过食辛辣，或外感风湿燥热邪气，或老人、产妇、血虚之人，多致燥热结于肠胃，耗灼津液，无以润滑大肠，则大便干燥，排便强努久蹲、皮肤撑裂，则溃疡疼痛，血脉络伤则便血，淤血凝聚则生皮赘。《医学宗鉴·外科心法要诀》称："肛门围绕，褶纹破裂，便结者，火燥也。"

（1）血热肠燥：饮食不节、恣饮醇酒、过食辛辣厚味，以致燥热内结、耗伤津液，无以下润大肠，则大便干结、临厕努责，使肛门裂伤，而致便血等。

（2）阴虚津亏：素有血虚，血虚津乏生燥，肠道失于濡润，可致大便燥结，损伤肛门而致肛裂。阴血亏虚则生肌迟缓，疮口不易愈合。

（3）气滞血瘀：气为血之帅，气行则血行，气滞则血瘀。热结肠燥、气机阻滞而运行不畅，气滞则血瘀阻于肛门，使肛门紧缩，便后肛门刺痛明显。

（二）辨证论治

1. 血热肠燥证
（1）主证：大便秘结，便时肛门剧痛或便后持续痛，伴便鲜血少量或呈滴状，肛裂新鲜、心烦口干、腹胀溲黄、惧食畏便，舌质红，苔黄燥，脉弦数。
（2）辨证：血热肠燥、脉络损伤。
（3）立法：清热泻火、凉血通便。
（4）处方：凉血地黄汤合麻仁丸加减，生地30g、归尾10g、赤芍10g、槐花10g、火麻仁10g、全瓜蒌30g、地榆10g。
（5）方解：生地、槐花、地榆凉血止血；归尾、赤芍化瘀止痛；火麻仁、全瓜蒌润肠通便。全方以润肠通便为本，大便软化，排出顺畅，则减轻对肛管的刺激，利于裂伤恢复，凉血和化瘀药物止痛止血以治标，标本兼顾，药少力专。
（6）加减：若大便秘结坚硬，加川军6g（后下）、元明粉6g（冲服）；若局部肿痛，加公英30g、败酱草30g以加强清热解毒之力。

2. 阴虚津亏证
（1）主证：便时肛痛、伴出鲜血、大便燥结、肛裂陈旧，皮肤干涩、口干舌燥、心烦失眠、午后潮热，舌质红，苔少，脉细数。
（2）辨证：阴虚肠燥、脉络损伤。
（3）立法：滋阴清热、润肠通便。
（4）处方：济川煎合麻仁丸加减，当归10g、肉苁蓉30g、生地30g、麦冬10g、麻仁10g、全瓜蒌30g、元参15g、远志10g。
（5）方解：当归、生地、元参滋阴凉血清热；麦冬、远志养阴宁心除烦；肉苁蓉、麻仁、全瓜蒌滋阴润肠通便。全方以滋阴润燥为大法，因为一些肛裂患者因体阴虚内热、耗灼津液、大肠失于濡润而发病。阴津生则内热自消，粪便得以润滑畅行，肛裂诸证得以缓解。
（6）加减：若便血鲜红，加地榆10g、槐花30g；若大便干结，加川军6g（后下）、元明粉6g（冲服）；若肛内持续性疼痛，且检查见肛窦部充血并压痛，系并发肛窦炎，宜加金银花30g、连翘10g、元胡10g；若骶尾部持续肿痛，系并发潜行瘘，宜加活血破瘀药，如炒皂刺10g、炒山甲10g。

3. 气滞血瘀证

（1）主证：肛门刺痛或胀痛，便时或便后尤甚，肛门紧缩，排便困难，肛裂色紫暗，指诊肛内齿线部有压痛，或肛门局部皮肤红肿、触痛、有波动，舌质紫暗，苔黄，脉弦或涩。

（2）辨证：气滞血瘀、经络阻隔。

（3）立法：理气活血、化瘀通络。

（4）处方：基本方，银花 15g、赤芍 12g、黄芩 10g、公英 30g、归尾 10g、元胡 10g、陈皮 10g。

（5）方解：陈皮、元胡理气活血，归尾、赤芍化瘀通络，银花、黄芩、公英清解热毒。全方入血分、理气分，祛毒邪，有化瘀生新、通络止痛功效。

（6）加减：疼痛持续不减者，系肛腺感染、继发肛窦炎，加连翘 10g、地丁 15g；痛处广泛，伴有失眠、神经衰弱、疑虑重者，系热扰心神，加浮小麦 30g、莲子心 10g、合欢皮 10g；肛门局部皮肤红肿、触痛、有波动者，系肛裂感染成痈。潜行瘘的前期，宜扶正托毒外出，加生黄芪 30g、炒皂刺 10g、炒山甲 10g、白芷 10g。

三、康复新液治疗肛裂的临床研究

范茹英等（2015）将某院 2012 年 9 月至 2014 年 6 月共收治的 60 例 I 期肛裂患者随机分为试验组与对照组各 30 例。便后温水坐浴后，试验组使用一次性无菌脱脂棉球蘸取康复新液涂抹于肛裂溃疡面，对照组使用一次性无菌脱脂棉球蘸取生理盐水涂抹于肛裂溃疡面。根据溃疡面上皮化情况、生活质量改善情况、疼痛程度等判断预后，采用两独立样本非参数检验分析两组转归情况。治疗后两组的转归情况差异有统计学意义。结果表明，康复新液用于治疗肛裂有效。

两组转归情况比较（范茹英等，2015）

组别	例数	痊愈		好转		无效		进展	
		例数	百分比（%）	例数	百分比（%）	例数	百分比（%）	例数	百分比（%）
试验组	30	19	63	10	33	1	3	0	0
对照组	30	9	30	14	47	6	20	1	3

郭佳等（2013）观察了常规外科换药配合康复新液纱条外敷对肛裂术后切口愈合的影响，比较了两种方法的疗效差异。将肛裂术后患者随机分为治疗组和对照组（各 60 例），治疗组于每天便后予常规外科换药，并用康复新液纱条外敷于创面；对照组于每天便后用康复新液坐浴 1 次（约 15 分钟），再予常规外科换药。对两组切口愈合情况进行观察比较。治疗后治疗组创面停止渗血和渗液时间、创缘水肿消散时间、创面肉芽组织出现时间明显优于对照组，且创面愈合明显快于对照组，切口愈合率明显高于对照组。结果表明，肛裂术后切口常规外科换药配合康复新液纱条外敷，可减少创面渗血、渗液，利于创缘水肿消散，促进肉芽组织生长，缩短切口愈合时间，较康复新液坐浴配

合常规外科换药疗效更佳。

郭智富（2011）观察了康复新液联合扩肛治疗早期肛裂的临床效果。排便后康复新液熏洗患处配合局麻下扩张肛门治疗早期肛裂 123 例，随访观察疗效。治疗后总有效率 94.3％，平均疗程 7 天，无效 7 例，随访治疗有效患者 1 年，复发率 9.9％。结果表明，康复新液联合扩肛治疗早期肛裂效果确切、方法简单、痛苦少、复发率低。

谷超等（2009）观察了康复新液对肛裂术后创面的治疗效果。将 60 例患者采用随机对照的方法进行分组，研究组（30 例）术后每天用康复新液棉球清洁肛内及创面，并用康复新液纱布贴敷创面；对照组（30 例）术后每天用生理盐水棉球清洁肛内及创面，并用凡士林油纱布贴敷创面。治疗后研究组在缩短愈合时间及减轻患者疼痛、渗血、创缘水肿方面明显优于对照组（$P<0.05$）。结果表明，康复新液可以有效减轻患者疼痛、渗血、创缘水肿及缩短创面愈合时间。

参考文献

陈孝平，汪建平. 外科学［M］. 8 版. 北京：人民卫生出版社，2013.

孙松朋，任东林，张书信，等. 疫情期间常见肛肠疾病处理专家建议［J］. 中国全科医学，2020，23（30）：3767－3774.

荣文舟. 现代中医肛肠病学［M］. 北京：科学文献技术出版社，2000.

马民，张桂娟. 中医外科学［M］. 广州：暨南大学出版社，2016.

范茹英，张高高，康瑞，等. 康复新液用于早期肛裂保守治疗的临床观察［J］. 山西医药杂志，2015（6）：665－667.

郭佳，王剑平，王京文. 康复新液纱条外敷与坐浴对肛裂术后切口愈合影响对比观察［J］. 中国医刊，2013，48（10）：91－92.

郭智富. 康复新液联合扩肛治疗早期肛裂 123 例［J］. 陕西中医，2011，32（6）：708－709.

谷超，王玉. 康复新液对肛裂术后换药的疗效观察［J］. 河南中医，2009，29（5）：484－485.

第二节　直肠肛管周围脓肿

一、现代医学概述

（一）定义

直肠肛管周围脓肿指直肠肛管周围软组织或其周围间隙发生的急性化脓性感染，并形成脓肿。脓肿破溃或切开引流后常形成肛瘘。脓肿是直肠肛管周围炎症的急性期表现，而肛瘘则为其慢性期表现。

（二）流行病学

可发生于任何年龄、任何职业，男性发病率高于女性。从年龄来看，有两个发病高峰期——婴幼儿期和青少年期。有研究认为，这两个年龄段人群内分泌腺体均处于分泌旺盛时期，肛腺属于内分泌腺，加之某些因素使分泌液排泄不畅、淤积感染，即引起肛腺发炎，导致发病。

（三）病因和发病机制

绝大部分直肠肛管周围脓肿由肛腺感染引起。肛腺开口于肛窦，位于内外括约肌之间。因肛窦开口向上，呈口袋状，存留粪便易引发肛窦炎，感染蔓延至肛腺后导致括约肌间感染，也可蔓延至直肠肛管周围间隙的疏松脂肪结缔组织，感染向上可达直肠周围形成高位肌间脓肿或骨盆直肠间隙脓肿；向下达肛周皮下，形成肛周脓肿；向外穿过外括约肌，形成坐骨肛管间隙脓肿；向后可形成肛管后间隙脓肿或直肠后间隙脓肿。

以肛提肌为界直肠肛管周围脓肿可分为肛提肌下部脓肿和肛提肌上部脓肿，前者包括肛周脓肿；后者包括骨盆直肠间隙脓肿、直肠后间隙脓肿、高位肌间脓肿等。

直肠肛管周围脓肿也可继发于肛周皮肤感染、损伤、肛裂、内痔、药物注射、骶尾骨骨髓炎等。克罗恩病、溃疡性结肠炎及血液病患者易并发直肠肛管周围脓肿。

（四）临床表现与诊断

1. 肛周脓肿

肛周脓肿较常见。常位于肛门后方或侧方皮下部，一般不大。主要症状为肛周持续性跳动性疼痛，全身感染性症状不明显。病变处明显红肿，有硬结和压痛，脓肿形成可有波动感，穿刺抽出脓液。

2. 坐骨肛管间隙脓肿

其又称坐骨肛门窝脓肿，也比较常见。多由肛腺感染经外括约肌向外扩散到坐骨直肠间隙引起，也可由肛周脓肿扩散而成。由于坐骨直肠间隙较大，形成的脓肿亦较大且深，容量为60~90mL。发病时患侧出现持续性胀痛，逐渐加重，继而为持续性跳痛，排便或行走时疼痛加剧，可有排尿困难和里急后重。全身感染症状明显，如头痛、乏力、发热、食欲不振、恶心、寒战等。早期局部体征不明显，以后可出现肛门患侧红肿、双臀不对称。局部触诊或直肠指检时患侧有深压痛，甚至波动感。如不及时切开，脓肿多向下穿入肛管周围间隙，再由皮肤穿出，形成肛瘘。

3. 骨盆直肠间隙脓肿

其又称骨盆直肠窝脓肿，较为少见，但很严重。多由肛腺脓肿或坐骨直肠间隙脓肿向上穿破肛提肌进入骨盆直肠间隙引起，也可由直肠炎、直肠溃疡、直肠外伤引起。由于此间隙位置较深，空间较大，引起的全身症状较重而局部症状不明显。早期就有全身中毒症状，如发热、寒战、全身疲倦不适。局部表现为直肠坠胀感、便意不尽，排便时尤感不适，常伴排尿困难。会阴部检查多无异常，直肠指诊可在直肠壁上触及肿块隆起，有压痛和波动感。诊断主要靠穿刺抽脓，经直肠以手指定位，从肛门周围皮肤进针。必要时做肛管超声检查或 CT 检查证实。

4. 其他

其包括肛管括约肌间隙脓肿、直肠后间隙脓肿、高位肌间脓肿、直肠壁内脓肿（黏膜下脓肿）。由于位置较深，局部症状大多不明显，主要表现为会阴、直肠部坠胀感，排便时疼痛加重，患者同时有不同程度的全身感染症状，直肠指诊可触及痛性肿块。

（五）治疗

1. 非手术治疗

（1）抗生素治疗：选用对革兰阴性杆菌有效的抗生素。

（2）温水坐浴。

（3）局部理疗。

（4）口服缓泻剂或液体石蜡以减轻排便时疼痛。

2. 手术治疗

脓肿切开引流是治疗直肠肛管周围脓肿的主要方法，一旦诊断明确，即应切开引流。手术方式因脓肿的部位不同而异。

（1）肛门周围脓肿：在局麻下就可进行，在波动最明显处做与肛门呈放射状切口，不需要填塞以保证引流通畅。

（2）坐骨肛管间隙脓肿：在腰麻或骶管麻醉下进行，在压痛明显处用粗针头先做穿刺，抽出脓液后，在该处做一平行于肛缘的弧形切口，切口要够长，可用手指探查脓腔。切口应距离肛缘 3~5cm，以免损伤括约肌。应置管或放置油纱布条引流。

（3）骨盆直肠间隙脓肿：在腰麻或全麻下进行，切开部位因脓肿来源不同而不同，脓肿向肠腔突出，手指在直肠内可触及波动，应在肛镜下行相应部位直肠壁切开引流，切缘电灼止血，若经坐骨直肠间隙引流，日后易出现肛门括约肌外瘘。病因为括约肌肛瘘感染者，引流方式与坐骨肛管间隙脓肿者相同，只是手术切口稍偏肛门后外侧，示指在直肠内做引导，穿刺抽出脓液后，切开皮肤、皮下组织，改用止血钳分离，当止血钳触及肛提肌时，可遇到阻力，在示指引导下，稍用力即可穿破肛提肌达脓腔。若经直肠壁切开引流，易导致难以治疗的肛管括约肌上瘘。

（4）其他部位的脓肿，若位置较低，在肛周皮肤上直接切开引流；若位置较高，则应在肛镜下切开直肠壁引流。

肛周脓肿切开引流后，绝大多数形成肛瘘。近些年来，有文献报道采用脓肿切开引流＋一期挂线术，可避免肛瘘的形成。方法如下：脓肿切开找到内口，切开皮肤后挂线，使脓肿完全敞开，引流更通畅，且避免二次的肛瘘手术治疗。以 MRI 确定脓肿部位及内口位置，挂线引流治疗直肠肛管周围脓肿多能取得较好的临床效果。

二、中医学概述

中医称之为"肛痈"，是指肛门周围软组织感染形成的脓肿，特点是最终形成肛瘘。

（一）病因病机

饮食不节，嗜食辛辣、酗酒、过食膏粱厚味，致湿热内生，或聚于膀胱，或聚于脾胃，遇辛劳疲倦，或生育伤气，便秘努挣而中气不足、湿热邪气下注肛肠，蕴而成毒。五脏六腑之浊气下降，或风热外邪、湿浊毒邪与湿热搏结，壅聚于肛肠周围，阻碍气机，腐肉成脓，发为肛痈。

"此处生痈，每由酒色中伤，湿浊不化，气不流行者多。"（《疡科心得集》）

（1）火毒蕴结：感受火热邪毒、随血下行、蕴结于肛门、经络阻隔、瘀血凝滞、热盛肉腐而成脓。

（2）湿热壅滞：过食醇酒、厚味及辛辣肥甘之品，损伤脾胃、酿生湿热、湿热下注大肠、阻滞经络、气血壅滞肛门而成肛痈。

（3）阴虚毒恋：素体阴虚，肺、脾、肾亏损，湿热瘀毒乘虚下注魄门而成肛痈。

（二）辩证论治

1. 治疗原则
治疗肛周脓肿要及时切开引流，不可拖延时日，以免养痈为患。

2. 辩证方药

（1）主证：恶寒发热、食欲不振、头痛口渴、大便秘结，肛旁疼痛、肿胀，行走坐卧不便，排便时肛门坠胀疼痛、小腹拍痛或排尿困难，舌黄或黄腻，脉滑数或弦数。

（2）辩证：毒热壅盛、发为肛痈。

（3）治法：清热解毒、活血消痈。

（4）方药：仙方活命饮加减，银花 30g、连翘 15g、赤芍 10g、归尾 10g、白芷 10g、皂刺 10g、花粉 15g、牛膝 10g、甘草 10g。

（5）方解：银花、连翘清热解毒，赤芍、归尾活血化瘀，白芷、皂刺破血透脓，花粉、甘草滋阴解毒，牛膝引药下行。

（6）加减：脓尚未成、伴恶寒发热者，去白芷、皂刺，加生石膏 30g、薄荷 10g、公英 30g；高热持续不退者，加人工牛黄 6g、紫雪 3g；大便秘结者，加大黄 6g；疼痛明显者，加乳香、没药各 10g；脓肿欲溃者，加山甲、红花各 10g。

脓已成与脓未成的鉴别方法：①无论高位或低位脓肿，只要自觉疼痛持续加重系脓已成；②低位脓肿局部触诊有波动感系脓已成；③高位脓肿于压痛点局麻后，以注射器多点位穿刺抽吸即可判断有脓与否。

（三）局部治疗

（1）早期：局部红肿疼痛，尚未成脓者，用汤药的第三煎或祛毒汤熏洗坐浴，外敷芙蓉膏或化毒散膏。

（2）脓已成者行切开引流术。

三、康复新液治疗直肠肛管周围脓肿的临床研究

朱建富等（2019）探讨比较了切开引流术、切开挂线术及康复新液纱条联合切开挂

线术对肛周脓肿切口愈合及感染创面愈合的效果。将 75 例肛周脓肿患者随机分为引流组、挂线组、纱条联合挂线组（各 25 例），分别采取切开引流术、切开挂线术、康复新液纱条联合切开挂线术治疗。分别于术后 2、7、14 天评估各组疼痛程度，并于术后 7、14、21 天比较创面缩小率，记录各组术后切口开始愈合时间、感染创面愈合时间以及腐肉脱落时间，记录各组治疗后住院时间并统计复发率。术后 2、7、14 天各组疼痛程度比较差异有统计学意义（$P<0.01$），其中术后 2、7、14 天引流组疼痛程度评分明显高于挂线组、纱条联合挂线组，且术后 7、14 天挂线组明显高于纱条联合挂线组（$P<0.05$）。术后 7、14、21 天各组创面缩小率比较差异有统计学意义（$P<0.01$）。各时间点纱条联合挂线组创面缩小率均明显大于引流组与挂线组，而挂线组均明显高于引流组（$P<0.05$）。纱条联合挂线组切口开始愈合时间、感染创面愈合时间、腐肉脱落及住院时间均较引流组、挂线组明显缩短，挂线组亦较引流组缩短（$P<0.05$）。纱条联合挂线组术后复发率为 4.00%，明显低于引流组（28.00%）及挂线组（12.00%），挂线组亦明显低于引流组（$P<0.05$）。结果表明，康复新液纱条联合切开挂线术可有效缩短肛周脓肿切口愈合及感染创面愈合时间，降低复发率，其疗效较切开引流术及切开挂线术更佳。

各组一般资料比较（朱建富等，2019）

组别	例数	性别（男/女，例）	年龄（$\bar{x}\pm s$，岁）	病程（$\bar{x}\pm s$，天）	脓肿类型［例（%）］	
					浅部	深部
引流组	25	15/10	37.26±6.57	6.18±1.10	9（36.00）	16（64.00）
挂线组	25	14/11	37.11±6.84	6.24±1.08	10（40.00）	15（60.00）
纱条联合挂线组	25	15/10	36.99±7.02	6.09±1.11	9（36.00）	16（64.00）
χ^2/F 值		0.336	0.359	0.281	0.842	
P 值		0.532	0.834	0.417	0.792	

各组术后不同时间疼痛程度比较（$\bar{x}\pm s$，分）（朱建富等，2019）

组别	例数	术后 2 天	术后 7 天	术后 14 天
引流组	25	3.08±0.42	1.79±0.32	1.23±0.16
挂线组	25	2.12±0.36*	1.42±0.30*	0.85±0.09*
纱条联合挂线组	25	2.06±0.38*	1.06±0.21*△	0.46±0.04*△
F 值		4.589	5.663	5.587
P 值		<0.001	<0.001	<0.001

注：与引流组同时期比较，* 表示 $P<0.05$；与挂线组同时期比较，△ 表示 $P<0.05$。

各组术后不同时间创面缩小率比较（$\bar{x}\pm s$，%）（朱建富等，2019）

组别	例数	术后 7 天	术后 14 天	术后 21 天
引流组	25	8.26±1.25	28.47±4.39	55.31±8.77

组别	例数	术后 7 天	术后 14 天	术后 21 天
挂线组	25	11.34±1.96*	33.15±4.67*	65.78±9.62*
纱条联合挂线组	25	16.59±2.67*△	37.99±6.02*△	71.46±9.90*△
F 值		13.265	11.087	10.224
P 值		<0.001	<0.001	<0.001

注：与引流组同时期比较，* 表示 $P<0.05$；与挂线组同时期比较，△ 表示 $P<0.05$。

各组术后切口开始愈合、感染创面愈合及腐肉脱落时间比较（$\bar{x}\pm s$，天）

（朱建富等，2019）

组别	例数	切口开始愈合时间	感染创面愈合时间	腐肉脱落时间
引流组	25	19.73±3.26	23.68±4.70	5.82±1.03
挂线组	25	12.86±2.08*	17.86±2.90*	4.05±0.77*
纱条联合挂线组	25	7.06±1.11*△	14.81±2.64*△	2.98±0.53*△
F 值		15.260	16.359	8.447
P 值		<0.001	<0.001	<0.001

注：与引流组比较，* 表示 $P<0.05$；与挂线组比较，△ 表示 $P<0.05$。

各组术后住院时间及复发情况比较（朱建富等，2019）

组别	例数	住院时间（$\bar{x}\pm s$，天）	复发情况［例（%）］
引流组	25	25.36±4.89	7（28.00）
挂线组	25	17.61±3.05*	3（12.00）*
纱条联合挂线组	25	12.66±2.73*△	1（4.00）*△
χ^2/F 值		8.765	7.249
P 值		<0.001	<0.001

注：与引流组比较，* 表示 $P<0.05$；与挂线组比较，△ 表示 $P<0.05$。

蔡丽霞等（2018）探讨了康复新液联合挂线疗法治疗高位肛周脓肿的效果。选取 2017 年 1 月至 2018 年 6 月入院治疗的 116 例高位肛周脓肿患者，按照数字表法将患者随机分为对照组和观察组，每组 58 例。对照组采用挂线治疗，观察组在对照组基础上加用康复新液冲洗伤口并填塞引流。记录术后 VAS 评分、Wexner 评分、脓腔愈合时间及并发症情况，对术后疗效进行评价。酶联免疫吸附测定（ELISA）法检测患者外周血 IL−17、IL−6、TNF−α 水平。治疗前两组 IL−17、IL−6 和 TNF−α 水平差异无统计学意义（$P>0.05$），治疗后观察组 IL−17、IL−6 和 TNF−α 水平为（22.45±3.46）、（27.45±4.13）和（33.52±6.14）$\mu g/mL$，均显著低于对照组的（31.56±5.84）、（37.16±6.04）和（47.48±8.12）$\mu g/mL$（$P<0.01$）。观察组 VAS 评分、Wexner 评分和脓腔愈合时间为（1.36±0.28）分、（1.16±0.22）分和（13.26±2.84）

天，均显著低于对照组的（1.74±0.35）分、（1.45±0.32）分和（16.54±3.57）天（$P<0.05$）。观察组临床有效率为96.6%（56/58），显著高于对照组的84.5%（49/58）。观察组术后创面感染率为3.4%（2/58），显著低于对照组的10.3%（6/58）。观察组肛门功能障碍发生率为6.9%（4/58），显著低于对照组的15.5%（9/58）。结果表明，康复新液联合挂线疗法治疗高位肛周脓肿可以显著降低患者炎性因子水平，抑制炎症反应、促进创面愈合，并可降低术后创面感染率和肛门功能障碍率，临床疗效良好。

两组基本资料比较（蔡丽霞等，2018）

组别	例数	性别（男/女，例）	年龄（$\bar{x}\pm s$，岁）	病程（$\bar{x}\pm s$，天）	脓肿部位（例）			VAS评分（$\bar{x}\pm s$，分）	Wexner评分（$\bar{x}\pm s$，分）
					骨盆直肠间隙脓肿	直肠后间隙脓肿	高位肌间脓肿		
对照组	58	36/22	38.17±7.54	6.25±1.34	12	32	14	4.37±1.16	4.17±1.05
观察组	58	38/20	38.32±7.63	6.31±1.42	10	33	15	4.46±1.24	4.22±1.12

两组IL−17、IL−6和TNF−α水平比较（$\bar{x}\pm s$，μg/mL）（蔡丽霞等，2018）

组别	例数	IL−17		IL−6		TNF−α	
		治疗前	治疗后	治疗前	治疗后	治疗前	治疗后
对照组	58	46.36±7.62	31.56±5.84[a]	54.17±10.32	37.16±6.04[a]	72.25±13.62	47.48±8.12[a]
观察组	58	46.48±7.74	22.45±3.46[ab]	53.84±10.46	27.45±4.13[ab]	72.18±13.47	33.52±6.14[ab]

注：与本组治疗前比较，[a]表示$P<0.01$；与对照组治疗后比较，[b]表示$P<0.01$。

两组术后临床指标比较（$\bar{x}\pm s$）（蔡丽霞等，2018）

组别	例数	VAS评分（分）	Wexner评分（分）	脓腔愈合时间（天）
对照组	58	1.74±0.35	1.45±0.32	16.54±3.57
观察组	58	1.36±0.28[a]	1.16±0.22[a]	13.26±2.84[a]

注：与对照组比较，[a]表示$P<0.01$。

两组创面感染和肛门功能障碍比较［例（%）］（蔡丽霞等，2018）

组别	例数	创面感染	肛门功能障碍			
			肛管狭窄	肛门畸形	肛门失禁	合计
对照组	58	6（10.3）	3（5.2）	4（6.9）	2（3.4）	9（15.5）
观察组	58	2（3.4）[a]	1（1.7）	2（3.4）	1（1.7）	4（6.9）[a]

注：与对照组比较，[a]表示$P<0.05$。

李青松等（2017）探讨了康复新液对高位肛周脓肿患者血清炎性因子、免疫功能及氧化应激等生化指标水平的影响。选择2014年9月至2016年10月某院收治的96例高位肛周脓肿患者为研究对象，随机分为对照组（48 例）和观察组（48 例）。所有患者均行一次性肛周脓肿根治手术，术后均给予 5~7 天的抗生素治疗，术后第 2 天均给予中药坐浴、生理盐水清洗、碘伏消毒。消毒后，对照组予凡士林纱条填塞引流、纱布包扎及固定治疗；观察组予康复新液冲洗，采用康复新液纱条填塞引流，纱布包扎固定治疗。比较治疗前后两组的血清炎性因子（TNF$-\alpha$、IL-6 及 IL-8）、免疫功能指标（CD3$^+$、CD4$^+$、CD8$^+$ 和 CD4$^+$/CD8$^+$）和氧化应激（SOD 和 MDA）水平。治疗前两组上述指标比较差异无统计学意义（$P>0.05$）。治疗后，两组的 TNF$-\alpha$、IL-6、IL-8 和 MDA 水平较同组治疗前均显著降低，观察组显著低于对照组，差异有统计学意义（$P<0.05$）；两组 CD3$^+$、CD4$^+$、CD4$^+$/CD8$^+$ 和 SOD 水平较同组治疗前比较均显著升高，观察组显著高于对照组，差异有统计学意义（$P<0.05$）。结果表明，康复新液治疗可降低高位肛周脓肿患者术后的血清炎性因子水平，稳定机体的免疫细胞水平及改善氧化应激状态。

两组血清炎性因子水平比较（$\bar{x}\pm s$）（李青松等，2017）

组别	例数	时间点	TNF$-\alpha$（ng/L）	IL-6（ng/L）	IL-8（μg/L）
对照组	48	治疗前	192.18±26.78	164.45±10.52	0.92±0.38
		治疗后	141.43±18.14	113.53±9.96	0.59±0.16
t 值			10.870	24.352	5.545
P 值			0.000	0.000	0.000
观察组	48	治疗前	194.89±26.11	162.52±11.15	0.94±0.25
		治疗后	102.35±16.58	92.96±9.14	0.34±0.09
t 值			20.729	33.427	15.645
P 值			0.000	0.000	0.000

两组免疫功能指标水平比较（$\bar{x}\pm s$）（李青松等，2017）

组别	例数	时间点	CD3$^+$（%）	CD4$^+$（%）	CD8$^+$（%）	CD4$^+$/CD8$^+$
对照组	48	治疗前	55.62±4.94	30.59±6.76	28.51±6.43	0.96±0.33
		治疗后	68.83±5.66	33.34±5.51	26.31±4.73	1.34±0.39
t 值			12.182	2.185	1.909	5.153
P 值			0.000	0.031	0.059	0.000
观察组	48	治疗前	54.81±4.67	31.66±6.45	28.18±6.64	1.01±0.31
		治疗后	72.84±5.26	36.91±5.23	25.91±5.39	1.53±0.42
t 值			17.759	4.380	1.839	6.901
P 值			0.000	0.000	0.069	0.000

两组氧化应激水平比较（$\bar{x}\pm s$）（李青松等，2017）

组别	例数	时间点	SOD（U/mL）	MDA（nmol/mL）
对照组	48	治疗前	75.95±8.98	7.37±0.49
		治疗后	112.09±10.85	6.02±0.43
t 值			17.778	14.347
P 值			0.000	0.000
观察组	48	治疗前	75.26±9.95	7.39±0.54
		治疗后	132.31±13.43	4.31±0.37
t 值			23.648	32.598
P 值			0.000	0.000

孙小君等（2017）探讨了封闭负压引流术联合康复新液治疗高位肛周脓肿的效果。将 64 例患者按随机数字表法分为对照组（30 例）与治疗组（32 例），治疗组行封闭负压引流术联合康复新液脓腔冲洗引流治疗；对照组行切开引流生理盐水冲洗治疗，14 天后观察两组的临床疗效。治疗后治疗组总有效率为 93.75%，明显高于对照组的 46.67%（$P<0.05$）；治疗组术后疼痛评分（VAS 评分）改善优于对照组（$P<0.05$），创面愈合时间、住院时间均短于对照组（$P<0.05$）。结果表明，应用封闭负压引流术联合康复新液治疗高位肛周脓肿可减轻疼痛、缩短治疗时间、促进创面愈合，安全有效。

两组临床疗效比较（孙小君等，2017）

组别	例数	治愈	好转	未愈	总有效［例（%）］
治疗组	32	12	18	2	30（93.75）△
对照组	30	3	11	16	14（46.67）

注：与对照组比较，△表示 $P<0.05$。

两组治疗前后 VAS 评分比较（$\bar{x}\pm s$，分）（孙小君等，2017）

组别	例数	治疗前	治疗后 1 天	治疗后 4 天	治疗后 7 天	治疗后 10 天
治疗组	32	9.01±1.12	4.14±1.31	1.94±0.15△△	1.11±1.05△△	1.02±0.37 ** △△
对照组	30	9.89±2.34	5.97±1.89	5.13±2.01	4.96±1.90	3.67±1.98 **

注：与本组治疗前比较，** 表示 $P<0.01$；与对照组同时期比较，△△表示 $P<0.01$。

赵瑞琴等（2016）探讨了康复新液促进肛周脓肿术后创面愈合的效果。将 90 例低位肛周脓肿术后患者按照数字随机数字表法分为治疗组（45 例）和对照组（45 例），均采用肛周脓肿一次性根治术，术后第 2 天起，治疗组在换药后应用康复新液纱条置于创面，对照组应用生理盐水浸透的纱布敷贴于创面，比较两组创面愈合时间，并比较术后不同时间创面肉芽评分、创面缩小率、创面疼痛评分、肉芽组织成纤维细胞数以及术后 21 天总有效率。治疗后，治疗组创面愈合时间短于对照组［（19.4±3.3）天 vs

(25.8±3.1)天]。术后 14 天、21 天治疗组创面肉芽评分分别为（1.8±0.5）分和（0.8±0.3)分，分别低于对照组的（2.2±0.5）分和（1.1±0.3）分。术后 14 天、21天治疗组创面疼痛评分分别为（0.5±0.2）分和（0.2±0.2）分，分别低于对照组的（0.8±0.3）分和（0.4±0.3）分。术后 14 天、21 天治疗组创面缩小率分别为（62.2%±7.9%）和（87.5% ± 9.1%），分别高于对照组的（56.6% ± 8.1%）和（78.4%±8.6%）。术后 7 天、14 天治疗组肉芽组织成纤维细胞数分别为（48.5±9.1）和(57.4±7.8)，分别高于对照组的（39.6±7.7）和（51.9±8.4）。术后 21 天治疗组总有效率高于对照组（97.8%vs 82.22%），差异有统计学意义（$P<0.05$）。结果表明，康复新液可促进肛周脓肿术后腐物的脱落和肉芽组织的生成，减轻疼痛，加快创面愈合。

两组术后不同时间创面肉芽评分、创面缩小率比较（$\bar{x}\pm s$）（赵瑞琴等，2016）

组别	例数	创面肉芽评分（分）			创面缩小率（%）		
		术后 7 天	术后 14 天	术后 21 天	术后 7 天	术后 14 天	术后 21 天
对照组	45	2.6±0.5	2.2±0.5	1.1±0.3	25.4±5.8	56.6±8.1	78.4±8.6
治疗组	45	2.4±0.6	1.8±0.5	0.8±0.3	26.2±5.9	62.2±7.9	87.5±9.1
t 值		1.717	3.794	4.025	0.648	3.32	4.875
P 值		0.089	0.001	<0.001	0.519	0.001	<0.001

两组术后不同时间创面疼痛评分比较（$\bar{x}\pm s$，分）（赵瑞琴等，2016）

组别	例数	术后 1 天	术后 7 天	术后 14 天	术后 21 天
对照组	45	2.0±0.5	1.8±0.6	0.8±0.3	0.4±0.3
治疗组	45	2.1±0.4	1.4±0.5	0.5±0.2	0.2±0.2
t 值		1.048	3.436	5.582	3.721
P 值		0.298	0.001	<0.001	0.001

两组术后不同时间肉芽组织成纤维细胞数比较（$\bar{x}\pm s$）（赵瑞琴等，2016）

组别	例数	术后 7 天	术后 14 天
对照组	45	39.6±7.7	51.9±8.4
治疗组	45	48.5±9.1	57.4±7.8
t 值		5.001	3.219
P 值		<0.001	0.002

两组临床疗效比较（赵瑞琴等，2016）

组别	例数	痊愈	显效	有效	无效	总有效率（%）
对照组	45	8	17	12	8	82.2
治疗组	45	12	18	14	1	97.8
χ^2值						4.436
P 值						0.035

赵旭东（2014）探讨了康复新液联合马应龙痔疮膏治疗肛周脓肿的效果。治疗组与对照组各 80 例，两组都给予基础治疗与马应龙痔疮膏治疗，治疗组在对照组的基础上应用康复新液辅助治疗。治疗后治疗组与对照组的有效率分别为 95.0% 和 82.5%，治疗组的疼痛程度明显轻于对照组，治疗组的疼痛消失时间与创面愈合时间都明显短于对照组，治疗组的创面水肿、渗血、肛门渗液与尿潴留等并发症发生率明显低于对照组，差异有统计学意义（$P<0.05$）。结果表明，康复新液联合马应龙痔疮膏治疗肛周脓肿能发挥改善创面微循环、缓解疼痛等特点，同时并发症更少。

两组临床疗效比较（赵旭东，2014）

组别	例数	治愈	好转	无效	总有效率（%）
治疗组	80	60	16	4	95.0△
对照组	80	40	26	14	82.5

注：与对照组比较，△表示 $P<0.05$。

两组治疗后疼痛程度比较（赵旭东，2014）

组别	例数	Ⅰ度	Ⅱ度	Ⅲ度	Ⅳ度
治疗组	80	28	42	6△	4△
对照组	80	20	30	18	12

注：与对照组比较，△表示 $P<0.05$。

两组治疗后疼痛消失时间与创面愈合时间比较（$\bar{x}\pm s$，天）（赵旭东，2014）

组别	例数	疼痛消失时间	创面愈合时间
治疗组	80	3.45±0.34△	22.13±2.68△
对照组	80	5.63±0.46	28.56±2.37

注：与对照组比较，△表示 $P<0.05$。

两组治疗后并发症比较（赵旭东，2014）

组别	例数	创面水肿	渗血	肛门渗液	尿潴留
治疗组	80	4△	3△	2△	4△
对照组	80	14	12	13	20

注：与对照组相比，△表示 $P<0.05$。

赵君健等（2013）探讨了应用康复新液给肛周脓肿术后患者换药的效果。将符合纳入标准的肛周脓肿术后患者 110 例随机分为两组，治疗组（55 例）采用康复新液纱条换药，对照组（55 例）采用生理盐水纱条换药。治疗后，治疗组在创面愈合时间、治愈率、总有效率、术后复发率、术后并发症发生率等方面均优于对照组（$P < 0.05$）。结果表明，肛周脓肿术后使用康复新液换药可促进创面生长、缩短愈合时间。

两组一般资料比较（赵君健等，2013）

组别	例数	性别		平均病程（$\bar{x} \pm s$，岁）	脓肿类别	
		男	女		浅部	深部
治疗组	55	29	26	35.0±2.5	26	29
对照组	55	30	25	33.0±2.2	30	25

两组临床疗效比较（赵君健等，2013）

组别	例数	治愈［例（%）］	好转	无效	总有效率（%）
治疗组	55	50（90.9）[a]	5	0	100.0[a]
对照组	55	33（60.0）	14	8	85.5

注：与对照组比较，[a]表示 $P < 0.01$。

两组创面愈合时间、术后复发率、术后并发症发生率比较（赵君健等，2013）

组别	例数	创面愈合时间（$\bar{x} \pm s$，天）	术后复发率［例（%）］	术后并发症发生率［例（%）］		
				出血	假性愈合	感染
治疗组	55	15.0±1.2[a]	1（1.8）[b]	1（1.8）[c]	2（3.6）[c]	2（3.6）[c]
对照组	55	20.0±1.4	9（16.4）	8（14.5）	10（18.2）	9（16.4）

注：与对照组比较，[a]表示 $P < 0.05$，[b]表示 $P < 0.01$，[c]表示 $P < 0.05$。

周静国等（2009）探讨了康复新液应用于肛周脓肿伴糖尿病患者术后换药的效果。治疗组（35 例）在术后换药过程中全程使用康复新液外涂和浸黄连纱条引流。治疗后治疗组（35 例）在术后创面疼痛、出血、分泌物、水肿评分和愈合时间方面都优于对照组。结果表明，肛周脓肿伴糖尿病患者术后换药过程中全程局部使用康复新液有缓解疼痛、减少出血、减轻水肿、减少分泌物、加速创面愈合的临床疗效，值得临床推广。

出血、水肿、分泌物评分标准（周静国等，2009）

项目	0 分	1 分	2 分	3 分
出血	无	创面有少量渗血，排便时无滴血	创面有少量渗血，排便时有少量滴血，便后停止	创面渗血较多，排便时滴血较多，便后减少
水肿	无	创面周围轻度水肿且一周内消失	肛缘及创面水肿经过坐浴、用药后缓解明显	肛缘及创面水肿明显，需要局部麻醉切除
分泌物	无	量少、创面新鲜	量较多，创面有炎性肉芽，一周内自行缓解	量多、分泌物稠厚、创面清洁度差、影响修复

两组临床疗效比较（$\bar{x}\pm s$）（周静国等，2009）

组别	创面疼痛（分）	出血（分）	水肿（分）	分泌物（分）	愈合时间（天）	总积分（分）
治疗组	4.3±2.0	1.4±0.7	1.6±0.8	1.1±0.7	21.0±5.4	29.4±9.6
对照组	5.0±2.2	1.8±0.8	2.6±0.7	1.9±0.7	23.3±0.3	24.6±4.7

张宸等（2018）探讨了康复新液促进高位肛周脓肿置管引流术后创面愈合的效果，将某院肛肠科 2015 年 7 月至 2017 年 6 月诊断为高位肛周脓肿的住院患者（60 例）按照入院顺序随机分为治疗组（30 例）和对照组（30 例），均采用高位肛周脓肿置管引流术。术后第 2 天起，治疗组在换药时应用康复新液冲洗脓腔，对照组应用甲硝唑液冲洗脓腔，比较两组术后拔除引流管和创面完全愈合时间，术后第 3、7、14 天肛门疼痛和脓腔渗液情况，术后 1 个月总有效率、随访半年复发率及成瘘率。治疗后，治疗组拔除引流管和创面完全愈合时间明显短于对照组，差异有统计学意义（$P<0.001$）；两组在术后第 3 天疼痛评分（$P=0.670$）和脓腔渗液评分（$P=0.973$）差异无统计学意义，在术后第 7、14 天疼痛评分（$P=0.034$、$P=0.034$）和脓腔渗液评分（$P=0.022$、$P=0.037$）差异有统计学意义。术后 1 个月的总有效率治疗组（93.3%）明显高于对照组（73.3%），差异有统计学意义（$\chi^2=4.320$，$P<0.05$）。随访半年，两组复发患者均只有 1 例，差异无统计学意义（$\chi^2=0.000$，$P>0.05$）；成瘘率治疗组（6.7%）明显低于对照组（30.0%），差异有统计学意义（$\chi^2=5.455$，$P<0.05$）。结果表明，康复新液可加快高位肛周脓肿置管引流术后创面愈合，减少渗液、减轻疼痛，疗效良好，具有临床使用价值。

两组术后拔除引流管、创面完全愈合时间比较（$\bar{x}\pm s$，天）（张宸等，2018）

组别	例数	拔除引流管时间	创面完全愈合时间
治疗组	30	7.3±1.5	24.9±2.3
对照组	30	8.8±1.8	29.2±2.7
t 值		3.506	−6.64
P 值		0.001	<0.001

两组术后 1 个月总有效率、随访半年复发率及成瘘率比较［例（%）］（张宸等，2018）

组别	例数	总有效	随访半年复发	成瘘
治疗组	30	28（93.3）	1（3.3）	2（6.7）
对照组	30	22（73.3）	1（3.3）	9（30.0）
χ^2 值		4.320	0.000	5.455
P 值		<0.05	>0.05	<0.05

四、康复新液治疗直肠肛管周围脓肿的典型病例

患者，女，58 岁，因肛门旁肿痛 8 天，诊断为直肠肛管周围脓肿入院。行脓肿切开引流、蜂窝织炎清创术。术后抗感染，每日换药，对症处理。术后 26 天，切口愈合不佳。

加用康复新液进行治疗，治疗两个半月后出院。

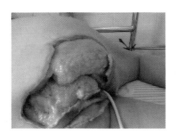 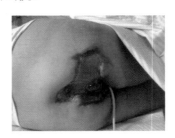

康复新液治疗前 　　　　　　　　　　康复新液治疗 20 天

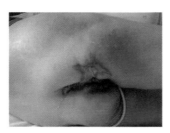 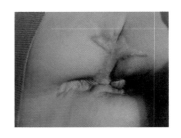

康复新液治疗 1 个月 25 天 　　　　康复新液治疗两个半月

患者不同治疗时期疗效对比图

参考文献

陈孝平，汪建平. 外科学［M］. 8 版. 北京：人民卫生出版社，2013.

荣文舟. 现代中医肛肠病学［M］. 北京：科学文献技术出版社，2000.

马民，张桂娟. 中医外科学［M］. 广州：暨南大学出版社，2016.

朱建富，刘荣，黄媛莉. 康复新液纱条联合挂线术对肛周脓肿切口愈合及感染创面愈合的影响［J］. 中医杂志，2019，60（5）：405−409.

蔡丽霞，孟浩. 康复新液联合挂线疗法治疗高位肛周脓肿的临床疗效观察［J］. 中国现代普通外科进展，2018，21（11）：889−891.

李青松，辜军，曾晓梅，等. 康复新液治疗对高位肛周脓肿患者炎性因子、免疫功能及氧化应激水平的影响［J］. 结直肠肛门外科，2017，23（3）：333−337.

孙小君，张颖，汪小珊，等. 封闭负压引流术联合康复新液治疗高位肛周脓肿疗效观察［J］. 中国中医急症，2017，26（10）：1831−1833.

赵瑞琴，林洁，鲁开元. 康复新液促进肛周脓肿术后创面愈合 45 例［J］. 中国中西医结合外科杂志，2016，22（6）：545−548.

赵旭东. 康复新液联合马应龙痔疮膏治疗肛周脓肿 80 例［J］. 陕西中医，2014

（5）：539-541.

赵君健，方健，彭洪，等. 肛周脓肿术后应用康复新液换药的疗效观察［J］. 中医药导报，2013（11）：109-110.

周静国，赵向东，陈小朝，等. 康复新液在肛周脓肿伴糖尿病患者术后换药中的应用［J］. 结直肠肛门外科，2009，15（1）：52-54.

张宸，林晖，孙健，等. 康复新液促进高位肛周脓肿置管引流术后创面愈合的临床研究［J］. 中华结直肠疾病电子杂志，2018，7（6）：567-571.

第三节　肛瘘

一、现代医学概述

（一）定义

肛瘘指肛管周围的肉芽肿性管道，由内口、瘘管、外口三部分组成。

（二）流行病学

内口常位于肛窦，多为一个；外口在肛周皮肤上，可为一个或多个，经久不愈或间歇性反复发作，任何年龄都可发病，多见于青壮年男性。

（三）病因和发病机制

大部分肛瘘由直肠肛管周围脓肿引起，脓肿自行破溃或切开引流处形成外口，位于肛周皮肤。由于外口生长较快，脓肿常假性愈合，导致脓肿反复发作、破溃或切开，形成多个瘘管和外口，使单纯性肛瘘成为复杂性肛瘘。瘘管由反应性的致密纤维组织包绕，近管腔处为炎性肉芽组织，后期腔内可上皮化。

结核、溃疡性结肠炎、克罗恩病、恶性肿瘤、肛管外伤感染也可引起肛瘘，但较为少见。

（四）分类

肛瘘的分类方法很多，简单介绍下面两种。

1. 按瘘管位置高低分类

（1）低位肛瘘：瘘管位于外括约肌深部以下，可分为低位单纯性肛瘘（只有一个瘘管）和低位复杂性肛瘘（有多个瘘口和瘘管）。

（2）高位肛瘘：瘘管位于外括约肌深部以上，可分为高位单纯性肛瘘（只有一个瘘管）和高位复杂性肛瘘（有多个瘘口和瘘管）。

此种分类方法临床较为常用。

2. 按瘘管与括约肌的关系分类

（1）肛管括约肌间型：约占肛瘘的 70%，多由直肠肛管周围脓肿引起。瘘管位于内外括约肌之间，内口在齿状线附近，外口大多在肛缘附近，为低位肛瘘。

（2）经肛管括约肌型：约占肛瘘的 25%，多由坐骨肛管间隙脓肿引起，可为低位或高位肛瘘。瘘管穿过外括约肌、坐骨直肠间隙，开口于肛周皮肤上。

（3）肛管括约肌上型：为高位肛瘘，较为少见，约占肛瘘的 4%，瘘管在括约肌间向上延伸，越过耻骨直肠肌，向下经坐骨直肠间隙穿透肛周皮肤。

（4）肛管括约肌外型：最少见，仅约占肛瘘的 0.5%。多为骨盆直肠间隙脓肿合并坐骨肛管间隙脓肿的结果。瘘管自会阴部皮肤向上经坐骨直肠间隙和肛提肌，然后穿入盆腔或直肠。内口可在齿状线附近，也可在直肠。这类肛瘘常由外伤、肠道恶性肿瘤、克罗恩病引起，治疗较为困难。

（五）临床表现

外口流出少量脓性、血性、黏液性分泌物是其主要症状。较大的高位肛瘘，因瘘管位于括约肌外，不受括约肌控制，常有粪便及气体排出。分泌物的刺激使肛门部潮湿、瘙痒，有时形成湿疹。当外口愈合，瘘管中有脓肿形成时，可感到明显疼痛，同时可伴有发热、寒战、乏力等全身感染症状，脓肿穿破或切开引流后，症状缓解。

（六）诊断

检查时在肛周皮肤上可见到单个或多个外口，挤压时有脓液或脓血性分泌物排出。外口的数目及与肛门的位置关系对诊断肛瘘很有帮助：外口数目越多，距离肛缘越远，肛瘘越复杂。根据 Goodsall 规律，在肛门中间画一横线，若外口在线后方，瘘管常是弯型，内口常在肛管后正中处；若外口在线前方，瘘管常是直型，内口常在附近的肛窦上。外口在肛缘附近，一般为括约肌间瘘；距离肛缘较远，则为经括约肌瘘。若瘘管位置较低，自外口向肛门方向可触及条索样瘘管。

确定内口位置对明确肛瘘诊断非常重要。肛门指诊时在内口处有轻度压痛，有时可扪到硬结样内口及条索样瘘管。肛镜下有时可发现内口，自外口探查肛瘘时有造成假性通道的可能，宜用软质探针。以上方法都不能肯定内口时，还可自外口注入亚甲蓝溶液 1~2mL，观察填入肛管及直肠下端的白湿纱布条的染色部位，以判断内口位置。碘油瘘管造影是临床常规检查方法。

MRI 扫描多能清晰显示瘘管位置及其与括约肌之间的关系，部分患者可显示内口位置。建议在肛瘘术前行 MRI 检查，以确定瘘管内口位置及数目。

对于病因复杂、多次手术、病因不明的肛瘘患者，应做钡灌肠或结肠镜检查，以排除克罗恩病、溃疡性结肠炎等疾病的存在。

（七）治疗

肛瘘极少自愈，治疗方法主要有两种。

1. 堵塞法

使用 0.5％甲硝唑液、生理盐水冲洗瘘管后，用生物蛋白胶自外口注入。该方法治愈率较低，约为 25％。该方法无创伤、无痛苦，对单纯性肛瘘可采用。最近亦有研究采用动物源生物条带填充瘘管，疗效尚待观察。

另外，可根据病情选用具有清热法湿、理气止痛等功效的中成药，如马应龙痔疮栓、马应龙麝香痔疮膏、普济痔疮栓、金玄熏洗剂、康复新液等。

2. 手术治疗

原则是将瘘管切开或切除，形成敞开的创面，促使愈合。手术的关键是尽量减少肛门括约肌的损伤，防止肛门失禁，同时避免瘘的复发。

（1）瘘管切开术：将瘘管全部切开开放，靠肉芽组织生长使伤口愈合。适用于低位肛瘘，因瘘管在外括约肌深部以下，切开后只损伤外括约肌皮下部和浅部，不会出现术后肛门失禁。

手术在骶管麻醉或局麻下进行，患者取俯卧位或截石位，首先由外口注入亚甲蓝溶液，确定内口位置，再用探针从外口插入瘘管，了解瘘管的走行情况及与括约肌的关系。在探针的引导下，切开探针上的表层组织，直到内口。刮去瘘管内的肉芽组织及坏死组织，修剪皮缘，以保证创面由底向外生长。

（2）挂线疗法：利用橡皮筋或有腐蚀作用的药线的机械性压迫作用，缓慢切开肛瘘。适用于距肛门 3～5cm、有内外口的低位或高位单纯性肛瘘，或作为复杂性肛瘘切开、切除的辅助治疗。它的最大优点是不会造成肛门失禁。被结扎的肌组织发生血运障碍，逐渐坏死、断开，但炎症反应引起的纤维化可使切断的肌组织与周围组织粘连，肌组织不会收缩过多且逐渐愈合，从而可防止被切断的肛管直肠环回缩引起的肛门失禁。挂线亦能引流瘘管，排除瘘管内的渗液。此法具有操作简单、出血少、不用换药、在橡皮筋脱落前不会发生皮肤切口愈合等优点。

手术在骶管麻醉或局麻下进行，将探针自外口插入，循瘘管走向由内口穿出，在内口处探针上绑一消毒的橡皮筋或粗丝线，引导穿过整个瘘管，将内外口之间的皮肤及皮下组织切开后扎紧挂线。术后要每日坐浴及便后坐浴使局部清洁。若结扎组织较多，在 3～5 天后再次扎紧挂线。一般术后 10～14 天结扎组织自行断裂。

（3）肛瘘切除术：切开瘘管并将瘘管壁全部切除至健康组织，创面不予缝合。若创面较大，可部分缝合、部分敞开。适用于低位单纯性肛瘘。

复杂性肛瘘的手术治疗要充分、慎重预评估手术后的肛门功能及肛瘘复发的概率。若难以达到预期效果，瘘管挂线引流、带瘘生存也是一种安全的选择。

二、中医学概述

肛瘘是肛周与肛管或直肠相通的慢性瘘管，全名叫肛管直肠瘘。多是肛周脓肿的后遗症，中医称为"瘘疮"。

（一）病因病机

饮食不节、恣饮醇酒、过食辛辣，或粪便、异物刺激肛窦，湿热内生、壅阻肛门、经络阻隔、气血凝聚、郁久成毒、溃腐成瘘。瘘溃后，余毒未尽，留连肉膜，疮口不合，日久成漏；或因肺脾两虚、气血不足，以及虚劳久嗽、肺肾阴虚、湿热乘虚流注肛门，久则穿肠透穴为漏。

(1) 湿热蕴阻：肛痈溃后，湿热未清、蕴结不散、留连肉膜而为漏患。

(2) 正虚邪恋：病久正虚，不能托毒外出，湿热留恋、久不收口，形成漏患。

(3) 阴液亏虚：肺脾肾三阴亏损，邪乘下位，郁久肉腐化脓，溃破成漏。

(二) 辨证论治

1. 脓毒证（化脓性）

(1) 主证：肛瘘外口闭合，局部红肿疼痛，可有便秘、尿短赤，舌苔黄，脉弦数。

(2) 辨证：脓毒壅盛、发为脏毒。

(3) 治法：清热解毒、活血透脓。

2. 阴毒证（结核性）

(1) 主证：肛瘘日久、午后潮热、脓水清稀、疮周晦暗、形体消瘦、面色萎黄、食欲不振、倦怠乏力，舌苔白，舌质淡，脉沉细无力。

(2) 辨证：气血两虚、阴毒壅塞。

(3) 治法：补益气血、育阴解毒。

(4) 方药：补中益气丸加减，党参 15g、茯苓 30g、白术 10g、白芍 10g、当归 15g、黄芪 30g、陈皮 10g、银花 15g、槐花 10g。

(5) 方解：党参、白术、茯苓、黄芪健脾补中；当归养阴补血；陈皮和胃调中；银花、槐花清解人肠蕴毒。

(6) 加减：午后潮热者加地骨皮、元参、青蒿各 15g；食欲不振者加焦山楂、焦麦芽各 15g，砂仁 10g；畏寒股冷、疮周晦暗者加肉桂、白芥子各 10g；失眠手麻者加夜交藤 30g，远志、炒枣仁各 10g；白汗盗汗者加麻黄根 10g、生牡蛎 30g（先煎）。

3. 正虚邪恋证（慢性瘘）

(1) 主证：肛瘘经久不愈。瘘管瘢痕明显，瘘口时溃时敛。脓水常流，肛门隐隐作痛，可伴有神疲乏力、口干心烦，舌质淡或红，苔薄白或黄，脉弱或细数。

(2) 辨证：气阴两虚、脓毒未尽。

(3) 治法：益气养阴、活血解毒。

(4) 方药：八珍汤合黄连解毒汤加减，太子参 30g、白术 10g、土茯苓 15g、生地 30g、当归 10g、赤/白芍各 10g、黄连 10g、黄芩 10g。

(5) 方解：太子参、白术健脾益气；生地、白芍凉血养阴；赤芍、当归活血化瘀；黄连、黄芩、土茯苓除湿解毒。全方合奏扶正祛邪之功。

(6) 加减：瘢痕明显者加煅牡蛎 30g、贝母 15g；疼痛者加元胡、孔香、没药各 10g；口干心烦者加花粉 30g、莲子心 10g。

(三) 局部治疗

(1) 祛毒汤熏洗坐浴，局部红肿者外敷芙蓉膏、紫色消肿膏或化毒散膏。

（2）肛瘘外口细小引流不畅者，用甲字提毒药捻等纳入。

（3）切开或挂线以后，初期换红纱条、提毒散，后期换甘乳纱条、生肌散等。

（4）外用中成药：根据病情选用具有清热祛湿、理气止痛等功效的中成药，如马应龙痔疮栓、马应龙麝香痔疮膏、康复新液、普济痔疮栓、金玄熏洗剂等。

（5）符合手术指征者，宜行手术治疗。

三、康复新液治疗肛瘘的临床研究

丛继伟等（2014）进行了中药康复新液对肛瘘术后创面愈合临床疗效观察及安全性评价，为临床诊断治疗提供参考。将 130 例肛瘘患者根据随机数字表法随机分为治疗组（65 例）和对照组（65 例），治疗组给予中药康复新液治疗，对照组给予高锰酸钾溶液治疗。对比分析两组治疗后临床疗效，术后第 1、3、5、7 及第 14 天疼痛评分（VAS 评分），创面面积，创面愈合时间和住院时间。治疗后治疗组总有效率（95.83%）显著高于对照组（81.54%）（$P<0.05$）；治疗组术后第 3、5、7 天 VAS 评分均显著低于对照组（$P<0.05$）；治疗组术后第 7、14 天创面面积显著少于对照组（$P<0.05$）；治疗组创面愈合时间及住院时间均明显短于对照组（$P<0.05$）；两组治疗后均未出现明显不良反应。结果表明，中药康复新液对肛瘘术后创面愈合具有明显的临床疗效，可缩短其创面愈合时间、减轻疼痛、无明显不良反应、安全可靠。

两组临床疗效比较（丛继伟等，2014）

组别	例数	治愈[例（%）]	有效[例（%）]	无效[例（%）]	总有效率（%）
治疗组	65	40（61.54）	22（33.85）	3（4.62）	95.38
对照组	65	28（43.08）	25（38.46）	12（18.46）	81.54
χ^2 值					6.104
P 值					<0.05

两组 VAS 评分比较（$\bar{x}\pm s$，分）（丛继伟等，2014）

组别	例数	术后第 1 天	术后第 3 天	术后第 5 天	术后第 7 天	术后第 14 天
治疗组	65	7.68±0.42	4.86±0.32	3.54±0.29	2.65±0.43	1.48±0.21
对照组	65	7.73±0.51	6.78±0.64	5.27±0.34	4.16±0.37	1.52±0.29
t 值		0.610	21.633	31.211	21.461	0.901
P 值		>0.05	<0.05	<0.05	<0.05	>0.05

两组创面愈合时间和住院时间比较（$\bar{x} \pm s$，天）（丛继伟等，2014）

组别	例数	创面愈合时间	住院时间
治疗组	65	36.59±4.96	21.35±3.56
对照组	65	45.25±4.74	30.28±2.84
t 值		10.177	15.809
P 值		<0.05	<0.05

甘国光（2018）研究了百多邦联合康复新液对低位单纯性肛瘘术后患者创面愈合及肛门功能的影响。选取 2014 年 5 月至 2016 年 11 月某院普外科收治的 160 例低位单纯性肛瘘术后患者，随机分为研究组（80 例，予百多邦联合康复新液治疗）及对照组（80 例，采用常规凡士林纱条换药），比较两组治疗前及治疗 1 个月后疗效、VAS 评分、创面愈合情况及肛门功能情况。结果显示，研究组总有效率为 92.5%，显著高于对照组（81.3%），差异有统计学意义（$P<0.05$）。治疗前，两组 VAS 评分差异无统计学意义（$P>0.05$）；治疗 1 个月后，两组 VAS 评分均显著下降，研究组 VAS 评分显著低于对照组（$P<0.05$）。研究组创面愈合时间及新生上皮出现时间均显著短于对照组，创面面积缩小率显著优于对照组，术后创面分泌物及创缘水肿评分均低于对照组，差异均有统计学意义（$P<0.05$）。治疗前，两组肛管最大收缩时间（ALCT）、肛管最大收缩压（AMCP）、直肠静息压（RRP）及肛管静息压（ARP）差异无统计学意义（$P>0.05$）；经治疗至切口愈合时，与治疗前相比，研究组和对照组 ALCT、AMCP 差异无统计学意义（$P>0.05$），研究组与对照组 RRP 显著降低（$P<0.05$），研究组与对照组 ARP 显著降低（$P<0.05$），研究组 RRP 及 ARP 均显著高于对照组（$P<0.05$）。结果表明，采用百多邦联合康复新液治疗低位单纯性肛瘘术后患者可促进创面愈合、减轻疼痛及保护肛门功能。

两组临床疗效比较［例（%）］（甘国光，2018）

组别	治愈	好转	无效	总有效
研究组（$n=80$）	34（42.5）	40（50.0）	6（7.5）	74（92.5）
对照组（$n=80$）	22（27.5）	43（53.8）	15（18.7）	65（81.3）

两组 VAS 评分比较（$\bar{x} \pm s$，分）（甘国光，2018）

组别	治疗前	治疗后
研究组（$n=80$）	7.51±0.80	1.22±0.35*
对照组（$n=80$）	7.70±0.69	1.90±0.28*
t 值	1.609	13.570
P 值	0.110	0.000

注：与同组治疗前比较，* 表示 $P<0.05$。

两组创面相关指标比较（$\bar{x}\pm s$）（甘国光，2018）

组别	创面愈合时间（天）	新生上皮出现时间（天）	创面面积缩小率（%）	分泌物评分（分）	水肿评分（分）
研究组（$n=80$）	21.51±5.02	7.28±1.53	88.54±17.21	1.25±0.36	0.84±0.23
对照组（$n=80$）	26.23±6.82	12.46±1.84	68.96±20.54	1.84±0.53	1.25±0.42
t 值	4.985	19.361	6.535	8.236	7.658
P 值	0.000	0.000	0.000	0.000	0.000

两组肛门功能比较（$\bar{x}\pm s$）（甘国光，2018）

组别	RRP（kPa）		ALCT（s）		AMCP（kPa）		ARP（kPa）	
	治疗前	治疗后	治疗前	治疗后	治疗前	治疗后	治疗前	治疗后
研究组（$n=80$）	3.54±0.43	2.74±0.36[*△]	37.24±1.62	37.76±1.85	13.16±1.52	13.56±1.54	16.75±0.64	14.62±0.93[*△]
对照组（$n=80$）	3.65±0.53	2.32±0.24[*]	36.83±1.74	37.34±1.64	12.92±1.43	13.23±1.32	16.90±0.76	13.03±0.84[*]

注：与同组治疗前比较，* 表示 $P<0.05$；与对照组治疗后比较，△ 表示 $P<0.05$。

陈红梅等（2017）探究了康复新液联合重组人酸性成纤维细胞生长因子对湿热下注型肛瘘术后创面愈合的影响。将 130 例拟行肛瘘术患者随机分为两组，所有患者均行肛瘘术，术后对照组（65 例）给予重组人酸性成纤维细胞生长因子治疗，研究组（65 例）在对照组的基础上加用康复新液治疗，两组均持续治疗 21 天。比较两组临床疗效，统计两组术后 7 天疼痛积分、肉芽生长情况、创面分泌物情况，统计两组术后不同时间愈合率，并随访 1 个月，统计其愈合时间。治疗后研究组总有效率显著高于对照组（$P<0.05$）；术后 7 天研究组疼痛积分、肉芽生长情况、创面分泌物情况均显著优于对照组（$P<0.05$）；术后不同时间点研究组愈合率显著高于对照组（$P<0.05$）；术后研究组平均愈合时间较对照组显著缩短（$P<0.05$）。结果表明，康复新液联合重组人酸性成纤维细胞生长因子可促进肛瘘术后创面愈合、缩短愈合时间，疗效良好，值得临床推广应用。

两组临床疗效比较（陈红梅等，2017）

组别	例数	治愈[例（%）]	显效[例（%）]	有效[例（%）]	无效[例（%）]	总有效率（%）
研究组	65	27（41.54）	16（24.62）	17（26.15）	5（7.69）	92.31
对照组	65	15（23.08）	20（30.77）	14（21.54）	16（24.62）	75.38

两组术后 7 天疼痛积分、肉芽生长情况、创面分泌物情况比较（$\bar{x}\pm s$，分）（陈红梅等，2017）

组别	例数	疼痛积分	肉芽生长情况	创面分泌物情况
研究组	65	1.36±0.25	1.45±0.16	1.08±0.23
对照组	65	2.01±0.15	2.12±0.21	2.41±0.12
t 值		17.957	20.046	41.333
P 值		0.000	0.000	0.000

两组术后 7、14、21 天愈合率比较（$\bar{x}\pm s$，%）（陈红梅等，2017）

组别	例数	术后 7 天	术后 14 天	术后 21 天
研究组	65	28.65±2.13	75.84±2.65	93.54±1.23
对照组	65	23.21±1.65	65.21±2.16	86.54±1.12
t 值		16.278	31.435	10.106
P 值		0.000	0.000	0.000

李良增（2015）观察了康复新液促进肛瘘术后创面恢复的临床效果。按随机数字表法将 129 例肛瘘患者分为观察组（67 例）和对照组（62 例）。两组均行低位肛瘘切除手术治疗，术后第 2 天观察组给予康复新液治疗，对照组给予常规治疗，两组疗程均为 4 周。观察并比较两组 VAS 评分、疗效、创面面积及创面愈合时间。治疗后，观察组 VAS 评分显著低于对照组（$P<0.05$）；观察组总有效率为 94.03%，显著高于对照组的 80.65%（$P<0.05$）；观察组创面面积显著小于对照组，创面愈合时间显著短于对照组（$P<0.05$）。结果表明，康复新液促进肛瘘术后创面恢复的效果良好，值得推广。

两组一般资料比较（李良增，2015）

组别	性别 （男/女，例）	平均年龄 （$\bar{x}\pm s$，岁）	平均病程 （$\bar{x}\pm s$，年）	平均纵径 （$\bar{x}\pm s$，cm）
观察组（$n=67$）	36/31	33.84±8.79	2.59±1.32	3.65±1.05
对照组（$n=62$）	32/30	34.97±9.82	2.83±1.21	3.76±1.09
t/χ^2 值	0.058	0.670	1.074	0.584
P 值	>0.05	>0.05	>0.05	>0.05

两组 VAS 评分比较（$\bar{x}\pm s$，分）（李良增，2015）

组别	治疗前	治疗后	t 值	P 值
观察组（$n=67$）	7.42±0.82	1.23±0.26*	58.900	<0.05
对照组（$n=62$）	7.53±0.76	1.85±0.31	54.489	<0.05

注：与对照组治疗后比较，* 表示 $P<0.05$。

两组临床疗效比较〔例（%）〕（李良增，2015）

组别	治愈	显效	有效	无效	总有效
观察组（$n=67$）	29（43.28）	19（28.36）	15（22.39）	4（5.97）	63（94.03）*
对照组（$n=62$）	18（29.03）	17（27.42）	15（24.19）	12（19.35）	50（80.65）

注：与对照组比较，* 表示 $P<0.05$。

两组创面面积及愈合时间比较（$\bar{x}\pm s$）（李良增，2015）

组别	创面面积（cm²）		t 值	P 值	创面愈合时间（天）
	治疗前	治疗后			
观察组（$n=67$）	13.69±1.73	2.71±0.73*	47.864	<0.05	32.71±5.68△
对照组（$n=62$）	14.23±1.82	5.09±1.07	34.088	<0.05	47.08±6.29

注：与对照组治疗后比较，* 表示 $P<0.05$；与对照组比较，△ 表示 $P<0.05$。

李羽西等（2014）观察了康复新液在肛瘘术后开放创面的应用，研究其在创面恢复方面的疗效，探讨其在创面愈合中的作用机制。采用随机分组法将 80 例肛瘘患者分为治疗组和对照组，每组 40 例。治疗组采用康复新液，对照组采用利凡诺，两组均每天换药，观察两组术后创面疼痛、瘙痒、炎症水肿、肉芽生长，愈合时间等方面指标的变化情况，比较两组的疗效。治疗后治疗组与对照组相比，在术后创面炎症水肿、创面分泌物、肉芽生长、愈合时间及术后第 10、15 天创面面积减小率，EGF 变化方面的差异有统计学意义（$P<0.05$），两组创面疼痛、瘙痒程度比较差异无统计学意义（$P>0.05$）。结果表明，康复新液对肛瘘术后创面恢复有促进作用，可缩短创面愈合时间，其机制可能与调节内源性 EGF 有关，值得临床推广。

观察评分量化标准（李羽西等，2014）

项目	0	1	2	3
疼痛	无疼痛	肛门部稍感疼痛，不需处理，为轻度疼痛	肛门部轻度疼痛，无明显痛苦表情，口服止痛药可缓解，为中度疼痛	肛门部疼痛较重，有痛苦表情，需用哌替啶类药物方可止痛，为重度疼痛
瘙痒	无瘙痒	轻度瘙痒，偶尔发作	中度瘙痒，经常发作，可以忍受	重度瘙痒，不能忍受，局部需采取坐浴换药治疗
炎症水肿	创缘无炎肿	创缘微红略肿，限于边沿	创缘较红，炎肿明显，但边界尚清楚	创缘暗红，炎肿范围广泛弥漫，触之周围组织发硬
创面分泌物	无分泌物	量少，创面新鲜	量较多，创面有炎性肉芽，1 周之内自行缓解	量多，分泌物稠厚，创面清洁度差，影响修复
肉芽生长	肉芽生长良好、创面基本愈合	肉芽生长旺盛，创面鲜活，呈颗粒状	肉芽生长旺盛，创面平坦、淡红	肉芽生长缓慢，创面凹陷、灰暗

两组术后创面疼痛程度比较（$\bar{x} \pm s$，分）（李羽西等，2014）

组别	例数	5 天	10 天	15 天
治疗组	40	2.1±0.7	1.9±0.8	0.8±0.7
对照组	40	2.7±1.1	2.3±0.8	1.3±0.7

两组术后创面瘙痒程度比较（$\bar{x} \pm s$，分）（李羽西等，2014）

组别	例数	5 天	10 天	15 天
治疗组	40	0.8±0.7	0.6±0.5	0.27±0.46
对照组	40	1.1±0.7	0.7±0.6	0.33±0.49

两组术后创面肉芽生长情况比较（$\bar{x} \pm s$，分）（李羽西等，2014）

组别	例数	5 天	10 天	15 天
治疗组	40	1.7±0.7	1.1±0.7	0.7±0.7
对照组	40	1.8±0.8	1.5±0.8	1.1±0.7
P 值		<0.05	<0.05	<0.05

两组愈合时间比较（天）（李羽西等，2014）

组别	例数	最短时间	最长时间	平均时间（$\bar{x} \pm s$）
治疗组	40	10	16	14±4
对照组	40	14	26	19±5

两组术后创面面积缩小率比较（$\bar{x} \pm s$，%）（李羽西等，2014）

组别	例数	5 天	10 天	15 天
治疗组	40	26±6	49±9	82±18
对照组	40	23±11	39±17	63±21

何琳（2012）观察了康复新液治疗肛瘘术后创面的临床效果。选择 2008 年 6 月至 2011 年 6 月某院收治的 212 例肛瘘患者，均采用挂线术治疗，随机分成两组。对照组（100 例）术后以凡士林纱条填塞创面，治疗组（112 例）术后以康复新液纱条填塞创面，均每天换药 1 次，直至创面愈合。对照组总有效率为 82.00%，治疗组总有效率为 95.54%，两组比较差异有统计学意义（$P<0.05$）；治疗组创面愈合时间及住院时间均显著低于对照组，差异有统计学意义（$P<0.05$）。结果表明，康复新液治疗肛瘘术后创面效果良好，创面愈合快、患者住院时间短，值得临床推广。

两组临床疗效和观察指标比较（何琳，2012）

组别	临床疗效［例（%）］				观察指标（$\bar{x}\pm s$，天）	
	治愈	好转	无效	总有效	创面愈合时间	住院时间
对照组（$n=100$）	39（39.00）	43（43.00）	18（18.00）	82（82.00）	44.9±5.1	29.2±2.4
治疗组（$n=112$）	87（77.68）	20（17.86）	5（4.46）	107（95.54）[△]	37.6±5.6[△]	22.8±3.1[△]

注：与对照组比较，[△]表示 $P<0.05$。

刘海泉（2011）观察了康复新液对低位单纯性肛瘘术后创面愈合的影响。将行肛瘘切开术治疗的低位单纯性肛瘘患者按随机原则分为治疗组和对照组。治疗组用康复新液纱条换药，对照组用凡士林纱条换药，均治疗至创面愈合。观察创面愈合时间及术后7、14、21 天的创面愈合率。治疗后两组创面愈合时间比较差异有统计学意义（$P<0.05$）。术后 7、14、21 天创面愈合率比较，差异亦有统计学意义（$P<0.05$）。结果表明，康复新液纱条换药可以加速创面愈合、缩短住院时间。

两组创面愈合时间比较（$\bar{x}\pm s$，天）（刘海泉，2011）

组别	例数	时间
对照组	30	23.1±2.8
治疗组	30	20.3±2.4[a]

注：与对照组比较，[a]表示 $P<0.05$。

两组创面愈合率比较（$\bar{x}\pm s$，%）（刘海泉，2011）

时间	对照组		治疗组		t 值	P 值
	例数	愈合率	例数	愈合率		
第 7 天	30	28.2±11.72	30	35.2±12.4	2.247	0.029
第 14 天	30	75.1±11.69	30	83.6±10.34	2.983	0.004
第 21 天	30	85.4±9.43	30	93.2±9.36	3.215	0.002

黎超平（2010）探讨了康复新液纱条填塞治疗肛瘘的临床效果。将 64 例肛瘘患者按入院单双号随机分为治疗组和对照组，两组均行挂线术治疗，治疗组术后用康复新液纱布填塞瘘管切口，对照组术后用凡士林纱布填塞瘘管切口，均每天换药 1 次，直至切口愈合。观察两组临床疗效及并发症发生率、住院时间及创口愈合时间。治疗后治疗组临床疗效好于对照组（$P<0.05$）；治疗组术后疼痛、瘢痕瘙痒、伤口红肿等并发症发生率明显低于对照组（$P<0.05$）；治疗组术后住院时间及创口愈合时间明显短于对照组（$P<0.05$）。结果表明，应用康复新液纱条填塞瘘管切口治疗肛瘘效果优于凡士林纱条，可以明显减轻术后伤口疼痛、促进切口肉芽组织快速生长、加速创面愈合、缩短住院时间。

两组临床疗效比较［例（%）］（黎超平，2010）

组别	例数	治愈	好转	无效
治疗组	32	9（28.1）	21（65.6）	2（6.3）
对照组	32	13（40.6）	11（34.4）	8（25.0）

两组术后并发症发生率比较［例（%）］（黎超平，2010）

组别	例数	术后疼痛	瘢痕瘙痒	伤口红肿
治疗组	32	5（15.6）	2（6.3）	2（6.3）
对照组	32	22（68.8）	15（46.9）	13（40.6）
χ^2 值		18.52	9.53	8.96
P 值		0.000	0.001	0.001

两组住院时间及创口愈合时间比较（$\bar{x} \pm s$，天）（黎超平，2010）

组别	例数	住院时间	创口愈合时间
治疗组	32	22.5±3.5	38.1±5.4
对照组	32	28.5±2.5	45.2±4.8
t 值		7.89	5.56
P 值		0.000	0.000

王少星等（2012）探讨了多内口肛瘘的治疗方法。对 26 例多内口肛瘘患者进行切开旷置、切开部分缝合或切开挂线术以及术后用 0.5% 甲硝唑液冲洗伤口、紫草油纱或康复新液纱条换药，观察治疗效果。治疗后 26 例患者均一次性治愈，术后随访 1～2 天，无肛门畸形、肛门狭窄、肛门失禁及排便困难等后遗症。结果表明，对多内口肛瘘采用切开旷置、切开部分缝合或切开挂线术以及术后用 0.5% 甲硝唑液冲洗伤口、紫草油纱或康复新液纱条换药的方法，疗效良好。

四、康复新液治疗肛瘘的典型病例

患者，男，46 岁，因复杂性肛瘘入院。行常规手术切开暴露及挂线术治疗。术后以过氧化氢冲洗，填塞创面 9 天，静脉滴注抗生素，疗效不佳，创面愈合不良。

换用康复新液冲洗、填塞创面，一天 1 次，每次 100mL。同时口服康复新液，每天 3 次，每次 10mL。5 天后，继续以康复新液冲洗、填塞，一天 1 次，每次 50mL。治疗 21 天后出院。

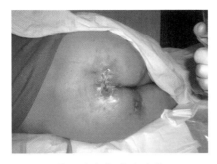

使用康复新液治疗前

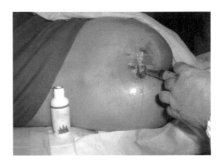

使用康复新液治疗期间

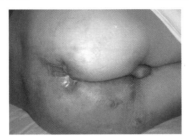

使用康复新液治疗后

患者治疗前后对比图

参考文献

陈孝平，汪建平. 外科学［M］. 8 版. 北京：人民卫生出版社，2013.

国家中医药管理局医政司. 22 个专业 95 个病种中医诊疗方案［M］. 北京：中国中医药出版社，2011.

荣文舟. 现代中医肛肠病学［M］. 北京：科学文献技术出版社，2000.

马民，张桂娟. 中医外科学［M］. 广州：暨南大学出版社，2016.

丛继伟，周健. 中药康复新液对肛瘘术后创面愈合临床效果观察及安全性评价［J］. 中华中医药学刊，2014，32（11）：2809－2811.

甘国光. 百多邦联合康复新液对低位肛瘘术后患者创面及肛门功能的影响分析［J］. 结直肠肛门外科，2018，24（1）：60－63.

陈红梅，赵海波. 康复新液联合重组人酸性成纤维细胞生长因子对湿热下注型肛瘘术后创面愈合的影响［J］. 现代中西医结合杂志，2017，26（13）：1420－1422.

李良增. 康复新液用于促进肛瘘术后创面恢复 67 例［J］. 中国药业，2015，24（16）：135－136.

李羽西，李春雨. 康复新液对低位肛瘘创面愈合的临床与实验研究［J］. 山西医药杂志，2014，43（7）：751－753.

何琳. 康复新液治疗肛瘘术后创面 112 例［J］. 中国药业，2012，21（8）：92－93.

刘海泉. 康复新液对低位单纯性肛瘘术后创面愈合的作用［J］. 中医药导报，2011，17（5）：58－59.

黎超平. 康复新液与凡士林纱条治疗肛瘘的对比观察［J］. 广西医学，2010，32（9）：1083－1084.

王少星，廖行忠，赵伟，等. 多内口肛瘘的治疗体会［J］. 现代中西医结合杂志，2012，21（21）：2349－2350.

第四节　痔

一、现代医学概述

（一）定义

痔是常见的肛肠疾病，任何年龄都可发病，但随着年龄增长，痔的发病率增高。

（二）分类

痔根据其所在部位不同分为三类。
（1）内痔：肛垫的支持结构、静脉丛及动静脉吻合支发生病理性改变或移位。
（2）外痔：齿状线远侧皮下静脉丛的病理性扩张或血栓形成。
（3）混合痔：内痔通过丰富的静脉丛吻合支和相应部位的外痔相互融合。

（三）病因和发病机制

痔的病因尚未完全明确，可能与多种因素有关，目前主要有以下学说。

1. 肛垫下移学说

在肛管的黏膜下有一层环状的由静脉（或称静脉窦）、平滑肌、弹性组织和结缔组织组成的肛管血管垫，简称肛垫，起闭合肛管、节制排便的作用。正常情况下，肛垫疏松地附着在肛管肌壁上，排便时主要受到向下的压力被推向下，排便后借其自身的收缩作用，缩回到肛管内。弹性回缩作用减弱后，肛垫则充血、下移，进而形成痔。

2. 静脉曲张学说

静脉曲张学说认为痔的形成与静脉扩张淤血相关。从解剖学上讲，门静脉系统及其分支直肠静脉都无静脉瓣。直肠上下静脉丛管壁薄、位置浅。末端直肠黏膜下组织松弛。以上因素都容易导致血液淤积和静脉扩张。静脉丛是形成肛垫的主要结构，痔的形成与静脉丛的病理性扩张、血栓形成有必然的联系。直肠肛管位于腹腔最下部，可引起直肠静脉回流受阻的因素很多，如长期的坐立、便秘、妊娠、前列腺肥大、盆腔巨大肿瘤等。

另外，长期饮酒和进食大量刺激性食物可使局部充血；肛周感染可引起静脉周围炎，使静脉失去弹性而扩张；营养不良可使局部组织萎缩无力。以上因素都可诱发痔的发生。

（四）临床表现

1. 内痔

内痔的主要临床表现是出血和脱出。间歇性便后出鲜血是内痔的常见症状。

未发生血栓、嵌顿，感染时内痔无疼痛，部分患者可伴发排便困难。内痔的好发部位为截石位3、7、11点。

内痔的分度：Ⅰ度，便时带血、滴血或喷射状出血，便后出血可自行停止，无痔脱出。Ⅱ度，常有便血，排便时有痔脱出，便后可自行还纳。Ⅲ度，偶有便血，排便或久站、咳嗽、劳累、负重时痔脱出，需用手还纳。Ⅳ度，偶有便血，痔脱出不能还纳或还纳后又脱出。

2. 外痔

主要临床表现是肛门不适、潮湿不洁，有时有瘙痒。结缔组织外痔（皮垂）及炎性外痔常见。如发生血栓形成及皮下血肿时有剧痛，称之为血栓性外痔，是血栓性静脉炎的一种表现，48小时后疼痛才会开始逐渐缓解。

3. 混合痔

内痔和外痔的表现可同时存在。内痔发展到Ⅲ度以上时多形成混合痔。混合痔逐渐加重，呈环状脱出肛门，脱出痔块在肛周呈梅花状，称为环状痔。脱出痔块若被痉挛的括约肌嵌顿，以至水肿、淤血甚至坏死，临床上称为嵌顿性痔或绞窄性痔。

（五）诊断

主要靠肛门直肠检查。首先做肛门视诊，内痔除Ⅰ度外，其他三度都可在肛门视诊下见到。对有脱垂者，最好在蹲位排便后立即观察，可清晰见到痔的大小、数目及部位。直肠指诊虽对痔的诊断意义不大，但可了解直肠内有无其他病变，如直肠癌、直肠息肉等。其次可做肛门镜检查，不仅可见到痔的情况，还可观察到直肠黏膜有无充血、水肿、溃疡、肿块等。血栓性外痔表现为肛周暗紫色长条圆形肿物，表面皮肤水肿、质硬、压痛明显。

痔的诊断不难，但应与下列疾病鉴别。

（1）直肠癌：临床上常有将直肠癌误诊为痔而延误治疗的病例，主要原因是仅凭症状及大便化验而诊断，未进行肛门指诊和直肠镜检查。直肠癌在直肠指检时可扪到高低不平的硬块；而痔为暗红色圆形柔软的血管团。

（2）直肠息肉：低位带蒂息肉脱出肛门易误诊为痔脱出。但息肉为圆形、实质性、有蒂、可活动，多见于儿童。

（3）直肠脱垂：易误诊为环状痔，但直肠脱垂黏膜呈环形，表面平滑，括约肌松弛；而环状痔黏膜呈梅花瓣状，括约肌不松弛。

（六）治疗

应遵循三个原则：①无症状的痔无需治疗；②有症状的痔重在减轻或消除症状，而非根治；③以非手术治疗为主。

1. 一般治疗

对于痔的初期和无症状的痔，只需增加摄入纤维性食物，改变不良的大便习惯，保持大便通畅，防治便秘和腹泻。热水坐浴可改善局部血液循环。血栓性外痔有时经局部热敷、外敷消炎止痛药物后，疼痛可缓解而不需手术。嵌顿性痔初期也可采用一般治疗，用手轻轻将脱出的痔推回肛门，阻止再脱出。

2. 注射疗法

对于Ⅰ、Ⅱ度出血性内痔的效果较好。注射硬化剂的作用是使痔和周围产生无菌性炎症反应、黏膜下组织纤维化，致使痔块萎缩。用于注射的硬化剂很多，常用的硬化剂有5%苯酚植物油、5%鱼肝油酸钠液、5%盐酸奎宁尿素水溶液、4%明矾水溶液等，忌用腐蚀性药物。

注射方法为肛周局麻下使肛门括约肌松弛，插入肛门镜，观察痔的部位，主要在齿状线上直肠壁左侧、右前和右后，向痔上方处黏膜下层注入硬化剂2~3mL，注射后轻轻按摩注射部位。避免将硬化剂注入黏膜层，导致黏膜坏死。当硬化剂注入黏膜层时，黏膜立即变白，应将针进一步插深，但应避免进入肌层，回抽无血后注入硬化剂。如果一次注射效果不够理想，可在1个月后重复一次。如果痔块较多，也可分2~3次注射。

3. 胶圈套扎疗法

可用于治疗Ⅰ、Ⅱ、Ⅲ度内痔。原理是将特制的胶圈套入内痔的根部，利用胶圈的弹性阻断痔的血运，使痔缺血、坏死、脱落而愈合。胶圈套扎器种类很多，可分为牵拉套扎器和吸引套扎器两大类。如无胶圈套扎器，可用两把血管钳替代。先将胶圈套在第一把血管钳上，然后用这把血管钳垂直夹在痔的基底部，再用第二把血管钳牵拉套圈绕过痔核上端，套落在痔的根部。注意痔脱落时有出血的可能。套扎不能套在齿状线及皮肤，否则会引起剧烈疼痛。

4. 多普勒超声引导下痔动脉结扎术

适用于Ⅱ~Ⅳ度内痔的治疗。采用一种特制的带有多普勒超声探头的直肠镜，于齿状线上方2~3cm探测到痔上方的动脉后直接进行结扎，通过阻断痔的血运以达到缓解症状的目的。

5. 手术疗法

(1) 痔单纯切除术。主要用于Ⅱ、Ⅲ度内痔和混合痔的治疗。可取侧卧位、截石位或俯卧位，骶管麻醉或局麻后，先扩肛至4~6指，显露痔，在痔基底部两侧皮肤上做"V"形切口，分离曲张静脉团，直至显露肛管外括约肌。用止血钳于底部钳夹，贯穿缝扎后，切除结扎线远端痔。齿状线以上黏膜用可吸收线予以缝合；齿状线以下的皮肤切口不予缝合，创面用凡士林油纱布填塞。嵌顿痔也可用同样方法急诊切除。

(2) 吻合器痔上黏膜环切吻合术，也称吻合器痔上黏膜环切术。主要适用于Ⅲ、Ⅳ度内痔及非手术疗法治疗失败的Ⅱ度内痔和环状痔的治疗，直肠黏膜脱垂也可采用。主要方法是通过专门设计的管状吻合器环行切除距离齿状线2cm以上的直肠黏膜2~4cm，使下移的肛垫上移固定。与传统手术比较，该术式具有疼痛轻微、手术时间短、患者恢复快等优点。

(3) 血栓外痔剥离术。用于治疗血栓性外痔。在局麻下将痔表面的皮肤梭形切开，摘除血栓，伤口内填入油纱布，不缝合创面。

二、中医学概述

现在所讲的痔的概念专指肛门部的痔疮。这在《黄帝内经》中就有多处论及，如《素问·生气通天论》中"因而饱食，经脉横解，肠澼为痔"的记载，就阐明饮食自倍，肠胃横满，大肠筋脉损伤，便血成痔。

（一）病因病机

（1）四气和邪（风湿燥热）：饮食不节，过食辛辣，致湿热、燥热内生；或外感风寒湿邪入里化热，下注大肠。《普济方》指出："热则血伤，血伤则经滞，经滞则气不周行，气与血俱滞，乘虚而坠入大肠，此其所以为痔也。"

（2）血瘀：久坐、久站、久泻、久痢、久秘、久咳或竭力负重、妊娠生育、月经失调、房事过度等，致"气血纵横，经络交错，浊气瘀血，流注肛门，结积成块而成痔"（《外科正宗》）。

（3）情志失调："喜则伤心、怒则伤肝、喜怒无常，气血侵入大肠谷道无出路，生块生乳，各有形相。"（《薛氏医案》）

（4）禀受胎毒："痔疮之症，或禀受胎毒，或母腹中受热也。"（《薛氏医案》）

（5）脏腑素虚："痔者，皆因脏腑本虚，外伤风湿，内蕴热毒……以致气血下堕，结聚肛门，宿滞不散，而冲突为痔。"（《丹溪心法》）

综上所述，我们可将中医对痔疮病理的认识归纳为：湿热蕴聚、气迫血瘀则肿痛；瘀血凝聚、筋脉横解则生皮赘；热伤肠络则血不循经而便血。

（二）辨证论治

1. 痔疮便血（燥伤肠络证）

（1）主证：大便干燥，便血呈滴状或喷射状，肛门坠胀，肿物脱出或不脱出。舌质红，苔黄燥，脉弦数。

（2）辨证：大肠燥热、络伤便血。

（3）立法：清热润燥、凉血止血。

（4）方药：基本方，地榆炭 10g、槐花炭 10g、黄芩 10g、仙鹤草 30g、椿根皮 12g、瓜蒌 30g、三七面 3g（冲）。

（5）方解：黄芩清肺与大肠热而解湿热毒邪，余药凉血止血。

（6）辨证加减：

①大便秘结、便血鲜红，舌苔黄，脉弦数，属腑有实热，加大黄 6g、元明粉 6g（冲）。

②泻痢频作而血色污浊，舌苔黄腻、脉弦，属湿热下注，加黄连 10g、葛根 30g、白头翁 30g。

③便血鲜红、肛门下坠，舌苔白腻，属湿重，用苍术地榆汤合槐花散加减。

④便血量多或日久、面黄乏力、头昏神疲、少气懒言、纳少食呆、痔核脱出或不脱

出，舌质胖淡、边有齿痕，苔薄白、脉弱，属血虚，加生/熟地各15g、炙黄芪30g、阿胶10g（烊）或黄土汤加减。

注：痔疮便血量多时须在有效止血的前提下方可服药。

2. 痔疮肿痛（湿热血瘀证）

（1）主证：痔核脱出，还纳困难，局部肿痛，或糜烂渗液，或紫暗坏死，便下。舌苔厚腻或黄厚，舌质红，脉弦数。

（2）辩证：湿热蕴聚、气迫血瘀。

（3）立法：清热利湿、活血化瘀。

（4）方药：基本方，防风10g、秦艽10g、黄芩10g、归尾10g、金银花15g、土茯苓15g、元胡10g。

（5）方解：金银花、黄芩、土茯苓清利湿热；归尾、元胡活血化瘀止痛；防风、秦艽散风消肿止痛。

（6）辨证加减：

①内痔脱出嵌顿、局部糜烂肿痛，属湿热下迫，加黄连10g、黄柏10g。

②外痔水肿为主，属湿盛，加猪苓30g、泽泻15g。

③局部紫暗有血栓，属血瘀，加桃仁10g、红花10g。

（三）局部治疗

（1）痔核脱出、潮湿瘙痒者以生皮硝或痔科浴液坐浴，外敷黄连膏、普连膏。

（2）血栓痔、炎性痔、嵌顿痔且局部肿痛者，用祛毒汤坐浴，外敷定痛膏、化毒散膏。

（3）配合远红外线、热磁、热熨等物理疗法有一定作用。

（4）符合手术指征者，应行手术治疗。

三、康复新液治疗痔的临床研究

权隆芳等（2020）探讨了康复新液对混合痔术后患者创面愈合的临床疗效。选择200例混合痔患者，以随机分组法分为对照组和观察组，每组100例，对照组给予生理盐水，观察组给予康复新液，疗程7天。观察术后3、7、14天症状（大便出血、肛周疼痛、肛门水肿）评分，创面愈合率，创面愈合时间，炎症因子（TNF−α、IL−6）水平变化。术后14天，观察组症状评分、炎症因子水平低于对照组（$P < 0.05$），创面愈合率高于对照组（$P < 0.05$），创面愈合时间短于对照组（$P < 0.05$）。结果表明，康复新液熏洗可缓解混合痔术后患者症状、促进创面愈合。

两组大便出血评分比较［例（%）］（权隆芳等，2020）

时间	组别	0分	2分	4分	6分
术后3天	观察组	3（3）	71（71）	26（26）	0（0）
	对照组	0（0）	23（23）	66（66）	11（11）
术后7天	观察组	53（53）	47（47）	0（0）	0（0）
	对照组	26（26）	71（71）	3（3）	0（0）
术后14天	观察组	97（97）	3（3）	0（0）	0（0）
	对照组	57（57）	43（43）	0（0）	0（0）

两组肛周疼痛评分比较［例（%）］（权隆芳等，2020）

时间	组别	0分	2分	4分	6分
术后3天	观察组	0（0）	59（59）	35（35）	6（6）
	对照组	0（0）	42（42）	50（50）	8（8）
术后7天	观察组	19（19）	57（57）	23（23）	1（1）
	对照组	0（0）	47（47）	47（47）	6（6）
术后14天	观察组	57（57）	40（40）	3（3）	1（0）
	对照组	8（8）	50（50）	39（39）	3（3）

两组肛门水肿评分比较［例（%）］（权隆芳等，2020）

时间	组别	0分	2分	4分	6分
术后3天	观察组	17（17）	64（64）	19（19）	0（0）
	对照组	17（17）	62（62）	20（20）	1（1）
术后7天	观察组	58（58）	41（41）	1（1）	0（0）
	对照组	56（56）	38（38）	3（3）	3（3）
术后14天	观察组	83（83）	17（17）	0（0）	0（0）
	对照组	70（70）	27（27）	3（3）	0（0）

两组创面愈合率比较［例（%）］（权隆芳等，2020）

时间	组别	例数	<30%	30%~75%	75%~95%	≥95%
术后7天	观察组	100	27（27）	71（71）	2（2）	0（0）
	对照组	100	16（16）	81（81）	3（3）	0（0）
	合计	200	43（21.5）	152（76）	5（2.5）	0（0）
术后14天	观察组	100	0（0）	6（6）	70（70）	24（24）
	对照组	100	0（0）	33（33）	57（57）	10（10）
	合计	200	0（0）	39（19.5）	124（62）	34（17）

两组创面愈合时间比较 [M（Q1，Q3），天]（权隆芳等，2020）

组别	例数	愈合时间
观察组	100	17（14，21）
对照组	100	25（18，30）
合计	200	20（14，30）

注：[M（Q1，Q3）] 为 [中位数（百分位数 25%，百分位数 75%）]。

两组炎症因子水平比较（$\bar{x} \pm s$，ng/L）（权隆芳等，2020）

组别	时间	TNF$-\alpha$	IL-6
观察组	治疗前	126.13±5.53	102.91±5.63
	术后 14 天	101.35±5.27 [*][#]	83.73±4.03 [*][#]
对照组	治疗前	127.40±5.55	105.31±6.54
	术后 14 天	110.34±5.47 [*]	95.13±5.30 [*]

注：与同组治疗前比较，[*] 表示 $P<0.05$；与对照组术后 14 天比较，[#] 表示 $P<0.05$。

姚永良等（2018）探讨了康复新液超声雾疗联合普济痔疮栓对混合痔术后创面愈合、肛门功能及生活质量的影响。选择了 64 例混合痔术后患者，以随机数字表法将其分为研究组（32 例）和对照组（32 例）。研究组用康复新液超声雾疗联合普济痔疮栓治疗，对照组用高锰酸钾溶液坐浴熏洗治疗，两组疗程均为 2 周。观察两组创面愈合情况、肛门功能及生活质量。研究组治疗后疼痛、肛周水肿、出血、渗液、发热程度均显著轻于对照组（$P<0.05$），肛管最大收缩压、肛管静息压及肛管高压带长度改善情况均显著优于对照组（$P<0.05$），肛门创面愈合时间及住院时间均显著短于对照组（$P<0.05$），生活质量评分显著高于对照组（$P<0.05$）。结果表明，康复新液超声雾疗联合普济痔疮栓治疗可加快混合痔术后患者肛门创面的愈合速度、促进肛门功能恢复、提高患者生活质量，值得推广应用。

两组一般资料比较（姚永良等，2018）

组别	例数	性别（男/女，例）	年龄（$\bar{x} \pm s$，岁）	病程（$\bar{x} \pm s$，月）	创面面积（cm²）	手术时间（$\bar{x} \pm s$，min）
对照组	32	24/8	43.9±4.2	10.8±2.6	(1.2×0.5)～(5.3×3.2)	47.2±5.3
研究组	32	23/9	44.1±4.0	11.3±3.7	(1.4×0.6)～(5.0×4.0)	48.1±4.1
χ^2/t 值		0.311	0.276	0.921	0.455	0.507
P 值		>0.05	>0.05	>0.05	>0.05	>0.05

两组治疗后并发症发生情况比较（例）（姚永良等，2018）

组别	例数	疼痛			肛周水肿			出血			渗液			发热	
		Ⅰ度	Ⅱ度	Ⅲ度	Ⅰ度	Ⅱ度	Ⅲ度	Ⅰ度	Ⅱ度	Ⅲ度	Ⅰ度	Ⅱ度	Ⅲ度	38℃以下	38℃及以上
对照组	32	19	10	3	18	12	2	17	10	5	18	10	4	21	11
研究组	32	28	3	1	31	1	0	30	2	0	29	2	1	31	1
χ^2值		4.092			3.014			3.099			3.243			3.473	
P值		<0.05			<0.05			<0.05			<0.05			<0.05	

两组治疗前后肛门功能比较（$\bar{x}\pm s$）（姚永良等，2018）

组别	例数	肛管最大收缩压（mmHg）		肛管舒张压（mmHg）		肛管静息压（mmHg）		肛管高压带长度（cm）	
		治疗前	治疗后	治疗前	治疗后	治疗前	治疗后	治疗前	治疗后
对照组	32	107.81±11.22	114.76±13.5①	72.26±9.88	168.25±35.76①	47.82±6.77	50.11±6.18①	3.21±0.59	3.01±0.63①
研究组	32	106.92±10.58	121.86±13.2①	18.79±4.55	172.36±37.22①	47.37±5.44	53.66±7.04①	3.22±0.43	2.74±0.39①
t值		1.455	3.667	1.387	2.088	1.335	3.813	1.415	3.223
P值		>0.05	<0.05	>0.05	>0.05	>0.05	<0.05	>0.05	<0.05

注：与同组治疗前比较，①表示 $P<0.05$。

两组肛门创面愈合及住院时间比较（$\bar{x}\pm s$，天）（姚永良等，2018）

组别	例数	肛门创面愈合时间	住院时间
对照组	32	27.91±5.42	6.53±1.21
研究组	32	15.31±4.83	4.64±1.34
t值		6.722	4.099
P值		<0.05	<0.05

王艳芝等（2018）观察了不同中药坐浴方法联合康复新液湿敷对痔术后创面疼痛和愈合的影响，选择200例混合痔患者，平均分为4组，分别采取便后中药坐浴（A组）、便前与便后中药坐浴（B组）、便后中药坐浴联合康复新液湿敷（C 组）、便前与便后中药坐浴联合康复新液湿敷（D组）。比较四组创面愈合时间、创面疼痛评分（VAS评分）、创面出血程度、创面水肿程度及创面肉芽生长情况。结果表明，中药坐浴联合康复新液湿敷可减轻术后疼痛，减少痔术后创面伤口水肿、出血的发生，促进肉芽生长，有利于创面加速愈合，便前及便后中药坐浴可进一步减轻疼痛。

四组一般资料比较［例（%）］（王艳芝等，2018）

组别	性别		年龄				痔分度		
	男	女	20～30岁	31～40岁	41～50岁	51～60岁	Ⅱ度	Ⅲ度	Ⅳ度
A组（n=50）	32（64.00）	18（36.00）	11（22.00）	14（28.00）	16（32.00）	9（18.00）	20（40.00）	18（36.00）	12（24.00）
B组（n=50）	30（60.00）	20（40.00）	10（20.00）	13（26.00）	15（30.00）	12（24.00）	17（34.00）	19（38.00）	14（28.00）
C组（n=50）	27（54.00）	23（46.00）	12（24.00）	11（22.00）	14（28.00）	13（26.00）	18（36.00）	21（42.00）	11（22.00）
D组（n=50）	34（68.00）	16（32.00）	13（26.00）	13（26.00）	13（26.00）	11（22.00）	17（34.00）	23（46.00）	10（20.00）
χ^2/H 值	2.260		1.930				1.601		
P 值	0.520		0.992				0.203		

四组创面愈合时间及 VAS 评分比较（$\bar{x}\pm s$）（王艳芝等，2018）

组别	创面愈合时间（天）	VAS 评分（分）		
		术后第1天	术后第3天	术后第7天
A组（n=50）	11.32±2.00*#	7.29±1.55	5.44±1.20※	4.35±1.08*#※
B组（n=50）	11.01±1.95*#	7.39±1.84	5.37±1.14※	4.27±1.10*#※
C组（n=50）	11.01±1.95#	7.28±1.79	5.24±1.09※	3.87±1.03△▲※
D组（n=50）	8.63±1.74△▲	7.21±1.64	5.19±1.25※	3.45±1.00△▲※
F 值	16.525	2.010	2.651	4.685
P 值	0.000	0.097	0.071	0.042

注：与 A 组比较，△表示 $P<0.05$；与 B 组比较，▲表示 $P<0.05$；与 C 组比较，*表示 $P<0.05$；与 D 组比较，#表示 $P<0.05$；与同组术后第 1 天比较，※表示 $P<0.05$。

四组创面出血程度比较（例）（王艳芝等，2018）

组别	术后第1天				术后第3天				术后第7天			
	无出血	轻度	中度	重度	无出血	轻度	中度	重度	无出血	轻度	中度	重度
A组（n=50）	3	28	17	2	5	32	11	2	12	32	6	0
B组（n=50）	2	27	18	3	6	34	10	0	11	39	0	0
C组（n=50）	3	28	18	1	8	36	6	0	17	33	0	0
D组（n=50）	4	26	20	0	8	38	4	0	21	29	0	0
H 值	4.361				9.464				28.943			
P 值	0.886				0.992				0.001			

四组创面水肿程度比较（例）（王艳芝等，2018）

组别	术后第1天				术后第3天				术后第7天			
	无出血	轻度	中度	重度	无出血	轻度	中度	重度	无出血	轻度	中度	重度
A组（n=50）	12	10	22	6	13	17	19	1	13	22	15	0
B组（n=50）	11	13	21	5	13	20	17	0	15	24	11	0
C组（n=50）	10	14	21	5	15	22	13	0	17	28	5	0
D组（n=50）	10	15	20	5	14	25	11	0	18	29	3	0
H值	1.571				7.656				12.914			
P值	0.997				0.569				0.044			

四组创面肉芽生长情况比较（例）（王艳芝等，2018）

组别	术后第1天			术后第3天			术后第7天		
	无异常	轻度异常	中度异常	无异常	轻度异常	中度异常	无异常	轻度异常	中度异常
A组（n=50）	9	25	16	11	27	12	14	6	10
B组（n=50）	10	25	15	13	26	11	15	25	10
C组（n=50）	12	23	15	15	25	10	19	25	6
D组（n=50）	12	24	14	16	26	8	18	27	5
H值	0.875			2.003			17.816		
P值	0.990			0.919			0.007		

刘利华等（2018）进行了康复新液防治混合痔术后疼痛的临床观察，选择 150 例混合痔行外剥内扎术患者，以随机分组法分为对照组（73 例）、治疗组（77 例）。对照组采用康复新液加水坐浴，治疗组在坐浴的基础上用康复新液 20mL＋生理盐水 20mL 保留灌肠，每日 2 次。观察比较两组术后 24 小时内疼痛评分（术后 6、10、14 小时）、排便疼痛评分（第 1、2、3 次排便）、术后一般疼痛评分（术后 5 天内每天 8：00）的差异。结果表明，康复新液保留灌肠能促进首次排便，平均提前约 8 小时。与坐浴相比，康复新液保留灌肠更能降低排便疼痛评分。

两组间各时刻疼痛评分比较（$\bar{x} \pm s$，分）（刘利华等，2018）

组别	例数	6小时	10小时	14小时	第1天 8：00	第2天 8：00	第3天 8：00	第4天 8：00	第5天 8：00
对照组	73	3.47± 1.18	4.36± 1.49	4.48± 1.30	4.32± 1.03	4.53± 0.92	4.15± 0.99	3.67± 0.90	3.42± 0.94
治疗组	77	3.15± 1.13	3.84± 1.48	3.98± 1.37	3.90± 0.92	3.73± 0.87	3.31± 0.96	2.85± 0.88	2.61± 0.86
t值		4.98	4.58	5.32	7.11	20.41	28.24	31.74	30.30
P值		0.027	0.034	0.022	0.008	0.000	0.000	0.000	0.000

两组术后首次排便时间及排便疼痛评分比较（$\bar{x}\pm s$）（刘利华等，2018）

组别	例数	首次排便时间（天）	第1次排便疼痛评分（分）	第2次排便疼痛评分（分）	第3次排便疼痛评分（分）
对照组	73	1.81±0.54	5.00±0.98	4.72±0.80	4.32±0.81
治疗组	77	1.48±0.50	4.50±0.99	4.06±0.95	3.62±0.88
t 值		14.69	9.92	21.058	24.838
P 值		0.000	0.002	0.000	0.000

李雪芹等（2017）评估了康复新液超声雾化坐浴对混合痔传统手术后创面的影响。选取120例择期行外剥内扎术的混合痔患者，随机分为治疗组和对照组，治疗组予以超声雾化坐浴，对照组采用传统的盆蹲式熏洗，分别对肛门疼痛、肛门坠胀、创面水肿、切口完全上皮化的愈合时间进行分析比较。术后第3、7天，治疗组肛门疼痛和坠胀的程度、创面水肿程度较对照组均明显减轻，术后愈合时间明显短于对照组。结果表明，康复新液超声雾化坐浴能减轻混合痔术后并发症症状、缩短愈合时间，有利于进一步推广使用。

两组术后肛门疼痛程度比较（例）（李雪芹等，2017）

组别	术后第3天				术后第7天				术后第10天			
	0级	Ⅰ级	Ⅱ级	Ⅲ级	0级	Ⅰ级	Ⅱ级	Ⅲ级	0级	Ⅰ级	Ⅱ级	Ⅲ级
治疗组	21	20	14	5	27	21	9	3	35	14	11	0
对照组	8	16	24	12	11	19	24	6	28	25	6	1

两组术后肛门坠胀程度比较（例）（李雪芹等，2017）

组别	术后第3天			术后第7天			术后第10天		
	0级	Ⅰ级	Ⅱ级	0级	Ⅰ级	Ⅱ级	0级	Ⅰ级	Ⅱ级
治疗组	20	30	10	25	26	9	30	27	3
对照组	10	26	24	14	26	20	24	29	7

徐俐等（2012）探讨了康复新液对痔疮术后创面的治疗作用，选择102例痔疮术后患者，以随机分组法分为治疗组50例、对照组52例。治疗组术后48小时给予康复新液熏洗治疗，康复新液100mL＋45℃温水500mL坐浴，每次20分钟，1次/天。对照组术后48小时给予1∶5000的45℃高锰酸钾溶液2000mL坐浴，每次20分钟，1次/天。两组均以10天为1个疗程，连续治疗观察2个疗程。治疗后治疗组痊愈率为90.0%，对照组痊愈率为76.9%；治疗组术后疼痛发生率为10.0%，对照组术后疼痛发生率为23.0%。结果表明，康复新液治疗痔疮术后创面有较好效果，能促进术后创面愈合，并有活血止痛、凉血散瘀之效。

两组临床疗效比较［例（%）］（徐俐等，2012）

组别	例数	术后疼痛	痊愈
治疗组	50	5（10.0）[①]	45（90.0）[①]
对照组	52	12（23.0）	40（76.9）

注：与对照组比较，[①]表示 $P<0.05$。

王麦换等（2012）探讨了康复新液、地奥司明片联合应用于电脑反馈控制双极电力系统（LigaSure）痔切除术的疗效，选择 106 例行 LigaSure 痔切除术的患者，以随机分组法分为观察组和对照组，各 53 例。观察组术前正常进食，不服用泻药，术后行康复新液加温水坐浴，地奥司明片口服。对照组术前口服硫酸镁 50g 行肠道准备，术晨禁食水，术后行温水坐浴。观察两组术后眩晕、肛周疼痛、肛缘水肿、尿潴留、留置尿管、肛门溢液、出血、肛门狭窄的情况。结果表明，LigaSure 痔切除术患者术后行康复新液加温水坐浴、康复新液外敷肛周、地奥司明片口服可有效地减少术后并发症、减轻患者痛苦、促进患者康复，值得临床推广应用。

两组术后并发症比较（例）（王麦换等，2012）

组别	例数	眩晕	肛周疼痛	肛缘水肿	尿潴留	留置尿管	肛门溢液	出血	肛门狭窄
观察组	53	3	4	2	2	0	3	1	0
对照组	53	11	13	10	3	1	5	1	0

金建媚等（2003）探讨了痔疮术后采用康复新液创面换药的疗效，选择 52 例痔疮、肛瘘、肛裂等肛门周围疾病术后患者，以随机分组法分为观察组 30 例（混合痔 17 例、外痔 8 例、肛瘘 5 例），对照组 22 例（混合痔 12 例、外痔 5 例、肛瘘 3 例、肛裂 2 例）。52 例均为术后 24 小时首次换药者。观察组术后口服抗生素 3 天，创面用康复新液换药，每日 1 次，创面渗出较多、水肿明显时每日换药 2 次，并适当给予热敷及早期扩肛治疗。换药 2~3 天见创面无活动出血及其他异常后，教会患者自行用稀释康复新液药棉或纱布局部湿敷。对照组行常规的碘伏和雷佛奴尔纱条换药，每天 1 次，并用 1：5000高锰酸钾溶液坐浴。结果显示，观察组平均愈合时间为 9.4 天，对照组平均愈合时间为 11.2 天。结果表明，康复新液换药与常规换药方法比较，具有促进创面坏死组织脱落及肉芽组织增生、加速病损组织修复的作用，疗效满意且费用较低，有推广应用价值。

穆丽萍等（2016）探讨了康复新液联合微创手术治疗老年混合痔的疗效，选择 60 例老年混合痔患者，以随机分组法分为治疗组和对照组。治疗组采用电凝术联合自动痔疮套扎术治疗，术后康复新液坐浴。对照组采用混合痔外剥内扎术治疗，术后高锰酸钾溶液坐浴。在手术疗效方面，治疗组愈合时间及住院时间均优于对照组，差异有统计学意义（$P<0.05$），术后便血、疼痛程度及肛缘水肿等情况均优于对照组，差异有统计学意义（$P<0.05$）。结果表明，电凝术联合自动痔疮套扎术、康复新液坐浴治疗老年混合痔临床效果良好、安全简单，值得临床应用。

两组愈合时间、住院时间比较（$\bar{x}\pm s$，天）（穆丽萍等，2016）

组别	例数	愈合时间	住院时间
治疗组	30	15.43±2.79	7.18±1.45
对照组	30	23.27±1.07	11.09±2.36

两组术后并发症比较（$\bar{x}\pm s$，分）（穆丽萍等，2016）

组别	例数	便血	疼痛	肛缘水肿	肛门坠胀	尿潴留
治疗组	30	2.73±0.76	1.45±0.72	0.68±1.21	3.96±1.76	3.96±1.76
对照组	30	10.73±1.27	9.73±1.76	8.73±1.58	12.03±0.62	7.73±0.62

张波等（2007）探讨了康复新液配合梭形切口血栓剥离术治疗血栓性外痔的疗效，选择 74 例血栓性外痔患者采用梭形切口血栓剥离术，术后予康复新液坐浴。结果治愈 71 例、好转 3 例。手术当日或次日疼痛症状缓解或消失，2～5 天局部肿胀消失，切口无明显感染。切口愈合时间为 7～14 天，平均 10 天。愈合后无肛门狭窄，局部无包块，少数肛门处见小皮赘。结果表明，康复新液加速了机体病损组织修复、促进了伤口愈合，未见明显的不良反应。

汪建等（2019）探讨了复方角菜酸酯栓联合康复新液熏洗对行自动痔疮套扎术混合痔患者的疗效。选择 286 例混合痔患者，随机分为对照组与观察组各 143 例，两组均行自动痔疮套扎术，术后观察组予以复方角菜酸酯栓联合康复新液熏洗治疗，对照组予以复方角菜酸酯栓联合强力安肛坐浴治疗。比较两组临床疗效，术后并发症发生率及治疗前后肛门功能变化。结果显示，观察组治疗总有效率高于对照组（$P<0.05$），术后并发症发生率均低于对照组（$P<0.05$）；治疗 10 天后，两组肛管最大收缩压、肛管舒张压、肛管静息压均升高，而肛管高压带长度则较治疗前缩短。结果表明，混合痔患者行自动痔疮套扎术后给予复方角菜酸酯栓联合康复新液熏洗治疗的疗效较好，可明显减少并发症发生、改善肛门功能、促进术后恢复。

两组临床疗效比较［例（%）］（汪建等，2019）

组别	例数	治愈	显效	好转	无效	总有效
观察组	143	73 (51.05)	48 (33.57)	22 (15.38)	0 (0)	143 (100.00)
对照组	143	52 (36.36)	51 (35.66)	32 (22.38)	8 (5.59)	135 (94.41)

两组术后并发症发生率比较［例（%）］（汪建等，2019）

组别	例数	肛门出血	肛门疼痛	肛门坠胀	吻合口水肿	排便困难
观察组	143	5 (3.5)	3 (2.1)	8 (5.6)	2 (1.4)	6 (4.2)
对照组	143	14 (9.8)	13 (9.1)	21 (14.7)	10 (7.0)	16 (11.2)

两组治疗前后肛门功能比较（$\bar{x} \pm s$）（汪建等，2019）

组别	肛管最大收缩压（mmHg）		肛管舒张压（mmHg）		肛管静息压（mmHg）		肛管高压带长度（cm）	
	治疗前	治疗后	治疗前	治疗后	治疗前	治疗后	治疗前	治疗后
观察组	106.34± 10.26	119.86± 12.45	73.69± 8.12	165.47± 14.16	46.58± 5.12	52.79± 6.17	3.31± 0.42	2.73± 0.29
对照组	105.81± 10.87	112.59± 11.27	74.13± 8.86	152.34± 12.25	46.13± 5.74	49.53± 6.02	3.39± 10.45	3.06± 0.34

万先彬等（2019）探讨了康复新熏洗联合马应龙麝香痔疮膏对混合痔术后伤口愈合的影响。选择85例行混合痔术的患者，按照术后用药情况分为对照组（45例）与观察组（40例）。对照组术后仅使用马应龙麝香痔疮膏治疗，观察组术后联合康复新熏洗和马应龙麝香痔疮膏治疗，比较两组术后临床症状改善情况和伤口愈合时间。结果显示，术后两组VAS评分和渗液情况均逐渐改善（$P<0.05$），且观察组明显优于对照组（$P<0.05$）；治疗2周后，观察组并发症发生率显著低于对照组（$P<0.05$）；观察组肉芽生长和伤口愈合时间明显短于对照组（$P<0.05$）。混合痔术后联合康复新熏洗和马应龙麝香痔疮膏治疗，能缩短伤口愈合时间，有效缓解临床症状、减少并发症、促进创面恢复。

两组VAS评分和渗液情况比较（$\bar{x} \pm s$，分）（万先彬等，2019）

组别	例数	时间	VAS评分	渗液情况
对照组	45	术后1天	4.57±1.28	1.85±0.74
		术后7天	4.03±1.42	1.65±0.72
		术后2周	3.86±1.03	1.43±0.52
观察组	40	术后1天	4.61±1.14	1.89±0.71
		术后7天	3.67±1.05	1.60±0.42
		术后2周	2.73±0.96	1.01±0.64

两组并发症发生率比较［例（%）］（万先彬等，2019）

组别	例数	便血	肛门水肿	肛门坠胀	合计
对照组	45	5（11.1）	7（15.6）	8（17.8）	20（44.4）
观察组	40	1（2.5）	2（5.0）	3（7.5）	6（15.0）

两组肉芽生长和伤口愈合时间比较（$\bar{x} \pm s$，天）（万先彬等，2019）

组别	例数	肉芽生长时间	伤口愈合时间
对照组	45	8.74±3.16	20.33±4.16
观察组	40	5.96±2.47	14.75±3.48

参考文献

陈孝平，汪建平. 外科学［M］. 8版. 北京：人民卫生出版社，2013.

荣文舟. 现代中医肛肠病学［M］. 北京：科学文献技术出版社，2000.

马民，张桂娟. 中医外科学［M］. 广州：暨南大学出版社，2016.

权隆芳，程芳，贾小强，等. 康复新液对混合痔术后患者创面愈合的临床疗效［J］. 中成药，2020，42（2）：539－540.

姚永良，余凤，杨珮，等. 康复新液超声雾疗联合普济痔疮栓对混合痔术后创面愈合、肛门功能及生活质量的影响［J］. 现代中西医结合杂志，2018，27（4）：418－421.

王艳芝，涂玲，李辉. 不同中药坐浴方法联合康复新液湿敷对痔术后创面疼痛和愈合的影响［J］. 结直肠肛门外科，2018，24（1）：34－38.

刘利华，史仁杰，彭澎. 康复新液防治混合痔术后疼痛临床观察［J］. 现代中西医结合杂志，2018，27（22）：2471－2473.

李雪琴，李景慧，孟庆慧，等. 康复新液超声雾化坐浴对痔术后创面疗效的影响［J］. 徐州医学院学报，2017，37（2）：128－130.

徐俐，刘子亮，陆桦，等. 康复新液对痔疮术后创面治疗作用的观察［J］. 临床军医杂志，2012，40（2）：343，355.

王麦换，董鹏，王宁. 康复新液、地奥司明片联合应用于LigaSure痔切除术的疗效观察［J/OL］. 中华临床医师杂志（电子版），2012，6（6）：1596－1597.

金建媚，丁云龙. 痔疮术后康复新液创面换药疗效观察［J］. 现代中西医结合杂志，2003，12（18）：1984.

穆丽萍，肖明. 康复新液联合微创手术治疗老年混合痔临床观察［J］. 辽宁中医药大学学报，2016，18（3）：141－143.

张波，董学新，柳俊，等. 康复新液配合梭形切口血栓剥离术治疗血栓性外痔74例分析［J］. 中国药物与临床，2007，7（9）：719－720.

汪建，牟奇蓉，刘光普，等. 康复新熏洗对行RPH混合痔患者的疗效分析［J］. 西南国防医药，2019，29（1）：52－54.

万先彬，许璟，郑福保. 康复新熏洗联合马应龙麝香痔疮膏用于MH术后的效果观察［J］. 西南国防医药，2019，29（7）：775－777.

第七章

儿 科

第一节　手足口病

一、现代医学概述

（一）定义

手足口病（Hand，foot and mouth disease，HFMD）是由肠道病毒（Enterovirus，EV）感染引起的一种急性发热出疹性疾病。

（二）流行病学

《手足口病诊疗指南（2018 年版）》指出，HFMD 是全球性疾病，也是我国法定报告管理的丙类传染病。我国发病率为 37.01/10 万至 205.06/10 万，报告死亡率为 6.46/10 万至 51.00/10 万，5 岁以下儿童多发，一年四季均可发病，夏秋季节多见。

（三）分类

根据病情轻重程度 HFMD 分为普通病例和重症病例，普通病例常见。

（四）病因和发病机制

致病病毒以肠道病毒 71 型（EV－A71）和柯萨奇病毒 A16 型（CV－A16）常见，属于 RNA 病毒科肠道病毒属。患儿和隐性感染者为主要传染源，主要通过粪－口途径传播，也可通过咽喉分泌物、唾液和疱疹液等传播。

病毒由消化道或呼吸道侵入机体，在局部黏膜或淋巴组织中繁殖，进入血液循环导致病毒血症，随血流播散至脑膜、脑、脊髓、心脏、皮肤、黏膜等器官组织继续复制，引发炎性病变并出现相应临床表现。

（五）临床表现

1. 普通病例

急性起病，发热或不伴发热，多有咳嗽、流涕、食欲缺乏等症状。手、足、口、臀部可见皮疹和疱疹，躯干偶有。口腔疱疹多见舌、颊黏膜、硬腭等处，常发生溃疡。皮疹不留瘢痕和色素沉着。预后良好，多 7 天痊愈。

2. 重症病例

重症病例病情进展迅速，可出现以下任一系统并发症表现，可致死亡。

（1）神经系统：头痛、呕吐、精神差、嗜睡、易激惹、谵妄、昏迷，肢体抖动、抽搐，中枢性瘫痪或急性弛缓性瘫痪。常出现在皮疹后 2~4 天。

（2）呼吸系统：呼吸浅促、呼吸困难或节律改变，口唇发绀，咳嗽，咳白色、粉红色或血性泡沫样痰液，肺部湿啰音或痰鸣音。

（3）循环系统：心率增快或减慢，脉搏减弱甚至消失，血压升高或下降，面色苍灰、皮肤花纹、四肢发凉、指（趾）发绀、出冷汗。

（六）诊断

根据流行病学资料，急性起病，发热（部分病例可无发热），伴手、足、口、臀部皮疹即可以做出临床诊断。少数重症病例皮疹不典型，临床诊断困难，需结合病原学或血清学检查做出诊断。

（七）治疗

1. 一般治疗

家中隔离，清淡饮食，做好皮肤、口腔护理。

2. 对症治疗

（1）多饮水，发热38.5℃以上可使用解热镇痛药，高热者给予物理降温（头部冷敷、温水擦浴等）。

（2）咳嗽、咯痰者：使用镇咳、祛痰药。

（3）呕吐、腹泻者：补液，纠正水、电解质酸碱平衡紊乱。

（4）保护重要脏器功能。

3. 病原治疗

目前无特效抗肠道病毒药，可采用利巴韦林、干扰素等治疗。

4. 重症病例治疗

（1）神经系统受累者：应用甘露醇，静脉注射免疫球蛋白，使用糖皮质激素，行其他对症处理。

（2）呼吸、循环系统受累者：畅通呼吸道、吸氧、气管插管正压通气，维持血压稳定，应用血管活性药物，高血糖者可用胰岛素，抑制胃酸分泌，防治肺部细菌感染。

二、中医学概述

手足口病归属"瘟疫、湿热夹湿"等范畴。

（一）病因病机

本病为感受手足口病时邪，病位在肺脾两经。病机为邪蕴郁肺脾、外透肌表。小儿肺脏娇嫩，不耐邪扰；脾常不足，易受损伤。时热邪毒从口鼻入侵，致肺卫失宣，故病初见发热、流涕、咳嗽、口痛等风热外侵之证；邪毒进一步蕴结肺脾，脾失健运，内湿与邪毒相搏，湿热蒸盛，外透肌表，故手、足、口及臀部等部位出现疱疹，发为手足口病。

（二）辨证论治

本病以清热、祛湿、解毒为基本治疗原则。轻证治以宣肺解表、清热化湿；重证宜分清热重、湿重，分别以清热解毒、利湿化湿为主进行治疗。若出现邪毒内陷，犯及心、肝、肺诸脏以及经络者，更当及时加强清热解毒，并配伍息风镇惊、泻肺逐水、宽胸宁心、活血通络等法。

1. 常证

(1) 邪犯肺脾证。

①证候：口腔疱疹、溃疡，疼痛，流涎，食欲差；手足斑丘疹、疱疹，疱浆清亮，分布稀疏，根盘红晕不著；发热、流涕；舌质红，苔薄黄腻，脉浮数。

②治法：宣肺解表、清热化湿。

(2) 湿热毒盛证。

①证候：口腔疱疹、溃疡，溃疡灼热疼痛，流涎，拒食；手足疱疹可波及臀部、臂腿部，疱疹稠密或成簇，疹色紫黯，根盘红晕显著，疱液混浊，疱疹痛痒；可有持续高热、烦躁、口臭、口渴，小便黄赤、大便秘结；也有患者皮疹稀少、体温不高、精神不振；舌质红绛，苔黄腻，脉滑数。

②治法：清气凉营、解毒化湿。

2. 变证

(1) 邪陷心肝证。

①证候：壮热持续、烦躁、谵语、精神萎靡、嗜睡、神昏、项强、易惊、肌肉惊跳、抽搐、恶心呕吐；疱疹稠密、疱浆混浊紫黯，疱疹可形小，或可见疱疹数少甚则无疹；舌质红绛，舌苔黄燥起刺，脉弦数有力，指纹紫滞。

②治法：息风镇惊、清热解毒。

(2) 邪毒侵心证。

①证候：疱疹渐消、心胸痹痛、心悸怔忡、烦躁不宁、唇甲青紫、面白无华、乏力、多汗、四肢不温；舌质紫暗，脉微或见结代，指纹沉紫。

②治法：清热化湿、宁心通络。

(3) 邪伤心肺证。

①证候：身热不退、频咳、喘促、胸闷、心悸、不能平卧、烦躁不安，甚则面色苍白、唇指青紫、咯吐粉红色泡沫样痰；疱疹稠密、疱浆混浊，疱疹可波及四肢、臀部、肛周，或可见疱疹稀疏；舌质紫暗，舌苔白腻，脉沉迟或脉微欲绝，指纹沉紫。

②治法：泻肺逐水、解毒利湿。

(4) 湿毒伤络证。

①证候：一个肢体或多个肢体肌肉松弛无力，非对称性肢体功能障碍，肢体扪之微热，肌肉可有触痛和感觉过敏，震颤，惊惕；疱疹稠密、疱浆混浊，疱疹可波及肛周、臀部、四肢；可伴低热、呛咳、吞咽困难、跛行，后期肌肉瘦削；舌质红，苔黄腻，脉濡数或脉数无力，指纹紫。

②治法：清热利湿、活血通络。

三、康复新液治疗手足口病的临床研究

邓颖（2004）观察了康复新液与清热解毒口服液治疗小儿手足口病的效果。选取

112 例手足口病患儿，观察组 58 例，对照组 54 例。两组均予清热解毒口服液等对症治疗。观察组加用康复新液，外擦皮疹及口腔黏膜破溃处，每天 3 次；口服清热解毒口服液，<1 岁每次 5mL，≥1 岁每次 10mL，每天 3 次。对照组加用利巴韦林颗粒，每天 15～25mg/kg，每天 3 次口服；皮疹外用炉甘石洗剂，口腔黏膜予以西瓜霜喷雾，每天 3 次。两组均以 5 天为 1 个疗程。用药期间每日记录体温、进行体格检查，观察疗效。结果显示，观察组显效 36 例（62.1%）、有效 19 例（32.7%）、无效 3 例（5.2%），总有效率为 94.8%；对照组显效 18 例（33.3%）、有效 28 例（51.9%）、无效 8 例（14.8%），总有效率 85.2%。两组比较差异有统计学意义（$P<0.05$），观察组疗效优于对照组。应用康复新液、清热解毒口服液治疗小儿手足口病，能迅速缓解疼痛、缩短疗程，治疗期间未发现明显的不良反应，值得临床推广使用。

邓颖（2004）观察了康复新液与新博林联合治疗小儿手足口病的效果。选取治疗组（A 组）52 例与对照组（B 组）46 例进行比较。两组均予以退热、补充维生素等对症治疗，并服用利巴韦林颗粒，剂量 15～20mg/（kg·d），3 次/天。在此基础上，A 组同时口服康复新液，3 岁以下每次 5mL，3 岁及以上每次 10mL，3 次/天，与西药口服相隔0.5 小时；皮疹及口腔黏膜破溃处外擦康复新液，3 次/天。B 组皮疹外用炉甘石洗剂，口腔黏膜予以西瓜霜喷雾，3 次/天。对比观察后发现 A 组 3 天治愈率为 44.2%，B 组为 21.7%；A 组 5 天治愈率为 98.0%，B 组为 82.5%。结果均有显著性差异。结果表明，康复新液佐治小儿手足口病有明显效果。

郑伟（2009）观察了康复新液治疗手足口病患儿口腔溃疡的效果。选择确诊为手足口病的 100 例患儿，将全部患儿随机分为康复新液治疗组（观察组）50 例、西瓜霜治疗组（对照组）50 例。观察组将康复新液置于 20mL 喷壶中，向口腔溃疡面喷洒，每日 10 次。对照组应用西瓜霜喷剂向口腔溃疡面喷洒，每日 10 次，5 天为 1 个疗程。研究发现，观察组经治疗后进食改善时间及口腔溃疡愈合时间较对照组明显缩短，且观察组治疗效果明显优于对照组（$P<0.01$）。结果表明，康复新液治疗手足口病患儿口腔溃疡疗效良好，愈合时间短，明显减轻患儿痛苦，并且治疗口腔溃疡操作方法简便、便于携带及使用，可作为手足口病患儿口腔溃疡的可选药物。

两组进食改善时间、口腔溃疡愈合时间比较（$\bar{x}\pm s$，小时）（郑伟，2009）

组别	例数	进食改善时间	口腔溃疡愈合时间
观察组	50	28.6±2.5	70.2±11.4
对照组	50	46.5±4.7	98.7±12.3
t 值		23.87	12.03
P 值		0.000	0.000

两组临床疗效比较［例（%）］（郑伟，2009）

组别	显效	有效	无效
观察组	34（68.0）	15（30.0）	1（2.0）
对照组	8（16.0）	27（54.0）	15（30.0）

汪希珂等（2009）观察了康复新液佐治小儿手足口病的效果。将 68 例手足口病患儿分为对照组（30 例）和观察组（38 例），均静脉给予炎琥宁注射液 4～8mg/（kg·d）及常规退热对症治疗，对照组予蒙脱石散擦口腔黏膜疱疹或溃疡处，四肢末端及臀部皮疹处予炉甘石洗剂外擦。观察组则口服康复新液，四肢末端及臀部皮疹处外擦康复新液。对两组临床疗效进行比较。观察组明显优于对照组，差异有统计学意义（$P<0.05$）。结果表明，康复新液佐治小儿手足口病，有利于改善症状、缩短病程，加快疱疹、溃疡或皮疹愈合，疗效良好。

两组临床疗效比较（例）（汪希珂等，2009）

组别	例数	显效	有效	无效
观察组	38	27	6	5
对照组	30	12	10	8

郑伟（2009）探讨了蒲地蓝消炎口服液联合康复新液治疗手足口病的效果。选取 216 例手足口病患儿，随机分为治疗组和对照组各 108 例，治疗组予以蒲地蓝消炎口服液 10～20mL 口服，每日 3 次，同时将康复新液加入 20mL 小喷壶中，向口腔各个方向均匀喷洒药液，每日 10 余次。对照组口服利巴韦林颗粒 5～10mg/（kg·d），每日 3 次，同时应用西瓜霜喷剂喷洒口腔，每日 10 次左右。两组有继发感染者均加用抗生素治疗。结果显示，蒲地蓝消炎口服液联合康复新液治疗手足口病退热效果好、皮疹消退快、口腔溃疡消退快，治疗组与对照组比较有显著性差异（$P<0.05$）。结果表明，蒲地蓝消炎口服液联合康复新液治疗手足口病能迅速缓解发热、皮疹及口腔溃疡等主要症状，缩短疗程，临床效果良好，符合儿童生理、心理需要，安全可靠，值得推广。

两组退热效果比较［例（%）］（郑伟，2009）

组别	例数	明显	好转	无效
治疗组	84	58（69）	26（31）	0（0）
对照组	72	39（54）	30（42）	3（4）

两组皮疹消退效果比较［例（%）］（郑伟，2009）

组别	例数	明显	好转	无效
治疗组	91	38（42）	53（58）	0（0）
对照组	86	18（21）	56（65）	12（14）

两组口腔溃疡消退效果比较［例（%）］（郑伟，2009）

组别	例数	明显	好转	无效
治疗组	108	57（53）	51（47）	0（0）
对照组	108	39（36）	48（44）	21（19）

张谨等（2010）探讨了连花清瘟制剂联合康复新治疗手足口病的效果。选取 136 例手足口病患儿，随机分为治疗组和对照组。对照组采用利巴韦林治疗。治疗组采用连花清瘟颗粒 1~2 袋或连花清瘟胶囊 2~3 粒口服，每日 3 次；康复新溶液 4mL 漱服或喷洒于口腔及手足肛周等部位，每日 10 余次治疗，3 天为 1 疗程，连用 2 个疗程。观察两组临床症状及体征改善情况。结果显示，治疗组总有效率（97.1%）显著高于对照组（77.9%），且退热时间、开始进食时间、疱疹消退时间均短于对照组，两组比较差异有统计学意义（$P<0.05$）。结果表明，连花清瘟制剂联合康复新治疗手足口病疗效较好，患者依从性好，无明显不良反应。

两组临床疗效比较（张谨等，2010）

组别	例数	显效［例（%）］	有效［例（%）］	无效［例（%）］	总有效率（%）
对照组	68	23（33.8）	30（44.1）	15（22.1）	77.9
治疗组	68	45（66.2）	21（30.9）	2（2.9）	97.1*

注：与对照组比较，* 表示 $P<0.05$。

两组治疗后临床症状体征改善情况比较（$\bar{x}\pm s$，天）（张谨等，2010）

组别	例数	退热时间	开始进食时间	疱疹消退时间
对照组	68	2.8±0.4	3.6±1.8	6.0±1.8
治疗组	68	1.9±0.3*	1.8±0.8*	3.9±1.3*

注：与对照组比较，* 表示 $P<0.05$。

李黎（2011）观察了康复新液口服和喷涂两种给药方式的疗效差别，以期探讨更有效的治疗措施。从 748 例手足口病口腔溃疡患儿中随机抽取 300 例分为口服组及喷涂组，各 150 例。口服组遵医嘱按照患儿体重计算用量，每日三次口服；喷涂组用 50mL 小口径普通 PE 喷壶装康复新液，一个部位按一次，每日 6~8 次。结果显示，采用康复新液喷涂口腔的疗效优于口服，差异有统计学意义。康复新液喷涂口腔治疗手足口病患儿口腔溃疡效果肯定，值得临床推广应用。

两组治疗后临床症状体征改善情况比较（李黎，2011）

组别	例数	疼痛缓解时间（天）	进食时间（天）	溃疡愈合时间（天）	患者接受情况（例）	
					配合	不配合
口服组	150	3.76	3.84	9.44	30	120
喷涂组	150	2.56	3.48	8.24	136	14
P 值		<0.01	<0.01	<0.01	<0.01	

　　杜颖（2011）观察了康复新液佐治手足口病的效果。选取 208 例手足口病患儿，随机分为治疗组（抗病毒常规治疗联合康复新液治疗）108 例和对照组（抗病毒常规治疗）100 例。对照组予病毒唑、痰热清、维生素 C 等药物静脉滴注，对合并细菌感染者酌情加用抗生素及对症处理；治疗组在对照组治疗基础上加用康复新液雾化口腔（根据年龄大小用 1~5mL）或外擦手、足部皮疹，每天 1~3 次，疗程 3~5 天。治疗组在退热时间、口腔疱疹或溃疡减轻时间、手足臀皮疹减轻时间等方面均优于对照组，治疗组总有效率高于对照组。结果表明，康复新液治疗手足口病可缩短疗程，疗效确切，值得临床推广应用。

两组临床疗效比较（杜颖，2011）

组别	例数	显效［例（%）］	有效［例（%）］	无效［例（%）］	总有效率（%）
治疗组	108	28（25.9）	61（56.5）	19（17.6）	82.4[*]
对照组	100	34（34.0）	36（36.0）	30（30.0）	70.0

注：与对照组比较，[*] 表示 $P<0.05$。

两组治疗后症状体征改善情况比较（$\bar{x}\pm s$，天）（杜颖，2011）

组别	例数	退热时间	口腔疱疹或溃疡减轻时间	手足臀皮疹减轻时间
治疗组	108	1.91±0.82[*]	3.02±0.42[*]	3.34±1.12[*]
对照组	100	2.84±1.21	4.06±1.36	4.37±1.39

注：与对照组比较，[*] 表示 $P<0.05$。

　　谢扬学等（2012）探讨了康复新液治疗小儿手足口病的有效性和安全性。将 150 例手足口病（普通病例）患儿随机分成两组。治疗组（75 例）口服康复新液，6~12 个月口服 3mL、3 次/天，1~5 岁口服 5mL、3 次/天，连用 3~5 天，并用康复新液外擦皮疹及局部涂用于口腔破溃处、3 次/天，利巴韦林颗粒 10mg/kg、分 3 次口服。对照组（75 例）口服利巴韦林颗粒 10mg/kg，分 3 次口服，口腔溃疡用口腔炎喷雾剂，皮肤皮疹外涂炉甘石洗剂等对症处理。结果显示，治疗组显效率（40/75，53.3%）与对照组（18/75，24.0%）相比，有显著性差异（$P<0.05$）；治疗组总有效率（72/75，96.0%）与对照组（51/75，68.0%）相比，也有显著性差异（$P<0.05$）；两组在皮疹完全消退时间和口腔黏膜糜烂消失时间方面，治疗组明显优于对照组（$P<0.05$）。结

果表明，康复新液治疗小儿手足口病有良好疗效并且安全无毒副作用，值得临床推广。

两组临床疗效比较 [例（%）]（谢扬学等，2012）

组别	显效	有效	无效	总有效
治疗组	40（53.3）	32（42.7）	3（4.0）	72（96.0）
对照组	18（24.0）	33（44.0）	24（32.0）	51（68.0）

贾东新等（2013）观察了康复新液联合抗感颗粒治疗手足口病的效果。选取 100 例轻症手足口病患儿，随机分为治疗组和对照组各 50 例，治疗组口服康复新液联合抗感颗粒，连服 5 天；对照组口服利巴韦林颗粒联合口腔炎喷剂喷口腔，连用 5 天。体温超过 38.5℃给予退热剂，嘱患儿清淡饮食。两组均以 5 天为 1 个疗程，1 个疗程后判定疗效。研究结果显示，治疗组退热及皮疹消退均早于对照组，治愈率高于对照组。结果表明，康复新液联合抗感颗粒治疗小儿手足口病效果良好，且治疗过程中未见不良反应，值得推广。

两组退热时间及皮疹消退时间比较（$\bar{x}\pm s$，天）（贾东新等，2013）

组别	例数	退热时间	皮疹消退时间
治疗组	50	2.8±0.3[1)]	4.4±0.8[1)]
对照组	50	3.4±0.5	5.2±0.9

注：与对照组比较，[1)] 表示 $P<0.05$。

两组治疗 5 天后症状体征改善情况比较（贾东新等，2013）

组别	例数	体温降至正常		皮疹消退		治愈		好转		无效		有效	
		例数	百分比（%）	例数	百分比（%）	例数	百分比（%）	例数	百分比（%）	例数	百分比（%）	例数	百分比（%）
治疗组	50	44	88	16	32	16	32	32	64	2	4	48	96
对照组	50	32	64	8	16	8	16	34	68	8	16	42	84

沈世富等（2013）观察了蓝芩口服液联合康复新液治疗小儿手足口病的效果。选择 180 例手足口病患儿，随机分为对照组和观察组，每组 90 例。观察组给予蓝芩口服液，口服，一次 20mL，3 次/天；给予康复新液，口服，一次 10mL，3 次/天。对照组仅给予蓝芩口服液。观察两组疗效。结果显示，观察组总有效率为 98.9%，明显高于对照组的 91.1%（$P<0.05$），观察组开始饮食、溃疡愈合、疱疹消退及总病程明显短于对照组（$P<0.05$）。结果表明，蓝芩口服液联合康复新液治疗小儿手足口病有较好的临床效果，可以更短时间内改善患儿的症状、促进患儿皮疹及溃疡等的康复，且未有不良反应的发生，值得推广应用。

两组临床疗效比较〔例（%）〕（沈世富等，2013）

组别	痊愈	好转	无效	总有效
观察组	32（35.6）	57（63.3）	1（1.1）	89（98.9）*
对照组	26（28.9）	56（62.2）	8（8.9）	82（91.1）

注：与对照组比较，* 表示 $P<0.05$。

两组临床症状改善时间比较（$\bar{x}\pm s$，天）（沈世富等，2013）

组别	体温正常	开始饮食	溃疡愈合	疱疹消退	总病程
观察组	2.1±1.1	2.0±0.4	2.7±1.0	3.2±0.8	3.8±1.3
对照组	2.2±1.1	3.4±0.7	3.5±1.2	4.3±1.0	6.8±1.5
t 值	1.02	3.64	3.69	4.13	4.56
P 值	0.174	0.032	0.028	0.023	0.019

耿建洪（2013）观察了单一应用口腔炎喷雾剂、康复新液及两种药物联合应用治疗轻型手足口病的效果及安全性。将 307 例轻型手足口病患儿随机分为治疗组、对照组 A 和对照组 B。治疗组给予口腔炎喷雾剂联合康复新液治疗，对照组 A 给予口腔炎喷雾剂治疗，对照组 B 给予康复新液治疗。结果显示，治疗组总有效率为 92.38%，对照组 A 总有效率为 74.75%，对照组 B 总有效率为 88.41%，治疗组疗效优于其他两组（$P<0.05$）；治疗组在退热时间、正常进食时间、皮疹消退时间及口腔溃疡愈合时间方面均优于其他两组（$P<0.05$）；三组均未发现不良反应。结果表明，联合应用口腔炎喷雾剂和康复新液治疗手足口病疗效确切，无不良反应。

三组临床疗效比较（耿建洪，2013）

组别	例数	显效（例）	有效（例）	无效（例）	总有效率（%）
治疗组	105	72	25	8	92.38
对照组 A	99	47	27	25	74.75
对照组 B	103	61	28	14	86.41

三组退热、正常进食、皮疹消退及口腔溃疡愈合时间比较（$\bar{x}\pm s$，天）（耿建洪，2013）

组别	例数	退热时间	正常进食时间	皮疹消退时间	口腔溃疡愈合时间
治疗组	105	2.65±1.15	3.39±1.42	3.89±1.56	4.76±1.87
对照组 A	99	4.86±1.45	4.98±1.65	4.96±1.67	5.63±1.65
对照组 B	103	3.57±1.52	4.32±1.37	4.47±1.35	5.01±1.36

温爱平等（2013）观察了清热化湿口服液联合康复新液治疗普通型（肺脾湿热证）手足口病的效果。将 180 例患儿随机分为两组（各 90 例），治疗组服用清热化湿口服液联合康复新液喷口腔；对照组口服利巴韦林颗粒联合西瓜霜喷剂喷口腔。疗程均为 3～7 天，观察治疗前后两组临床症状、体征的变化。结果显示，治疗组显效率为 48%，对

照组为29%，两组比较差异有统计学意义（$P<0.01$）。治疗组总有效率为93%，对照组为89%，两组比较差异无统计学意义（$P>0.05$）。治疗组退热时间、退疹时间及口腔溃疡愈合时间均短于对照组，两组比较差异有统计学意义（$P<0.01$）。结果表明，清热化湿口服液联合康复新液治疗普通型（肺脾湿热证）手足口病，具有缩短病程、改善症状的作用。

两组临床疗效比较[例（%）]（温爱平等，2013）

组别	例数	显效	有效	无效	总有效
治疗组	90	43 (48)[①]	41 (45)	6 (7)	84 (93)
对照组	90	26 (29)	54 (60)	10 (11)	80 (89)

注：与对照组比较，[①]表示 $P<0.01$。

两组临床症状改善时间比较（$\bar{x}\pm s$，天）（温爱平等，2013）

组别	例数	退热时间	退疹时间	口腔溃疡愈合时间
治疗组	90	2.05 ± 1.82[①]	4.13 ± 0.92[①]	3.11 ± 0.94[①]
对照组	90	2.83 ± 1.33	5.57 ± 0.78	4.35 ± 0.83

注：与对照组比较，[①]表示 $P<0.01$。

施金枝等（2016）探讨了康复新液与甲泼尼龙联合治疗重症手足口病的效果及对生化指标的影响。将94例重症手足口病患儿随机分为观察组与对照组，每组47例。对照组采用甲泼尼龙治疗，观察组在对照组基础上结合康复新液治疗。观察并比较两组的疗效、症状体征消退时间、心肌酶和免疫功能水平的变化情况，以及不良反应。结果显示，观察组总有效率（93.62%）高于对照组（72.34%）（$P<0.05$）；观察组体温恢复正常、口腔溃疡愈合、手足皮疹消退时间短于对照组（$P<0.05$）；两组肌磷酸激酶、乳酸脱氢酶水平治疗后明显降低（$P<0.05$），观察组肌磷酸激酶、乳酸脱氢酶水平治疗后低于对照组（$P<0.05$）；两组免疫球蛋白A（IgA）、免疫球蛋白G（IgG）水平治疗后明显增加（$P<0.05$），而免疫球蛋白M（IgM）水平治疗前后比较差异无统计学意义（$P>0.05$），观察组IgA、IgG水平治疗后高于对照组（$P<0.05$）；两组均未见严重不良反应。结果表明，康复新液与甲泼尼龙联合治疗重症手足口病效果良好，可降低患儿心肌酶指标、提高患儿免疫功能，且安全性良好。

两组临床疗效比较（施金枝等，2016）

组别	例数	显效[例（%）]	有效[例（%）]	无效[例（%）]	总有效率（%）
观察组	47	29 (61.70)	15 (31.91)	3 (6.38)	93.62
对照组	47	20 (42.55)	14 (29.79)	13 (27.66)	72.34
χ^2值					7.532
P值					$P<0.05$

两组体征消失时间比较（$\bar{x}\pm s$，天）（施金枝等，2016）

组别	例数	体温恢复正常	口腔溃疡愈合	手足皮疹消退
观察组	47	1.87±0.57	3.78±0.63	3.61±0.79
对照组	47	3.15±0.73	5.48±0.87	5.41±0.95
t 值		9.475	10.850	9.988
P 值		<0.05	<0.05	<0.05

两组心肌酶水平比较（$\bar{x}\pm s$，U/L）（施金枝等，2016）

组别	例数	肌磷酸激酶		乳酸脱氢酶	
		治疗前	治疗后	治疗前	治疗后
观察组	47	38.29±4.51	25.61±3.41*	361.49±25.32	275.12±16.21*
对照组	47	38.76±4.13	30.89±3.58*	359.81±26.40	310.93±18.41*
t 值		0.527	7.321	0.315	10.008
P 值		>0.05	<0.05	>0.05	<0.05

注：与同组治疗前比较，* 表示 $P<0.05$。

两组免疫球蛋白水平比较（$\bar{x}\pm s$，g/L）（施金枝等，2016）

组别	例数	IgA		IgM		IgG	
		治疗前	治疗后	治疗前	治疗后	治疗前	治疗后
观察组	47	0.56±0.13	1.29±0.24*	2.04±0.45	1.98±0.41	8.34±1.25	11.78±1.34*
对照组	47	0.57±0.15	0.86±0.20*	2.09±0.48	2.03±0.43	8.41±1.30	9.83±1.26*
t 值		0.345	9.436	0.521	0.577	0.266	38.912
P 值		>0.05	<0.05	>0.05	<0.05	>0.05	<0.05

注：与同组治疗前比较，* 表示 $P<0.05$。

王勇等（2016）观察了康复新液治疗小儿手足口病的效果及安全性。将128例手足口病患儿按随机数字表法分为观察组和对照组，各64例。对照组给予皮肤疱疹及口腔护理，对血象升高患儿给予抗菌药物治疗，酌情应用补液及非甾体类解热镇痛药物等常规治疗。观察组在对照组基础上口服康复新液，≤3岁者，3mL，3次/天；>3岁者，5mL，3次/天。观察两组临床疗效及治疗前后CRP、乳酸、免疫球蛋白（Ig）、肌磷酸激酶、乳酸脱氢酶水平，并比较两组患儿治疗后症状体征消失时间及不良反应。结果显示，观察组总有效率（89.06%）显著高于对照组（70.31%），差异有统计学意义（$P<0.05$）。两组治疗前CRP、乳酸、Ig、心肌酶水平及治疗后IgM比较，差异无统计学意义（$P>0.05$）；两组治疗后CRP、乳酸、心肌酶水平明显降低，IgA、IgG水平明显升高，且观察组显著优于对照组，差异有统计学意义（$P<0.05$）。观察组退热时间、手足皮疹消退时间、口腔溃疡愈合时间均明显短于对照组，差异有统计学意义（$P<0.05$）。两组治疗期间均未见明显不良反应发生。结果表明，康复新液治疗小儿手足口病效果良好，能明显改善患儿CRP、Ig、

乳酸、心肌酶水平，且安全性较好。

两组临床疗效比较［例（%）］（王勇等，2016）

组别	例数	显效	有效	无效	总有效
观察组	64	26（40.62）	31（48.44）	7（10.94）	57（89.06）
对照组	64	18（28.13）	27（42.19）	19（29.68）	45（70.31）

两组治疗前后 CRP 和乳酸水平比较（$\bar{x}\pm s$）（王勇等，2016）

组别	例数	时期	CRP（mg/L）	乳酸（mmol/L）
观察组	64	治疗前	13.27±2.84	1.98±0.31
		治疗后	3.69±1.03*#	1.35±0.29*#
对照组	64	治疗前	13.48±2.91	1.94±0.26
		治疗后	6.38±1.46#	1.63±0.25#

注：与对照组治疗后比较，* 表示 $P<0.05$；与同组治疗前比较，# 表示 $P<0.05$。

两组治疗前后 Ig 水平比较（$\bar{x}\pm s$，g/L）（王勇等，2016）

组别	例数	时期	IgA	IgG	IgM
观察组	64	治疗前	0.67±0.17	8.79±1.02	2.13±0.65
		治疗后	1.21±0.26*#	12.14±1.67*#	1.94±0.62
对照组	64	治疗前	0.63±0.15	8.68±1.08	2.17±0.62
		治疗后	0.87±0.20#	10.05±1.61#	2.07±0.58

注：与对照组治疗后比较，* 表示 $P<0.05$；与同组治疗前比较，# 表示 $P<0.05$。

两组治疗前后心肌酶水平比较（$\bar{x}\pm s$，U/L）（王勇等，2016）

组别	例数	时期	肌磷酸激酶	乳酸脱氢酶
观察组	64	治疗前	38.48±3.76	354.27±18.24
		治疗后	27.51±2.24*#	302.14±15.43*#
对照组	64	治疗前	39.04±3.51	351.68±16.47
		治疗后	33.15±2.67#	326.75±17.41#

注：与对照组治疗后比较，* 表示 $P<0.05$；与同组治疗前比较，# 表示 $P<0.05$。

两组体征消失时间比较（$\bar{x}\pm s$，天）（王勇等，2016）

组别	例数	退热时间	手足皮疹消退时间	口腔溃疡愈合时间
观察组	64	1.49±0.43*	3.19±1.02*	3.36±0.93*
对照组	64	2.89±0.78	4.97±1.24	5.16±1.34
t 值		12.5747	8.8689	8.8284
P 值		<0.05	<0.05	<0.05

注：与对照组比较，* 表示 $P<0.05$。

刘娜等（2016）分析了炎琥宁和康复新液联合治疗手足口病的效果，以期为手足口病的治疗提供依据。将某院 2014 年全年的手足口病住院患儿随机分组，实验组给予炎琥宁静滴和康复新液外用，对照组给予病毒唑静滴，观察比较其临床疗效。结果显示，两组在退热时间和疱疹消退时间上差异有统计学意义（$P<0.01$），实验组明显优于对照组。结果表明，炎琥宁和康复新液联合治疗手足口病效果良好，值得临床应用推广。

两组退热时间、疱疹消退时间比较（$\bar{x}\pm s$，天）（刘娜等，2016）

组别	例数	退热时间	疱疹消退时间
实验组	34	2.71±0.799	4.35±0.950
对照组	29	4.93±0.961	5.72±0.882
Z 值		−6.335	−4.815
P 值		<0.01	<0.01

贺芝兰（2018）观察研究了喜炎平联合康复新液治疗小儿手足口病的效果。将 72 例手足口病患儿平均分为对照组和实验组。对照组采用喜炎平进行治疗，实验组则采用喜炎平联合康复新液进行治疗。观察两组治疗后的末梢血白细胞数量、总有效率以及不良反应（过敏、呕吐、水肿）发生率。结果显示，实验组的总有效率（91.67%）高于对照组（66.67%），差异有统计学意义（$P<0.05$）；治疗后实验组的末梢血白细胞数量较对照组明显降低（$P<0.05$）；对照组 8 例（22.22%）出现不良反应，实验组 1 例（2.78%），差异有统计学意义（$P<0.05$）。结果表明，应用喜炎平联合康复新液治疗小儿手足口病的疗效良好，不良反应发生率低，安全可靠，适合在临床上使用。

两组末梢血白细胞数量比较（$\bar{x}\pm s$，$\times 10^9/L$）（贺芝兰，2018）

组别	例数	治疗前	治疗后
对照组	36	12.84±3.24	10.13±1.75
实验组	36	12.36±3.15	7.32±1.42
t 值		0.25	2.70
P 值		>0.05	<0.05

两组临床疗效比较〔例（%）〕（贺芝兰，2018）

组别	例数	治愈	好转	无效	总有效
实验组	36	13（36.13）	20（55.54）	3（8.33）	33（91.67）
对照组	36	8（22.22）	16（44.45）	12（33.33）	24（66.67）
χ^2 值		1.68	0.89	6.82	6.82
P 值		0.20	0.35	0.01	0.01

何晓芳（2019）探讨了联合应用 1% 过氧化氢与康复新液改善小儿手足口病的效果。将 313 例手足口病伴有口腔疱疹的住院患儿随机分为观察组和对照组，对照组予以

常规的口腔护理方法，观察组采用1%过氧化氢清洁＋康复新液含漱或涂抹方法进行口腔护理，比较两组的口腔症状改善情况。结果显示，观察组疱疹消退情况、疼痛消退情况、进食恢复与平均住院天数均优于对照组（$P<0.05$）。结果表明，联合应用1%过氧化氢与康复新液，能显著缩短口腔黏膜的愈合时间，有效缩短疾病疗程，具有临床应用意义。

两组疱疹消退情况比较（何晓芳，2019）

组别	住院第2天消退	住院第3天消退	住院第4天消退	住院第5天消退
观察组（$n=150$）	24	78	45	3
对照组（$n=163$）	2	31	78	52

两组疼痛消退情况比较（何晓芳，2019）

组别	住院第2天消退	住院第3天消退	住院第4天消退	住院第5天消退
观察组（$n=150$）	19	76	52	3
对照组（$n=163$）	3	33	94	33

两组进食恢复、平均住院天数比较（何晓芳，2019）

组别	进食恢复			平均住院天数（$\bar{x}\pm s$，天）
	住院第2天恢复（例）	住院第3天恢复（例）	住院第4天恢复（例）	
观察组（$n=150$）	16	96	38	3.5 ± 1.3
对照组（$n=163$）	6	45	112	5.7 ± 1.2
χ^2/t 值	59.1			15.3
P 值	<0.05			<0.05

龙涛等（2020）探讨了干扰素联合康复新液治疗EV71普通型手足口病的效果及安全性。将114例EV71普通型手足口病患儿按随机数字表法均分为对照组和治疗组，对照组给予重组人α1b干扰素雾化吸入治疗；治疗组在此基础上加用康复新液涂口腔，两组同时给予对症治疗。观察两组的退热时间、口腔疼痛消失时间、食欲改善时间、口腔疱疹消失时间、药物不良反应及炎症指标水平。结果显示，治疗组的总有效率和显效率明显高于对照组；治疗组口腔疼痛消失、食欲改善和口腔疱疹消失的时间明显短于对照组；两组退热时间和不良反应发生情况无明显差异；两组血常规中白细胞、淋巴细胞、CRP及IL－6的水平较治疗前均显著降低，而中性粒细胞水平较治疗前明显升高。结果表明，干扰素联合康复新液涂口腔治疗EV71普通型手足口病效果好，可明显促进患儿口腔疼痛消失、食欲好转和口腔疱疹消失，可降低炎症指标水平，且无明显不良反应，值得临床推广应用。

两组临床疗效比较［例（%）］（龙涛等，2020）

组别	例数	显效	有效	无效	总有效
对照组	58	22（37.9）	31（53.4）	5（8.6）	53（91.4）
治疗组	56	32（57.1）*	24（42.9）	0（0）	56（100.0）*

注：与对照组比较，* 表示 $P<0.05$。

两组退热、口腔疼痛消失、食欲改善及
口腔疱疹消失时间比较（$\bar{x}\pm s$，小时）（龙涛等，2020）

组别	例数	退热时间	口腔疼痛消失时间	食欲改善时间	口腔疱疹消失时间
对照组	58	37.6±7.2	27.9±4.9	21.8±4.2	75.6±8.8
治疗组	56	36.9±6.8	24.1±4.2*	18.5±3.4*	68.2±7.4*

注：与对照组比较，* 表示 $P<0.05$。

两组血常规中白细胞（WBC）、中性粒细胞（N）、淋巴细胞（L）、
CRP 及 IL－6 的水平比较（$\bar{x}\pm s$）（龙涛等，2020）

组别	例数	时间	WBC（$\times10^9$/L）	N（$\times10^9$/L）	L（$\times10^9$/L）	CRP（mg/L）	IL－6（pg/mL）
对照组	58	治疗前	10.3±3.2	3.8±0.8	6.3±1.7	12.6±3.7	7.8±2.6
		治疗后	7.5±2.2*	4.9±1.3*	3.8±0.8*	6.6±1.5*	3.3±1.2*
治疗组	56	治疗前	10.9±3.6	4.0±1.0	6.5±1.8	13.1±3.9	8.1±2.7
		治疗后	7.3±2.1*	4.8±1.4*	3.9±0.9*	6.8±1.7*	3.6±1.3*

注：与同组治疗前比较，* 表示 $P<0.05$。

四、康复新液治疗手足口病的典型病例

患儿，男，1岁2个月，因手、足、臀和口腔痛性水疱伴咽痛3天入院。

查体：体温正常；牙龈及口唇黏膜水疱、浅溃疡，周边有红晕；手掌丘疱疹、水疱，米粒至绿豆大，周边有红晕；臀部散在丘疱疹，周边有红晕。

化验检查：淋巴细胞略高于正常。诊断为手足口病。

治疗方法：抗病毒；康复新液口腔含漱，3次/日；手足臀皮损以康复新液湿敷，3次/日。

治疗4天后痊愈。

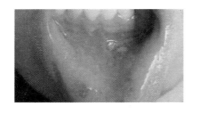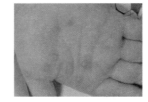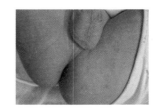

治疗前

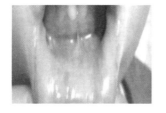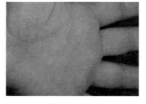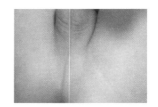

治疗 4 天

患儿治疗前后效果对比图

参考文献

王卫平，孙锟，常立文. 儿科学［M］. 9 版. 北京：人民卫生出版社，2018.

李兰娟，任红. 传染病学［M］. 8 版. 北京：人民卫生出版社，2013.

中华人民共和国国家卫生健康委员会. 手足口病诊疗指南（2018 年版）［J］. 中华临床感染病杂志，2018，11（3）：161－166.

马融. 中医儿科学［M］. 10 版. 北京：中国中医药出版社，2013.

汪受传，王雷，尚莉丽. 中医儿科临床诊疗指南·手足口病（修订）［J］. 世界中医药，2016，11（4）：734－740.

邓颖. 康复新液与清热解毒口服液治疗小儿手足口病 58 例［J］. 中国中西医结合杂志，2004，24（2）：164.

邓颖. 康复新液佐治小儿手、足、口病的疗效观察［J］. 华西药学杂志，2004，19（3）：238.

郑伟. 康复新液治疗手足口病口腔溃疡疗效分析［J］. 临床荟萃，2009，24（19）：1724－1725.

汪希珂，刘征. 康复新液佐治小儿手足口病疗效观察［J］. 中国误诊学杂志，2009，9（6）：1313－1314.

郑伟. 蒲地蓝消炎口服液联合康复新液治疗手足口病疗效分析［J］. 现代中西医结合杂志，2009，18（35）：4368－4369.

张谨，余云芳，杨春秀，等. 连花清瘟制剂联合康复新治疗手足口病疗效观察［J］. 疑难病杂志，2010，9（7）：524－525.

李黎. 康复新液治疗手足口病口腔溃疡给药途径的对比性研究［J］. 护士进修杂志，2011，26（9）：835－836.

杜颖. 康复新液佐治手足口病疗效观察［J］. 中国临床研究，2011，24（4）：320－320.

谢扬学，何淑君. 康复新液治疗小儿手足口病疗效分析［J］. 现代预防医学，2012，39（1）：52－53.

贾东新，王淑丽. 康复新液联合抗感颗粒治疗手足口病 50 例临床观察［J］. 山西医药杂志，2013，42（7）：444－445.

沈世富. 蓝芩口服液联合康复新液治疗小儿手足口病的疗效分析［J］. 河北医药，2013，35（19）：3012－3013.

耿建洪. 联合应用口腔炎喷雾剂和康复新液治疗手足口病临床疗效观察［J］. 现代中西医结合杂志，2013，22（20）：2237－2238.

温爱平，李蔷华，李宁. 清热化湿口服液联合康复新液治疗手足口病疗效观察［J］. 新中医，2013，45（7）：93－94.

施金枝，王鲁文，张佳佳，等. 康复新液与甲泼尼龙治疗重症手足口病的临床疗效及对患儿免疫功能的影响［J］. 现代生物医学进展，2016，16（30）：5868－5871.

王勇，方红星，刘艳，等. 康复新液治疗小儿手足口病的临床观察［J］. 中国药房，2016，27（20）：2846－2848.

刘娜，刘杰. 炎琥宁和康复新液联合治疗手足口病的效果研究［J］. 预防医学情报杂志，2016，32（5）：526－527.

贺芝兰. 喜炎平联合康复新液治疗小儿手足口病效果观察［J］. 药品评价，2018，15（21）：30－32.

何晓芳. 1%过氧化氢与康复新液在小儿手足口病中的应用［J］. 江西医药，2019，54（11）：1426－1427.

龙涛，邓益斌，王惠敏，等. 干扰素联合康复新液治疗 EV71 型手足口病的临床疗效及安全性［J］. 华西药学杂志，2020，35（6）：698－700.

第二节　疱疹性口炎

一、现代医学概述

（一）定义

疱疹性口炎又名"疱疹性口腔炎"，是小儿常见的以单纯疱疹病毒I型（HSV－I）感染为主的口腔黏膜感染性疾病。

（二）流行病学

疱疹性口腔炎发病无明显季节性，可单独发生，也可伴发于其他疾病过程中。6 岁以下儿童多见，其中 6 个月至 2 岁居多。

（三）分类

疱疹性口腔炎可分为原发性疱疹性口腔炎和复发性疱疹性口腔炎两类。

（四）病因和发病机制

疱疹性口腔炎病原为单纯疱疹病毒Ⅰ型（HSV－Ⅰ），患儿和病毒携带者为传染源，主要通过飞沫、唾液及疱疹液直接接触传播，可也通过食具和衣物间接传播，潜伏期4～7天。

（五）临床表现

1. 原发性疱疹性口腔炎
原发性疱疹性口腔炎发病有4个时期。
（1）前驱期：发热、头痛、疲乏不适、全身疼痛及头痛、咽喉肿痛，下颌下和颈上淋巴结肿大、触痛，流涎、拒食、烦躁不安。1～2天后口腔黏膜、附着龈和龈缘充血水肿。
（2）水疱期：口腔黏膜形成成簇小水疱，针头大小，疱壁薄、透明、易破溃，形成浅表溃疡。
（3）糜烂期：小水疱破溃形成大面积糜烂，可继发感染，上覆黄色假膜，唇和口周可有类似病损。
（4）愈合期：糜烂面逐渐缩小、愈合，整个病程7～10天。
2. 复发性疱疹性口腔炎
原发性疱疹性口腔炎愈合后复发感染称为复发性疱疹性口腔炎，一般在口唇附近。特点有：以多个成簇小水疱开始，在原先发作过的位置或附近，前驱阶段可感觉轻微疲乏与不适，将要发生损害部位出现痒、张力增加、灼痛、刺痛等，数小时内出现水疱，一般可持续24小时，随后破裂、糜烂、结痂，无继发感染时一般病程约10天。

（六）诊断

多数时候根据临床表现就可做出疱疹性口腔炎诊断。原发性感染多见于婴幼儿，急性发作，全身反应重，口腔黏膜及口唇周围形成成簇小水疱，破溃形成溃疡，口周形成痂壳。复发感染多见于成人，好发于唇红部黏膜及皮肤或口角，表现为成簇小水疱，痒、痛，破溃后结痂，有自限性，全身反应轻。

（七）治疗

1. 全身抗病毒治疗
口服阿昔洛韦、利巴韦林。
2. 局部治疗
（1）漱口液：0.1％～0.2％葡萄糖酸氯己定溶液、复方硼酸溶液等漱口。
（2）软膏：3％阿昔洛韦软膏、酞丁安软膏，局部涂抹。

（3）散剂：锡类散、西瓜霜粉剂局部使用。

（4）含片：葡萄糖酸氯己定片、溶菌酶片、华素片等含化。

（5）其他：抗生素糊剂涂抹、温生理盐水等湿敷。

3. 物理疗法

氦氖激光。

4. 对症支持治疗

补充营养、使用维生素、止痛治疗等。

5. 中医中药治疗

使用康复新液等。

二、中医学概述

疱疹性口腔炎归属"口疮"范畴。

（一）病因病机

心开窍于舌，脾开窍于口，肾脉上行挟舌本。故心脾有热，或肾虚火旺，均可循经上攻、熏灼肌膜、溃烂成疮，而致本病。

素体心脾蕴热，复感风热之邪，新邪引动积热，上攻于口，熏灼肌膜，溃破成疮。热病后期伤阴，或思虑过度、失眠过久、暗耗阴液，或素体阴亏、阴虚火旺、虚火上炎、熏灼肌膜、溃破成疮。

（二）辨证论治

本病治疗以清热降火为基本法则。辨脏腑虚实，内治与外治相结合。重点应辨实热与虚热。实热以清热泻火解毒为主，根据病因、病位不同，分别治以疏风、泻脾、清胃、通腑、清心、泻热等法；虚证以滋阴降火、引火归元为主。此外，需重视外治疗法的运用，以消肿止痛、祛腐生肌、促进溃疡愈合。

1. 风热乘脾证

（1）证候：口腔溃疡较多，以口颊、上腭、齿龈、口角等处溃烂为主，也可先见疱疹，继而破溃后形成溃疡，周围焮红、疼痛拒食、饮食困难、烦躁多啼、口臭涎多、面赤口渴、小便短赤、大便秘结，或伴发热恶风、咽红肿痛，舌质红，苔薄黄，脉浮数或指纹浮紫。

（2）治法：疏风清热。

2. 心火上炎证

（1）证候：口腔溃疡或糜烂，以舌边尖为多，红肿灼热、疼痛较重、饮食困难，甚至拒食，心烦不宁、叫扰啼哭、面赤唇红、口干，或伴发热、小便短赤、大便干结，舌边尖红，苔薄黄，脉数或指纹紫滞。

（2）治法：清心泻火。

3. 脾胃积热证

（1）证候：颊内、上腭、唇角、齿龈等处黏膜出现破损溃烂，色白或黄，呈圆形或椭圆形，溃疡较深，大小不一，有的融合成片，甚则满口糜烂、边缘鲜红、灼热疼痛，甚则拒食，饮食困难、口臭、涎多黏稠，或伴发热、面赤唇红、烦躁不安、小便短赤、大便秘结，舌质红，苔黄，脉数或指纹紫滞。

（2）治法：泻火解毒、通腑泻火。

4. 虚火上浮证

（1）证候：口腔溃疡较少，稀散色淡、周围淡红、疼痛不显、口流清涎、不甚臭秽、口干不渴、颧红盗汗、手足心热、虚烦不寐、神气困乏、大便偏干，或伴饮食受限、经久不愈，舌红，少苔，脉细数或指纹淡紫。

（2）治法：滋阴降火、引火归元。

三、康复新液治疗疱疹性口腔炎的临床研究

胡淑英等（2006）观察了利巴韦林气雾剂合用康复新液治疗疱疹性口腔炎的效果。将88例疱疹性口腔炎患儿随机分成两组，治疗组（44例）使用利巴韦林气雾剂间歇2小时喷射咽喉及牙龈处（每天15~20mg），口腔及牙龈黏膜破溃处外擦康复新液，一日3次；对照组（44例）口服利巴韦林颗粒5~10mg/（kg·d），一日3次，同时合用西瓜霜喷雾，一日3次。继发感染者加用抗生素治疗。治疗3天后，比较两组临床症状与体征变化。结果表明，利巴韦林气雾剂合用康复新液既可有效地控制病毒感染，促进溃疡面愈合，又能防止化脓性感染，且安全可靠，患儿易接受。

两组临床疗效比较（胡淑英等，2006）

组别	例数	显效〔例（％）〕	有效〔例（％）〕	无效〔例（％）〕	有效率（％）
治疗组	44	23（52.27）	18（40.91）	3（6.82）	93.18
对照组	44	15（34.09）	17（38.64）	2（27.27）	72.73

乔小宇等（2010）进行了康复新液治疗疱疹性口腔炎的效果观察，将100例疱疹性口腔炎患儿随机分为治疗组与对照组各50例，治疗组用棉签蘸取康复新液涂于口腔黏膜破损处，每日3次，于喂奶或饭后用药，用药后1小时禁食、禁饮；对照组给予西瓜霜喷剂，其治疗次数及护理时间与治疗组相同。两组均给予相同的抗感染、抗病毒、补充维生素、解热等对症治疗。治疗3天和5天后，治疗组有效率分别为86％和96％，对照组分别为64％和78％（$P<0.05$）。结果表明，康复新液治疗疱疹性口腔炎疗效良好，且无异味、无刺激性，患儿易于接受，依从性好。

两组治疗3天后临床疗效比较（乔小宇等，2010）

组别	例数	显效（例）	有效（例）	无效（例）	有效率（％）
治疗组	50	27	16	7	86
对照组	50	10	22	18	64

两组治疗 5 天后临床疗效比较（乔小宇等，2010）

组别	例数	显效（例）	有效（例）	无效（例）	有效率（%）
治疗组	50	46	2	2	96
对照组	50	33	6	11	78

梁丽（2010）观察了康复新液治疗小儿疱疹性口腔炎的效果。将 160 例疱疹性口腔炎患儿随机分成两组，两组均保持口腔清洁、多饮水、禁用刺激性药物、给予阿昔洛韦抗病毒治疗，有继发细菌感染者加用抗生素，有发热、周身不适者给予对症支持治疗，治疗组（80 例）使用康复新液涂口腔溃疡面，每日 4 次。对照组（80 例）喷洒西瓜霜，每日 4 次，疗程均为 5 天。治疗组进食改善时间及口腔溃疡愈合时间比对照组明显缩短（$P<0.01$）；治疗组显效率为 63.75%、有效率为 96.25%，对照组显效率为 38.75%、有效率为 76.25%，两组临床疗效比较差异有统计学意义（$P<0.01$）。结果表明，康复新液可促使炎性水肿消退、渗出减少，是目前治疗疱疹性口腔炎的一种有效药物，且味甜、无刺激性，比西瓜霜更易被患儿接受。

两组口腔溃疡恢复情况比较（$\bar{x}\pm s$，小时）（梁丽，2010）

组别	例数	进食改善时间	口腔溃疡愈合时间
治疗组	80	28.6±2.5	70.2±11.4
对照组	80	46.5±4.6	98.7±12.3
t 值		30.60	15.20
P 值		<0.01	<0.01

尹灿凤（2011）探讨了康复新液局部治疗婴幼儿疱疹性龈口炎的效果。将 142 例疱疹性龈口炎患儿随机分为两组，常规抗病毒治疗基础上，治疗组（72 例）用康复新液涂搽口腔；对照组（70 例）用 0.1% 利巴韦林溶液（0.1g 利巴韦林加入 100mL 生理盐水中）涂搽口腔。两组均 3 次/天，每次用 3~4mL，疗程 3 天。治疗组有效率为 80.56%，对照组有效率为 61.43%，差异有统计学意义（$P<0.05$）。结果表明，康复新液局部治疗婴幼儿疱疹性龈口炎安全、有效。

吴婧暐等（2011）观察了康复新液治疗疱疹性龈口炎的效果。将 106 例疱疹性龈口炎患儿随机分为治疗组和对照组。两组均给予利巴韦林颗粒抗病毒，有继发感染者及时予以抗生素治疗，同时予以退热、补充维生素等对症治疗。治疗组（56 例）在上述治疗基础上加用康复新液含漱，3 次/天，每次 5~10mL；对照组（50 例）在上述治疗基础上用西瓜霜喷剂喷涂患处，3 次/天。治疗 5 天后，治疗组有效率（96.42%）优于对照组有效率（76.00%）（$P<0.05$）。结果表明，康复新液治疗疱疹性龈口炎具有较好疗效。

两组临床疗效比较（吴婧暐等，2011）

组别	例数	显效（例）	有效（例）	无效（例）	有效率（%）
治疗组	56	39	15	2	96.42
对照组	50	25	13	12	76.00

肖玲等（2013）评价了单磷酸阿糖腺苷联合康复新液治疗小儿疱疹性口腔炎的效果和安全性。将 52 例疱疹性口腔炎患儿随机分成实验组和对照组各 26 例，两组均给予布洛芬降温及对症处理，合并细菌感染者加用抗菌药物治疗，实验组肌肉注射单磷酸阿糖腺苷及口服康复新液；对照组口服利巴韦林治疗。5 天后，实验组在退热时间、口腔疼痛和口腔疱疹消退时间上均明显短于对照组（$P<0.05$）。两组无一例出现不良反应。实验组总有效率（100.0%）显著高于对照组（76.9%）（$P<0.05$）。结果表明，单磷酸阿糖腺苷肌注联合康复新液治疗小儿疱疹性咽峡炎疗效良好，且安全、无不良反应。

两组用药后临床症状改善时间比较（$\bar{x}\pm s$，天）（肖玲等，2013）

组别	退热时间	口腔疼痛消退时间	口腔疱疹消退时间
实验组	1.5±1.0	2.0±1.0	2.0±1.0
对照组	2.5±1.5	3.5±2.0	3.5±2.0
P 值	<0.05	<0.05	<0.05

两组临床疗效比较（肖玲等，2013）

疗效	实验组	对照组
痊愈［例（%）］	19（73.1）	11（42.3）
显效［例（%）］	5（19.2）	5（19.2）
有效［例（%）］	2（7.7）	4（15.4）
无效［例（%）］	0（0）	6（23.1）
总有效率（%）	100.0	76.9

王莉（2013）进行了康复新液联合蒲地蓝消炎口服液治疗疱疹性口炎的临床观察。将 100 例疱疹性口炎患儿随机分为两组，治疗组以康复新液局部喷涂口腔，蒲地蓝消炎口服液及五维赖氨酸颗粒口服；对照组局部喷涂开喉剑喷雾剂，口服利巴韦林泡腾颗粒、复合维生素 B。用药 5 天后，治疗组总有效率（88.68%）优于对照组（70.21%）（$P<0.05$）。结果表明，康复新液联合蒲地蓝消炎口服液和五维赖氨酸颗粒治疗疱疹性口炎的疗效优于利巴韦林泡腾颗粒、复合维生素 B 联合开喉剑喷雾剂。

两组临床疗效比较（王莉，2013）

组别	有效（例）	无效（例）	合计（例）	总有效率（%）
治疗组	47	6	53	88.68
对照组	33	14	47	70.21

贾翠玲等（2015）探讨了康复新液与阿昔洛韦联用治疗疱疹性口炎的效果。将58例疱疹性口炎患儿根据入院尾号分为对照组与治疗组，每组各29例。在常规治疗基础上，治疗组采用康复新液联合阿昔洛韦进行治疗，对照组单用阿昔洛韦进行治疗。治疗组总有效率（89.66%）显著优于对照组（68.97%）（$P<0.05$）。治疗组溃疡愈合时间为（3.09±0.32）天，明显优于对照组的（4.42±0.47）天（$P<0.05$）。结果表明，针对疱疹性口炎患儿采用康复新液联合阿昔洛韦进行治疗，能够缩短患儿的溃疡愈合时间、较好提升临床疗效，对提升患儿的生活质量具有重要意义。

两组临床疗效比较（贾翠玲等，2015）

组别	显效（例）	有效（例）	无效（例）	总有效率（%）
对照组	6	14	9	68.97
治疗组	14	12	3	89.66

胡蓉蓉等（2016）观察了康复新液联合利巴韦林气雾剂治疗小儿疱疹性口腔炎的临床效果。将86例疱疹性口腔炎患儿随机分为两组，常规治疗措施基础上，对照组（43例）应用利巴韦林气雾剂治疗，治疗组（43例）在对照组的基础上加用康复新液治疗。结果显示，治疗组总有效率为95.35%，对照组为81.40%（$P<0.05$）。治疗组的疱疹愈合、体温恢复、咽痛流涎消失时间均明显短于对照组（$P<0.05$）。两组均未出现明显的不良反应。结果表明，康复新液联合利巴韦林气雾剂治疗小儿疱疹性口腔炎，疗效优于单纯西药治疗。

两组症状改善时间比较（$\bar{x}\pm s$，天）（胡蓉蓉等，2016）

组别	例数	疱疹愈合	体温恢复	咽痛流涎消失	饮食恢复
治疗组	43	4.12±0.39	2.12±0.21	2.53±0.43	3.51±0.76
对照组	43	5.78±0.36	3.43±0.32	4.45±0.71	2.69±0.72

两组临床疗效比较［例（%）］（胡蓉蓉等，2016）

组别	例数	显效	有效	无效	总有效
治疗组	43	30（69.77）	11（25.58）	2（4.65）	41（95.35）
对照组	43	25（58.14）	10（23.26）	8（18.60）	35（81.40）
χ^2值		1.2610	0.0630	4.0737	4.0737
P值		0.2615	0.8018	0.0436	0.0436

肖雷等（2017）观察了康复新液联合单磷酸阿糖腺苷、溶菌酶治疗小儿疱疹性口腔炎的效果及对血清炎症因子水平的影响。将140例疱疹性口腔炎患儿随机分为观察组（70例）和对照组（70例）。在常规对症治疗基础上，对照组给予单磷酸阿糖腺苷静滴＋溶菌酶肠溶片口服，观察组在对照组治疗基础上加服康复新液。治疗5天后，观察组总有效率明显高于对照组（$P<0.05$）；观察组退热时间及疱疹消退时间均明显短于对照组（$P<0.05$）；观察组治疗后WBC、CRP、TNF－α水平均明显低于本组治疗前和对

照组治疗后（$P<0.05$），而 IL－10 水平明显高于同组治疗前和对照组治疗后（$P<0.05$）；两组在用药过程中均未发现与治疗相关的不良反应。结果表明，康复新液联合单磷酸阿糖腺苷、溶菌酶治疗小儿疱疹性口腔炎疗效确切，可明显抑制炎症反应，且不增加毒性反应。

两组临床疗效比较［例（％）］（肖雷等，2017）

组别	例数	痊愈	显效	有效	无效	总有效
观察组	70	26 (37.14)	38 (54.29)	6 (8.57)	0 (0)	70 (100.00)
对照组	70	15 (21.43)	36 (51.43)	11 (15.71)	8 (11.43)	62 (88.57)

两组退热时间及疱疹消退时间比较（$\bar{x}\pm s$，天）（肖雷等，2017）

组别	例数	退热时间	疱疹消退时间
观察组	70	2.3±1.7	3.2±0.9
对照组	70	2.9±1.4	3.8±1.2

两组治疗前后 WBC、TNF－α、CRP、IL－10 水平比较（$\bar{x}\pm s$）（肖雷等，2017）

组别	例数	时间	WBC（$\times10^9$/L）	TNF－α（μg/L）	CRP（mg/L）	IL－10（ng/L）
观察组	70	治疗前	12.43±2.32	6.86±2.05	15.59±3.58	112.24±22.30
		治疗后	6.51±2.24	3.43±1.71	8.56±1.29	154.56±35.96
对照组	70	治疗前	14.31±2.52	6.80±2.35	16.04±4.01	108.31±21.52
		治疗后	9.44±2.31	4.27±1.85	10.04±1.58	125.69±34.01

梁秋娟等（2018）观察了清心解毒汤联合康复新液治疗小儿疱疹性口腔炎的效果及对患者血清炎症因子水平的影响。将 64 例疱疹性口腔炎患儿随机分为两组，对照组（32 例）予常规西医治疗，治疗组（32 例）予清心解毒汤联合康复新液治疗。治疗 5 天后，治疗组总有效率为 93.8％，对照组总有效率为 75.0％，治疗组疗效优于对照组（$P<0.05$）；两组治疗后疱疹分布、疼痛、咽部体征、发热等症状积分均较本组治疗前降低（$P<0.05$），且治疗组降低更明显（$P<0.05$）；治疗组疱疹愈合、体温恢复正常、咽痛流涎消失、饮食恢复时间均短于对照组（$P<0.05$）；两组治疗后血清 TNF－α、CRP 水平均较本组治疗前降低（$P<0.05$），IL－10 水平较本组治疗前升高（$P<0.05$），治疗后治疗组血清 TNF－α、CRP 水平均低于对照组（$P<0.05$），IL－10 水平高于对照组（$P<0.05$）。结果表明，清心解毒汤联合康复新液治疗小儿疱疹性口腔炎，能抑制患儿体内炎症反应、缓解临床症状，疗效优于常规西医治疗。

两组临床疗效比较［例（％）］（梁秋娟等，2018）

组别	例数	痊愈	显效	有效	无效	总有效
治疗组	32	19 (59.4)	7 (21.9)	4 (12.5)	2 (6.2)	30 (93.8)
对照组	32	10 (31.2)	8 (25.0)	6 (18.8)	8 (25.0)	24 (75.0)

两组治疗前后主要症状积分比较（$\bar{x} \pm s$，分）（梁秋娟等，2018）

症状	治疗组（$n=32$）		对照组（$n=32$）	
	治疗前	治疗后	治疗前	治疗后
疱疹分布	4.32 ± 0.52	$0.72 \pm 0.08^{*\triangle}$	4.26 ± 0.53	$1.55 \pm 0.17^{*}$
疼痛	4.06 ± 0.51	$0.41 \pm 0.05^{*\triangle}$	4.03 ± 0.52	$1.46 \pm 0.16^{*}$
咽部体征	4.22 ± 0.54	$0.24 \pm 0.03^{*\triangle}$	4.16 ± 0.53	$1.24 \pm 0.14^{*}$
发热	4.27 ± 0.50	$0.15 \pm 0.02^{*\triangle}$	4.25 ± 0.54	$0.75 \pm 0.08^{*}$

注：与同组治疗前比较，*表示 $P<0.05$；与对照组治疗后比较，$^{\triangle}$表示 $P<0.05$。

两组主要临床指标比较（$\bar{x} \pm s$，天）（梁秋娟等，2018）

组别	例数	疱疹愈合时间	体温恢复正常时间	咽痛流涎消失时间	饮食恢复时间
治疗组	32	$4.13 \pm 0.52^{*}$	$2.11 \pm 0.32^{*}$	$2.52 \pm 0.37^{*}$	$2.68 \pm 0.38^{*}$
对照组	32	5.83 ± 0.69	3.41 ± 0.45	4.46 ± 0.55	3.59 ± 0.46

注：与对照组比较，*表示 $P<0.05$。

两组治疗前后血清炎症因子水平比较（$\bar{x} \pm s$）（梁秋娟等，2018）

血清炎症因子	治疗组（$n=32$）		对照组（$n=32$）	
	治疗前	治疗后	治疗前	治疗后
TNF$-\alpha$（ng/L）	36.11 ± 3.59	$15.22 \pm 3.44^{*\triangle}$	36.82 ± 3.77	$24.29 \pm 4.53^{*}$
CRP（mg/L）	15.62 ± 1.69	$8.44 \pm 0.96^{*\triangle}$	16.54 ± 1.73	$10.36 \pm 1.13^{*}$
IL-10（ng/L）	112.08 ± 13.37	$156.82 \pm 17.12^{*\triangle}$	114.03 ± 12.93	$125.41 \pm 14.89^{*}$

注：与同组治疗前比较，*表示 $P<0.05$；与对照组治疗后比较，$^{\triangle}$表示 $P<0.05$。

李香君等（2019）观察了康复新液联合单磷酸阿糖腺苷、溶菌酶治疗小儿疱疹性口腔炎的效果及对血清炎症因子水平的影响。将 92 例疱疹性口腔炎患儿分成两组，每组 46 例。对照组给予单磷酸阿糖腺苷及溶菌酶进行治疗，观察组给予单磷酸阿糖腺苷、溶菌酶联合康复新液进行治疗。观察两组疾病相关血清炎症因子改善情况、临床治疗效果、疾病相关症状改善情况以及不良反应。结果显示，观察组 WBC、IL-10、hs$-$CRP 水平明显低于对照组（$P<0.05$）。观察组退热时间、疱疹消失时间、咽痛流涎消失、饮食恢复时间均短于对照组（$P<0.05$）。观察组治疗总有效率（97.83%）明显优于对照组（84.78%）（$P<0.05$），而两组不良反应发生情况比较无显著性差异（$P>0.05$）。结果表明，采用单磷酸阿糖腺苷、溶菌酶及康复新液进行联合治疗，能够改善疱疹性口腔炎患儿相关临床症状，有助于控制病情发展，明显抑制患儿炎症反应，提升临床疗效，同时安全性较好，有助于改善患儿预后。

两组临床体征改善时间比较（$\bar{x}\pm s$，天）（李香君等，2019）

组别	例数	退热时间	疱疹消失时间	咽痛流涎消失时间	饮食恢复时间
对照组	46	2.98±0.38	3.83±0.32	4.46±0.72	3.53±0.73
观察组	46	2.69±0.17▼	3.18±0.15▼	2.50±0.41▼	2.63±0.70▼

注：与对照组比较，▼表示 $P<0.05$。

两组疾病相关炎症因子水平改善比较（$\bar{x}\pm s$）（李香君等，2019）

组别	例数	时间	WBC（×10⁹/L）	IL−10（μmol/L）	hs−CRP（mg/L）
对照组	46	治疗前	15.95±1.13	142.56±18.87	15.27±3.41
		治疗后	9.16±1.01●	133.53±14.24●	7.62±2.04●
观察组	46	治疗前	15.92±1.18	142.73±18.56	15.21±3.39
		治疗后	6.43±1.04●▼	121.12±14.29●▼	5.24±1.23●▼

注：与对照组治疗后比较，▼表示 $P<0.05$；与同组治疗前比较，●表示 $P<0.05$。

两组临床疗效及不良反应情况比较［例（%）］（李香君等，2019）

组别	例数	显效	有效	无效	总有效	不良反应情况
对照组	46	29（63.04）	10（21.74）	7（15.22）	39（84.78）	3（6.52）
观察组	46	38（82.61）	7（15.22）	1（2.17）	45（97.83）▼	2（4.35）

注：与对照组比较，▼表示 $P<0.05$。

朱晓燕（2019）观察了康复新液联合抗感颗粒治疗小儿疱疹性口腔炎的临床效果。将 40 例疱疹性口腔炎患儿随机分为对照组（20 例）以及治疗组（20 例）。对照组采用常规治疗方案，治疗组在常规治疗的基础上，联合应用康复新液以及抗感颗粒。结果显示，治疗组总有效率（95.0%）高于对照组（85.0%）（$P<0.05$）；治疗组的体温恢复时间、疼痛消退时间及疱疹消失时间均明显短于对照组（$P<0.05$）。结果表明，对疱疹性口腔炎患儿联合应用康复新液及抗感颗粒，临床疗效良好，可以快速缓解患儿临床症状，改善患儿预后。

两组临床疗效比较［例（%）］（朱晓燕，2019）

组别	例数	显效	有效	无效	总有效
治疗组	20	13（65.0）	6（30.0）	1（5.0）	19（95.0）
对照组	20	10（50.0）	7（35.0）	3（15.0）	17（85.0）

两组临床体征改善时间（$\bar{x}\pm s$，天）（朱晓燕，2019）

组别	例数	体温恢复时间	疼痛消退时间	疱疹消失时间
治疗组	20	1.3±0.7	1.2±0.9	1.2±0.8
对照组	20	3.2±1.4	4.2±1.7	3.7±1.7

林芬等（2019）进行了康复新液联合开喉剑喷雾剂治疗小儿疱疹性口腔炎的临床研究。将 92 例小儿疱疹性口腔炎患儿分为研究组和对照组各 46 例，两组均给予常规对症治疗，对照组给予开喉剑喷雾剂治疗，研究组在对照组基础上给予康复新液治疗。结果显示，研究组总有效率为 95.65%，显著高于对照组的 80.43%（$P<0.05$）。研究组的退热时间、疱疹消失时间、疼痛消失时间明显短于对照组（$P<0.05$）。治疗后，两组 CD3、CD4、CD4/CD8 水平明显升高（$P<0.05$），且研究组明显高于对照组（$P<0.05$）。结果表明，康复新液联合开喉剑喷雾剂治疗小儿疱疹性口腔炎的疗效确切。

两组临床疗效比较（林芬等，2019）

组别	例数	显效（例）	有效（例）	无效（例）	总有效率（%）
研究组	46	31	13	2	95.65
对照组	46	20	17	9	80.43

两组临床体征改善时间比较（$\bar{x}\pm s$，天）（林芬等，2019）

组别	例数	退热时间	疱疹消失时间	疼痛消失时间
研究组	46	2.19±0.46	41.2±0.71	2.95±0.58
对照组	46	3.26±0.73	5.20±0.94	3.87±0.61
t 值		8.411	6.218	7.413
P 值		<0.05	<0.05	<0.05

两组治疗前后 CD3、CD4、CD4/CD8 水平比较（$\bar{x}\pm s$）（林芬等，2019）

组别	时间	例数	CD3（%）	CD4（%）	CD4/CD8
研究组	治疗前	46	42.83±5.47	31.94±3.61	1.09±0.25
	治疗后	46	85.92±7.36	53.78±4.69	1.46±0.30
对照组	治疗前	46	43.01±5.52	32.10±3.72	1.10±0.26
	治疗后	46	74.75±6.81	47.36±4.07	1.31±0.23

参考文献

张志愿，俞光岩. 口腔科学［M］. 8 版. 北京：人民卫生出版社，2013.

姜之炎，王雪峰，张靖延，等. 中医儿科临床诊疗指南·小儿口疮（修订）［J］. 中医儿科杂志，2018，14（4）：1－5.

魏群. 口疮的中医治疗体会［J］. 河南中医，2002，22（5）：54.

胡淑英，胡林海，俞亚娣. 利巴韦林气雾剂合用康复新液治疗疱疹性口腔炎 88 例疗效观察［J］. 安徽医药，2006，10（12）：917.

乔小宇，曹红利. 康复新液治疗疱疹性口腔炎疗效观察［J］. 现代中西医结合杂志，2010，19（5）：542-543.

梁丽. 康复新液治疗小儿疱疹性口腔炎的疗效分析［J］. 实用医学杂志，2010，26（19）：3618-3819.

尹灿凤. 康复新液局部治疗婴幼儿疱疹性龈口炎的疗效观察［J］. 四川医学，2011，32（6）：886-887.

吴婧暐，韩燕. 康复新液治疗疱疹性龈口炎临床观察［J］. 医学综述，2011，17（11）：1750-1751.

肖玲，容艳，胡兰. 单磷酸阿糖腺苷联合康复新液治疗小儿疱疹性口腔炎临床疗效分析［J］. 四部医学，2013，25（9）：1355-1356.

王莉. 康复新液联合蒲地蓝消炎口服液治疗疱疹性口炎［J］. 四川医学，2013，34（1）：51-52.

贾翠玲，贾爱玲，肖菲. 康复新液与阿昔洛韦联用治疗疱疹性口炎病人的临床疗效探讨［J］. 黑龙江医药，2015，28（4）：861-863.

胡蓉蓉，张玲. 康复新液联合利巴韦林气雾剂治疗小儿疱疹性口腔炎疗效观察［J］. 新中医，2016，48（9）：134-135.

肖雷，邹学红. 康复新液联合单磷酸阿糖腺苷、溶菌酶治疗小儿疱疹性口腔炎疗效及对血清炎症因子的影响［J］. 现代中西医结合杂志，2017，26（35）：3951-3952.

梁秋娟，周花枝，郭涛. 清心解毒汤联合康复新液治疗小儿疱疹性口腔炎的疗效及对患者血清炎症因子水平的影响［J］. 河北中医，2018，40（9）：1321-1322.

李香君，沈丹，李艳敏. 康复新液联合单磷酸阿糖腺苷、溶菌酶治疗小儿疱疹性口腔炎疗效及对血清炎症因子的影响［J］. 中华中医药学刊，2019，37（5）：1222-1224.

朱晓燕. 康复新液联合抗感颗粒治疗小儿疱疹性口腔炎的临床治疗效果［J］. 吉林医学，2019，40（5），1021-1022.

林芬，刘江海，姚宝峰，等. 康复新液联合开喉剑喷雾剂治疗小儿疱疹性口腔炎临床研究［J］. 新中医，2019，51（10）：190-191.

第三节 疱疹性咽峡炎

一、现代医学概述

（一）定义

疱疹性咽峡炎是由肠道病毒（Enterovirus，EV）感染引起的儿童急性上呼吸道感染性疾病。

（二）流行病学

四季均可发病，春、夏季为主，一般呈散发流行或地区性暴发流行。疱疹性咽峡炎的流行无明显地区性差异，托幼机构、早教机构、社区等易感人群较为集中的场所易发生聚集性传播。

（三）病因和发病机制

疱疹性咽峡炎由肠道病毒引起，主要病原是柯萨奇病毒 A 型（Coxsackievirus－A，CV－A）和肠道病毒 71 型（Enterovirus－71，EV－71），埃可病毒也可引起。潜伏期 3~5 天，患儿和隐性感染者都是重要传染源，可经粪－口途径、呼吸道或接触患者口鼻分泌物、皮肤或黏膜疱疹液及被其污染的手及物品等传播，饮用或食入被病毒污染的水和食物亦可传播。

（四）临床表现

急性起病、发热和咽痛，多为中低热，部分可达 40℃以上，热程 2~4 天，可伴咳嗽、流涕、呕吐、腹泻，有时还有头痛、腹痛或肌痛，咽痛重者可影响吞咽。发热期间年龄较大患儿可出现精神差或嗜睡、食欲差，年幼患儿可因口腔疼痛出现流涎、哭闹、厌食。个别患儿症状重，多发生在 3 岁以下患儿，表现为持续发热且不易退，易惊，肢体抖动，呼吸、心率增快等类似重症手足口病的临床表现。

（1）局部表现：咽部充血，散在灰白色疱疹，周围有红晕，直径 2~4mm，数目多少不等，1~2 天后破溃形成小溃疡，此种黏膜疹多见于咽腭弓、软腭、悬雍垂及扁桃体，也可见于口腔的其他部位。

（2）全身和咽部表现：一般在 7 天左右自愈，预后良好，个别重症患儿（多为 EV－A71 感染引起）可出现脑干脑炎、无菌性脑膜炎、急性迟缓性麻痹、肺水肿和（或）肺出血、心肌炎等并发症，甚至导致死亡。

（五）诊断

结合年龄（婴幼儿）、流行病学史（流行季节、托幼机构或周围人群有流行、接触史）、典型症状（急性起病、发热和咽痛）、特征性咽峡部损害（咽腭弓、软腭、悬雍垂及扁桃体上灰白色疱疹或溃疡）和病原学检查即可做出疱疹性咽峡炎的诊断。

（六）治疗

1. 一般治疗

居家隔离 2 周，保持空气清洁、流通，清淡饮食，饭后生理盐水漱口或擦拭，保持皮肤清洁，密切观察患儿精神状况和饮食状态，注意并发症的发生。

2. 对症治疗

（1）控制高热，发热 38.5℃ 以上应给予物理降温，或给予退热药物（布洛芬、对乙酰氨基酚）。

（2）高热惊厥者及时进行止惊治疗（咪达唑仑、地西泮缓慢静脉注射，水合氯醛灌肠）。

3. 病因治疗

目前尚无特效抗肠道病毒药物，可采用利巴韦林、干扰素等治疗。

4. 重症治疗

（1）普通病例门诊治疗，有以下并发症者为重症病例，需住院治疗：脑干脑炎、急性迟缓性麻痹、无菌性脑膜炎、心肌炎。

（2）并发症（即重症病例）治疗参考手足口病。

二、中医学概述

疱疹性咽峡炎归属"口疮"范畴。

（一）病因病机

小儿脏腑娇嫩、形气未充，为稚阳之体，常表现为肺气弱脾不足。其冷暖不自知，饮食不洁或不节，暑热之季喜贪凉饮冷，致肺卫不固、脾胃不和，外感时行邪毒乘虚经口鼻而入，蕴郁肺脾。

咽喉是经脉循行交会之处，十二经脉皆与其相通，尤与肺脾胃密切相关。咽喉为肺系，由肺所主，系肺之门户。口咽为胃系之所属，与胃相通。脾与胃互为表里，足太阴脾经络于胃，上挟咽喉，故咽喉与脾也有密切关系。暑湿之邪蕴郁肺脾，卫气同病，湿热熏蒸，循经壅遏咽喉，聚集于咽峡部，初起热郁为疹，湿聚成疱；湿热蕴遏时久，毒热化火，则疱疹潮红、破溃为疡。

（二）辨证论治

参见"疱疹性口炎"相关内容。

三、康复新液治疗疱疹性咽峡炎的临床研究

张丽蓉等（2011）观察了康复新液治疗疱疹性咽峡炎的效果。将 65 例疱疹性咽峡炎患儿随机分为治疗组（35 例）、对照组（30 例），两组均给予利巴韦林［10~15mg/（kg·d）］抗病毒、常规退热及对症治疗，治疗组加用康复新液口服，对两组治疗效果进行比较。治疗组显效率为 94.2%，对照组显效率为 66.7%，差异有统计学意义（$P < 0.05$）。结果表明，康复新液治疗疱疹性咽峡炎效果满意，使用安全。

李慧竹等（2012）观察了金银花软胶囊联合康复新液治疗疱疹性咽峡炎的效果。将 315 例疱疹性咽峡炎患儿随机分为对照组、单一治疗组和联合治疗组各 105 例。对照组给予利巴韦林冲剂，每天 3 次；单一治疗组给予金银花软胶囊，每次 1~2 粒，每天 3 次，同时给予康复新液口腔内含服，每次 0.5~2.0mL，每天 3~5 次；联合治疗组同时给予利巴韦林冲剂、金银花软胶囊联合康复新液治疗。各组疗程均为 7 天。观察各组退热时间、疱疹消退时间及临床疗效。结果显示，联合治疗组退热时间、疱疹消退时间明显短于对照组和单一治疗组，差异有统计学意义（$P < 0.05$）。对照组、单一治疗组、联合治疗组总有效率分别为 85.7%、87.6%、97.1%，单一治疗组总有效率与对照组比较，差异无统计学意义（$P > 0.05$），联合治疗组总有效率明显优于对照组和单一治疗组（$P < 0.05$）。结果表明，金银花软胶囊联合康复新液治疗疱疹性咽峡炎效果良好，与利巴韦林冲剂联合使用效果更佳。

各组退热时间与疱疹消退时间比较（$\bar{x} \pm s$，天）（李慧竹等，2012）

组别	例数	退热时间	疱疹消退时间
对照组	105	3.89±1.42*	4.93±2.08*
单一治疗组	105	3.21±1.29*	4.64±1.91*
联合治疗组	105	2.28±0.91	3.18±1.15

注：与联合治疗组比较，* 表示 $P < 0.05$。

各组临床疗效比较［例（%）］（李慧竹等，2012）

组别	例数	显效	有效	无效	总有效
对照组	105	50（47.6）	40（38.1）	15（14.3）	90（85.7）
单一治疗组	105	54（51.4）	38（36.2）	13（12.4）	92（87.6）
联合治疗组	105	65（61.9）	37（35.2）	3（2.9）	102（97.1）

李捷等（2013）观察了康复新液治疗小儿疱疹性咽峡炎的效果。将 131 例疱疹性咽峡炎患儿随机分为治疗组（66 例）和对照组（65 例）。两组均予炎琥宁注射液静脉滴注，行退热、抗细菌感染等对症处理，加强呼吸道护理，在此基础上，对照组采用 1% 碘甘油涂抹咽部，治疗组采用康复新液涂抹咽部加口服，均连续治疗 3~5 天。结果显示，治疗组总有效率优于对照组，差异有统计学意义（$P < 0.05$）。结果表明，康复新液治疗小儿疱疹性咽峡炎疗效确切，无不良反应发生，可作为临床治疗小儿疱疹性咽峡

炎的常规治疗方法。

两组临床疗效比较（李捷等，2013）

组别	例数	显效［例（%）］	有效［例（%）］	无效［例（%）］	总有效率（%）
治疗组	66	45（68.2）	18（27.3）	3（4.5）	95.5
对照组	65	38（58.5）	17（26.1）	10（15.3）	84.6

周耀玲等（2015）观察了康复新液佐治小儿疱疹性咽峡炎的效果。将100例临床诊断为疱疹性咽峡炎的患儿随机分为对照组和观察组各50例，对照组应用利巴韦林喷剂加蒲地蓝消炎口服液，观察组在对照组治疗的基础上加用康复新液喷于咽峡部。对照组体温恢复正常时间、咽痛消失时间、疱疹及溃疡愈合时间、总病程均长于观察组（$P<$0.05）。结果表明，利巴韦林喷剂加蒲地蓝消炎口服液联合康复新液治疗小儿疱疹性咽峡炎疗效良好。

两组一般资料比较（周耀玲等，2015）

组别	例数	性别		年龄（$\bar{x}\pm s$，岁）	发热程度			咽痛（例）	白细胞计数		
		男（例）	女（例）		低热（例）	中热（例）	高热（例）		(4.0～10.0)×10⁹/L（例）	(10.0～11.0)×10⁹/L（例）	(11.0～12.9)×10⁹/L（例）
对照组	50	32	18	3.3±1.4	25	17	8	50	38	8	4
观察组	50	29	21	3.5±1.8	27	15	8	50	38	7	5
χ^2/t 值		0.38		0.54	4.30				0.20		
P 值		>0.05		>0.05	>0.05				>0.05		

*白细胞计数列表头为：(4.0～10.0)×10⁹/L（例）、(10.0～11.0)×10⁹/L（例）、(11.0～12.9)×10⁹/L（例）

治疗后两组临床症状比较（周耀玲等，2015）

组别	例数	发热程度（例）			咽痛消失例数（例）	疱疹或溃疡例数（例）	体温恢复正常时间（$\bar{x}\pm s$，天）	咽痛消失时间（$\bar{x}\pm s$，天）	疱疹及溃疡愈合时间（$\bar{x}\pm s$，天）	总病程（$\bar{x}\pm s$，天）
		低热	中热	高热						
对照组	50	8	4	1	30	20	4.02±0.73	4.86±0.68	5.67±0.94	7.26±0.76
观察组	50	3	1	0	40	5	3.32±0.56	3.52±0.53	4.76±0.85	5.36±0.63
χ^2/t 值		2.567			4.762	12.000	3.021	3.109	3.213	3.522
P 值		>0.05			<0.05	<0.05	<0.05	<0.05	<0.05	<0.05

鲍先握等（2015）观察了利巴韦林联合康复新液雾化吸入治疗疱疹性咽峡炎的临床效果。将178例疱疹性咽峡炎患者随机分为观察组和对照组各89例。在利巴韦林10mg/（kg·d）静脉滴注的基础上，观察组加用康复新液5mL超声雾化吸入；对照组加用桂林西瓜霜喷剂局部喷涂。治疗后观察组的咽痛流涎时间、疱疹及溃疡愈合时间、退热时间均短于对照组，差异有统计学意义（$P<$0.05）；观察组的总有效率明显高于

对照组，差异有统计学意义（$P<0.05$）。结论表明，利巴韦林联合康复新液超声雾化吸入治疗疱疹性咽峡炎可缩短疗程、明显缓解疼痛，效果良好，可推广使用。

两组咽痛流涎、疱疹及溃疡愈合、退热时间比较（$\bar{x}\pm s$，天）（鲍先握等，2015）

组别	咽痛流涎时间	疱疹及溃疡愈合时间	退热时间
对照组	2.98 ± 1.94	5.28 ± 2.19	3.34 ± 2.31
观察组	2.34 ± 1.34*	4.30 ± 1.40**	2.29 ± 1.37**

注：与对照组比较，* 表示 $P<0.05$，** 表示 $P<0.01$。

两组临床疗效比较（鲍先握等，2015）

组别	显效（例）	有效（例）	无效（例）	总有效率（%）
对照组	33	35	21	76.40
观察组	49	29	11	87.64*

注：与对照组比较，* 表示 $P<0.05$。

任玉蓉（2015）观察了蒲地蓝消炎口服液联合康复新液治疗小儿疱疹性咽峡炎的效果。纳入 166 例疱疹性咽峡炎患儿，采用随机数字表法分为治疗组（86 例）和对照组（80 例）。两组均给予常规综合治疗，包括室内通风、多休息、进食清淡及易消化的食物、多饮水，以及进行相关对症处理，合并细菌感染者给予口服抗生素。治疗组在常规综合治疗基础上给予口服蒲地蓝消炎口服液并联合康复新液涂抹患处，对照组在常规综合治疗基础上给予利巴韦林颗粒口服，观察两组退热时间、流涎消失时间、疱疹及溃疡消失时间，比较总病程并评价疗效。治疗组总有效率为 97.7%，对照组总有效率为 83.8%，差异有统计学意义（$P<0.05$）。治疗组退热时间、流涎消失时间、疱疹及溃疡消失时间及总病程明显短于对照组，差异有统计学意义（$P<0.01$）。结果表明，蒲地蓝消炎口服液联合局部涂抹康复新液治疗小儿疱疹性咽峡炎的效果优于口服利巴韦林颗粒，值得临床推广应用。

两组临床疗效比较（任玉蓉，2015）

组别	例数	显效［例（%）］	有效［例（%）］	无效［例（%）］	总有效率（%）
治疗组	86	53（61.6）	31（36.0）	2（2.3）	97.7
对照组	80	33（41.3）	34（42.5）	13（16.3）	83.8

两组临床症状、体征消失时间比较（$\bar{x}\pm s$，天）（任玉蓉，2015）

组别	例数	退热时间	流涎消失时间	疱疹及溃疡消失时间	总病程
治疗组	86	2.15 ± 0.52	2.72 ± 0.64	3.45 ± 0.64	4.37 ± 0.71
对照组	80	3.45 ± 0.63	3.68 ± 0.63	5.56 ± 0.82	6.69 ± 0.85
u 值		14.97	9.90	19.03	17.50
P 值		<0.01	<0.01	<0.051	<0.01

郭小丽等（2017）探讨了康复新液雾化吸入联合小儿双金清热口服液治疗急性期疱疹性咽峡炎合并心肌损害的效果。将90例急性期疱疹性咽峡炎合并心肌损害患儿随机分为观察组（45例）和对照组（45例），两组均给予常规西医治疗，对照组在常规治疗基础上给予康复新液雾化吸入治疗，观察组在对照组治疗基础上加用小儿双金清热口服液治疗，疗程5~7天。观察两组治疗后临床症状体征消失、血清炎性指标、心肌酶以及心电图异常情况。观察组退热时间、咽峡部疱疹消失时间、流涎消退时间、恢复进食时间、咽痛消失时间及住院时间均显著短于对照组（$P<0.05$）；两组治疗后白细胞（WBC）计数、中性粒细胞（GRAN）计数、GRAN比例、中间细胞百分比（MON）及超敏C反应蛋白（hs-CRP）水平显著下降（$P<0.05$），观察组上述指标的改善情况显著优于对照组（$P<0.05$）；两组治疗后血清肌钙蛋白Ⅰ（cTnⅠ）、肌酸激酶（CK）、肌酸激酶同工酶（CK-MB）、乳酸脱氢酶（LDH）水平显著下降（$P<0.05$），观察组上述指标显著低于对照组（$P<0.05$）；观察组治疗期间心电图异常发生率显著低于对照组（$P<0.05$）。结果表明，康复新液雾化吸入联合小儿双金清热口服液能够显著改善急性期疱疹性咽峡炎合并心肌损害患儿的临床症状体征，抑制机体炎性状态，促进患儿康复，可减轻心肌损害程度，具有一定的心肌保护效应。

两组临床症状体征消失时间及住院时间比较（$\bar{x}\pm s$，天）（郭小丽等，2017）

组别	例数	退热时间	咽峡部疱疹消失时间	流涎消退时间	咽痛消失时间	恢复进食时间	住院时间
观察组	45	1.35±0.39	3.28±0.45	2.23±0.42	2.23±0.61	1.12±0.23	6.1±0.50
对照组	45	2.07±0.48	4.14±0.59	3.40±0.55	3.60±0.58	1.75±0.33	7.2±0.71
t值		4.890	6.287	5.661	4.109	5.012	5.582
P值		<0.05	<0.05	<0.05	<0.05	<0.05	<0.05

两组治疗前后血清炎性指标比较（$\bar{x}\pm s$）（郭小丽等，2017）

组别	例数	时间	WBC（$\times10^9$/L）	GRAN（$\times10^9$/L）	GRAN比例（%）	MON（%）	hs-CRP（mg/L）
观察组	45	治疗前	12.41±2.20	9.67±2.24	88.50±4.39	11.39±2.30	12.28±2.44
		治疗后	6.24±1.24①	5.21±1.48①	62.29±4.50①	7.21±1.11①	3.49±0.85①
t值			7.892	5.980	5.672	4.908	8.093
P值			<0.05	<0.05	<0.05	<0.05	<0.05
对照组	45	治疗前	12.501±2.31	9.69±2.17	88.91±5.30	11.51±2.16	12.56±2.27
		治疗后	7.10±1.34	6.30±1.37	66.59±4.32	8.04±1.25	4.55±0.88
t值			5.893	5.663	4.019	3.894	7.340
P值			<0.05	<0.05	<0.05	<0.05	<0.05

注：与对照组治疗后比较，①表示$P<0.05$。

两组治疗前后血清心肌酶指标比较（$\bar{x}\pm s$）（郭小丽等，2017）

组别	例数	时间	cTnⅠ（μg/L）	CK（IU/L）	CK－MB（IU/L）	LDH（IU/L）
观察组	45	治疗前	0.21±0.05	223.88±25.80	35.72±4.72	283.83±33.51
		治疗后	0.03±0.01[①]	125.33±15.79[①]	16.33±2.59[①]	163.60±18.82[①]
t 值			6.190	5.189	5.289	7.109
P 值			<0.05	<0.05	<0.05	<0.05
对照组	45	治疗前	0.22±0.03	225.50±22.67	36.50±4.39	286.27±30.29
		治疗后	0.04±0.02	154.71±18.60	20.20±4.61	195.19±19.70
t 值			5.876	5.783	4.489	6.809
P 值			<0.05	<0.05	<0.05	<0.05

注：与对照组治疗后比较，[①]表示 $P<0.05$。

两组治疗期间心电图异常发生率比较［例（%）］（郭小丽等，2017）

组别	例数	ST－T改变	房室传导阻滞	室上性心动过速	窦性心动过速	房性早搏	室性早搏	合计
观察组	45	3（6.7）	1（2.2）	1（2.2）	4（8.9）	2（4.4）	0（0）	11（24.4）[①]
对照组	45	5（11.1）	3（6.7）	1（2.2）	7（15.6）	5（11.1）	2（4.4）	23（51.1）

注：与对照组比较，[①]表示 $P<0.05$。

周文艳（2018）探讨了康复新液治疗疱疹性咽峡炎的效果。选 120 例疱疹性咽峡炎患儿，将采用利巴韦林静脉滴注常规治疗的 58 例患儿设为对照组，将在此基础上加用康复新液治疗的 62 例患儿设为治疗组。治疗组男性 34 例、女性 28 例；年龄 6 个月至 6 岁，平均（2.3±0.3）岁；体温 37.9~40.2℃，平均（38.4±0.4）℃；病程 6~39 小时，平均（22.6±4.5）小时。对照组男性 31 例、女性 27 例；年龄 5 个月至 6 岁，平均（2.3±0.3）岁；体温 37.7~39.8℃，平均（38.4±0.4）℃；病程 7~41 小时，平均（22.5±4.6）小时。纳入标准：高热，咽喉充血，咽腭弓、软腭处有散在 2~4mm 的疱疹，四周有红晕，疱疹破溃可形成溃疡，疼痛较明显，可影响饮食。两组年龄、性别、病程、体温等一般资料差异无统计学意义（$P>0.05$），具有可比性。结果表明，利巴韦林常规治疗能够取得一定的疗效，但联合康复新液治疗疱疹性咽峡炎能显著提升治疗有效率，各项症状消退时间更短，且无不良反应，值得临床推广。

两组一般资料比较（周文艳，2018）

组别	例数	性别		年龄（$\bar{x}\pm s$，岁）	病程（$\bar{x}\pm s$，小时）	体温（$\bar{x}\pm s$，℃）
		男性	女性			
治疗组	62	34	28	2.3±0.3	23±5	38.4±0.4
对照组	58	31	27	2.3±0.3	22±5	38.4±0.5
χ^2/t 值		1.242		0.490	0.072	0.238
P 值		0.265		0.625	0.943	0.812

两组临床疗效比较（例）（周文艳，2018）

组别	例数	显效	有效	无效
治疗组	62	33	25	4
对照组	58	25	23	10

两组临床症状消退时间比较（$\bar{x} \pm s$，天）（周文艳，2018）

组别	例数	咽痛、流涎停止时间	退热时间	溃疡愈合时间
治疗组	62	2.4±0.6	2.7±0.6	3.3±0.8
对照组	58	3.8±0.6	3.1±0.7	4.8±0.8
t 值		13.451	3.649	10.038
P 值		<0.01	<0.01	<0.01

参考文献

中华医学会儿科学分会感染学组，国家感染性疾病医疗质量控制中心. 疱疹性咽峡炎诊断及治疗专家共识（2019 年版）[J]. 中华儿科杂志，2019，57（3）：177－180.

姜之炎，王雪峰，张靖延，等. 中医儿科临床诊疗指南·小儿口疮（修订）[J]. 中医儿科杂志，2018，14（4）：1－5.

孙桂连. 小儿疱疹性咽峡炎因机证治探讨 [J]. 中国中医基础医学杂志，2015，21（8）：1048－1049.

张丽蓉，欧婧岚，陈刚. 康复新液治疗疱疹性咽峡炎 65 例疗效观察 [J]. 中国医学工程，2011，19（3）：146.

李慧竹，兰秀聪，郑桂爱. 金银花软胶囊联合康复新液治疗疱疹性咽峡炎 105 例疗效观察 [J]. 中医杂志，2012，53（9）：758－760.

李捷，王雪芹. 康复新液治疗小儿疱疹性咽峡炎疗效观察 [J]. 临床医学，2013，33（11）：89－90.

周耀玲，李静，王俊霞，等. 康复新液佐治小儿疱疹性咽峡炎疗效观察 [J]. 儿科药学杂志，2015，21（2）：15－17.

鲍先握，戴杰，林海升，等. 利巴韦林联合康复新液雾化吸入治疗疱疹性咽峡炎疗效观察 [J]. 中成药，2015，37（7）：1622－1623.

任玉蓉. 蒲地蓝消炎口服液联合康复新液治疗小儿疱疹性咽峡炎疗效观察 [J]. 儿科药学杂志，2015，21（8）：23－25.

郭小丽，张苏棉. 康复新液雾化吸入联合小儿双金清热口服液治疗急性期疱疹性咽峡炎合并心肌损害疗效观察 [J]. 现代中西医结合杂志，2017，26（14）：1560－1563.

周文艳. 康复新液治疗疱疹性咽峡炎的临床观察 [J]. 山西医药杂志，2018，47（19）：2357－2359.

第四节 尿布皮炎

一、现代医学概述

（一）定义

尿布皮炎指新生儿的肛门附近、臀部、会阴部等处皮肤发红，有散在斑丘疹或疱疹，又称新生儿红臀。

（二）流行病学

毛桂龙等（2017）统计发现，新生儿尿布皮炎发生率可达 16％～35％。

（三）病因和发病机制

尿布皮炎发生的直接原因是尿布更换不勤，尿液中尿素被粪便中的细菌分解产生氨，在尿布潮湿的环境下，直接刺激新生儿局部皮肤，导致尿布皮炎。

尿布皮炎的发生还与多种诱因有关，如喂养方面，混合喂养的新生儿较单纯配方奶喂养的新生儿大便次数多且较稀，混合喂养的新生儿粪便及尿液 pH 值较纯母乳喂养的新生儿低，故尿布皮炎发生率高。因黄疸而接受蓝光照射治疗的新生儿常见的不良反应之一即为腹泻，也会导致尿布皮炎发生率升高。尿布质地和染料及一些可能导致患儿腹泻或慢性腹泻的原因也是致病因素，真菌感染与尿布皮炎可能也存在相关性。

（四）临床表现

尿布接触部位出现边缘清楚的鲜红色红斑，较重者可伴丘疹、水疱及糜烂渗液，如果并发感染可产生小脓点，可伴有全身症状，如哭闹、发热、食欲减退，严重者可引起皮下坏疽，甚至败血症。

（五）诊断

根据皮炎的部位及特征性的临床表现可诊断。需与其他小儿常见皮炎鉴别，如痱子、脓疱病、皮下脂溢型皮炎等。

（六）治疗

1. 加强护理

环境通风，保持皮肤清洁干燥，大小便后洗净臀部，多暴露于空气、阳光下，勤换尿布，选择吸收力强的纸尿布。

2. 局部治疗

臀部潮红时，可外涂硼酸、氧化锌、滑石粉混合组成的三合粉或痱子粉。有糜烂时，先用3％硼酸溶液湿敷，待渗出停止后再外涂氧化锌油或含抗菌药物的炉甘石洗剂。可用于涂抹的药物有：

（1）活力碘/锌、纳米银制剂。

（2）抗生素软膏，如硝酸咪唑软膏、制霉菌素、复方曲安奈德乳膏、莫匹罗星软膏等。

（3）外用中药，如康复新液、京万红软膏、马应龙麝香痔疮膏、炉甘石洗剂、紫草油等。茶叶（尤其是绿茶）、珍珠粉、蜂蜜等局部外用均对尿布皮炎有一定的疗效。

3. 物理疗法

包括温水擦洗、电吹风疗法、红外线理疗、局部氧疗等。

二、中医学概述

尿布皮炎归属"湮尻疮""淹尻疮""猴子疳"等范畴。

（一）病因病机

小儿体肌娇嫩、气血未充、经脉未盛、卫外未固，加之调护失宜，大小便后不及时更换尿布，屎尿淹渍，污垢浸渍，以致湿热秽浊乘机浸淫蕴阻肌肤、经脉失疏、营卫失和、气血运行紊乱。肌肤失养，甚至湿困热郁、热郁化火、火毒互结、肆掠肌肤，而发为本病。

（二）辨证论治

1. 湿热蕴结证

（1）证候：皮损潮红、水肿，或有丘疹、水疱、糜烂、渗出，边缘清楚，患儿可有哭闹不安。

（2）治法：清热利湿，佐以解毒。

2. 热毒炽盛证

（1）证候：局部红肿、脓疱，浅在性溃疡，常伴发热、哭闹不安、不喜进食、便秘、小便黄赤。

（2）治法：清热利湿、凉血解毒。

三、康复新液治疗尿布皮炎的临床研究

李林阁（2005）观察了康复新滴剂治疗新生儿尿布皮炎的效果。将111例尿布皮炎患儿随机分为治疗组（70例）和对照组（41例）。两组臀部护理次数和方法相同，均于臀部冲洗后以柔布拭干，分别用康复新滴剂3～5mL（治疗组）或紫草油滴剂1～3mL（对照组）均匀涂搽于病变皮肤表面，每日3～4次，疗程7～10天。结果显示，治疗组有效率为97.15％，对照组为70.17％。结果表明，康复新滴剂治疗新生儿尿布皮炎临床效果好、疗程短，无不良反应。

两组临床疗效比较 [例（%）]（李林阁，2005）

组别	例数	显效	有效	无效	有效
治疗组	70	45（64.29）	23（32.86）	2（2.85）	68（97.15）
对照组	41	8（19.51）	22（53.66）	11（26.83）	30（70.17）

两组疗程比较 [例（%）]（李林阁，2005）

组别	例数	3～5 天	6～10 天	>10 天
治疗组	70	39（55.72）	27（38.57）	4（5.71）
对照组	41	11（26.89）	13（31.70）	17（41.46）

赵秀花（2011）观察了局部吹氧加康复新治疗新生儿重度红臀的效果。将Ⅱ度或Ⅲ度重度红臀患儿 68 例，随机分为两组：治疗组（36 例）、对照组（32 例）。对照组每次排便清洁后给予鞣酸软膏均匀涂擦；治疗组每次排便清洁后给予康复新液均匀喷洒在臀部破损处，而后给予局部吹氧，每次吹氧 15～20 分钟，每日 3 次。结果显示，局部吹氧加康复新疗效好、疗程短。结果表明，局部吹氧加康复新治疗新生儿重度红臀相较于以往使用鞣酸软膏更有利于局部皮肤的暴露和干燥，可缩短重度红臀的治愈时间，治愈率高，患儿家属满意率高。

两组临床疗效比较 [例（%）]（赵秀花，2011）

组别	例数	显效	有效	无效	总有效
治疗组	36	22（61）	12（33）	2（6）	34（94）[①]
对照组	32	8（25）	13（41）	11（34）	21（66）

注：与对照组比较，[①]表示 P<0.05。

许天兰等（2011）观察了康复新液治疗新生儿尿布皮炎的效果。将 102 例尿布皮炎患儿随机分为观察组（52 例）、对照组（50 例）。两组每次大小便后冲洗臀部或使用湿纸巾擦净臀部，置于暖箱或远红外线辐射台，充分暴露臀部、会阴部使其保持干燥。观察组：单纯皮肤潮红伴水肿和（或）皮疹者，康复新液用棉签蘸湿后轻轻涂抹患处，3～5 次/天；伴有局部真菌或细菌感染者，加用抗真菌或抗生素软膏。对照组：使用院内制剂鞣酸软膏外涂，3～5 次/天；伴有局部真菌或细菌感染者，加用抗真菌或抗生素软膏。两组均勤换尿布，保持局部皮肤清洁。结果显示，观察组总有效率为 100.0%，对照组总有效率为 76.0%，两组比较差异有统计学意义（P<0.01）。结果表明，康复新液适用于尿布皮炎的治疗，值得临床推广使用。

两组临床疗效比较（许天兰等，2011）

组别	例数	显效	有效	无效	总有效率（%）
观察组	52	48	4	0	100.0
对照组	50	25	13	12	76.0

宗小敏等（2012）观察了康复新液治疗新生儿尿布皮炎的效果。将 74 例新生儿尿布皮炎患儿随机分为对照组和试验组，各 37 例。对照组采用常规护理，试验组采用常规护理联合康复新液治疗，比较两组效果。结果显示，试验组总有效率为 97.30%，对照组总有效率为 72.97%，差异有统计学意义（$P<0.05$）。结果表明，常规护理联合康复新液治疗新生儿尿布皮炎具有较好效果，值得在临床推广应用。

两组临床疗效比较［例（%）］（宗小敏等，2012）

组别	例数	显效	有效	无效	总有效
对照组	37	11（29.73）	16（43.24）	10（27.03）	27（72.97）
试验组	37	25（67.57）[①]	11（29.73）	1（2.70）[①]	36（97.30）[①]

注：与对照组比较，[①]表示 $P<0.05$。

金佩丽等（2013）观察了康复新液治疗早产儿尿布皮炎的效果。将 176 例患儿随机分为治疗组（90 例）和对照组（86 例）。治疗组予康复新液涂抹患处，对照组用强生婴儿护臀膏涂抹患处。结果显示，治疗组和对照组轻度尿布皮炎治疗的总有效率分别为 92.31% 和 84.00%，针对重度尿布皮炎治疗的总有效率分别为 88.84% 和 61.11%。结果表明，康复新液治疗早产儿尿布皮炎的疗效良好，无不良反应，值得临床推广。

两组轻度尿布皮炎临床疗效比较［例（%）］（金佩丽等，2013）

组别	例数	显效	有效	无效	总有效
治疗组	52	32（61.54）	16（30.77）	4（7.69）	48（92.31）
对照组	50	26（52.00）	16（32.00）	8（16.00）	42（84.00）

两组重度尿布皮炎临床疗效比较［例（%）］（金佩丽等，2013）

组别	例数	显效	有效	无效	总有效
治疗组	38	21（55.26）	12（31.58）	5（13.16）	33（88.84）
对照组	36	13（36.11）	9（25.00）	14（38.89）	22（61.11）

陈怡等（2014）分析了局部康复新液与达克宁粉联合治疗新生儿尿布疹的效果及可行性。对新生儿重症监护室采用局部康复新液与达克宁粉联合治疗的 78 例尿布疹患儿的临床资料进行回顾性分析。结果显示，78 例患儿通过局部康复新液与达克宁粉联合治疗处理后，创面愈合快，无 1 例发生感染，无其他并发症发生，治愈率 100%。结果表明，局部康复新液与达克宁粉联合治疗新生儿尿布疹，具有疗效好、疗程短的优点，值得推广。

王卓等（2015）观察了重组牛碱性成纤维细胞生长因子联合康复新液治疗新生儿尿布皮炎的效果。将 120 例新生儿尿布皮炎患儿采用随机数字表法分为对照组和观察组，每组各 60 例，对照组采用常规护理，观察组使用重组牛碱性成纤维细胞生长因子联合康复新液护理。比较两组的治疗总有效率和愈合时间。结果显示，观察组治疗总有效率为 95.00%，对照组治疗总有效率为 70.00%，差异有统计学意义（$P<0.05$）。观察组

愈合时间短于对照组愈合时间，两组比较差异有统计学意义（$P<0.05$）。结果表明，重组牛碱性成纤维细胞生长因子联合康复新液治疗新生儿尿布皮炎效果良好，值得在临床推广和应用。

两组临床疗效和愈合时间比较（王卓等，2015）

组别	例数	显效	有效	无效	总有效率（%）	愈合时间（$\bar{x}\pm s$，天）
观察组	60	49	8	3	95.00	4.00 ± 0.82
对照组	60	32	10	18	70.00	6.00 ± 1.64
t/χ^2值					13.47	-1.59
P值					<0.05	<0.05

金泉等（2020）观察了康复新液联合蒙脱石散外用治疗小儿尿布皮炎的效果，并分析其抗炎作用机制。将112例尿布皮炎患儿按治疗方案不同分为对照组和观察组，每组各56例。对照组采用常规对症处理，观察组在此基础上给予康复新液联合蒙脱石散外用。对比两组的临床疗效、临床症状改善时间及血清炎性因子（TNF-α、IL-6、IL-4）水平。结果显示，观察组治疗的总有效率为96.4%，高于对照组的80.4%，差异有统计学意义（$P<0.05$）。观察组治疗后的红斑丘疹、渗液、皮肤糜烂及皮损消退时间分别为（1.14 ± 0.08）天、（2.05 ± 0.37）天、（2.67 ± 0.42）天、（3.71 ± 0.35）天，分别短于对照组的（2.05 ± 0.75）天、（3.67 ± 0.43）天、（4.59 ± 0.71）天、（5.25 ± 0.82）天，差异有统计学意义（$P<0.05$）。观察组治疗后的血清TNF-α、IL-6、IL-4水平分别为（8.69 ± 1.28）ng/L、（62.62 ± 6.71）ng/L、（4.35 ± 0.83）ng/L，均分别低于对照组的（13.31 ± 1.35）ng/L、（79.78 ± 7.93）ng/L、（6.73 ± 0.76）ng/L，差异有统计学意义（$P<0.05$）。结果表明，康复新液联合蒙脱石散外用治疗小儿尿布皮炎可有效提高治疗效果、降低血清炎性因子水平、缩短症状消退时间。

两组临床疗效比较［例（%）］（金泉等，2020）

组别	例数	显效	有效	无效	总有效
观察组	56	24（42.9）	30（53.6）	2（3.6）	54（96.4）
对照组	56	19（33.9）	26（46.4）	11（19.6）	45（80.4）

两组临床症状改善时间比较（$\bar{x}\pm s$，天）（金泉等，2020）

组别	例数	红斑丘疹消退时间	渗液消退时间	皮肤糜烂消退时间	皮损消退时间
观察组	56	1.14 ± 0.08	2.05 ± 0.37	2.67 ± 0.42	3.71 ± 0.35
对照组	56	2.05 ± 0.75	3.67 ± 0.43	4.59 ± 0.71	5.25 ± 0.82
t值		9.365	10.317	12.692	13.271
P值		<0.001	<0.001	<0.001	<0.001

两组治疗前后血清炎性因子水平比较（$\bar{x}\pm s$，ng/L）（金泉等，2020）

组别	例数	TNF$-\alpha$		IL-6		IL-4	
		治疗前	治疗后	治疗前	治疗后	治疗前	治疗后
观察组	56	19.66±1.37	8.69±1.28	90.15±13.05	62.62±6.71	9.61±1.22	4.35±0.83
对照组	56	18.79±1.42	13.31±1.35	91.73±11.18	79.78±7.93	9.53±1.37	6.73±0.76
t 值		0.165	9.361	0.452	7.187	0.573	9.391
P 值		0.757	<0.001	0.125	<0.001	0.139	<0.001

四、康复新液治疗尿布皮炎的典型病例

患者，男，10 天，因臀部皮肤溃烂 1 天来诊。诊断为尿布皮炎。

治疗方法：温水清洗后康复新液冲洗，涂抹，一天 5～6 次。

3 天后皮损消失。

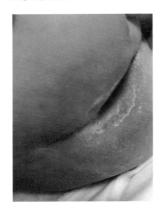 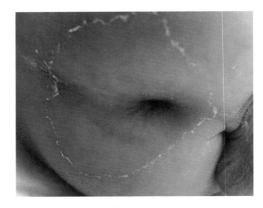

治疗前　　　　　　　　　　　　治疗 3 天

患儿治疗前后效果对比图

参考文献

毛桂龙，周卓巍，郭利敏. 尿布皮炎［J］. 中国实用乡村医生杂志，2017，24（6）：27－34.

欧阳恒，杨志波. 新编中医皮肤病学［M］. 北京：人民军医出版社，2000.

李林阁. 康复新滴剂治疗新生儿尿布皮炎疗效观察［J］. 河南中医学院学报，2005，20（3）：68－69.

赵秀花. 局部吹氧加康复新治疗新生儿重度红臀的观察与护理［J］. 现代中西医结合杂志，2011，20（2）：230－231.

许天兰，陈蓉. 康复新液治疗新生儿尿布皮炎的疗效观察［J］. 护士进修杂志，2011，26（3）：287.

宗小敏，罗红. 康复新液治疗新生儿尿布皮炎的效果评价［J］. 四川医学，2012，33（12）：2154－2155.

金佩丽，杨戎威. 康复新液治疗 90 例早产儿尿布皮炎的疗效观察［J］. 华西药学

杂志，2013，28（3）：333－334.

陈怡. 康复新液与达克宁粉联合治疗新生儿尿布疹的护理体会［J］. 吉林医学，2014，35（2）：399－400.

王卓，胡楠. 重组牛碱性成纤维细胞生长因子联合康复新液治疗新生儿尿布皮炎的效果观察［J］. 现代临床护理，2015，（12）：33－35.

金泉，边俊梅，袁小叶. 康复新液联合蒙脱石散治疗小儿尿布皮炎的疗效评价及抗炎作用分析［J］. 临床和实验医学杂志，2020，19（18）：1998－2000.

第八章

妇产科

第一节　子宫颈炎

一、现代医学概述

（一）定义

子宫颈炎（Cervicitis）指子宫颈发生的炎症，包括子宫颈阴道部（即子宫下端通向阴道的部分）炎症及子宫颈管黏膜炎症。

（二）流行病学

子宫颈炎是常见的妇科疾病，多发生于育龄期妇女，老年女性也可发生。

（三）分类

子宫颈炎是妇科常见疾病之一，临床上多见的子宫颈炎是急性子宫颈管黏膜炎。若急性子宫颈炎未经及时诊治或病原体持续存在，可导致慢性子宫颈炎症。

急性子宫颈炎（Acute cervicitis）指子宫颈发生的急性炎症，包括局部充血、水肿，上皮变性、坏死，黏膜、黏膜下组织、腺体周围见大量中性粒细胞浸润，腺腔中可有脓性分泌物。

慢性子宫颈炎（Chronic cervicitis）指子宫颈间质内有大量淋巴细胞、浆细胞等慢性炎细胞浸润，可伴有子宫颈腺上皮及间质的增生和鳞状上皮化生。

（四）病因和发病机制

子宫颈炎可由多种病原体引起，也可由物理因素、化学因素刺激引起，或机械性子宫颈损伤、子宫颈异物伴发感染引起。

1. 病原体感染

（1）性传播疾病病原体：淋病奈瑟菌、沙眼衣原体、单纯疱疹病毒、巨细胞病毒、生殖支原体、滴虫。

（2）内源性病原体：需氧菌、厌氧菌。

2. 其他原因

（1）对杀精剂、冲洗剂中化学物质或避孕套中的乳胶过敏。

（2）卫生棉条、子宫托或避孕装置如横膈膜、宫内节育器造成的刺激或损伤。

（3）阴道菌群紊乱：阴道内正常、健康的细菌被不健康或有害的细菌替代，也被称为细菌性阴道病。

（4）激素失调：较低的雌激素水平或较高水平的孕酮干扰机体。

（五）临床表现

大部分患者没有明显的临床症状，有症状者表现为：
（1）白带分泌增多，呈灰色或淡黄色、脓性，或伴有异味。
（2）异常阴道出血，如月经间期出血。
（3）阴道分泌物刺激外阴，出现瘙痒感、灼热或其他不适。
（4）性交时疼痛。
（5）腰腹部酸痛。

（六）诊断

（1）两个特征性体征，具备一个或两个同时具备：
①于子宫颈管或子宫颈管棉拭子标本上，肉眼见到脓性或黏液脓性分泌物。
②用棉拭子擦拭子宫颈管时，容易诱发子宫颈管内出血。
（2）显微镜检查子宫颈或阴道分泌物白细胞增多：
①子宫颈管脓性分泌物涂片做革兰染色，中性粒细胞数>30个/高倍视野。
②阴道分泌物湿片检查白细胞数>10个/高倍视野。
（3）病原体检测：应做沙眼衣原体和淋病奈瑟菌的检测，以及检测有无细菌性阴道病及滴虫阴道炎。

（七）治疗

主要是抗生素治疗。
（1）未获得病原体检测结果，经验性治疗评估推荐方案：阿奇霉素1g，单次顿服；或多西环素100mg，口服，2次/天，连服7天。
（2）已获得病原体检测结果，针对病原体选择抗生素：
①单纯急性淋病奈瑟菌：常用第三代头孢菌素。
②沙眼衣原体感染：常用四环素类、红霉素类、喹诺酮类抗生素。
（3）合并细菌性阴道病时，需同时治疗细菌性阴道病。
（4）定期随访。

二、中医学概述

子宫颈炎归属"带下病"范畴。

（一）病因病机

主要病因是湿邪，如《傅青主女科》提出："夫带下俱是湿症。"湿有内外之别，外湿指外感之湿邪，如经期涉水淋雨，感受寒湿，或产后胞脉空虚，摄生不洁，湿毒邪气乘虚内侵胞宫，以致任脉损伤、带脉失约，引起带下病。内湿的产生与脏腑气血功能失调有密切的关系：脾虚运化失职，水湿内停，下注任带；肾阳不足、气化失常、水湿内停，又关门不固、精液下滑；素体阴虚，感受湿热之邪，伤及任带。总之，带下病系湿邪为患，而脾肾功能失常又是发病的内在条件。病位主要在前阴、胞宫。任脉损伤，带脉失约是带下病的核心机理。《妇人大全良方》中指出："人有带脉，横于腰间，如束带之状，病生于此，故名为带。"临床常见分型有脾阳虚、肾阳虚、阴虚挟湿、湿热下注、湿毒蕴结五型。

（二）辨证论治

带下病辨证首先根据带下量、色、质、气味，其次根据伴随症状及舌脉辨其寒热虚实。如带下量多色白或淡黄，质清稀，多属脾阳虚；色白质清稀如水，有冷感，属肾阳虚；量不甚多，色黄或赤白相兼，质稠或有臭气为阴虚挟湿；带下量多色黄、质黏稠、有臭气，或如泡沫状，或色自如豆渣状，为湿热下注；带下量多，色黄绿如脓，或浑浊如米泔，质稠，恶臭难闻，属湿毒蕴结。辨证时尚需结合全身症状及病史等综合分析，方能做出正确的辨证。

带下病的治疗以健脾、升阳、除湿为主，辅以舒肝固肾。湿浊可以从阳化热而成湿热，也可以从阴化寒而成寒湿，所以要佐以清热除湿、清热解毒、散寒除湿等法。

1. 脾阳虚证

（1）证候：带下量多、色白或淡黄、质稀薄、无臭气、绵绵不断，神疲倦怠、四肢不温、纳少便溏、两足浮肿、面色苍白，舌质淡，苔白腻，脉缓弱。

（2）治法：健脾益气、升阳除湿。

2. 肾阳虚证

（1）证候：带下量多、色白清冷、稀薄如水、淋漓不断，头晕耳鸣、腰痛如折、畏寒肢冷、小腹冷感，小便频数、夜间尤甚，大便溏薄，面色晦黯，舌淡润，苔薄白，脉沉细而迟。

（2）治法：温肾助阳、涩精止带。

3. 阴虚挟湿证

（1）证候：带下量不甚多、色黄或赤白相兼、质稠或有臭气，阴部干涩不适或有灼热感、腰膝酸软、头晕耳鸣、颧赤唇红、五心烦热、失眠多梦，舌红，苔少或黄腻，脉细数。

（2）治法：滋阴益肾、清热祛湿。

4. 湿热下注证

（1）证候：带下量多、色黄、黏稠、有臭气，或伴阴部瘙痒、胸闷心烦、口苦咽干、纳食较差、小腹或少腹作痛、小便短赤，舌红，苔黄腻，脉濡数。

（2）治法：清热利湿止带。

5. 湿毒蕴结证

（1）主要证候：带下量多、黄绿如脓，或赤白相兼，或五色杂下、状如米泔、臭秽难闻，小腹疼痛、腰骶酸痛、口苦咽干、小便短赤，舌红，苔黄腻，脉滑数。

（2）治法：清热解毒除湿。

三、康复新液治疗子宫颈炎的临床研究

李淑芝等（2001）观察了常规微波及 LEEP 刀联合康复新液治疗宫颈糜烂的效果。随机抽取 58 例宫颈糜烂患者，随机分为治疗组和对照组，其中治疗组 30 例、对照组 28 例。对照组常规微波及 LEEP 刀治疗术后观察；治疗组在对照组基础上加用康复新液纱布湿敷宫颈，1 次/周。每周一次观察记录直至创面愈合，比较两组的临床疗效。治疗组显效率为 92％、总有效率 100％，治疗组比对照组脱痂期出血量少，未出现不良反应。结果表明，康复新液在妇科物理治疗术后应用，能促进创面愈合、缩短上皮修复时间，并且可以减少腺上皮增生，有临床应用推广价值。

李玛建等（2004）观察了康复新液对宫颈糜烂微波凝固术后的康复效果，共观察 705 例门诊患者，随机分为治疗组（512 例）、对照组（190 例）。两组均于月经干净后 2~5 天实施微波凝固术，术后对照组于局部涂 1‰龙胆紫溶液及喷少许呋喃西林粉，治疗组于阴道内填塞 10mL 康复新液浸泡的带线纱球 1 枚，与宫颈接触，保留 3~4 小时后取出，两组分别于术后 1、2、3、4 周重复上药，观察创面愈合效果。结果显示，治疗组水肿消退、脱痂和上皮覆盖情况均明显优于对照组，两组差异有统计学意义（$P<0.01$）。康复新液对宫颈糜烂微波凝固术后的恢复具有良好的促进作用，上皮组织修复较快，无不良反应，可作为宫颈微波治疗常规用药。

张汉凤等（2004）观察了康复新液配合波姆光治疗宫颈糜烂的效果，将患者随机分为治疗组 50 例（康复新液配合波姆光治疗），对照组 48 例（单纯波姆光治疗）。治疗组常规波姆光治疗宫颈糜烂后，分别于术后即时和术后 1、2、3、4 周阴道填塞康复新液浸泡的棉球，观察宫颈创面愈合情况和不良反应。结果表明，治疗组总有效率为 92.00％，高于对照组的 83.33％，差异有统计学意义（$P<0.05$），阴道排液和阴道出血明显减少。康复新液配合波姆光治疗可以弥补单纯波姆光治疗的不足，促进表皮细胞生长和肉芽组织增生、改善局部血液循环、促进创面坏死组织脱落、加速创面修复。

郭君萍（2005）探讨了康复新液治疗宫颈糜烂的效果，将临床诊断为慢性宫颈炎的 120 例患者随机分为康复新液组（60 例）、微波组（60 例）。康复新液组用浸泡康复新液的带线纱布填塞宫颈，保留 4 小时，每天换药一次，疗程 6 天。微波组在月经干净后 3~7 天行微波治疗，两组均在治疗 1 个月后复查。结果显示，康复新液组的有效率为 88.3％，未出现明显的不良反应且给药简单便捷。

李曙光（2005）在微波配合康复新液治疗慢性宫颈炎的临床观察中，纳入符合相关标准的慢性宫颈炎患者 353 例，随机分为微波组（193 例）、波姆光组（160 例）。微波组采用微波照射＋术后康复新棉片宫颈上药，波姆光组采用波姆光照射＋术后龙胆紫宫颈上药。观察两组治疗前后宫颈恢复情况，观察期为一个半月。微波组治疗Ⅱ度、Ⅲ度宫颈糜烂的治愈率分别为 98.6％和 97.8％，波姆光组治疗Ⅱ度、Ⅲ度宫颈糜烂治愈率分别为 4.5％和 0，两组差异有统计学意义（$P<0.05$）。结果表明，微波配合康复新液宫颈上药可以缩短治愈时间、加速术后创面修复，治疗效果优于单纯微波治疗。

沈宇清等（2005）比较了康复新液与微波治疗宫颈糜烂的效果及不良反应，将 216 例宫颈糜烂患者随机分为两组，A 组（106 例）宫颈局部敷塞康复新液，B 组（110

例）行宫颈微波治疗。结果显示，A、B组总有效率分别为96%、95%，两组结果比较差异无统计学意义（$P>0.05$）。B组术后大部分患者出现少量宫颈创面出血和大量阴道排液，A组无明显不良反应。结果表明，康复新液治疗宫颈糜烂疗程短、安全、简便、无痛苦，患者易接受，值得临床推广。

李乾琼等（2006）探讨了康复新液护理宫颈糜烂波姆光照射凝固术后的效果，纳入临床诊断为宫颈糜烂的468例患者，随机分成治疗组（341例）、对照组（127例）。两组均在月经干净后3～7天实施波姆光照射凝固术。术后，治疗组于阴道内填塞康复新液带线纱布球，紧贴宫颈，保留4小时。对照组于宫颈局部涂1‰龙胆紫溶液及喷少许呋喃西林粉。两组术后每周重复上药1次，疗程4周。比较两组宫颈局部水肿、脱痂及上皮覆盖情况，治疗组各项指标均优于对照组。结果表明，宫颈糜烂波姆光照射凝固术后局部使用康复新液，具有良好的促进宫颈上皮生长、加速痂膜脱落、减轻局部水肿的作用，可作为宫颈糜烂波姆光凝固术后常规用药。

两组上皮覆盖情况比较（例）（李乾琼等，2006）

组别	治疗后	第2周		第3周			第4周			第6周	
		有	无	1/3	1/2	全部	1/3	1/2	全部	1/3	1/2
治疗组	轻糜	21	22	10	22	11	0	0	43	0	0
	中糜	36	108	83	58	13	35	36	73	0	0
	重糜	10	144	80	66	8	30	95	29	0	0
对照组	轻糜	8	13	6	11	4	1	3	17	0	0
	中糜	7	44	36	15	0	18	28	5	0	1
	重糜	0	55	45	10	0	14	40	1	0	1

范湘玲等（2006）进行了康复新液配合微波治疗宫颈糜烂的临床观察，将924例患者按不同糜烂面积随机分为治疗组（583例）、对照组（341例）。治疗组常规微波治疗后即时阴道填塞康复新液浸泡的带尾棉球，保留6小时，术后1、2、3、4周重复上药；对照组微波术后局部涂1‰龙胆紫溶液，并给予碘伏棉球阴道填塞。观察记录创面愈合情况和局部水肿、阴道排液、阴道出血情况。治疗组术后1、2周的脱痂过程短，术后2、3、4周上皮覆盖情况明显优于对照组（$P<0.001$），治疗组宫颈水肿反应轻，阴道出血量、阴道排液量明显少于对照组，差异有统计学意义（$P<0.05$）。结果表明，康复新液配合微波治疗宫颈糜烂，能够促进表皮细胞生长和肉芽组织增生、促进血管新生、加速创面修复。

徐仁芬等（2009）探讨了激光加康复新液治疗宫颈炎的效果。选取298例入院就诊为宫颈炎的患者，随机分为两组。治疗组于激光治疗后即刻以及术后3、5、7天在宫颈创面涂敷康复新液，对照组激光治疗后不涂敷任何药物，两组于术后30、45、69天复诊观察并记录相关指标，进行疗效比较。治疗组的治愈率及总有效率均高于对照组，差异有统计学意义（$P<0.01$）。术后阴道排液、阴道出血、创面感染发生人数，治疗组明显少于对照组，差异有统计学意义（$P<0.05$）。结果表明，康复新液涂敷于宫颈创

面后，可止血、生肌，促进创面修复，有效地提高了宫颈炎激光治疗疗效，从而降低创面感染、重复激光治疗及手术切除的概率。

两组临床疗效比较（徐仁芬等，2009）

组别	例数	阴道排液		阴道出血		创面感染		治愈		显效		无效		总有效	
		例数	百分比(%)	例数	百分比(%)	例数	百分比(%)	例数	百分比(%)	例数	百分比(%)	例数	百分比(%)	例数	百分比(%)
治疗组	149	26	17.4	5	3.4	3	2.0	117	78.5	28	18.8	4	2.7	145	97.3
对照组	149	64	43.0	17	11.4	11	7.4	83	55.7	47	31.5	19	12.7	130	87.2
P 值		<0.01		<0.05		<0.05		<0.01		<0.05		<0.01		<0.01	

袁渊（2009）观察了 LEEP 刀联合康复新液治疗慢性宫颈炎的效果，将明确诊断为慢性宫颈炎的 400 例患者随机分成两组。治疗组（224 例）进行 LEEP 刀治疗后阴道留置浸透康复新液的纱条，对照组（176 例）进行单纯 LEEP 刀治疗。术后 2 个月治疗组治愈率为 97%，对照组治愈率为 86%，两组比较差异有统计学意义（$P<0.01$）。结果表明，LEEP 刀联合康复新液治疗慢性宫颈炎疗效良好，且疗效优于单纯 LEEP 刀治疗，可减少单纯应用 LEEP 刀治疗所引起的阴道排液量及出血量，缩短排液时间及出血时间，减少感染发生，更易被患者接受，且操作简便、无不良反应，值得临床推广应用。

两组术后阴道排液与出血情况比较（例）（袁渊，2009）

组别	排液量		排液时间		出血量		出血时间	
	<月经量	≥月经量	<10天	≥10天	<月经量	≥月经量	<15天	≥15天
治疗组（$n=224$）	201	23	179	45	210	14	183	41
对照组（$n=176$）	105	41	99	77	123	53	70	106
χ^2值	49.58		26.03		40.25		74.53	
P 值	<0.01		<0.01		<0.01		<0.01	

马淑田等（2010）观察了康复新液联合保妇康栓辅助 LEEP 刀治疗慢性宫颈炎的效果，将符合慢性宫颈炎诊断的 176 例患者随机分为两组，治疗组（90 例）于 LEEP 刀治疗后即用康复新液纱布湿敷创面，每周 1 次，疗程 3 周，其间联合应用保妇康栓，每晚1枚塞入阴道。对照组（86 例）于 LEEP 刀治疗后口服替硝唑，1 次/天，连服 5～7 天。比较两组治疗效果，治疗组（75 天）创面愈合时间明显短于对照组（120 天），差异有统计学意义（$P<0.01$）。治疗组术后阴道排液量、出血量及排液时间、出血时间明显优于对照组，两组比较差异有统计学意义（$P<0.01$）。结果表明，康复新液联合保妇康栓在抗炎和促进组织修复等方面具有协同作用，辅助 LEEP 刀治疗慢性宫颈炎是一种安全有效的治疗方式，且操作简单、无不良反应、门诊操作即可，易被广大患者接受。

张守娥等（2011）观察宫颈环形电切术联合康复新液、聚甲酚磺醛栓及术后通宫颈管治疗重度宫颈糜烂的效果。对 1500 例重度宫颈糜烂患者进行宫颈环形电切术治疗，术后阴道留置浸透康复新液纱布、聚甲酚磺醛栓及术后通宫颈管。术后 2 个月复诊，术后阴道排液平均持续时间为 7 天，脱痂出血平均持续时间为 10.5 天，一次性治愈率为 99.1%（1487/1500），总有效率为 100.0%。宫颈环形电切术治疗后联合康复新液、聚甲酚磺醛栓及通宫颈管治疗重度宫颈糜烂，治愈率高，阴道排液及出血时间短，减少了术后并发症的发生，不影响受孕、妊娠结局及分娩时宫口扩张，也适用于未生育妇女。

范湘玲等（2011）观察了宫颈良性异常经微波治疗后，应用康复新液联合妇洁栓对宫颈创面愈合的效果。将 460 例宫颈良性异常（宫颈病理性炎症糜烂）的患者随机分为两组，每组 230 例。治疗组微波治疗后阴道联合应用康复新液、妇洁栓，对照组仅做微波治疗，观察两组治疗后宫颈创面愈合、阴道排液、出血等情况。治疗第 12 周时治疗组、对照组一次性治愈率分别为 97.39%、90.43%。两组比较差异有统计学意义（$P<0.05$）。治疗组第 1、2 周的脱痂过程短，2、3、4 周上皮覆盖过程明显优于对照组，两组比较差异有统计学意义（$P<0.01$）。治疗组阴道排液量明显减少，平均排液时间为 18 天，对照组为 30 天。治疗组阴道平均出血时间为（8.13±2.31）天，对照组为（14.67±2.95）天，两组比较差异有统计学意义（$P<0.05$）。结果表明，宫颈良性异常经微波治疗后，应用康复新液联合妇洁栓对减少阴道排液、出血及促进创面的修复起到了积极的作用，简便易行、疗效可靠。

崔秀红等（2013）探讨了微波联合康复新液治疗重度宫颈糜烂的效果。将门诊 300 例重度宫颈糜烂患者随机分为对照组（150 例）、治疗组（150 例）。对照组采用微波治疗；治疗组在对照组基础上配合浸有康复新液带尾棉球填在宫颈创面，1 次/周，疗程 4 周。观察随访 2 个月，分析两组治疗效果及不良反应发生情况。治疗组对单纯型、颗粒型宫颈糜烂的疗效与对照组比较差异无统计学意义（$P>0.05$），但治疗组对乳突型宫颈糜烂治疗总有效率为 64.71%，明显高于对照组的 35.29%，两组疗效比较差异有统计学意义（$P<0.05$）。结果显示，微波联合康复新液治疗宫颈糜烂，效果优于单纯微波治疗，尤其对乳突型宫颈糜烂效果好，值得临床推广应用。

吕志莲等（2013）观察了康复新液联合射频治疗宫颈糜烂的效果。将自愿接受射频治疗的 120 例中、重度宫颈糜烂患者随机分为两组。治疗组在射频治疗后以康复新液带线棉球填塞阴道，紧贴宫颈；对照组行射频治疗术后不用药物。治疗组术后阴道排液量及出血量均较对照组少，阴道排液时间及出血时间均较对照组短，两组比较差异有统计学意义（$P<0.05$）。治疗组术后 4 周总有效率高于对照组，术后 8 周治愈率高于对照组，两组比较差异有统计学意义（$P<0.05$）。结果表明，康复新液对射频治疗后的宫颈糜烂愈合起促进作用，能够显著减少阴道排液量、出血量，缩短阴道排液时间及出血时间，未见明显不良反应，值得临床推广。

高亚克等（2015）观察了康复新液对人乳头瘤病毒（HPV）阳性患者转阴的治疗作用。对门诊治疗的宫颈糜烂患者给予 HPV 筛查，将筛查阳性的 162 例患者随机分为研究组（81 例）和对照组（81 例），研究组给予康复新液阴道用药治疗 12 个月，对照组给予保妇康栓阴道用药 12 个月，比较治疗效果和 HPV 转阴情况。结果显示，研究组治疗效果明显好于对照组，治疗 12 个月时，研究组有效率为 88.89%，明显高于对照组的 59.26%，治疗效果差异有统计学意义（$P<0.05$）。研究组 HPV 改善率（90.12%）明显高于对照组（60.49%），差异有统计学意义（$P<0.05$）。结果表明，康复新液用于治疗 HPV 阳性的宫颈糜烂患者，不仅有利于病情恢复，而且对 HPV 转阴有临床价值，因而对宫颈糜烂发生癌变有预防作用。

两组治疗 12 个月后 HPV−DNA 检测结果比较（高亚克等，2015）

组别	例数	转阴[例（%）]	显著改善[例（%）]	改善[例（%）]	无改善[例（%）]	升高[例（%）]	改善率（%）
研究组	81	36（44.44）[1]	32（39.51）[1]	5（6.17）	8（9.88）	0（0）	90.12[1]
对照组	81	21（25.93）	22（27.16）	6（7.41）	31（38.27）	1（1.23）	60.49

注：与对照组比较，[1]表示 $P<0.05$。

唐晓容（2015）探讨了康复新液配合 LEEP 刀治疗慢性宫颈炎的效果。将 298 例慢性宫颈炎患者随机分为治疗组和对照组。治疗组 146 例，采用 LEEP 刀后加康复新液口服及局部湿敷。对照组 152 例，单纯 LEEP 刀切除观察两组术后阴道排液量及排液时间、术后出血量及出血时间，随访观察创面愈合情况，判断疗效。治疗组术后阴道排液量、排液时间、术后出血时间均优于对照组，两组比较差异有统计学意义（$P<0.01$）。结果显示，LEEP 刀配合康复新液治疗慢性宫颈炎可以促进创面愈合、减少并发症，有一定临床意义。

王转红等（2018）观察了康复新液联合保妇康栓治疗慢性宫颈炎伴 HPV 感染的效果。将 315 例患者按随机数字表法分为对照组（158 例）和研究组（157 例）。对照组采用保妇康栓治疗，研究组在对照组治疗基础上加用康复新液湿敷外治。两组均每月用药 10 次（为 1 个疗程），共 3 个疗程。比较两组慢性宫颈炎伴 HPV 感染的治疗效果和 HPV 转阴情况。研究组临床有效率为 89.17%，高于对照组的 66.46%，差异有统计学意义（$P<0.05$）；研究组 HPV 转阴率为 81.53%，高于对照组的 60.13%，差异有统计学意义（$P<0.05$）。结果表明，康复新液联合保妇康栓治疗慢性宫颈炎伴 HPV 感染效果良好，且能促进 HPV 转阴，有阻断子宫颈上皮内瘤变及癌变的作用。

王丽娜等（2020）探讨了康复新液联合重组人干扰素 α−2b 治疗宫颈炎的效果及对 IL−6、TNF−α 和 VEGF 水平的影响。选取 112 例某院就诊的宫颈炎患者，采用随机数字表法分为两组各 56 例。对照组给予重组人干扰素 α−2b 阴道给药治疗，治疗组给予康复新液湿敷宫颈联合重组人干扰素 α−2b 阴道给药治疗。两组均隔天给药 1 次，疗程 30 天。观察两组临床疗效、临床症状缓解时间和宫颈修复时间、免疫功能指标水平、SF−36 评分、VAS 评分、血清炎性因子水平和不良反应发生情况。经过治疗，治疗组治疗总有效率显著高于对照组（$P<0.05$）；治疗组临床症状缓解时间和宫颈修复时间显著低于对照组（$P<0.05$）；治疗组 CD3$^+$、CD4$^+$、NK、CD4$^+$/CD8$^+$ 水平高于对照组（$P<0.05$）；两组治疗后 CRP、TNF−α 和 IL−6 水平显著降低，VEGF 水平显著升高（$P<0.05$），并且治疗组 CRP、TNF−α、IL−6 和 VEGF 水平改善程度较明显（$P<0.05$）；两组 VAS 评分显著降低，SF−36 评分显著升高（$P<0.05$），治疗组 VAS 评分和 SF−36 评分改善程度显著高于对照组（$P<0.05$）。结果表明，采用康复新液联

合重组人干扰素 $\alpha-2b$ 治疗慢性宫颈炎具有较好的临床疗效，能够明显改善患者免疫功能，值得在临床推广应用。

两组 $CD3^+$、$CD4^+$、NK、$CD4^+/CD8^+$ 水平比较（$\bar{x}\pm s$）（王丽娜等，2020）

组别	例数	$CD3^+$（%）		$CD4^+$（%）		NK（%）		$CD4^+/CD8^+$	
		治疗前	治疗后	治疗前	治疗后	治疗前	治疗后	治疗前	治疗后
对照组	56	43.85± 5.23	44.14± 5.74	23.67± 3.49	23.94± 3.54	20.42± 3.39	21.03± 3.47	0.89± 0.12	0.98± 0.15
治疗组	56	43.87± 5.19	50.82± 6.94	23.71± 4.54	27.95± 4.19	20.51± 3.41	23.95± 4.59	0.91± 0.13	1.62± 0.24
t 值		0.176	4.376	0.274	4.528	0.794	3.976	0.415	4.519
P 值		>0.05	<0.05	>0.05	<0.05	>0.05	<0.05	>0.05	<0.05

两组 VEGF、CRP、IL－6、TNF－α 水平比较（王丽娜等，2020）

组别	例数	VEGF（$\mu g/L$）		CRP（mg/L）		IL－6（ng/L）		TNF－α（pg/L）	
		治疗前	治疗后	治疗前	治疗后	治疗前	治疗后	治疗前	治疗后
对照组	56	9.85± 1.69	14.87± 1.95	25.74± 3.59	16.38± 2.89	187.57± 26.76	156.49± 23.39	118.74± 21.39	81.46± 14.76
治疗组	56	9.79± 1.63	17.96± 2.62	25.79± 3.65	13.76± 2.15	187.63± 26.98	112.95± 17.83	118.79± 21.43	67.96± 11.52
t 值		0.574	4.647	0.394	5.139	0.684	4.954	0.748	4.629
P 值		>0.05	<0.05	>0.05	<0.05	>0.05	<0.05	>0.05	<0.05

高亚克等（2021）研究了宫颈外敷康复新液联合口服黄腐酸治疗重度宫颈糜烂伴 HPV 阳性患者的效果，并经上皮组织特殊染色法进行评估。将 2018 年 7 月至 2020 年 2 月在某院就诊的 HPV 阳性重度宫颈糜烂患者（共 106 例）纳为研究对象，按就诊序号随机分为治疗组和对照组（各 53 例）。治疗组将浸透康复新液的棉球塞入阴道外敷在宫颈上，每晚 1 次，保留 30 分钟/次；同时口服含黄腐酸成分的乌金液 20mL，2 次/天，连续治疗 3 个月。对照组仅给予含黄腐酸成分的乌金液抑菌凝胶，通过阴道注入治疗，每晚 1 次，连续治疗 3 个月。检测进行评分，并观察患者治疗前后的临床症状指标、HR－HPV 含量及 HR－HPV－16/18 阳性的变化情况，同时对免疫相关指标 $CD4^+$ 进行观察。结果显示，治疗组评分低于对照组，差异有统计学意义（$P<0.05$）。同时比较两组的临床症状指标、HR－HPV 含量及 HR－HPV－16/18 阳性的变化，治疗组均优于对照组，差异有统计学意义（$P<0.05$）。且治疗组治疗后免疫相关指标 $CD4^+$ 表达阳性率明显降低，与对照组比较，差异有统计学意义（$P<0.05$）。结果表明，康复新液联合黄腐酸对抑制 HPV 感染有确切疗效。

四、康复新液治疗慢性宫颈炎伴糜烂的典型病例

患者，女，31 岁，因胚胎停育清宫术后 14 天阴道仍有流血就诊，妇科检查发现宫

颈Ⅱ度糜烂，临床诊断为慢性宫颈炎伴糜烂。治疗方法：予以康复新液 10mL，口服，3 次/天；另予康复新液 10mL，将药液倒至卫生棉球塞阴，每晚睡前用药一次，经期停用，疗程 8 周，

8 周后复查宫颈，患者宫颈光滑，宫颈黏膜糜烂部位完全愈合。

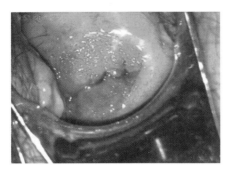
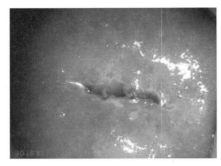

治疗前　　　　　　　　　　　　　　　治疗 8 周

患者治疗前后对比图

参考文献

谢幸，孔北华，段涛. 妇产科学［M］. 9 版. 北京：人民卫生出版社，2018.

沈铿，马丁. 妇产科学［M］. 3 版. 北京：人民卫生出版社，2020.

丰有吉，沈铿. 妇产科学［M］. 2 版. 北京：人民卫生出版社，2012.

Workowski KA，Bolan GA，Centers for Disease Control and Prevention. Sexually transmitted diseases treatment guidelines，2015［J］. MMWR Recomm Rep，2015，64（RR−03）：1−137.

夏玉洁，王宝晨，薛凤霞.《2015 年美国疾病控制和预防中心关于宫颈炎症的诊治规范》解读［J］. 国际生殖健康/计划生育杂志，2015，34（6）：501−502.

谈勇. 中医妇科学［M］. 4 版. 北京：中国中医药出版社，2016.

李淑芝，李克敏，刘淑敏. 康复新液的临床观察［J］. 华西药学杂志，2001，16（2）：146.

李玛建，高爱平，王玉雯，等. 康复新液对宫颈糜烂微波凝固术后康复的疗效观察［J］. 中国医药学报，2004，19（11）：685−686.

张汉凤，尹望云. 康复新液配合波姆光治疗宫颈糜烂 98 例的临床疗效［J］. 华西药学杂志，2004，19（5）：396−397.

郭君萍. 康复新液治疗宫颈糜烂 60 例疗效观察［J］. 温州医学院学报，2005，35（5）：429.

李曙光. 微波配合康复新治疗慢性宫颈炎 193 例临床观察［J］. 临床和实验医学杂志，2005，4（3）：168−169.

沈宇清，郑亮玉，吴玉仪. 康复新液与微波治疗宫颈糜烂的比较［J］. 华西药学杂志，2005，20（3）：273.

李乾琼，陈小平. 康复新液辅助宫颈糜烂凝固术后的疗效观察［J］. 医药产业资

讯，2006，3（6）：66.

范湘玲，王文英，张兵. 康复新液配合微波治疗宫颈糜烂临床观察 [J]. 中国中医药信息杂志，2006，13（1）：65－66.

徐仁芬，黄元慧，于延桃. 激光加康复新液治疗宫颈炎的临床观察 [J]. 山西医药杂志（下半月版），2009，38（16）：731.

袁渊. LEEP 刀联合康复新液治疗宫颈糜烂 224 例疗效分析 [J]. 四川医学，2009，30（4）：529－530.

马淑田，李爱青，张翠荣，等. 康复新液联合保妇康栓辅助 LEEP 刀治疗慢性宫颈炎 90 例分析 [J]. 浙江临床医学，2010，12（2）：171－172.

张守娥，赵康，熊艳英. 宫颈环形电切术联合药物及通宫颈管治疗重度宫颈糜烂1500 例 [J]. 解放军医药杂志，2011，23（6）：20－22.

范湘玲，郭金利，刘燕. 康复新液联合妇洁栓辅助微波治疗子宫颈良性异常的疗效观察 [J]. 北京医学，2011，33（3）：213－215.

崔秀红，张慧鹏. 微波联合康复新液治疗重度宫颈糜烂疗效分析 [J]. 药学与临床研究，2013，21（3）：286－288.

吕志莲，康宏春. 康复新液联合射频治疗宫颈糜烂临床疗效观察 [J]. 世界中西医结合杂志，2013，8（4）：381－382.

高亚克，赵海军，王淑芬，等. 康复新液对 HPV 阳性宫颈糜烂患者转阴的临床效果研究 [J]. 四川医学，2015，36（7）：1035－1038.

唐晓容. LEEP 刀联合康复新液在治疗慢性宫颈炎的临床应用 [J]. 川北医学院学报，2015（4）：506－508.

王转红，王峥，刘欢，等. 康复新液联合保妇康栓治疗慢性宫颈炎伴 HPV 感染疗效观察 [J]. 中医学报，2018，33（8）：1576－1579.

王丽娜，张莹，刘荣霞，等. 康复新液联合重组人干扰素 α－2b 治疗宫颈炎疗效及对 IL－6、TNF－α 和 VEGF 水平影响 [J]. 中华中医药学刊，2020，38（6）：186－189.

高亚克，乔媚，王娜，等. 康复新液联合黄腐酸治疗重度宫颈糜烂经上皮组织特殊染色法评估 HPV 阳性转阴的研究 [J]. 世界中西医结合杂志，2021，16（6）：1132－1136.

第二节　宫颈上皮内瘤变

一、现代医学概述

（一）定义

宫颈上皮内瘤变（Cervical intraepithelial neoplasia，CIN）指子宫颈上皮被不同程度异型性的细胞取代，CIN 是与宫颈浸润癌密切相关的一组癌前病变，反映了宫颈癌发生、发展的连续过程。

（二）流行病学

据世界卫生组织统计（2014），全世界每年有 1‰～2‰ 的女性患Ⅱ～Ⅲ级 CIN，其中人类免疫缺陷病毒（HIV）阳性的妇女比例更高，约为 10‰。《妇产科学》（第 9 版）指出，CIN 在我国城乡居民中均较常见，好发年龄为 25～35 岁妇女。CIN 发病与婚姻状况、生育和性观念有一定关系。

（三）分类

病理学将 CIN 分为三级：

（1）CINⅠ：异型细胞局限于上皮的下 1/3。

（2）CINⅡ：异型细胞累及上皮层的下 1/3 至 2/3。

（3）CINⅢ：增生的异型细胞超过全层的 2/3，包含宫颈原位癌。

世界卫生组织女性生殖系统肿瘤分类（2014）建议采用与细胞学分类相同的二级分类法［即低级别鳞状上皮内瘤变（LSIL）及高级别鳞状上皮内瘤变（HSIL）］，LSIL 相当于 CINⅠ，HSIL 包括 CINⅢ及大部分 CINⅡ，二级分类简单实用，能更好地指导临床及判断预后。

（1）LSIL：细胞核极性轻度紊乱，有轻度异型性，核分裂象少，局限于上皮的下 1/3，P16 阴性或散在点状阳性。

（2）HSIL：细胞核极性紊乱，核浆比例增加，核分裂象增多，异型细胞累计上皮层的下 2/3 至全层，P16 呈弥漫连续阳性。

（四）病因和发病机制

HPV 感染、性生活紊乱、性生活过早（<16 岁）、性传播疾病、口服避孕药、免疫抑制等都是导致 CIN 的危险因素。

（1）HPV 感染：90‰以上 CIN 患者有 HPV 感染。高危型 HPV 亚型会产生两种癌蛋白——E6 和 E7。

（2）宫颈组织学的特殊性：宫颈上皮由宫颈阴道部鳞状上皮和宫颈管柱状上皮组成。宫颈移行带未成熟的化生鳞状上皮代谢活跃，在 HPV、精子及精液组蛋白等的刺激下，可发生细胞分化不良、排列紊乱、细胞核异常、有丝分裂增加，进而形成宫颈上皮内瘤样变。

（五）临床表现

CIN 无特殊症状。偶有阴道排液增多，伴或不伴臭味。也可有接触性出血，发生在性生活或妇科检查（双合诊或三合诊）后。

（六）诊断

CIN 诊断遵循"三阶梯式"诊断程序——宫颈细胞学、阴道镜及宫颈组织病理学检查。

（1）宫颈细胞学检查：可发现早期病变，若发现异常细胞应做阴道镜检查，以进一步明确诊断。

（2）HPV 检测：筛查高危型 HPV-DNA。

（3）阴道镜检查：了解病变区血管情况。

（4）宫颈组织病理学检查：任何肉眼可见病灶均应做单点或多点活检。无明显病灶，选择宫颈移行带 3、6、9、12 点处活检，或在阴道镜指引下在碘试验不染色区取材，提高确诊率。

（七）治疗

1. 一般治疗

高危型 HPV 感染，但宫颈细胞学检查宫颈阴性，定期复查宫颈细胞学。

2. 药物治疗

（1）免疫调节剂，常用药物重组人干扰素等，增强宿主免疫力。

（2）化学预防，使用维生素类药物（如维胺酸），具有抗肿瘤效应。

（3）抗炎药物，消除生殖道霉菌、滴虫、微生物等。

（4）HPV 疫苗，首次性交前注射，提前预防。

3. 物理治疗

（1）冷冻治疗，适用于 CIN Ⅰ～Ⅱ，病变覆盖的外子宫颈不超过 75％。

（2）微波治疗，适用于 CIN Ⅰ～Ⅱ患者。

4. 手术治疗

（1）宫颈锥切术，适用于 CIN Ⅱ～Ⅲ患者，常用锥切方法包括冷刀锥切、激光锥切、电刀法、环形电切术。

（2）子宫切除术，适用于无生育要求的 CIN Ⅲ患者。

5. 放射治疗

若有手术禁忌或是拒绝手术的原位癌患者，可考虑单纯腔内放疗。

二、中医学概述

宫颈上皮内瘤变归属"带下病"范畴。

（一）病因病机

本病病因多端，其主要病机为湿邪伤及任带二脉，使任脉不固、带脉失约，涉及的脏腑有脾、肾、肝三脏。外因有感受湿邪，或因涉水淋雨，或因经期、产后养生不慎，外阴不洁，感染邪毒，致邪毒与血搏结于局部，瘀阻冲任，使任脉失固、带脉失约。内因是肝、脾、肾三脏功能失调而产生内湿，临床上常见有因肝气郁结、横逆犯脾，或忧思过度伤心脾，致脾气虚弱，不能运化水谷精微而为湿邪下注，致使任带二脉失固，发为带下；或房劳伤肾，或先天肾阴阳偏盛偏衰，致肾阳虚，封藏失职，阴液滑脱而下，或因肾阴偏虚、相火偏旺、阴虚失守，任带不固，而见带下赤白者。归结为湿为表、虚为本，临床常呈现出一派虚实夹杂之候。

（二）辨证论治

带下病的分型以脏腑辨证为主，并结合病因辨证、八纲辨证、气血津液辨证，可将临床证型归纳为湿毒蕴结、湿热下注、脾虚湿盛、肾阳虚、肾阴虚夹湿热共五个证型。

1. 湿毒蕴结证

（1）证候：带下量多、色黄绿如脓，或五色杂下，质黏稠、臭秽难闻，伴小腹或腰骶胀痛、烦热头昏、口苦咽干，小便短赤或色黄、大便干结，舌质红，舌苔黄腻，脉滑数。

（2）治法：清热解毒、除湿止带。

2. 湿热下注证

（1）证候：带下量多、色黄或呈脓性、气味臭秽，外阴瘙痒或阴中灼热，伴全身困重乏力、胸闷纳呆、小腹作痛、口苦口腻，舌质红，舌苔黄腻，脉滑数。

（2）治法：清热利湿止带。

3. 脾虚湿盛证

（1）证候：带下量多、色白、质稀薄、如涕如唾、无臭味，伴面色萎黄或苍白、神疲乏力、少气懒言、倦怠嗜睡、纳少便溏，舌体胖，舌质淡、边有齿痕，舌苔薄白或白腻，脉细缓。

（2）治法：健脾益气、升阳除湿。

4. 肾阳虚证

（1）证候：带下量多、色淡、质清稀如水、绵绵不断，伴面色晦暗、畏寒肢冷、腰膝酸软、小腹冷感、夜尿频、小便清长、大便溏薄，舌质淡，舌苔白润，脉沉迟。

（2）治法：温肾培元，固涩止带。

5. 肾阴虚夹湿热证

（1）证候：带下量多、质稍稠、色黄或赤白相兼、有臭味，阴部灼热或瘙痒，伴五心烦热、咽干口燥、头晕耳鸣、腰酸腿软，舌质红，舌苔薄黄或黄腻，脉细数。

（2）治法：滋肾益阴、清热祛湿。

三、康复新液治疗宫颈上皮内瘤变的临床研究

杨维（2005）观察了微波结合康复新液治疗轻度宫颈上皮内瘤变89例，将病理确诊为CINⅠ的门诊患者，随机分为治疗组（89例）、随访组（80例）。治疗组于微波术后置入康复新液浸泡的带线纱球1枚，使之与宫颈密切接触，保留3小时，1次/周。随访组不进行任何人工干预。治疗组于术后5~8周宫颈创面愈合，治愈率为97.75%。术后6、12、24个月复查，随访组各个时期的转常率均低于治疗组（$P<0.01$）。结果表明，微波结合康复新液治疗轻度宫颈上皮内瘤变效果确切，术中、术后的并发症少，经济负担轻。

卢深涛等（2017）探讨了CINⅢ患者行宫颈冷刀锥切术（CKC）后局部浸润康复新液预防术后感染及出血的作用。选取2015年1月至2016年12月因CINⅢ在某院行CKC的患者80例，分为观察组和对照组（各40例）。观察组行CKC后局部浸润康复新液纱布压迫止血，对照组行CKC后局部浸润聚维酮碘纱布压迫止血，观察两组术后近期发热感染率、阴道流血时间及宫颈创面愈合时间和远期宫颈粘连/狭窄、晚期出血情况并进行比较。观察组术后近期发热感染率、阴道流血时间、创面愈合时间及远期宫颈粘连发生率均低于对照组，差异有统计学意义（$P<0.05$）；两组晚期出血发生率比较，差异无统计学意义（$P>0.05$）。结果表明，康复新液可以有效预防CKC后创面感染等并发症，具有临床应用价值。

两组术后近期并发症比较（卢深涛等，2017）

组别	发热感染率〔例（%）〕	阴道流血时间（$\bar{x}\pm s$，天）	创面愈合时间（$\bar{x}\pm s$，天）
观察组	1（2.5）	9.71±1.58	32.93±5.15
对照组	6（15.0）	12.10±2.10	41.44±7.20
P 值	0.048	0.042	0.026

参考文献

谢幸，孔北华，段涛. 妇产科学〔M〕. 9版. 北京：人民卫生出版社，2018.

沈铿，马丁. 妇产科学〔M〕. 3版. 北京：人民卫生出版社，2020.

中国优生科学协会阴道镜和宫颈病理学分会（CSCCP）专家委员会. 中国子宫颈癌筛查及异常管理相关问题专家共识（二）〔J〕. 中国妇产科临床杂志，2017，18（3）：286-288.

WHO Guidelines for Treatment of Cervical Intraepithelial Neoplasia 2－3 and Adenocarcinoma in situ：Cryotherapy，Large Loop Excision of the Transformation Zone，and Cold Knife Conization. Geneva：World Health Organization，2014.

张玉珍. 中医妇科学〔M〕. 北京：中国中医药出版社，2002.

韩倩娟. 宫颈上皮内瘤变中医证候分布规律初探〔D〕. 北京：北京中医药大学，2011.

中华中医药学会. 中医妇科常见病诊疗指南［M］. 北京：中国中医药出版社，2012.

张轲. 553 例宫颈上皮内瘤变证候分布与中医体质类型的关联性研究［D］. 西安：陕西中医药大学，2013.

朱丽红，杜冬青. 281 例宫颈上皮内瘤变患者中医证候分布规律探析［J］. 北京中医药大学学报，2013，36（10）：709−712.

杨维. 微波结合康复新液治疗轻度宫颈上皮内瘤变 89 例［J］. 中国中医药信息杂志，2005，12（5）：60−61.

卢深涛，雷丽，文亚玲，等. 康复新液在预防宫颈冷刀锥切术后感染及出血的临床研究［J］. 重庆医学，2017，46（35）：4969−4970，4973.

第三节　真菌性阴道炎

一、现代医学概述

（一）定义

真菌性阴道炎（Fungous vaginitis，FV）是由假丝酵母菌引起的常见外阴阴道炎症。假丝酵母菌是真菌中常见的条件致病菌，又称念珠菌。真菌性阴道炎现在也被称为外阴阴道假丝酵母菌病（Vulvovaginal candidiasis），也称外阴阴道念珠菌病。

（二）流行病学

《混合性阴道炎诊治专家共识（2021 版）》指出，真菌性阴道炎是一种常见的妇科疾病。国外资料显示，约 75％的妇女一生中至少患该病一次，约 45％妇女经历过 2 次或 2 次以上的患病。

（三）分类

根据发生频率、临床表现、真菌种类、宿主情况，真菌性阴道炎可分为单纯性及复杂性真菌性阴道炎两大类。

真菌性阴道炎分类

疾病	发生频率	临床表现	真菌种类	宿主情况
单纯性真菌性阴道炎	散发或非经常性发作	轻到中度	白假丝酵母菌	免疫力正常
复杂性真菌性阴道炎	复发性	中度	非假丝酵母菌	免疫力低下或应用免疫抑制剂、糖尿病、妊娠

其中复杂性真菌性阴道炎是指一年内有症状的真菌性阴道炎发作 4 次或以上，发病率约 5％。

（四）病因和发病机制

假丝酵母菌是一种机会致病菌，在健康状态下该菌多存在于人体阴道内不致病，免疫力下降后才会侵犯组织，引起炎症反应。另外，长期应用广谱抗生素或糖尿病等也会促进该病的发生。

1. 基本病因

80％～90％病原体为白假丝酵母菌，10％～20％为光滑假丝酵母菌、近平滑假丝酵母菌、热带假丝酵母菌等。

假丝酵母菌对热敏感，加热至 60℃，1 小时即可死亡；对日光、干燥、紫外线及化学制剂等抵抗力较强。10％～20％的非孕期妇女及 30％孕妇阴道中有假丝酵母菌寄生，但菌群数量少，且没有侵袭组织的能力，不引起炎症反应。当全身或阴道局部免疫力下降，假丝酵母菌会大量繁殖、侵袭组织，引起炎症反应。

2. 诱发因素

（1）药物：长期使用广谱抗生素，大量应用免疫抑制剂及接受大量雌激素治疗等。

（2）妊娠、怀孕女性对假丝酵母菌易感，假丝酵母菌携带率和疾病发生率、复发率增高，其中孕晚期发病率最高。

（3）糖尿病、未控制血糖的糖尿病患者的患病率增高。

（4）免疫系统受损，伴有 HIV 感染者更易患病。

（5）胃肠道假丝酵母菌感染者粪便污染阴道。

（6）经常穿紧身化纤内裤，使得外阴局部温度和湿度增加。

（五）临床表现

主要表现为外阴瘙痒、白带增多、外阴及阴道内有烧灼感，严重者会影响工作和休息。少部分患者携带病原菌但无自觉症状。典型症状如下：

（1）外阴瘙痒明显，持续时间长，严重者坐立不安，夜晚更加明显，影响工作和休息。

（2）部分患者有外阴烧灼感、性交痛和排尿痛。

（3）阴道分泌物为白色稠厚的凝乳状豆腐渣样，也可为水样稀薄白带。少数患者出现白带异味。

（4）外阴红肿，可伴有抓痕，严重者可有皮肤皲裂、脱皮。

（5）阴道黏膜红肿、小阴唇内侧及阴道黏膜附有白色块状物，擦除后露出红肿黏膜面，急性期还可见糜烂及浅表溃疡。

（六）诊断

根据病史、症状和体征，进行妇科检查，观察外阴及阴道情况、分泌物的性状，可做出初步判断。再结合实验室检查结果进一步明确诊断。

1. 单纯性真菌性阴道炎

自觉症状为外阴瘙痒、疼痛，查体见外阴红肿、皲裂、表皮剥脱及浅灰黄色豆渣样阴道分泌物，阴道 pH 值通常＜4.5。诊断主要依据：

（1）悬滴法。10％KOH 镜检，菌丝阳性率 70％～80％。

（2）涂片法。革兰染色法镜检，菌丝阳性率 70％～80％。

2. 复杂性真菌性阴道炎或有症状但多次显微镜检查阴性

通常应对其进行真菌培养以进一步明确诊断，且同时进行药敏试验。

（七）治疗

1. 治疗原则

（1）积极去除真菌性阴道炎的诱因。

（2）规范化应用抗真菌药物，首次发作或首次就诊是规范化治疗的关键时期。

（3）复发性真菌性阴道炎患者的性伴侣应同时检查，必要时给予治疗。

（4）不常规进行阴道冲洗。

（5）真菌性阴道炎急性发作期间避免性生活或性交时使用安全套。

（6）同时治疗其他性传播感染。

（7）强调治疗的个体化。

（8）长期口服抗真菌药物要注意监测肝、肾功能及其他有关不良反应。

2. 药物治疗

（1）单纯性真菌性阴道炎。患者可在医生指导下选择阴道用药或口服用药的方式进行治疗。

①阴道用药：阴道用药指将克霉唑栓剂、咪康唑栓剂或制菌霉素栓剂放置于阴道深部。

②口服用药：未婚女性、不能耐受局部用药者及不愿采用局部用药者可选口服药物，常使用氟康唑，顿服。

（2）复杂性真菌性阴道炎。

①重度真菌性阴道炎：无论是局部还是口服用药，疗程均需要延长。局部用药可延长至 7～14 天。症状严重者，局部可应用低浓度糖皮质激素软膏或唑类霜剂。

②复发性真菌性阴道炎：根据真菌培养和药敏试验结果选择合适的药物，分为强化治疗及巩固治疗，强化治疗时阴道用药可选用咪康唑、克霉唑，口服用药可选用氟康唑。真菌培养阴性后进行巩固治疗，每月发作规律者，可在每次发作前预防用药 1 次，连续 6 个月。没有规律的发作者，可每周用药 1 次，连续 6 个月。长期应用抗真菌药物者，应检测肝、肾功能。

③妊娠期真菌性阴道炎：选择对胎儿无害的唑类阴道用药，7 日疗法效果较好，禁止口服唑类药物。

二、中医学概述

真菌性阴道炎归属"带下病""阴痒"等范畴。

（一）病因病机

中医认为该病主要由湿、热、虫三邪所致，反复发作则耗伤正气，伤及肝、脾、肾三脏，导致病情虚实夹杂、缠绵难愈。发病与肝、脾、肾三脏关系最为密切，肝、胆、脾、胃湿热或脾、肾不足体质的人容易患该病并反复发作。常见病因包括饮食失调而伤脾生湿、湿郁化热、湿热下注生虫；或生活不洁，下阴从外感染虫毒；或素体脾虚生湿，湿浊下注，蕴久生虫；或带下日久，阴液耗损，损伤肾肝，肝肾阴虚，相火偏旺。

（二）辨证论治

1. 湿热下注证

（1）证候：外阴瘙痒、带下量多、色黄黏稠或豆渣样，或阴部坠胀、瘙痒灼热疼痛，或伴少腹疼痛、胸胁、乳房胀痛，口干口苦、尿黄、大便干或黏滞，舌红苔黄或黄腻，脉弦细或数。

（2）治法：清热、利湿、止痒。

2. 脾虚湿蕴证

（1）证候：带下量多、清稀色白，偶有外阴瘙痒。口淡纳差、面色萎黄、大便溏稀，舌质淡或淡胖，苔薄白或白腻，脉细或濡。

（2）治法：健脾、化湿、止痒。

3. 肝肾不足证

（1）证候：带下正常或微黄、偶有外阴瘙痒，腰膝酸软、夜尿频、失眠多梦、口干，舌质淡红，苔薄白或微黄，脉细或细数。

（2）治法：补益肝肾。

三、康复新液治疗真菌性阴道炎的药理学研究

车玉林等（2020）和杨亚超等（2019）建立阴道炎动物模型，利用康复新液/康复新栓阴道给药治疗，结果显示，康复新液/康复新栓可显著降低阴道黏膜组织炎症反应，减少白色念珠菌的阴道定植，其机制可能与康复新液能抗菌、降低 PGE2 的含量，以及提高机体抗氧化能力有关。

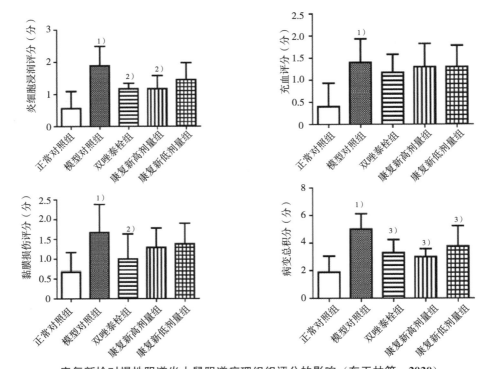

康复新栓对慢性阴道炎大鼠阴道病理组织评分的影响（车玉林等，2020）

注：康复新高剂量组为康复新用量 80mg/kg，康复新低剂量组为康复新用量 40mg/kg。与正常对照组比较，1）表示 $P<0.01$；与模型对照组比较，2）表示 $P<0.05$，3）表示 $P<0.01$。

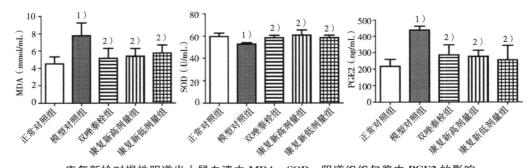

康复新栓对慢性阴道炎大鼠血清中 MDA、SOD，阴道组织匀浆中 PGE2 的影响
（车玉林等，2020）

注：康复新高剂量组为康复新用量 80mg/kg，康复新低剂量组为康复新用量 40mg/kg。与正常对照组比较，1）表示 $P<0.01$；与模型对照组比较，2）表示 $P<0.01$。

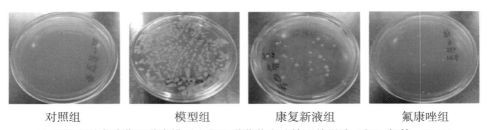

| 对照组 | 模型组 | 康复新液组 | 氟康唑组 |

康复新液对念珠菌阴道炎模型小鼠阴道菌落定植情况的影响（杨亚超等，2019）

四、康复新液治疗真菌性阴道炎的临床研究

黄润强等（2016）探讨了保妇康栓联合康复新液外用对真菌性阴道炎患者微生物环境的影响，选取 2014 年 3 月至 2015 年 3 月某院收治的 74 例真菌性阴道炎患者为研究对象，按照随机数字表法分为对照组和观察组，每组 37 例。对照组采用保妇康栓治疗，将其放置在阴道中，每晚 1 粒；观察组采取保妇康栓联合康复新液治疗，80mL 康复新液加入水中，进行 10 分钟的局部清洗，每日 3 次，冲洗完毕后将 1 粒保妇康栓放置在阴道中，两组患者的疗程均为 2 周。比较两组患者的 T 细胞亚群指标、临床症状缓解时间、临床疗效、分泌物阴性率、复发情况及不良反应发生率。治疗后，观察组的 CD4、CD4/CD8 指标低于对照组，CD8 高于对照组，差异有统计学意义（$P<0.05$）。观察组患者阴道充血糜烂消失，阴道分泌物减少及阴道、外阴瘙痒灼热消失时间短于对照组，差异有统计学意义（$P<0.01$）。观察组总有效率高于对照组，差异有统计学意义（$P<0.05$）。治疗后 1 个月，观察组的分泌物阴性率高于对照组、复发率低于对照组，差异有统计学意义（$P<0.05$）。结果表明，保妇康栓联合康复新液外用有利于真菌性阴道炎患者微生物环境的改善，增强患者的免疫功能，复发率较低，临床疗效良好，安全性高。

两组治疗前后 T 细胞亚群指标比较（$\bar{x}\pm s$）（黄润强等，2016）

组别	例数	CD4（%）		CD8（%）		CD4/CD8	
		治疗前	治疗后	治疗前	治疗后	治疗前	治疗后
对照组	37	49.48±9.61	45.05±7.47	15.92±2.05	20.11±5.01	1.92±0.28	1.52±0.22
观察组	37	49.54±9.54	41.14±6.57	15.87±2.14	26.47±6.28	1.89±0.24	1.35±0.15
t 值		0.027	2.391	0.103	4.816	0.495	3.884
P 值		0.979	0.019	0.918	0.000	0.622	0.000

两组临床症状缓解时间比较（$\bar{x}\pm s$，天）（黄润强等，2016）

组别	例数	阴道充血糜烂消失	阴道分泌物减少	阴道、外阴瘙痒灼热消失
对照组	37	8.2±0.8	9.2±1.1	9.0±1.1
观察组	37	4.1±0.4	6.2±0.7	5.1±0.5
t 值		28.498	13.687	18.933
P 值		0.000	0.000	0.000

参考文献

谢幸，孔北华，段涛. 妇产科学［M］. 9 版. 北京：人民卫生出版社，2018.

杨亚超，苏刘艳，刘一丹，等. 康复新液抗念珠菌性阴道炎的药效研究［J］. 中国

现代中药，2019，21（7）：903－908.

车玉林，卢倩，马云涛，等. 康复新栓对慢性阴道炎大鼠血清 MDA、SOD 及组织 PGE2 的影响 [J]. 中国现代应用药学，2020，37（1）：9－13.

中华医学会妇产科学分会感染性疾病协作组. 混合性阴道炎诊治专家共识（2021版）[J]. 中华妇产科杂志，2021，56（1）：15－18.

中华医学会妇产科分会感染协作组，刘朝晖，廖秦平. 外阴阴道假丝酵母菌病（VVC）诊治规范修订稿 [J]. 中国实用妇科与产科杂志，2012，28（6）：401－402

中国中西医结合学会皮肤性病专业委员会，中华医学会皮肤性病学会真菌学组，刘维达，等. 黏膜念珠菌病治疗指南 [J]. 中国真菌学杂志，2011，6（4）：52－55.

范瑞强，袁娟娜. 复发性外阴阴道念珠菌病中西医结合治疗专家共识 [J]. 中国真菌学杂志，2017，12（6）：325－327，324.

黄润强，任松森，王高法，等. 保妇康栓联合康复新液外用对真菌性阴道炎患者微生物环境的影响 [J]. 医学综述，2016，22（9）：1796－1798，1801.

第四节　萎缩性阴道炎

一、现代医学概述

（一）定义

萎缩性阴道炎（Atrophic vaginitis，AV）由雌激素水平降低、局部抵抗力下降引起，是以需氧菌感染为主的阴道炎症，是临床常见病及多发病，亦称老年性阴道炎。

（二）流行病学

该病好发于绝经后女性，据李艳等（2020）统计，25％～50％的绝经后女性有患病风险，总体发病率为 30.0％～58.6％，随着我国老年化进程加剧，其患病率呈逐年攀升趋势。

（三）病因和发病机制

该病的发生主要是由于患者的卵巢功能衰退，进而促使其分泌雌激素的能力下降，导致阴道壁萎缩、黏膜变薄。同时，患者的上皮细胞内糖原含量下降、阴道内部酸碱环境失衡、嗜酸的乳杆菌不再为优势菌、局部抵抗力下降，为致病菌的入侵及繁殖提供了可乘之机。另外，个人未保持良好的卫生习惯或有营养缺乏（特别是维生素 B 的缺乏）也可能与该病的发生有关。不仅如此，接受盆腔化疗，或有长期闭经、卵巢功能早衰、长期哺乳等情况，都可能导致该病发生。

（四）临床表现

主要症状为外阴灼热不适、瘙痒，阴道分泌物稀薄，呈淡黄色。感染严重者阴道分泌物呈脓血性，可伴有性交痛。检查时见阴道皱襞消失、萎缩、菲薄，阴道黏膜充血，有散在小出血点或点状出血斑，有时见浅表溃疡。

（五）诊断

根据绝经、卵巢手术史、盆腔放射治疗史及临床表现，排除其他疾病后结合检查可以诊断。

1. 妇科检查

阴道黏膜呈老年性改变，如阴道皱襞消失、萎缩、菲薄、阴道黏膜呈苍白色，上皮菲薄并变平滑，阴道黏膜充血有小出血点，表浅溃疡等。

2. 分泌物镜检

可见大量白细胞，而无滴虫、假丝酵母菌等致病菌。

3. 内分泌检查

对血清中的雌二醇（E2）、卵泡刺激素（FSH）和黄体生成激素（LH）水平进行检测，从而分析导致雌激素缺乏的病因并指导患者用药。

4. 阴道镜检查

可见阴道皱襞消失、萎缩、菲薄，阴道黏膜充血，有散在小出血点或点状出血斑，有时可见浅表溃疡。

5. 其他检查

如阴道 pH 值检查、阴道细胞涂片、阴道微生态学检查、子宫内膜超声等。

对于有血性阴道分泌物者，应与生殖道恶性肿瘤相鉴别。对出现阴道壁肉芽组织及溃疡情况者，需行局部活组织检查，与阴道癌相鉴别。

（六）治疗

治疗原则为补充雌激素，增加阴道抵抗力，使用抗生素抑制细菌生长。

1. 补充雌激素

雌激素制剂可局部给药，也可全身给药。局部涂抹雌三醇软膏，每日 1~2 次，连用 2 周。口服替勃龙 2.5mg，每日 1 次。也可选用其他雌孕激素制剂连续用药。

2. 抑制细菌生长

选择经验性抗菌药物，可根据镜检特点，针对背景菌群为革兰阴性杆菌、革兰阳性球菌或两者同时增多者予以对应的抗菌药物治疗。国内外经验用药可选用克林霉素、头孢呋辛、喹诺酮类、卡那霉素，给予阴道给药或口服给药。

二、中医学概述

萎缩性阴道炎归属"阴痒""带下病"等范畴。

（一）病因病机

妇人年逾七七，月经停闭，肾气已衰，或手术损伤，致冲任二脉虚衰、带脉失约、任脉失固；或肝肾阴虚，阴部失于濡润，湿热之邪乘虚入侵而致发病。

本病以肾虚为本，湿热为标，本虚标实，标本并重，肝肾同源，其中又以肝肾阴虚为多见。病久亦可累及肾阳、脾阳，造成肾阴阳两虚、脾肾两虚的复杂症候，如纳少、便溏，或肢冷、尿清长等症。

（二）辨证论治

《灵枢·外揣》云："远者司外揣内近者司内揣外。"老年性阴道炎虽病在下焦，见阴痒、带下等外在表现，但其常以内在病机变化为前提，内外相合而发病。临床辨证以肝肾阴虚夹湿热多见，但有的以阴虚为重，有的以湿热为主。治疗当遵循"治外必本诸内"的原则，采用内服与外治、整体与局部相结合的方法。同时注重生活调节以改善症状、缩短疗程、预防复发。

1. 阴虚为主

（1）证候：带下量少，色黄质稀或赤带，阴部瘙痒或干涩疼痛，灼热不适，头晕耳鸣，五心烦热，心悸，心烦易怒，腰膝酸软，口干，舌红少苔，脉细数。

（2）治法：滋养肝肾，清热止带。

2. 湿热兼肾阴虚

（1）证候：带下量多、色黄质稠，或黄赤相兼、有臭味或呈脓性，阴道灼热疼痛，口干苦，尿热赤，或见尿频、尿痛，苔黄腻，脉细滑，或伴有腰膝酸软、五心烦热、潮热等全身症状。

（2）治法：清热利湿除带，佐以滋肾。

三、康复新液治疗萎缩性阴道炎的临床研究

艾婷等（2016）观察了乳酸菌阴道胶囊联合康复新治疗老年性阴道炎的临床效果，将确诊为老年性阴道炎的 80 例患者按随机数字表法分为观察组（40 例）和对照组（40 例）。对照组给予奥硝唑栓治疗，观察组在对照组的基础上给予乳酸菌阴道胶囊联合康复新治疗，两组均治疗 7 天，观察治疗前后症状与体征变化，采用涂片镜检法检测阴道乳酸杆菌数量，测定阴道 pH 值，记录不良反应发生情况，随访半年，观察复发情况。观察组总有效率较对照组明显提高，且治疗后 2 个月复发率、4 个月复发率、6 个月复发率均较对照组明显降低，差异有统计学意义（$P<0.05$）。观察组外阴瘙痒、白带增多、尿痛、阴道充血改善效果明显优于对照组（$P<0.05$）。观察组和对照组阴道 pH 值差异有统计学意义（$P<0.01$）。观察组阴道乳酸杆菌阳性率为 87.5%，较治疗前显著提高，且高于对照组（57.5%），差异有统计学意义（$P<0.01$）。结果表明，乳酸菌阴道胶囊联合康复新治疗老年性阴道炎可平衡阴道环境、改善症状及体征、降低疾病复发率，值得临床推广使用。

两组临床疗效与复发情况比较（艾婷等，2016）

组别	例数	临床疗效					复发情况［例（%）］		
		痊愈（例）	显效（例）	有效（例）	无效（例）	总有效率（%）	治疗后2个月	治疗后4个月	治疗后6个月
对照组	40	9	9	12	10	75.0	4（10.0）	7（17.5）	9（22.5）
观察组	40	21	11	7	1	97.5	0（0）	1（2.5）	1（2.5）
χ^2值		13.679					4.211	5.000	7.314
P值		<0.01					<0.05	<0.05	<0.01

两组阴道乳酸杆菌情况比较（艾婷等，2016）

组别	例数	阴道乳酸杆菌（例）					阳性率（%）
		−	+	++	+++	++++	
对照组	40						
治疗前		22	13	3	1	1	45.0
治疗后		17	9	7	5	2	57.5
观察组	40						
治疗前		21	12	5	1	1	47.5
治疗后		5	8	10	9	8	87.5*

注：与对照组治疗后比较，* 表示 $P<0.01$。

参考文献

谢幸，孔北华，段涛．妇产科学［M］．9版．北京：人民卫生出版社，2018．

中华医学会妇产科学分会感染性疾病协作组．需氧菌性阴道炎诊治专家共识（2021版）［J］．中华妇产科杂志，2021，56（1）：11−14．

李艳，沈佳益．萎缩性阴道炎影响因素分析［J］．江苏医药，2020，46（10）：1034−1037．

罗颂平，谈勇．中医妇科学［M］．2版．北京：人民卫生出版社，2012．

刘敏如，谭万信．中医妇产科学［M］．北京：人民卫生出版社，2001．

艾婷，张莉．乳酸菌阴道胶囊联合康复新治疗老年性阴道炎的疗效观察［J］．中国基层医药，2016，23（10）：1542−1545．

第五节　外阴白斑

一、现代医学概述

（一）定义

外阴白斑曾被称为外阴营养不良、外阴干枯病，随后依据疾病特征，国际外阴部研究协会将其命名为外阴硬化性苔藓（Vulvar lichen sclerosus，VLS），是一组以外阴及肛周的皮肤和黏膜萎缩变薄为主要特征，呈慢性进展伴反复发作的外阴慢性炎症性非瘤样皮肤病变。

（二）流行病学

目前没有确切的流行病学资料。根据《女性外阴硬化性苔藓临床诊治专家共识（2021年版）》，外阴白斑的患病率差异悬殊，从 1/70 到 1/1000 不等，由于部分患者无症状而未及时就诊，其实际患病率可能远被低估，主要见于绝经后妇女，其次为青春期前女童。

（三）病因和发病机制

病因不明，可能相关的因素有：①自身免疫，约 21％患者合并自身免疫性相关性疾病；②感染；③遗传，有报道可有家族史，但尚未发现特异基因；④性激素缺乏，患者血清二氢睾酮及雄烯二酮水平低于正常值，临床睾酮药物治疗有效。

（四）临床表现

约 90％患者因症就医，外阴白斑常见的症状是顽固性瘙痒，一般以夜间为著，严重者可影响日常生活和睡眠。其他伴随症状可能包括外阴疼痛、排尿困难、尿痛、性功能障碍、性交排便疼痛等。约 10％的外阴白斑患者可完全无症状，通常是自己偶然发现或医生在妇科检查时发现。经典的外阴白斑皮肤纹理改变呈皱缩或玻璃纸样白色斑片，也可伴有不规则的过度角化。

（五）诊断

根据病史、临床症状、体格检查和必要的辅助检查，即可做出外阴白斑的临床诊断。有典型外阴硬化性苔藓临床表现者不需要外阴皮肤病理活检亦可确诊，如患者临床表现不典型，临床诊断存有疑虑，或体格检查不排除癌前病变、恶性肿瘤以及其他常见的外阴皮肤疾病可能时，建议进行组织病理学检查。组织病理学检查是外阴白斑诊断的金标准。

实验室检查包括以下几方面。

（1）外阴分泌物检查：可以排除其他合并症，如单纯疱疹病毒或念珠菌感染。

（2）免疫抗体筛查：有助于免疫性疾病的诊断和鉴别诊断，包括甲状腺相关抗体。

（3）组织病理学检查：是确诊的主要手段，医生会在病变处（如色素减退区，或皲裂、溃疡、硬结、隆起、粗糙、皱缩处）选择不同部位多点取材。

（六）治疗

1. 一般治疗

鱼肝油软膏、维生素 E 霜等外用保湿润滑剂作为外阴白斑长期维持治疗药物，可以提高局部皮肤的屏障功能，改善外阴干涩等自觉症状。

2. 药物治疗

（1）外用糖皮质激素：外用糖皮质激素是外阴白斑的一线治疗药物，分为诱导缓解和维持治疗两个阶段。诱导缓解阶段建议局部外用糖皮质激素软膏或乳膏，连续 3～4 个月；维持治疗阶段则选用局部低剂量糖皮质激素软膏或乳膏，终生维持，以控制外阴症状、降低复发率、降低外阴粘连和恶变的风险。

（2）钙磷酸酶抑制剂：钙磷酸酶抑制剂可作为外阴白斑的二线治疗药物，如他莫克司和吡美莫司，治疗持续时间限制在 16～24 周。

3. 物理治疗

（1）激光治疗：点阵式激光作用于外阴皮肤，使表皮细胞迅速汽化和脱落，刺激组织胶原蛋白重塑，从而改善外阴白斑患者的瘙痒症状，帮助恢复皮肤弹性，对于症状顽固、局部药物治疗无效的患者可以尝试激光治疗去除异常上皮，使真皮层内神经末梢也被破坏，可改善瘙痒的症状。

（2）聚焦超声治疗：利用超声的良好穿透性和定位性，在不破坏表面组织的前提下，通过热效应破坏病变的真皮和皮下组织，促进局部的微循环和组织修复，从而缓解症状和改善皮肤质地。

（3）光动力治疗：选用特定波长的光源照射外阴皮肤，诱发浓集于病变组织细胞的光敏剂产生一系列光化学反应，破坏病变组织，促进细胞再生，从而达到治疗的目的。

（4）其他物理治疗：有研究报道使用红光治疗外阴白斑，外阴瘙痒和疼痛的缓解率可达到 99%。

4. 手术治疗

手术治疗适用于保守治疗失败、外阴粘连和可疑恶变的患者。手术方式包括外阴局部病灶切除术、单纯外阴切除术或外阴粘连松解术。

二、中医学概述

外阴白斑归属"阴痒""阴蚀""阴痛""狐惑"等范畴。

（一）病因病机

祖国医学中并无外阴白斑一词，对此病也无专门论述，可散见于阴痒、阴蚀、阴痛、狐惑等。肝肾阴虚、肝郁气滞、心脾两虚、脾肾阳虚、湿热下注是引起本病的主要原发病因。本病病机为本虚标实。本虚，主要虚在肝脾肾不足，精血两亏或阳气不足；标实，实在局部脉络瘀阻。精血虚少，则阴部失养；血虚生风化燥，燥性干涩，易伤阴津；肝郁日久，暗耗肝阴；或肝郁化火，灼伤阴血，使肝血更虚；阴部无以濡养则由实渐虚。虚则更易感邪，形成虚实夹杂之证。其结果为精血愈亏，阴部愈发失荣则色白、皲裂诸症愈重；反复邪阻，则瘙痒等症难除。如此循环往复，构成了本病病本为虚、虚实夹杂、虚多实少、缠绵难愈的特点。

（二）辨证论治

本病辨证，除根据患者主证、兼证、舌脉外，尚需结合局部体征及病理活组织检查以辨虚实。一般而言，若外阴奇痒不堪、灼热疼痛，局部色白或黯红、增厚、粗糙，或周围红肿、溃破流黄水或带浊，属实；若瘙痒不甚、外阴局部色白、干枯萎缩或弹性减退，属虚。

1. 肝肾阴虚证

（1）证候：外阴瘙痒，夜间尤甚，干燥、灼热。头晕目眩，两目干涩，耳鸣如蝉，腰膝酸软，形体瘦弱，外阴白或粉，舌质红，少苔，脉沉细。

（2）治法：滋养肝肾，养营润燥。

2. 肝郁气滞证

（1）证候：外阴瘙痒、干燥、灼热、疼痛，性情抑郁，经前乳房胀痛，胸闷嗳气，两胁胀痛，外阴局部肥厚，舌质或有瘀斑，脉细弦。

（2）治法：疏肝解郁，养血通络。

3. 心脾两虚证

（1）证候：外阴瘙痒、干燥，面色萎黄，头晕目眩，心悸怔忡，夜寐欠安，多梦，气短乏力，外阴局部变薄，舌质淡，苔薄白，脉细弱。

（2）治法：健脾益气，养血润燥。

4. 脾肾阳虚证

（1）证候：外阴瘙痒，腰脊酸痛，下肢乏力，小便频数，性欲淡漠，形寒肢冷，纳差便溏，外阴局部变薄变脆，色白，弹性减弱，舌质淡胖，苔薄白或薄润，脉沉细无力。

（2）治法：温阳健脾，养血活血。

5. 湿热下注证

（1）证候：外阴奇痒不堪，灼热疼痛，或抓破后渗流黄水，带下量多，色黄臭秽，胸闷烦躁，口苦口干，溲赤便秘，外阴局部肥厚、灰或白色，苔黄腻，脉弦张。

（2）治法：清热利湿，通络止痒。

三、康复新液治疗外阴白斑的临床研究

刘惠斌等（2015）采用康复新液口服和外敷的方法治疗外阴白斑，检测外阴白斑组织中 Ki67 治疗前后的表达程度，探讨康复新液对外阴白斑组织中 Ki67 表达的影响。将

在某住院的 92 例外阴白斑患者根据自愿知情的原则分为研究组 48 例、对照组 44 例，两组在常规的妇科理疗基础上，研究组给予康复新液口服和外敷，对照组给予白斑软膏剂局部治疗。治疗过程中对外阴白斑组织进行 Ki67 表达的检测，根据治疗前后的表达变化，分析康复新液在提高疗效、缩短病程方面的临床价值。研究组治疗前 Ki67 表达 ＞ 30％ 36 例，治疗 1 个月后 8 例；对照组治疗前 ＞ 30％ 37 例，治疗 1 个月后 29 例。结果表明，康复新液口服和外敷治疗外阴白斑，能降低其细胞增殖活性，可以提高疗效、缩短疗程、增加治愈率，对外阴白斑有一定的治疗价值。

两组治疗前后 Ki67 表达的比较（刘惠斌等，2015）

Ki67 表达	研究组（$n=48$）		对照组（$n=44$）	
	治疗前	治疗 1 个月	治疗前	治疗 1 个月
＞30％	36	8	37	29
＜30％	12	40	7	15

四、康复新液治疗外阴白斑的典型病例

患者，女，55 岁，因不明原因发生外阴变白伴剧烈瘙痒 1 年，多次在当地几家医院妇科门诊就诊，给予口服及外用药膏等治疗，具体用药不详。自觉无效，且外阴变白范围扩大，瘙痒加剧。

入院检查大小阴唇近 1/2、阴蒂等见边界欠清的色素减退斑，质软。诊断为外阴白斑。治疗方法：口服依巴斯汀 10mg，一天两次；外用康复新液兑水（1∶10）冲洗外阴后，6 层厚纱布浸上康复新原液湿敷患处，每次不低于 30 分钟，一天两次；竹红菌乳膏外擦一天两次；白炽灯照射 3～5 分钟/次，一天一次；地奈德乳膏外擦，一天两次。疗程 4 周。

4 周后，患者肤色基本恢复，未见新发皮疹。偶微痒，能耐受。自认为已好，可以停药。

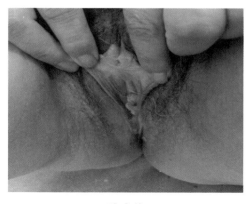 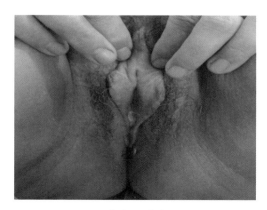

治疗前　　　　　　　　　　治疗 4 周后

患者治疗前后对比图

参考文献

谢幸，孔北华，段涛. 妇产科学［M］. 9版. 北京：人民卫生出版社，2018.

中国医疗保健国际交流促进会妇儿医疗保健分会外阴阴道疾病项目专家委员会. 女性外阴硬化性苔藓临床诊治专家共识（2021年版）［J］. 中国实用妇科与产科杂志，2021，37（1）：70-74.

中国医疗保健国际交流促进会皮肤科分会. 女阴硬化性苔藓诊疗专家共识［J］. 中华皮肤科杂志，2021，54（5）：371-375.

刘敏如，谭万信. 中医妇产科学［M］. 北京：人民卫生出版社，2001.

刘惠斌，赵海军，李炳禄，等. 康复新液对外阴白斑患者Ki67影响的临床研究［J］. 四川医学，2015，36（2）：215-216.

第六节　外阴瘙痒

一、现代医学概述

（一）定义

外阴瘙痒（Pruritus vulvae）是由外阴不同病变引起的一种妇科常见病症，常表现为整个外阴发痒，有的局限于外阴的一部分，长期可呈苔藓样化，给患者带来很大的痛苦。

（二）流行病学

外阴瘙痒常发生于成年妇女，容易在生育年龄或更年期后出现。

（三）病因和发病机制

外阴瘙痒的发病原因较为复杂，常见为多种病菌感染表现的共同症状，如滴虫、霉菌、淋病双球菌、阴虱、疥螨等均可引起。精神因素引起的外阴神经性皮炎，接触洗涤液、化纤制品引起的外阴湿疹，以及某些慢性全身性疾病如糖尿病、贫血、白血病、维生素缺乏病等可引起外阴的瘙痒。也可能与内分泌失调、性激素水平低下及自主神经功能紊乱等有关。

（四）临床表现

外阴瘙痒多发生于阴蒂、小阴唇，也可累及大阴唇、会阴和肛周。多为阵发性发作，一般夜间重。瘙痒重者，可见皮肤抓痕。

（五）诊断

1. 了解全面完整的病史

明确各种感染的接触史、药物过敏史、局部理化刺激史等，并应了解患者的精神心理状态。

2. 局部和全身检查

外阴皮肤可有不同程度的破损、充血、斑疹及表浅小溃疡，继发感染有脓性分泌物。慢性刺激和搔抓可引起皮肤肥厚、粗糙、苔癣硬化及色素减退变白，有的外阴皮肤可萎缩干枯。

3. 异常分泌物实验室检查

阴道分泌物直接涂片及细菌培养可以明确感染的性质。应行常规的尿糖检查、性传染性疾病的检查。

4. 局部病变组织活检

大多数患者局部需要病变组织活检以明确诊断，排除癌前病变及癌变。

（六）治疗

1. 一般措施

保持外阴清洁，避免肥皂擦洗；严禁搔刮外阴局部；对患者进行心理疏导。

2. 病因治疗

念珠菌性阴道炎，予制霉菌素栓剂，每次5万U，每日2次阴道上药，连续治疗7~10天。滴虫性阴道炎，予甲硝唑500mg，每日2次口服，连续治疗7~10天，同时给予甲硝唑500mg，每日2次口服，服药5~7天。消毒处理洗浴用具及内裤。非特异性阴道炎给予敏感抗生素；围绝经期、绝经后期妇女，尤其并发老年性阴道炎者用小剂量雌激素阴道放入；不明原因者给予抗组胺药物。

3. 外用药物治疗

（1）外用抗组胺药，如多赛平乳膏、苯海拉明乳膏。

（2）外用激素：外阴皮肤薄嫩，应选择弱中效激素，如布地奈德、丙酸氟替卡松、丁酸氢化可的松或丁酸氯倍他松等乳膏，疗程控制在2~4周。

（3）外用局部麻醉药，如1.0%或2.5%普莫卡因乳膏以及2.5%利多卡因和丙胺卡因混合乳膏，疗程1~2周，短期使用。

4. 系统药物治疗

可用抗组胺药、钙剂、维生素C、硫代硫酸钠、镇静安眠药、三环类抗抑郁药，严重者可口服小剂量糖皮质激素或试用普鲁卡因静脉封闭。

5. 物理治疗

排除外阴上皮内瘤变及恶性肿瘤的可能，可采用外阴聚焦超声治疗、点阵式激光治疗和光动力治疗。

6. 手术治疗

对于久治不愈顽固性瘙痒、硬化苔藓的保守治疗无效者，临床上可采用外阴病灶周围皮肤切除术。

二、中医学概述

（一）病因病机

本病主要发病机制有虚、实两个方面。因肝肾阴虚、精血亏损、外阴失养而致阴痒者，属虚证；因肝经湿热下注、带下浸渍阴部，或湿热生虫、虫蚀阴中以致阴痒者，属实证。

1. 肝肾阴虚

素体肝肾不足；或年老体衰，精血亏损；或久病不愈，阴血不足，以致肝肾阴虚。肝脉过阴器，肾司二阴，肝肾阴虚，精血亏少，阴部肌肤失养，阴虚生风化燥，风动则痒，发为阴痒。

2. 湿热下注

郁怒伤肝、肝郁化热、木旺侮土、脾虚湿盛，以致湿热互结、流注下焦、浸淫阴部，导致阴痒。

3. 湿虫滋生

外阴不洁，或久居阴湿之地，湿虫滋生，虫蚀阴中，均可导致阴痒。

（二）辨证论治

1. 肝肾阴虚证

（1）证候：阴部干涩，奇痒难忍，或阴部皮肤变白、增厚或萎缩，皲裂破溃。五心烦热，头晕目眩，时有烘热汗出、腰酸膝软。舌红苔少，脉弦细而数。

（2）治法：调补肝肾，滋阴降火。

2. 湿热下注证

（1）证候：阴部瘙痒灼痛，带下量多，色黄如脓，黏稠臭秽；头晕目眩，口苦咽干，心烦不宁，便秘溲赤。舌红，苔黄腻，脉弦滑而数。

（2）治法：泻肝清热，除湿止痒。

3. 湿虫滋生证

（1）证候：阴部瘙痒，如虫行状，甚则奇痒难忍，灼热疼痛，带下量多，色黄，呈泡沫状，或色白如豆渣状，臭秽；心烦少寐，胸闷呃逆，口苦咽干，小便短赤。舌红，苔黄腻，脉滑数。

（2）治法：清热利湿，解毒杀虫。

三、康复新液治疗外阴瘙痒的临床研究

潘满立等（2008）观察了康复新液外洗治疗糖尿病外阴瘙痒的临床疗效。对 160 例伴有不同程度外阴瘙痒的糖尿病患者，温开水稀释康复新液（10∶1）用于局部清洗外阴，以及用浸泡康复新液原液棉签涂抹外阴皮肤，2 次/天，疗程 2 周。治疗 2 个疗程后评定疗效，160 例中显效 109 例，外阴瘙痒及局部痒痛症状完全消失，瘙痒部位的皮

肤黏膜恢复正常颜色，3 个月内未复发，占 68.1%；有效 47 例，外阴瘙痒及痒痛症状明显减轻，或虽有瘙痒但能忍受，占 29.4%；无效 4 例，占 2.5%。结果表明，康复新液外洗治疗糖尿病外阴瘙痒，疗效满意且无副作用，方法简便，为临床治疗糖尿病外阴瘙痒的有效方法。

参考文献

张学军. 皮肤性病学［M］. 8 版. 北京：人民卫生出版社，2013.

赵辨. 中国临床皮肤病学［M］. 南京：江苏科学技术出版社，2010.

中国医师协会皮肤科分会变态反应性疾病专业委员会. 慢性瘙痒管理指南（2018 版）［J］. 中华皮肤科杂志，2018，51（7）：481-485.

中国医疗保健国际交流促进会妇儿医疗保健分会外阴阴道疾病项目专家委员会. 女性外阴硬化性苔藓临床诊治专家共识（2021 年版）［J］. 中国实用妇科与产科杂志，2021，37（1）：70-74.

周春芳. 女性外阴瘙痒症临床分析［J］. 职业与健康，2003，19（8）：134-135.

吴小江. 外阴瘙痒 76 例综合治疗分析［J］. 中国基层医药，2008，15（7）：1197.

薛东领. 中西医结合治疗外阴瘙痒症 120 例［J］. 河北中医，2009，31（8）：1185-1185.

潘满立，李清峰，任伯玮. 康复新液外洗治疗糖尿病外阴瘙痒 160 例临床疗效观察［J］. 北京中医药，2008，27（12）：959.

谈勇. 中医妇科学［M］. 4 版. 北京：中国中医药出版社，2016.

第七节 外阴溃疡

一、现代医学概述

（一）定义

外阴溃疡（Cancrum pudendi）是发生在女性外阴的皮肤破溃、缺损，深度可达真皮及皮下组织。多见于大、小阴唇，表现为外阴部位一个或多个溃疡，伴发热、疼痛。外阴溃疡与感染、肿瘤、外伤、全身疾病等有关。

（二）流行病学

外阴溃疡为妇科常见病、多发病，多发生于已婚妇女，也偶发于青春少女。

（三）分类

根据起病缓急、病程长短，外阴溃疡可分为急性外阴溃疡和慢性外阴溃疡。

（四）病因和发病机制

感染性和非感染性因素均可引起外阴溃疡。感染性因素常见的为性传播感染。

1. 感染性因素

（1）性传播感染：疱疹病毒 HSV－1 和 HSV－2（生殖疱疹）、梅毒螺旋体（梅毒）、杜克雷嗜血杆菌（软下疳）、肉芽肿克雷伯菌（腹股沟淋巴肉芽肿）、HIV 感染（艾滋病）。

（2）非性传播感染：结核分枝杆菌、阿米巴原虫或真菌等。

2. 非感染性因素

外阴恶性肿瘤如白塞综合征，与自身免疫有关；外伤继发感染、全身性疾病如克罗恩病、急性白血病等可在外阴处形成溃疡。

（五）临床表现

外阴部皮肤黏膜发炎、破溃、缺损，周围充血、水肿，溃疡底部可呈灰白色有渗液，患者自觉局部可有瘙痒、疼痛以及烧灼感。严重者可伴有腹股沟淋巴结肿大、发热、乏力等全身症状或其他表现。

（六）诊断

外阴溃疡是一个体征，可分为细菌性、病毒性、霉菌性、梅毒性、白塞综合征、结核性、原虫性及外阴恶性肿瘤溃疡，不同病因其形态也不同，症状也有差异，根据患者描述及病史等进行初步评估，结合相应的实验室检查，进行病原学检查和病理组织学检查可明确诊断。

（七）治疗

1. 病因治疗

（1）梅毒患者，首选青霉素。

（2）生殖器疱疹患者，选择抗病毒药物，如阿昔洛韦等。

（3）外阴真菌感染者，选择抗真菌药物，如氟康唑等。

（4）白塞综合征者，选择激素类药物，如泼尼松等。

2. 局部治疗

（1）保持外阴清洁、干燥，可用能清热利湿的中药液熏洗、坐浴。

（2）皮损处涂药，针对不同病原体选用达克宁霜（真菌感染）、阿昔洛韦霜（病毒感染）等。

（3）局部理疗：He－Ne 激光、远红外等有助于外阴溃疡的愈合。

二、中医学概述

外阴溃疡归属"阴疮""阴蚀""阴茧"等范畴。

（一）病因病机

阴疮的发病主要由湿热毒邪蕴结阴户导致，正虚脾弱、风寒入侵或痰湿停聚亦可导致本病的发生。湿热之邪可由内生，肝脾功能失调是其主因，亦可外感，经期、产后摄生不慎是其诱因。热毒之邪多因不洁性交直犯阴中，或由湿热郁久化火成毒而致。

（二）辨证论治

首先，应以局部症状为辩证的主要依据，外阴红肿热痛、破溃流脓、溃烂流水，伴恶寒发热者，为热为实，是为阳证；外阴一侧肿块状如蚕茧、结块疼痛、皮色不变或紫黯、日久不消，为虚为寒，是为阴证。

其次，当辨病情善恶，外阴红肿热痛、破溃流脓或包块状如蚕茧、形体壮实者，多为善证；外阴溃烂、臭水淋漓或肿块坚硬、边缘不整、久治不消、形体瘦削，多属恶证。素有湿热，带下量多色黄臭，或素有痰湿，形体肥胖。

1. 湿热蕴结证

（1）证候：外阴肿胀疼痛，行走不便，阴中溃烂流水，伴带下量多、色黄臭，口苦纳呆、心烦易怒，小便涩痛或不畅、大便溏而不爽。舌质红，苔黄厚腻，脉弦滑。

（2）治法：清热除湿，凉血消肿。

2. 热毒壅盛证

（1）证候：外阴忽然肿痛难忍，焮红灼热，甚者破溃流脓、黏稠臭秽、脓出痛减，伴恶寒发热、口干苦、便结尿黄。舌质红，苔黄，脉弦滑数。

（2）治法：清热解毒，凉血活血，消痈散结。

3. 寒凝痰瘀证

（1）证候：外阴一侧肿胀结块，疼痛不甚，皮色紫黯，或状如蚕茧、皮色不变。伴形寒肢冷、倦怠乏力，或形体肥胖。舌质淡嫩，苔白多津，脉沉细。

（2）治法：散寒祛瘀，除湿化痰，消肿散结。

4. 气血亏虚证

（1）证候：外阴肿块溃脓、日久不尽，或阴中蚀烂、血水淋漓、日久不敛、疼痛不适。伴神情倦怠、少气懒言、面色萎黄。舌质淡，苔白厚，脉细弱无力。

（2）治法：益气养血和血，清解余邪。

三、康复新液治疗外阴溃疡的临床研究

刘焕霞（2015）观察了康复新液湿敷治疗阴式手术后外阴溃疡的临床疗效及安全性。选择 2012 年 8 月至 2014 年 5 月在某院妇科住院行阴式手术后发生外阴溃疡的 124 例患者，随机分为对照组和观察组，各 62 例。两组均进行常规冲洗，对照组加用 0.02% 碘伏溶液湿敷，观察组加用康复新液湿敷，均为每日 2 次，连续 1 周。观察组治疗总有效率为 96.77%，明显高于对照组的 90.32%（$P<0.05$），观察组症状缓解时间、皮损好转时间及溃疡愈合时间均明显较对照组短（$P<0.05$），治疗各阶段分泌物消失率及结痂率均明显高于对照组（$P<0.05$），且两组治疗期间均未发现明显不良反

应。结果表明，康复新液湿敷治疗阴式手术后外阴溃疡，起效快，分泌物消失率及结痂率均较高，溃疡愈合好，且无明显不良反应，值得临床推广。

两组临床疗效比较〔例（%）〕（刘焕霞，2015）

组别	痊愈	显效	好转	无效	总有效
观察组	49（79.03）	11（17.74）	2（3.23）	0（0）	60（96.77）*
对照组	39（62.90）	17（27.42）	5（8.06）	1（1.61）	56（90.32）

注：与对照组比较，* 表示 $P<0.05$ 。

两组相关评定指标比较（刘焕霞，2015）

组别	症状及体征改善时间（$\bar{x}\pm s$，天）			创面改善情况〔例（%）〕	
	症状缓解	皮损好转	溃疡愈合	分泌物消失	结痂
观察组	1.97±0.76#	4.26±2.73#	9.36±4.58#	60（96.77）*	49（79.03）*
对照组	2.58±0.92	5.85±3.06	12.58±5.63	56（90.32）	39（62.90）

注：与对照组比较，# 表示 $P<0.05$；* 表示 $P<0.05$ 。

参考文献

赵辨. 中国临床皮肤病学〔M〕. 南京：江苏科学技术出版社，2010.

王德智，罗焕颖，张丹. 中国妇产科专家经验文集②〔M〕. 沈阳：沈阳出版社，2001.

卢彬，郭焕，田中华. 女性外阴溃疡的临床特点分析〔J〕. 中国麻风皮肤病杂志，2009，25（12）：931−932.

雷桂英，陈伟，杨静. 中西医结合治疗急性外阴溃疡〔J〕. 中国中医急症，2012，21（1）：127.

张秋霞，杨茜. 双料喉风散治疗外阴溃疡的临床观察〔J〕. 中国医刊，2014（7）：102−103.

孔秀丽，杨松梅. He−Ne 激光治疗外阴溃疡 84 例体会〔J〕. 局解手术学杂志，2008，17（2）：143−144.

刘敏如，谭万信. 中医妇产科学〔M〕. 北京：人民卫生出版社，2001.

崔静，曾三武. 浅谈经方治疗女性外阴溃疡〔J〕. 亚太传统医药，2016，12（8）：84−85.

李亚俐，杨智杰，胡景琨. 中药内服外治法治疗外阴溃疡的经验〔J〕. 国际中医中药杂志，2010，3（6）：508.

刘焕霞. 康复新液湿敷治疗阴式手术后外阴溃疡 62 例〔J〕. 中国药业，2015，24（10）：100−101.

第九章

耳鼻喉科

第一节　鼓膜外伤

一、现代医学概述

(一) 定义

鼓膜位于外耳道深处，在传音过程中起重要作用，鼓膜外伤多由间接或直接的外力损伤导致。

(二) 分类及病因

1. 器械伤
如用火柴梗、牙签等挖耳刺伤鼓膜。
2. 医源性损伤
如取耵聍、外耳道异物等，矿渣、火花等烧伤。
3. 压力伤
如掌击耳部、爆破、炮震、放鞭炮、高台跳水及潜水等。
4. 其他
颞骨纵行骨折等直接引起。

(三) 临床表现

鼓膜破裂后，突感耳痛、听力立即减退伴耳鸣，外耳道少量出血和耳内闷塞感。单纯的鼓膜破裂，听力损失较轻。压力伤除引起鼓膜破裂外，还可由于镫骨剧烈运动致内耳受损，出现眩晕、恶心及混合性耳聋。

(四) 检查

鼓膜多呈不规则状或裂隙状穿孔，外耳道可有血迹或血痂，穿孔边缘可见少量血迹。若出血量多或有水样液流出，提示有颞骨骨折或颅底骨折致脑脊液耳漏可能。听力检查为传导性听力损失或混合性听力损失。

(五) 治疗

(1) 清除外耳道内存留的异物、血凝块和脓液等。
(2) 避免感冒，切勿用力擤鼻涕，以防来自鼻咽的感染。如无感染征象，不必应用抗生素。
(3) 如无继发感染，禁用外耳道冲洗或滴药。穿孔愈合前，禁游泳或任何液体入耳。绝大多数外伤性穿孔可于3～4周自愈。较大外伤性穿孔可在显微镜下采用无菌操作将翻入鼓室的鼓膜残缘复位，表面贴无菌纸片可促进鼓膜愈合。穿孔不愈合者可择期行鼓膜修补术。

二、中医学概述

（一）病因病机

因针棒或挖耳刺伤鼓膜，或掌击耳部及强的声波冲击致鼓膜破裂，脉络受损，血溢于脉外故耳衄。气滞血瘀、血脉不通，故耳内疼痛、耳胀耳闭、耳鸣耳聋。

（二）辨证论治

1. 辨证
外伤后耳内疼痛、衄血，耳内胀闭，耳鸣耳聋为辨证要点。
2. 治疗
（1）方剂一（银翘散）。药物组成：连翘、荆芥、牛蒡子、蔓荆子、乳香、没药、淡豆豉、金银花、野菊花、大青叶，以上中药水煎服，每日一剂。此方具有疏散风热，解毒止痛的功效。此方主要用风热邪毒型治疗。
（2）方剂二（龙胆泻肝汤）。药物组成：龙胆草、栀子、黄芩、柴胡、木通、泽泻、板蓝根、牛蒡子、芒硝、当归尾、生地黄，以上中药水煎服，每日一剂。此方具有清泻肝火，解毒止痛的功效。此方主要用于肝胆湿热型治疗。
（3）方剂三（连翘菊花饮）。药物组成：连翘、野菊花、紫花地丁、重楼、乳香、没药、白芷、穿山甲、皂角刺、金银花、天花粉、当归尾、赤芍、陈皮，以上中药水煎服，每日一剂。此方具有清热解毒，消肿排脓的功效。此方主要用于热毒壅结型治疗。

三、康复新液治疗鼓膜外伤的临床研究

张彦娜等（2016）探讨了氦氖激光加康复新液治疗外伤性鼓膜穿孔的效果。将106例外伤性鼓膜穿孔患者随机分为治疗组和对照组（各53例）。治疗组采用氦氖激光局部照射加康复新液棉片贴补的方法，对照组采用传统保守治疗。每周观察1次，连续记录4周。治疗后，治疗组治愈50例、有效2例、无效1例，治愈率94.34%，总有效率98.11%；对照组治愈28例、有效10例、无效15例，治愈率52.83%，总有效率71.69%。两组治愈率与总有效率比较，差异有统计学意义（$P<0.01$）。结果表明，氦氖激光局部照射配合康复新液鼓膜贴补能够取得良好的止疼、消炎效果，值得推广。

宁金梅等（2019）对比康复新液棉片鼓膜贴补法与传统葱皮鼓膜贴补法对外伤性鼓膜穿孔愈合的影响，观察康复新液对外伤性鼓膜穿孔愈合的促进作用。将94例外伤性鼓膜穿孔患者随机分成治疗组及对照组。对照组：用葱皮按传统方法贴补鼓膜。治疗组：用康复新液浸润棉片贴补鼓膜。观察两组鼓膜穿孔愈合情况。治疗后治疗组60例全部愈合，平均愈合时间8天；对照组34例中有20例愈合，平均愈合时间24天。康复新液棉片鼓膜贴补法治疗外伤性鼓膜穿孔较传统葱皮鼓膜贴补法愈合时间显著缩短，愈合率明显提高，差异有统计学意义（$P<0.05$）。结果表明，康复新液治疗外伤性鼓膜

穿孔疗效良好。

两组临床情况比较（宁金梅等，2019）

组别	例数	性别		年龄 （$\bar{x} \pm s$，岁）	受伤天数 （$\bar{x} \pm s$，天）	穿孔面积 （$\bar{x} \pm s$，mm^2）
		男	女			
治疗组	60	26	34	30±17	13±5	8.94±3.12
对照组	34	15	19	28±16	11±4	8.69±3.75

两组临床疗效比较（宁金梅等，2019）

组别	例数	愈合例数 [例（%）]	愈合天数（$\bar{x} \pm s$，天）
治疗组	60	60 (100)	8±3
对照组	34	20 (59)[#]	24±9[#]

注：与治疗组比较，[#] 表示 $P < 0.05$。

　　孙贺等（2012）研究了应用康复新液于耳内镜下行鼓膜修补术的效果。其中外伤性鼓膜穿孔 21 例、慢性中耳炎（单纯性）导致的鼓膜穿孔 24 例，治疗方法为术后清洁外耳道后使用康复新液滴耳 2 滴，一天两次，每周复诊。治疗后小于鼓膜直径 1/4 的穿孔 1 周内愈合，鼓膜直径 1/4～1/3 的穿孔 2～3 周愈合，鼓膜直径 1/3～1/2 的穿孔 4～6 周愈合。术后 3 个月随访，鼓膜均恢复为白色半透明状，所有患者均未用抗生素，无感染等不良反应。结果表明，应用康复新液耳内镜下治疗鼓膜穿孔，效果满意。

参考文献

田勇泉. 耳鼻咽喉头颈外科学 [M]. 8 版. 北京：人民卫生出版社，2013.

张彦娜，李谊，赵颜颜，等. 氦氖激光加康复新液治疗外伤性鼓膜穿孔的疗效观察 [J]. 山东医药，2016，56（1）：108.

宁金梅，钮燕，赵树波，等. 外伤性鼓膜穿孔贴补治疗的对比 [J]. 昆明医科大学学报，2019，40（1）：74-77.

孙贺，朱旭. 应用康复新液耳内镜下治疗鼓膜穿孔 45 例 [J]. 中国耳鼻咽喉颅底外科杂志，2012，18（3）：235-236.

第二节　萎缩性鼻炎

一、现代医学概述

（一）定义

萎缩性鼻炎是以鼻黏膜萎缩或退行性变为其组织病理学特征的一类特殊鼻炎。

（二）流行病学

萎缩性鼻炎发展缓慢，病程长。女性多见，体质瘦弱者较健壮者多见。本病特征为鼻黏膜萎缩、嗅觉减退或消失、鼻腔大量结痂形成，严重者鼻甲骨膜和骨质亦发生萎缩。黏膜萎缩性改变可向下发展延伸到鼻咽、口咽、喉咽等黏膜。在我国，发病率呈逐年下降趋势。

（三）分类及病因

萎缩性鼻炎分原发性和继发性两种。前者病因目前仍不十分清楚，后者病因则比较明确。

1. 原发性萎缩性鼻炎

传统的观点认为本病是某些全身性慢性疾病的鼻部表现，如内分泌紊乱、自主神经功能失调、维生素（如维生素 A、B、D、E）缺乏、遗传因素、血中胆固醇含量偏低等。细菌如臭鼻杆菌、类白喉杆菌等虽不是致病菌，但却是引起继发感染的病原菌。近年研究发现本病与微量元素缺乏或不平衡有关，免疫学研究则发现本病患者大多有免疫功能紊乱，组织化学研究发现鼻黏膜乳酸脱氢酶含量降低，故有学者提出本病可能是一种自身免疫性疾病。

2. 继发性萎缩性鼻炎

目前已明确本病可继发于以下疾病和情况：①慢性鼻炎、慢性鼻窦炎的脓性分泌物长期刺激鼻黏膜；②高浓度有害粉尘、气体对鼻腔的持续刺激；③多次或不适当鼻腔手术致鼻腔黏膜广泛损伤（如下鼻甲过度切除）；④特殊传染病，如结核、梅毒和麻风对鼻腔黏膜的损害。

（四）临床表现

1. 鼻塞

鼻腔内脓痂阻塞导致。或因鼻黏膜感觉神经萎缩、感觉迟钝，鼻腔虽然通气，患者自我感到"鼻塞"。

2. 鼻、咽干燥感

鼻黏膜腺体萎缩、分泌减少或长期张口呼吸导致。

3. 鼻出血

鼻黏膜萎缩变薄、干燥或挖鼻和用力擤鼻致毛细血管破裂。

4. 嗅觉减退或丧失

嗅区黏膜萎缩导致。

5. 恶臭

严重者多有呼气可闻及特殊腐烂臭味，由脓痂的蛋白质腐败分解产生，又称"臭鼻症"。

6. 头痛、头昏

鼻黏膜萎缩后，调温保湿功能减退或缺失，吸入冷空气或脓痂压迫引起头痛、头昏，多表现为前额、颞侧或枕部头痛。

（五）检查

1. 外鼻

严重者鼻外形可有变化，表现为鼻梁宽平呈鞍鼻。若自幼发病，可影响外鼻发育。

2. 鼻腔检查

鼻黏膜干燥、鼻腔宽大、鼻甲缩小（尤以下鼻甲为甚）、鼻腔内大量脓痂充塞，黄色或黄绿色并有恶臭。若病变发展至鼻咽、口咽和喉咽部，亦可见同样表现。

严重者症状和体征典型，不难诊断，但应注意与鼻部特殊传染病，如结核、梅毒、鼻硬结、鼻白喉、鼻麻风等鉴别。轻型者主要表现为鼻黏膜色淡、薄而缺乏弹性（鼻甲"骨感"）、鼻腔较宽敞、脓痂和嗅觉减退不明显。

（六）治疗

无特效疗法，目前多采用局部洗鼻和全身综合治疗。

1. 局部治疗

（1）鼻腔冲洗：可选用温热生理盐水冲洗，每天2次，旨在清洁鼻腔、除去脓痂和臭味。

（2）鼻内用药：①复方薄荷油、液状石蜡、鱼肝油等滴鼻剂，可润滑黏膜、促进黏膜血液循环和软化脓痂便于擤出；②1％链霉素滴鼻，以抑制细菌生长、减少炎性糜烂和利于上皮生长；③1％新斯的明涂抹黏膜，可促进鼻黏膜血管扩张；④0.5％雌二醇或己烯雌酚油剂滴鼻，可减少痂皮、减轻臭味；⑤50％葡萄糖滴鼻，可能具有刺激黏膜腺体分泌的作用。

（3）手术治疗：主要目的是缩小鼻腔，以减少鼻腔通气量、抑制鼻黏膜水分蒸发、减轻黏膜干燥及结痂形成。

2. 全身治疗

加强营养，改善环境及个人卫生。补充维生素，特别是维生素 B_2、维生素 C、维生素 E，以保护黏膜上皮、增加结缔组织抗感染能力、促进组织细胞代谢、扩张血管和改善鼻黏膜血液循环。此外，补充铁、锌等制剂可能对本病有一定治疗作用。

二、中医学概述

萎缩性鼻炎归属"鼻槁"范畴。

（一）病因病机

因过食辛辣炙煿助阳生热之物，或吐利亡津、病后失养，致肺燥津亏、无以上输、鼻窍濡养，则肌膜枯槁而为病；或可因气候干燥，或屡被风热燥邪、熏蒸鼻窍，久则耗伤阴津、蚀及肌膜，以致鼻内干燥、肌膜焦萎。又若饮食失节、劳倦内伤、脾失健运、气血精微、生化不足，无以上输充肺而濡养鼻窍。兼以脾不化湿、蕴而生热、湿热熏灼、肌膜渐萎。此外，肾为一身阴液之根，肾阴不足则肺津亦少，故肾阴亏虚亦可致鼻失滋养而发病。

（二）辨证论治

1. 辨证依据

鼻内干燥，肌膜萎缩，鼻道宽大，鼻气腥臭，自觉鼻塞嗅觉失灵，鼻腔内积有黄绿色痂皮等。

2. 临床分型

（1）肺气阴虚型：鼻腔干燥，肌膜萎缩，涕液秽浊，带黄绿色，或夹少许血丝，痂皮多，咽痒时咳，舌红苔少，脉细数。

（2）脾气虚弱型：鼻涕如浆如酪，其色微黄浅绿、痂皮淡薄，鼻内肌膜淡红、萎缩较甚、出气腥臭，可伴食少腹胀、疲乏少气、大便时溏，舌淡苔白，脉缓弱。

3. 治疗原则

宜养阴润燥，益气散邪。

4. 治疗方法

（1）肺气阴虚型：

①外治。a. 用肉苁蓉、淫羊藿、当归、桂枝、黄芪各 300g，水煎 2 次，药液混合后浓缩成浸膏，加入石蜡油 500mL、蜂蜜 500mL、芝麻油 200mL、冰片 50g，滴鼻，每次 2~3 滴，每日 2~3 次。b. 用鱼脑石粉 9g，冰片 0.9g、辛夷花 6g、细辛 3g，共研细末吹鼻，每日 2~3 次。

②内治：用阿胶 10g（冲服）、麻仁 15g、麦冬 15g、党参 15g、桑叶 10g、杏仁 10g、枇杷叶 10g、沙参 15g、当归 10g、金银花 10g、野菊花 10g、甘草 6g，水煎，每日 1 剂，分 3 次服。

③针灸治疗。针刺迎香、禾髎、素髎、足三里、肺俞、脾俞穴，每次 2~3 穴，中弱刺激，留针 10~15 分钟，每日 1 次。艾灸百会、足三里、迎香、肺俞穴，每日 1 次。

（2）脾气虚弱型：

①外治同上。

②内治：用党参 15g、白术 10g、黄芪 20g、当归 15g、柴胡 6g、升麻 6g、陈皮 6g、红花 6g、丹参 15g、白芍 15g、熟地 15g、水蛭 6g、桃仁 10g、甘草 6g，水煎，每日 1 剂，早晚各服 1 次。

③针灸治疗同上。

三、康复新液治疗萎缩性鼻炎的临床研究

熊世珍等（2006）观察了局部运用康复新液滴鼻治疗萎缩性鼻炎的效果，将 42 例门诊患者随机分成治疗组（22 例）和对照组（20 例）。治疗组先以湿热生理盐水清洗鼻腔，再将康复新液注入预制的 10mL 滴鼻瓶，每次滴鼻 3 滴，一天三次，间隔期用复方薄荷油滴鼻，每次 2 滴，一天三次，约 30 天复查 1 次。对照组用湿热生理盐水定期冲洗鼻腔，再用复方薄荷油滴鼻。两组患者均口服复合维生素 B，一年后比较两组的疗效。治疗组总有效率为 86.36%，高于对照组（15.00%）。结果表明，康复新液用于萎

缩性鼻炎的治疗，疗效明显。

两组临床疗效比较（熊世珍等，2006）

组别	例数	显效［例（%）］	有效［例（%）］	无效［例（%）］	总有效率（%）
治疗组	22	10（45.45）	9（40.90）	3（13.63）	86.36
对照组	20	0（0）	3（15.00）	17（85.00）	15.00

参考文献

田勇泉. 耳鼻咽喉头颈外科学［M］. 8 版. 北京：人民卫生出版社，2013.

田道法. 中西医结合耳鼻喉科学［M］. 北京：中国中医药出版社，2003.

熊世珍，彭易坤，赵睿. 康复新液治疗萎缩性鼻炎的疗效观察［J］. 华西药学杂志，2006，21（5）：502.

第三节　鼻中隔穿孔

一、现代医学概述

（一）定义

鼻中隔穿孔系指各种原因导致的鼻中隔贯穿两侧鼻腔的永久性穿孔。穿孔形态、部位及大小各异。

（二）病因

下述情况和疾病可能引起鼻中隔穿孔。

1. 外伤

鼻中隔外伤所致的鼻中隔脓肿、腐蚀性和刺激性物质（如铬酸、矽尘、砷、升汞、水泥、石灰等）长期刺激鼻中隔黏膜引起的溃疡。长期的挖鼻习惯，有时可导致鼻中隔穿孔。

2. 医源性损伤

鼻中隔手术或其他治疗（如用化学腐蚀剂、射频等治疗鼻中隔黏膜出血时）引起鼻中隔两侧黏膜对称性损伤。

3. 感染

①急性传染病：白喉、伤寒和猩红热等；②鼻特殊性感染：结核、红斑狼疮、麻风等可致鼻中隔软骨坏死而中隔穿孔，梅毒可导致鼻中隔骨部坏死而使中隔穿孔，出现鞍鼻。

4. 肿瘤及恶性肉芽肿

原发于鼻中隔的肿瘤或鼻腔肿瘤压迫鼻中隔。

5. 其他

鼻腔异物或结石长期压迫鼻中隔可引起继发感染、坏死而致穿孔。

（三）临床表现

鼻中隔穿孔病因的多样性决定了它既可表现为一种独立疾病，也可作为某一疾病的局部表现。仅就鼻中隔穿孔而言，其主要表现为鼻腔干燥和脓痂形成，常伴有头痛和鼻出血。小穿孔者若在鼻中隔前段，呼吸时常有吹哨声；若位于鼻中隔后段，则无吹哨声。结核和梅毒引起者脓痂有臭味。检查可见鼻中隔穿孔，穿孔处结痂，穿孔边缘糜烂、易出血。

（四）检查

根据症状和检查不难诊断。诊断时应明确穿孔的部位和大小，并应同时鉴别病因。有时较小穿孔常被结痂覆盖而忽略，应除去结痂仔细检查。

（五）治疗

有明确病因的非独立性鼻中隔穿孔者，首先治疗原发疾病。单纯鼻中隔穿孔者，可选择行穿孔修补术。根据穿孔的位置和大小选择修补方式和修补材料。主要方法有鼻中隔黏骨膜减张缝合术、带蒂黏骨膜瓣或黏膜瓣（中鼻甲黏骨膜瓣或下鼻甲黏膜瓣）转移缝合术、游离组织片移植术、硅橡胶片置入术等。

二、康复新液治疗鼻中隔穿孔的临床研究

蔡艳等（2016）探讨了康复新液及外用溃疡散在鼻中隔新鲜穿孔中的效果。对2004 年 1 月至 2014 年 1 月入院治疗的鼻中隔新鲜穿孔患者进行疗效总结，患者共 37 例，男 21 例，女 16 例；年龄 18～74 岁，平均 41.5 岁；鼻中隔穿孔时间小于 2 周，穿孔面积小于 3mm×4mm。按治疗方法分为 3 组。红霉素眼膏组：2004 年 1 月至 2006 年 12 月 10 例鼻中隔新鲜穿孔患者应用红霉素眼膏治疗；外用溃疡散组：2007 年 1 月至 2009 年 12 月 13 例鼻中隔新鲜穿孔患者应用外用溃疡散治疗；康复新液组：2010 年 1 月至 2014 年 1 月 14 例鼻中隔新鲜穿孔患者应用康复新液治疗。经 5 次换药后，康复新液组 13 例穿孔愈合，愈合率 92.9%；外用溃疡散组 11 例穿孔愈合，愈合率 84.6%；红霉素眼膏组 3 例穿孔愈合，愈合率 30.0%。康复新液组与外用溃疡散组有效率均高于红霉素眼膏组，差异有统计学意义（$P=0.006$、0.013）。康复新液组与外用溃疡散组有效率差异无统计学意义（$P=1.000$）。结果表明，康复新液及外用溃疡散在鼻中隔新鲜穿孔中应用有一定效果，值得推广应用。

三组穿孔愈合情况比较（例）（蔡艳等，2016）

组别	例数	第1次换药	第2次换药	第3次换药	第4次换药	第5次换药	总愈合例数
康复新液组	14	1	4	3	3	2	13
外用溃疡散组	13	1	3	5	1	1	11
红霉素眼膏组	10	0	1	2	0	0	3

参考文献

田勇泉. 耳鼻咽喉头颈外科学 ［M］. 8 版. 北京：人民卫生出版社，2013.

蔡艳，王杰. 康复新液及外用溃疡散在鼻中隔新鲜穿孔中的应用疗效总结 ［J］. 华西医学，2016，31（2）：316−317.

第四节　慢性咽炎

一、现代医学概述

（一）定义

慢性咽炎为咽部黏膜、黏膜下及淋巴组织的弥漫性慢性炎症，常为上呼吸道慢性炎症的一部分，多见于成年人。病程长，症状顽固，较难彻底治愈。

（二）分类

慢性咽炎可分为慢性单纯性咽炎、慢性肥厚性咽炎、萎缩性咽炎与干燥性咽炎。

（三）病因

1. 局部因素
（1）急性咽炎反复发作所致。
（2）各种鼻病及呼吸道慢性炎症，长期张口呼吸及炎性分泌物反复刺激咽部，或受慢性扁桃体炎、牙周炎的影响。
（3）烟酒过度、粉尘、辛辣食物、有害气体或过敏原的刺激等都可引起本病。
2. 全身因素
贫血、消化不良、咽喉反流、下呼吸道慢性炎症、心血管疾病、内分泌功能紊乱、维生素缺乏及免疫功能低下等亦可引起本病。

（四）临床表现

一般无明显全身症状。咽部可有异物感、痒感、灼热感、干燥感或微痛感。常有黏稠分泌物附着于咽后壁，使患者晨起时出现频繁的刺激性咳嗽，伴恶心。无痰或仅有颗粒状藕粉样分泌物咳出，萎缩性咽炎患者有时可咳出带臭味的痂皮。

（五）检查

1. 慢性单纯性咽炎

黏膜充血，血管扩张，咽后壁有散在的淋巴滤泡，常有少量黏稠分泌物附着在黏膜表面。

2. 慢性肥厚性咽炎

黏膜充血增厚，咽后壁淋巴滤泡显著增生，多个散在突起或融合成块，咽侧索亦充血肥厚。

3. 萎缩性咽炎与干燥性咽炎

黏膜干燥，萎缩变薄，色苍白发亮，常附有黏稠分泌物或带臭味的黄褐色痂皮。

本病诊断不难。但应注意，许多全身性疾病早期症状酷似慢性咽炎。因此必须详细询问病史，全面仔细检查鼻、咽、喉、气管、食管、颈部乃至全身的隐匿病变，特别要警惕早期恶性肿瘤。在排除这些病变之前，不应轻易诊断为慢性咽炎。

（六）治疗

1. 病因治疗

坚持户外活动，戒除烟酒等不良嗜好，保持室内空气清新，积极治疗鼻炎、气管支气管炎等呼吸道慢性炎症及其他全身性疾病。

2. 局部治疗

（1）慢性单纯性咽炎：常用复方硼砂溶液、呋喃西林溶液、复方氯己定含漱液等含漱。含漱时头后仰、张口发"啊"声，使含漱液能清洁咽后壁。亦可含服碘喉片、薄荷喉片等。

（2）慢性肥厚性咽炎：除上述治疗外，可用激光、低温等离子等治疗，若淋巴滤泡增生广泛，治疗宜分次进行。亦可用药物（硝酸银）、冷冻或电凝固法治疗，但治疗范围不宜过广。

（3）萎缩性咽炎与干燥性咽炎：用2％碘甘油涂抹咽部，可改善局部血液循环，促进腺体分泌。服用维生素 A、维生素 B_2、维生素 E，可促进黏膜上皮生长。

二、中医学概述

慢性咽炎归属"虚火喉痹"范畴。

（一）病因病机

本病多因内伤所致。如五劳过极、起居失调、房劳过度、饮食不节等均可耗伤阴血，克伐元气，致肺肾亏损、津液不足、虚火上扰、循经上蒸、熏蒸咽喉而为病。另若长期受化学气体、粉尘等刺激，也可致本病。

（二）辨证论治

1. 辨证依据

咽喉不适，微痛，有异物感，常有吭喀动作。查见咽部微暗红、喉底颗粒增生。

2. 临床分型

（1）肺阴虚型：咽部不适，微痛，口鼻干燥，咽部有异物感。伴干咳少痰，盗汗，气短乏力，形体消瘦。舌红苔少，脉细数无力。

（2）肾阴虚型：咽部干涩而痛，吞咽不利，朝轻暮重。伴腰酸膝软，耳鸣耳聋，失眠多梦，盗汗，手足心热。舌质红苔少，脉细数无力。

（3）肾阳虚型：咽部微红微痛，咽干不适，吞咽梗阻感。伴面色无华，倦怠乏力，动则气短，手足不温，食少便溏，小便清长。舌质淡，苔薄白，脉细弱。

（4）阴血虚型：咽部不适，微痛干痒。伴唇淡无华，头晕目眩，肢体麻木，形体消瘦。舌淡少苔，脉弱。

（5）胃热盛型：咽部充血色红，干涩疼痛较甚。伴口臭，龈肿，渴喜冷饮，胃脘不舒，大便秘结。舌红苔黄腻，脉滑数。

3. 治疗原则

肺肾阴虚宜养阴降火；肾阳虚当扶阳温肾，引火归原；阴血虚须补血润燥。

4. 治疗方法

（1）肺阴虚型：①外治。甘草粉300g、硼砂15g、食盐15g、玄明粉30g、酸梅750g（去核），共研细末，以荸荠粉250g为糊制丸，每丸重3g。含服，每日4次。②内治。麦冬30g、沙参30g、桔梗10g、百合20g、玄参20g、薄荷10g、生地12g、法夏10g、茯苓15g、厚朴10g、甘草6g，水煎，每日1剂，分3次服。

（2）肾阴虚型：①外治。同上。②内治。知母15g、黄柏10g、枸杞15g、熟地30g、麦冬30g、牛膝6g、茯苓15g、青果10g、桔梗10g、玄参15g、甘草6g，水煎，每日1剂，分3次服。

（3）肾阳虚型：肉桂3g、炙附子6g、牛膝6g、熟地20g、山萸10g、枸杞10g、泽泻10g、山药30g、茯苓15g、甘草6g，水煎，每日1剂，分3次服。

（4）阴血虚型：当归15g、白芍20g、川芎10g、熟地30g、首乌15g、阿胶10g（兑服）、麦冬30g、沙参20g、玄参10g，水煎，每日1剂，分3次服。

（5）胃热盛型：黄连6g、栀子10g、生石膏30g、花粉20g、酒大黄6g、枳实10g、桔梗10g、豆根10g、玄参15g、麦冬15g、甘草6g，水煎，每日1剂，分3次服。

三、康复新液治疗慢性咽炎的临床研究

吴欣华（2008）应用康复新液治疗各型慢性咽炎，治疗前按就诊顺序随机分为两组，治疗组250例（其中慢性单纯性咽炎100例、慢性肥厚性咽炎70例、干燥性及萎缩性咽炎80例）、对照组120例（其中慢性单纯性咽炎50例、慢性肥厚性咽炎30例、干燥性及萎缩性咽炎40例）。两组患者的性别和年龄差异均无统计学意义（$P > 0.05$）。治疗组含服康复新液10mL，每日3次；1片银黄含化片，每日4次。对照组单用银黄

含化片 1 片，每日 4 次。两组均以 1 个月为 1 个疗程，观察临床症状、体征改善情况。治疗后治疗组的总有效率为 76.8%，优于对照组（52.5%）（$P < 0.05$）。治疗组慢性单纯性咽炎的有效率为 92.0%，对照组为 64.0%，两组比较差异无统计学意义（$P > 0.05$）；治疗组慢性肥厚性咽炎的有效率为 35.7%，对照组为 43.3%，两组比较差异无统计学意义（$P > 0.05$）；治疗组干燥性及萎缩性咽炎的有效率为 93.7%，对照组为 45.0%，两组比较差异有统计学意义（$P < 0.05$）。结果表明，康复新液对慢性单纯性咽炎及慢性肥厚性咽炎的疗效不确切，而对干燥性及萎缩性咽炎却有一定的疗效。

两组临床疗效比较 [例（%）]（吴欣华，2008）

组别	例数	治愈	改善	无效	总有效
治疗组	250	53（21.2）	139（55.6）	58（23.2）	192（76.8）
对照组	120	21（17.5）	42（35.0）	57（47.5）	63（52.5）

各型慢性咽炎治疗结果比较 [例（%）]（吴欣华，2008）

分型	治疗组总有效	对照组总有效
慢性单纯性咽炎	92（92.0）	32（64.0）
慢性肥厚性咽炎	25（35.7）	13（43.3）
干燥性及萎缩性咽炎	75（93.7）	18（45.0）

彭易坤等（2007）探讨了康复新液联合地塞米松雾化吸入治疗慢性咽炎的效果，将 110 例患者随机分为两组：治疗组 62 例（单纯性咽炎 41 例，增生性咽炎 21 例）和对照组 48 例（单纯性咽炎 31 例，增生性咽炎 17 例）。治疗组采用康复新液 10mL、地塞米松 5mg，加生理盐水 10mL 混匀雾化吸入；对照组采用庆大霉素 8 万 U、地塞米松 5mg、α－糜蛋白酶 4000U，加生理盐水 20mL 混匀雾化吸入。两组每次雾化吸入 20 分钟，1 次/天，7 天为 1 个疗程，配合抗生素药物治疗，经过 2 个疗程的治疗后观察疗效。治疗后治疗组显效 32 例、有效 25 例、无效 5 例，总有效率 91.94%，显效时间（10.5±1.7）天；对照组显效 14 例、有效 19 例、无效 15 例，总有效率 68.75%，显效时间（14.4±1.9）天，两组差异有统计学意义（$P < 0.05$）。结果表明，康复新液联合地塞米松雾化吸入治疗慢性咽炎作用迅速，奏效快，药物用量少，无服药后胃肠道不良刺激，值得推广使用。

尹骏骅等（2013）观察了康复新液对反流性咽喉炎的效果。对 440 例慢性咽炎患者行胃镜检查，将符合胃食管反流病并确诊反流性咽喉炎，且幽门螺杆菌阴性者（156 例）随机分为两组，对照组：应用质子泵抑制剂、胃肠动力药。观察组：在前述方案基础上应用康复新液含激后咽下，早晚各一次。以三周为一个疗程，疗程结束后复查喉镜，并就症状、体征及内镜检查进行评价，评价两组总有效率。结果显示，观察组显效 75 例、有效 16 例，总有效率 92.86%；对照组显效 26 例、有效 19 例，总有效率 77.59%。两组比较差异有统计学意义（$P < 0.05$）。结果表明，康复新液、质子泵抑制剂、胃肠动力药治疗反流性咽喉炎的效果优于常规治疗。

　　王家顺等（2010）探讨了康复新液、扑尔敏联合地塞米松治疗慢性咽炎的效果。将某院收治的 137 例慢性咽炎患者随机分为两组，其中治疗组 71 例，应用康复新液 10mL、扑尔敏 10mg、地塞米松注射液 5mg 进行超声雾化吸入，2 次/天，15～30 分钟/次，7 天 1 个疗程，治疗 2 个疗程。对照组 66 例，应用硫酸庆大霉素注射液 8 万 U、地塞米松注射液 5mg、糜蛋白酶 4000U 进行超声雾化吸入，2 次/天，15～30 分钟/次，5 天 1 个疗程，治疗 1～3 个疗程。对比治疗后两组总有效率及显效时间，观察用药治疗后的不良反应。结果显示，治疗组总有效率 97.18%，对照组总有效率 89.39%。两组差异有统计学意义（$P<0.05$）。结果表明，应用康复新液、扑尔敏联合地塞米松雾化吸入治疗慢性咽炎效果良好，值得推广。

两组临床疗效比较（王家顺等，2010）

组别	治愈（例）	显效（例）	有效（例）	无效（例）	总有效率（%）
治疗组（$n=71$）	32	24	13	2	97.18*
对照组（$n=66$）	22	17	22	7	89.39

　　注：与对照组比较，* 表示 $P<0.05$。

参考文献

田勇泉. 耳鼻咽喉头颈外科学 [M]. 8 版. 北京：人民卫生出版社，2013.

田道法. 中西医结合耳鼻喉科学 [M]. 北京：中国中医药出版社，2003.

吴欣华. 康复新液治疗慢性咽炎的临床观察 [J]. 华西药学杂志，2008，23 (3)：378.

彭易坤，杨洋，李德宏，等. 康复新液联合地塞米松雾化吸入治疗慢性咽炎疗效观察 [J]. 中国误诊学杂志，2007，7 (15)：3497－3498.

尹骏骅，邱建鹤. 康复新液治疗反流性咽喉炎的疗效观察 [J]. 中国中西医结合耳鼻咽喉科杂志，2013，21 (4)：293－294.

王家顺，韩艺辉. 雾化吸入治疗慢性咽炎临床观察 [J]. 河北医药，2010，32 (24)：3491－3492.

第五节　咽瘘

一、现代医学概述

（一）定义

　　全喉切除术后，多种原因致使手术切口不能愈合，咽腔与颈部皮肤相通，形成的瘘管叫咽瘘。

（二）病因

1. 全身

术后患者血红蛋白水平低，或患者甲状腺功能减退。

2. 肿瘤位置及分期

声门上型喉癌术后发生率高于声门型喉癌；病变范围大、手术切除范围广、手术时间长，发生率可能更高。

3. 医源性处理

（1）术前处理：术前气管切开，可增加全喉切除术时的感染机会；术前放疗，可造成术区血供不良、局部抵抗力下降、创伤愈合时间延长，放疗间隔时间小于 3 个月、放射剂量超过 5000cGy 是危险因素。

（2）术中处理：黏膜切除过多、修复下咽时缝线过密、皮瓣与缝合后的咽壁之间留有死腔、术中止血不彻底、引流管放置位置不当、局部加压包扎不到位、同期行颈淋巴结清扫可增加咽瘘发生机会。

（3）术后处理：术后进食不当、术后引流管拔除过早、抗生素应用不合理、同步放化疗可增加咽瘘发生机会。

未发现吸烟，饮酒，性别，年龄，系统性疾病如糖尿病、心脏疾病、肝脏疾病，营养不良，术前白蛋白水平，术中有无输血，肿瘤分化程度、有无淋巴结转移，术中有无使用肌皮瓣，颈部淋巴结清扫及术前气管是否切开对咽瘘有明确影响。

（三）临床表现

下咽吻合口未能正常愈合，唾液和分泌物蓄积于皮下组织，由于感染或其他原因与皮外相通，形成咽瘘。患者进食时，唾液、水和食物可以通过咽瘘流出皮肤。

（四）治疗与预防

咽瘘一旦发生，立即清创瘘口，同时收集分泌物做细菌培养及药敏试验，加压包扎，每日清洁换药 1～2 次。同时增加患者全身营养，静滴白蛋白或输血。使用有效抗生素，待药敏试验结果出来后改用敏感抗生素，并联合中医药辨证施治，以扶正祛邪、益气养血、清热解毒、收敛生肌。

咽瘘的预防有以下几方面。

（1）手术前：全面的病史询问、详细的体检、必要的辅检，以掌握患者体质状况、明确病变范围、拟订手术方案。

（2）手术中：气管切开口的黏膜与皮肤要缝合，颈清扫的术腔要保护好后再打开咽腔或喉腔。在缝合咽喉黏膜时缝线的疏密和打结的松紧要适度，注意血运和减少张力，咽壁外的缝合不留死腔，放置负压引流。

（3）手术后：注意头位及时吸出鼻腔咽腔的分泌物，防止刀口裂开，注意体温和局部疼痛，换药时细致观察刀口变化，及时发现异常并处理。

咽瘘形成后，一般 4 周内可自行愈合，较大咽瘘超过 4 周不愈合者，可以手术修补。

二、中医学概述

咽瘘在中医学中未见到相应的病名。根据咽瘘发生的时间、发病原因和发病机制，可以归属"疮疡病"的范畴。

（一）病因病机

余毒未尽，蕴结不散，血行不畅，疮口不合，日久成瘘。亦有虚劳久嗽，肺脾两虚，邪乘下位，郁久肉腐成脓，溃后成瘘。瘘管久不收口，邪气流连，耗伤气血。

（二）辨证论治

《外科正宗》把疮疡病分为早、中、晚三期，并合理运用"消、托、补"三大法进行辨证施治。喉癌、下咽癌术后咽瘘的形成当属疮疡病的晚期阶段，本身正气已亏，邪气侵袭，加之又实施较大范围的手术，更加重正气亏损。形成咽瘘的患者根据体质和临床表现分析，均为气血亏虚证候，其脏腑皆表现亏损之状态，中医治疗当以补益为法。

用《外科发挥》中内补黄芪汤加金银花治疗，黄芪 30g、麦冬 20g、熟地黄 15g、人参 15g、茯苓 12g、白芍药 12g、远志 9g、川芎 12g、肉桂 6g、当归 6g、甘草 9g、金银花 12g、生姜 3 片、大枣 3 颗为引，上药水煎服，每日 1 剂，分 2～3 次空腹鼻饲温服，用药时间为从发现咽瘘开始到咽瘘瘘口愈合为止。此方的主要作用是补益气血、养阴调阳、祛腐收敛生肌。方中人参、黄芪、茯苓、甘草补气补脾，熟地黄、白芍药、川芎养血补肝兼活血，麦冬养心除烦、护阴助阳，黄芪、肉桂益阴助阳，远志宁心安神，用此方的另一个作用是"长肌肉……治一切痈疽"（《本草纲目》）。加金银花意在祛腐祛邪、防补"留寇"。诸药配伍，使人体气血旺盛、阴阳平和、腐去肌生、瘘口组织新生收敛，达到瘘口愈合、患者康复的目的。

三、康复新液治疗咽瘘的临床研究

符晓等（2012）通过分析康复新液等综合治疗喉癌术后咽瘘，探讨咽瘘的综合治疗方法。对 9 例喉癌术后并发咽瘘患者，根据疾病进展情况进行分期，采用康复新液纱条填塞、负压引流、局部理疗等综合治疗，观察并分析其效果。咽瘘痊愈 8 例，愈合时间 8～42 天，平均 21 天。结果表明，康复新液等综合治疗喉癌术后咽瘘，在控制感染、加速创面愈合方面有良好的效果。

参考文献

医学名词审定委员会. 医学名词 1997 ［M］. 北京：科学出版社，1998.

田道法. 中西医结合耳鼻喉科学 ［M］. 北京：中国中医药出版社，2003.

符晓，李赞，王大海，等. 综合治疗 9 例喉癌术后咽瘘的疗效分析 ［J］. 中国耳鼻咽喉颅底外科杂志，2012，18（4）：305－306.

第十章

结核病

一、现代医学概述

（一）定义

结核病是由结核分枝杆菌引起的一种慢性感染性疾病，以肺结核最常见，还可侵袭浆膜腔、淋巴结、泌尿生殖系统、肠道、骨关节和皮肤等多种脏器和组织。

（二）流行病学

《内科学》（第 9 版）指出，本病是全球流行病，2015 年全球新发结核病数量约为 1040 万例，约 140 万人死于结核病，是 2015 年全世界十大死因之一。我国 2010 年抽样调查估计：年发病例 100 万，发病率 78/10 万；全国有活动性结核病患者 499 万，患病率 459/10 万；年死亡人数 5.4 万人，死亡率 4.1/10 万；西部地区患病率明显高于全国平均水平。

（三）分类

根据发病过程和临床特点，结核病可以分为 5 型：原发型肺结核（Ⅰ型）、血行播散型肺结核（Ⅱ型）、继发型肺结核（Ⅲ型）、结核性胸膜炎（Ⅳ型）、肺外结核（Ⅴ型）。

（四）病因和发病机制

吸入肺泡的结核分枝杆菌可被吞噬细胞吞噬和杀灭。当结核分枝杆菌数量多或毒力强时，因其大量繁殖导致肺泡吞噬细胞溶解、破裂，释放出的结核分枝杆菌可再次感染其他吞噬细胞和局部组织。经吞噬细胞处理的结核分枝杆菌特异性抗原传递给 T 淋巴细胞而使之致敏，机体产生免疫反应而发病。

（五）临床表现

结核病临床表现多样，与病灶的类型、性质、范围及机体反应性有关。

1. 全身症状

长期低热，多见于午后或傍晚，可伴有疲倦、盗汗、食欲下降、体重减轻，进展时可出现高热、咳嗽、胸痛或全身衰竭等。可有多关节肿痛、四肢结节性红斑及环形红斑等结核性风湿病表现。

2. 呼吸系统症状

主要表现为咳嗽、咯痰、咯血、胸痛等。

3. 其他系统表现

淋巴结结核常出现无痛性淋巴结肿大，可坏死、液化、破溃、形成瘘管等。结核性心包炎表现为心前区疼痛、呼吸困难、颈静脉怒张等。结核性脑膜炎多有头痛、呕吐、意识障碍等表现。结核性腹膜炎常有腹水或腹膜粘连，表现为发热、腹痛、腹胀、腹壁揉面感。肠结核表现为消瘦、腹泻与便秘交替、腹部肿块。泌尿系统结核有膀胱刺激征、血尿、脓尿等。

（六）诊断

结合流行病学资料、临床表现与实验室检查、影像学辅助检查综合诊断，主要的诊断依据为胸部 X 线、CT 检查以及痰菌检查。肺外结核的诊断应综合分析临床表现、治疗结果和辅助检查，必要时可活检，经病理学证实。

（七）治疗

结核病治疗主要包括化学药物治疗、对症治疗和手术治疗，化学药物治疗是主要治疗手段。

1. 化学药物治疗

原则为早期、规律、全程、适量、联合，治疗方案分强化和巩固两个阶段，常用药物为异烟肼（H）、利福平（R）、吡嗪酰胺（Z）、乙胺丁醇（E）、链霉素（S），标准方案为：①初治活动性肺结核，2HRZE/4HR 或 $2H_3R_3Z_3E_3/4H_3R_3$；②复治涂阳肺结核，2HRZSE/6−10HRE 或 $2H_3R_3Z_3S_3E_3/4H_3R_3E_3$。耐药结核根据药敏试验和用药史选择治疗药物。

2. 对症治疗

（1）中毒症状重者卧床休息，进食营养丰富的食物。

（2）高热、咯血、胸痛、失眠、盗汗者给予相应处理，结核毒性症状严重者可使用糖皮质激素。

3. 手术治疗

手术指征：正规治疗 9～12 个月，痰菌仍阳性的干酪病灶、后壁空洞；单侧肺毁损、支气管结核管腔狭窄伴远端肺不张或肺化脓症状；慢性结核性脓胸、支气管胸膜瘘内科治疗无效；反复多量咯血不能控制等。

二、中医学概述

肺结核归属"痨病""肺痨"范畴。

（一）病因病机

本病是因正气不足、感染痨虫而侵蚀肺脏、损伤肺阴所致。痨虫传染是发病唯一外因，内因在于先天禀赋不足、后天失调或病后失养、情志不遂、忧思过度、劳倦伤脾，导致气血不足、正气虚弱、痨虫入侵。

肺痨病位主要在肺，基本病机为阴虚，发展与脾肾两脏关系密切，同时可涉及心肝。初期病变在肺，以阴虚为主，继可导致阴虚火旺、肺肾两虚、相火内炽，或阴伤及气，肺脾同病，甚则阴损及阳，故后期多肺脾肾三脏同病。此外，也可涉及心肝，致肝火偏旺、上逆侮肺，则肺虚不能佐心治节血脉之运行而心肝脾肺肾同病。

（二）辨证论治

1. 肺阴亏损证

（1）证候：干咳，咳声短促，或咳少量黏痰，或痰中带血丝或血点、色鲜红，胸部隐隐闷痛，午后手足心热，皮肤干灼，口干咽燥，或有轻微盗汗；舌边尖红，苔薄，脉细或兼数。

（2）治法：滋阴润肺。

2. 虚火灼肺证

（1）证候：呛咳气急，痰少质黏，或吐稠黄痰、量多，时时咯血，血色鲜红，午后潮热，骨蒸，五心烦热，颧红，盗汗量多，口渴，心烦，失眠，性情急躁易怒，或胸胁掣痛，男子可见遗精，女子月经不调，形体日渐消瘦；舌红而干，苔薄黄或剥，脉细数。

（2）治法：滋阴降火。

3. 气阴耗伤证

（1）证候：咳嗽无力，气短声低，咳痰清稀色白，偶或夹血，或咯血、血色淡红，午后潮热，伴有畏风、怕冷，自汗与盗汗并见，纳少神疲，便溏，面色白，颧红；舌质光淡、边有齿印，苔薄，脉细弱而数。

（2）治法：益气养阴。

4. 阴阳虚损证

（1）证候：咳逆喘息少气，咳痰色白，或夹血丝，血色暗淡，潮热，自汗，盗汗，声嘶或失音，面浮肢肿，心慌，唇紫，肢冷，形寒，或见五更泄泻，口舌生糜，大肉尽脱，男子滑精、阳痿，女子经少、经闭；舌质光淡隐紫，少津，脉微细而数，或虚大无力。

（2）治法：滋阴补阳。

三、康复新液治疗结核病的临床研究

王有木（2012）观察了康复新液治疗肺结核咯血的效果。将 30 例患者随机分为两组，给予相同的基础治疗，治疗组（15 例）服用康复新液，对照组（15 例）服用中药汤剂，1 个月为一疗程。服用两个疗程后，治疗组治愈 13 例，好转 2 例，未愈 0 例；对照组治愈 7 例，好转 7 例，未愈 1 例。治疗组优于对照组（$P<0.05$）。结果表明，康复新液对肺结核咯血有一定疗效，且服用方便、经济。

程卫清等（2013）进行了康复新液辅助治疗肺结核合并空洞的临床观察。选取 120 例肺结核合并空洞的患者，随机分为治疗组与对照组各 60 例。两组均采用国家统一制定的结核病控制项目规定的标准化疗方案，初治患者采用 2HRZE/4HR 方案、复治涂阳患者采用 3HRZE/6HRE 方案，复治涂阴患者采用 2HRZE/6HRE 方案。治疗组在标准化疗方案的基础上加服康复新液，每次 10mL，每日 3 次，饭后服用，如患者有皮炎、黏膜损伤和口腔溃疡等并发症，直接外用或漱口。对照组采用标准化疗方案。结果表明，治疗组总有效率（95.0%）高于对照组（76.7%）（$P<0.05$），标准化疗加用康

复新液治疗空洞型肺结核能取得理想效果。

两组临床疗效比较（程卫清等，2013）

组别	例数	显效	有效	无效	总有效率（%）
对照组	60	19	27	14	76.7
治疗组	60	29	28	3	95.0*

注：与对照组比较，* 表示 $P<0.05$。

韩文革等（2013）进行了联合康复新液治疗复治菌阳肺结核的临床研究。将复治菌阳肺结核患者（120 例）随机分为对照组（57 例）和观察组（63 例）。两组均采取异烟肼、利福平、吡嗪酰胺、乙胺丁醇、链霉素联合治疗。观察组在此基础上联用康复新液予以辅助治疗。治疗 2、3、6、8 个月时观察组痰菌转阴率分别为 46.03%、73.02%、90.48% 和 95.23%，明显高于对照组；治疗 6 个月后胸部 CT 检查示观察组空洞闭合率为 73.58%，对照组空洞闭合率为 52.08%，两组比较差异有统计学意义（$\chi^2=5.016$，$P=0.025$）；治疗过程中的不良反应发生率观察组为 19.04%，对照组为 19.30%，两组比较差异无统计学意义（$\chi^2=0.001$，$P=0.972$）。结果表明，针对复治菌阳肺结核患者，联合康复新液进行治疗是一种安全且有效的治疗方法。

两组痰菌转阴率比较［例（%）］（韩文革等，2013）

组别	例数	2 个月	3 个月	6 个月	8 个月
对照组	57	15 (26.32)	28 (49.12)	38 (66.66)	48 (84.21)
观察组	63	29 (46.03)	46 (73.02)	57 (90.48)	60 (95.23)
χ^2 值		5.009	7.227	10.286	4.043
P 值		0.002	0.007	0.001	0.044

两组不良反应发生情况比较［例（%）］（韩文革等，2013）

组别	例数	总不良反应	胃肠道反应	皮疹	肝功能异常
对照组	57	11 (19.30)	5 (8.77)	2 (3.51)	4 (7.02)
观察组	63	12 (19.04)	6 (9.52)	2 (3.17)	4 (6.35)
χ^2 值		0.001	0.022	0.010	0.021
P 值		0.972	0.887	0.919	0.883

陈华昕（2014）观察了康复新液辅助治疗颈淋巴结核的效果。将 100 例颈淋巴结核患者随机分为对照组和治疗组，每组 50 例。对照组常规应用利福平、异烟肼、吡嗪酰胺、乙胺丁醇进行抗结核治疗，治疗组在对照组的基础上加用康复新液。治疗 1 个月、3 个月和 6 个月临床症状缓解率为 90%、98% 和 100%，均分别高于对照组，差异有统计学意义（$P<0.01$）。治疗组 1 个月、3 个月、6 个月的淋巴结吸收率分别为 64%、86% 和 94%，均分别高于对照组，差异有统计学意义（$P<0.05$）。与对照组比

较，治疗组术后复发率、不良反应及并发症的发生率均较低，差异有统计学意义（$P<0.05$）。结果表明，康复新液联合常规抗结核药治疗颈淋巴结核可提高颈部淋巴结核的症状缓解率和淋巴结吸收率，降低复发率、不良反应及并发症的发生率。

两组症状缓解率比较［例（%）］（陈华昕，2014）

组别	例数	1个月	3个月	6个月
治疗组	50	45（90）	49（98）	50（100）
对照组	50	29（58）	34（68）	43（86）
χ^2值		8.89	7.46	6.93
P值		<0.01	<0.01	<0.01

两组淋巴结吸收率比较［例（%）］（陈华昕，2014）

组别	例数	1个月	3个月	6个月
治疗组	50	32（64）	43（86）	47（94）
对照组	50	16（32）	30（60）	42（84）
χ^2值		7.43	6.24	4.16
P值		<0.01	<0.05	<0.05

两组复发率、不良反应及并发症的发生率比较［例（%）］（陈华昕，2014）

组别	例数	复发	肝功能损害	白细胞减少	头晕	恶心	局部反应
治疗组	50	2（4）	1（2）	2（4）	1（2）	2（4）	1（2）
对照组	50	13（26）	4（8）	5（10）	4（8）	6（12）	5（10）
χ^2值		6.89	4.46	3.93	4.32	5.53	5.91
P值		<0.01	<0.05	<0.05	<0.05	<0.05	<0.05

王怀冲等（2014）进行了中药与免疫调节剂辅助治疗复治肺结核的临床研究。将入选患者随机分为中药组105例、免疫组103例和对照组99例，对照组采用$3HL_2ZA/5HL_2V$治疗方案，中药组采用$3HL_2ZA/5HL_2V$＋康复新液治疗方案，免疫组采用$3HL_2ZA/5HL_2V$＋母牛分枝杆菌菌苗治疗方案。观察治疗3个月、8个月后的效果，中药组和免疫组的8个月痰菌转阴率分别为93.3%、92.2%，3个月病灶吸收率为82.9%、78.6%，两项指标与对照组比较，差异有统计学意义（$P<0.05$）。中药组8个月空洞关闭率较对照组差异有统计学意义（$P<0.05$）。结果表明，复治肺结核患者采用中药或免疫调节剂联合西药化疗，能够提高机体免疫力、降低不良反应发生率、改善治疗结果，且中药组效果更明显。

三组治疗 3 个月、8 个月痰菌阴转情况比较〔例（%）〕（王怀冲等，2014）

组别	例数	3 个月	8 个月
对照组	99	63（63.6）	80（80.8）
中药组	105	85（81.0）[b]	98（93.3）[b]
免疫组	103	81（78.6）[a]	95（92.2）[a]

注：与对照组比较，[a]表示 $P<0.05$，[b]表示 $P<0.01$。

三组治疗 3 个月、8 个月病灶吸收情况比较〔例（%）〕（王怀冲等，2014）

组别	例数	3 个月		8 个月	
		显效	有效	显效	有效
对照组	99	14（14.1）	50（50.5）	54（54.5）	90（90.9）
中药组	105	31（29.5）[a]	87（82.9）[a]	86（81.9）[a]	102（97.1）
免疫组	103	22（21.4）	81（78.6）[a]	77（74.8）[a]	97（94.2）

注：与对照组比较，[a]表示 $P<0.01$。

三组治疗 3 个月、8 个月空洞关闭情况比较〔例（%）〕（王怀冲等，2014）

组别	伴空洞患者例数	3 个月	8 个月
对照组	54	4（7.4）	21（38.9）
中药组	59	10（16.9）	36（61.0）[a]
免疫组	56	9（14.3）	28（50.0）

注：与对照组比较，[a]表示 $P<0.05$。

三组不良反应发生情况比较〔例（%）〕（王怀冲等，2014）

组别	例数	消化道反应	白细胞减少	ALT 升高	头晕	过敏反应	总计
对照组	99	14（14.1）	3（3.0）	12（12.1）	7（7.1）	9（9.1）	45（45.5）
中药组	105	10（9.5）	2（1.9）	9（8.6）	6（5.7）	8（7.6）	35（33.3）
免疫组	103	12（11.7）	2（1.9）	10（9.7）	6（5.8）	10（9.7）	40（38.8）

骆红霞等（2015）进行了康复新液早期治疗老年结核性胸膜炎的观察。选择 80 例结核性胸膜炎且胸腔积液（均为单侧、中等量以上）的患者，随机分成对照组 40 例、治疗组 40 例。所有患者入院后经胸腔 B 超定位予以胸腔内留置中心静脉导管间断引流，联合抗结核治疗（两组均采用 2HLZE/10HLE 抗结核方案），所有患者短程化疗基础上均给予强的松 30mg/d，每日顿服，待胸腔积液明显吸收后根据病情每 5 天左右每日减少 5mg 直至 5mg/d，维持 5 天后停止。治疗组在对照组治疗基础上口服康复新液 10mL，3 次/天，疗程 2 个月。结果表明，在标准化治疗方案的基础上早期加用康复新液口服 2 个月，能够加快胸腔积液吸收，减轻胸膜粘连增厚，并且可以保护胃肠黏膜、减少抗结核治疗引起的胃肠道副作用、增加食欲。

两组临床疗效及胸膜粘连增厚、胃肠道反应情况比较（骆红霞等，2015）

组别	例数	临床疗效				胸膜粘连增厚	胃肠道反应
		显效	有效	无效	总有效率（%）		
对照组	40	4	26	10	75.00	26	18
治疗组	40	12△	25	3	92.25△	17	4△△

注：与对照组比较，△表示 $P<0.05$，△△表示 $P<0.01$。

崔英（2015）进行了康复新液辅助治疗颈淋巴结核的临床研究。纳入对照组和实验组各 60 例患者，对照组采用常规结核治疗，实验组在常规结核用药的基础上加用康复新液。实验组 2 个月、4 个月和 8 个月 3 个时间节点临床症状缓解率分别为 91%、96% 和 100%，较对照组显著升高（$P<0.01$）。实验组 2 个月、4 个月和 8 个月的淋巴结吸收率分别为 66%、84%、95%，显著高于对照组的 34%、58% 和 82%（$P<0.05$）。同时实验组较对照组术后的复发率以及不良反应和并发症的发生率均有所降低（$P<0.05$）。结果表明，应用康复新液辅助治疗颈淋巴结核，可有效提高颈部淋巴结核的症状缓解率和淋巴结吸收率，并且在降低结核复发率和不良反应及并发症的发生率方面也有很好效果。

两组临床症状缓解情况比较［例（%）］（崔英，2015）

组别	例数	2 个月	4 个月	8 个月
实验组	60	55（91）	57（96）	60（100）
对照组	60	33（55）	40（67）	53（88）
P 值		<0.01	<0.01	<0.01

牛建明等（2016）观察了局部注药联合口服康复新液辅助治疗颈淋巴结结核的效果。将 140 例随机分为对照组（70 例）和观察组（70 例），对照组口服异烟肼、利福平、乙胺丁醇、吡嗪酰胺及肌注链霉素，观察组在对照组的基础上局部注射异烟肼、链霉素联合口服康复新液治疗。观察组治疗 1 个月、3 个月及 6 个月后的症状缓解率、淋巴结吸收率均高于对照组（$P<0.05$）。治疗 3 个月后，观察组复发率为 2.86%，显著低于对照组的 11.43%（$P<0.05$）。观察组恶心、局部反应、白细胞减少及肝功能损害发生率均低于对照组（$P<0.05$）。结果表明，局部注射抗结核药物联合口服康复新液辅助治疗颈淋巴结结核可提高患者的症状缓解率和淋巴结吸收率，且安全性高。

两组治疗后症状缓解情况比较［例（%）］（牛建明等，2016）

组别	例数	1 个月	3 个月	6 个月
观察组	70	64（91.43）	69（98.57）	70（100.00）
对照组	70	43（61.43）	57（81.43）	62（88.57）
χ^2 值		17.485	11.429	
P 值		0.000	0.001	0.006※

注：※表示采用 Fisher 确切概率法计算。

两组治疗后淋巴结吸收率比较［例（%）］（牛建明等，2016）

组别	例数	1个月	3个月	6个月
观察组	70	46（65.71）	61（87.14）	68（97.14）
对照组	70	33（47.14）	49（70.00）	61（87.14）
χ^2值		4.910	6.109	4.834
P值		0.027	0.013	0.028

两组治疗后不良反应发生率比较［例（%）］（牛建明等，2016）

组别	例数	眩晕	恶心	局部反应	白细胞减少	肝功能损伤
观察组	70	1（1.43）	2（2.86）	3（4.29）	2（2.86）	1（1.43）
对照组	70	6（8.57）	11（15.71）	13（18.57）	9（12.86）	8（11.43）
χ^2值			6.869	7.056	4.834	
P值		0.116※	0.009	0.008	0.028	0.033※

注：※表示采用Fisher确切概率法计算。

牛建明等（2016）对异烟肼、链霉素联合康复新治疗浅表淋巴结结核进行了疗效观察。将81例颈部淋巴结结核患者随机分为A、B、C3组（各27例），A组给予全身抗结核治疗，B组给予全身抗结核联合手术切除肿大淋巴结治疗，C组则在全身抗结核治疗的基础上给予异烟肼、链霉素局部注射联合口服康复新液治疗。治疗后A组愈显率明显低于B组及C组（$P<0.05$），B组、C组比较差异无统计学意义（$P>0.05$）；治疗后3组IFN-γ和TNF-α水平均较治疗前明显改善（$P<0.05$），A组、B组改善程度均明显低于C组（$P<0.05$），A组、B组比较差异无统计学意义（$P>0.05$）；A组复发率明显高于B组和C组（$P<0.05$），B组、C组比较差异无统计学意义（$P>0.05$）。结果表明，异烟肼、链霉素联合康复新治疗浅表淋巴结结核能明显提高临床愈显率，调节IFN-γ、TNF-α水平，降低复发率，值得临床推广应用。

三组临床疗效比较［例（%）］（牛建明等，2016）

组别	例数	治愈	显效	有效	无效	愈显
A组	27	10（37.0）	8（29.6）	6（22.2）	3（11.2）	18（66.6）
B组	27	13（48.1）	9（33.3）	4（14.8）	1（3.8）	22（81.4）[1]
C组	27	13（48.1）	10（37.0）	3（11.1）	1（3.8）	23（85.1）[1]

注：与A组比较，[1]表示$P<0.05$。

三组治疗前后 IFN-γ 和 TNF-α 水平比较（$\bar{x}\pm s$，pg/mL）（牛建明等，2016）

组别	例数	IFN-γ				TNF-α			
		治疗前	治疗后	t 值	P 值	治疗前	治疗后	t 值	P 值
A组	27	11.44±4.36	23.52±6.21	8.262	<0.05	68.73±13.05	54.68±11.92	4.557	<0.05
B组	27	11.39±4.02	25.03±8.33	7.641	<0.05	69.94±14.41	50.42±9.65	5.953	<0.05
C组	27	11.42±3.83	37.14±8.05	14.903	<0.05	68.97±11.06	33.72±9.41	12.672	<0.05
t_a 值		1.025	1.326			0.473	1.443		
P_a 值		>0.05	>0.05			>0.05	>0.05		
t_b 值		1.456	6.928			0.361	7.171		
P_b 值		>0.05	<0.05			>0.05	<0.05		
t_c 值		1.501	5.451			0.952	6.438		
P_c 值		>0.05	<0.05			>0.05	<0.05		

注：a 表示 A 组与 B 组比较，b 表示 A 组与 C 组比较，c 表示 B 组与 C 组比较。

王红等（2017）观察了康复新液辅助治疗肺结核合并糖尿病的效果及其对糖化血红蛋白（HbA1）与 T 淋巴细胞亚群的影响。将 128 例肺结核合并糖尿病患者随机分为观察组和对照组（各 64 例），对照组给予单纯化疗治疗，观察组在此基础上辅以康复新液辅助治疗。治疗 6 个月后，观察组总有效率明显高于对照组（$P<0.05$）。两组治疗后 HbA1c 水平明显降低（$P<0.05$），且观察组明显低于对照组（$P<0.05$）。治疗后观察组 CD4$^+$ 水平及 CD4$^+$/CD8$^+$ 值均显著高于治疗前及对照组（$P<0.05$），CD8$^+$ 水平显著低于治疗前及对照组（$P<0.05$）。观察组药物不良反应发生率明显低于对照组（$P<0.05$）。结果表明，康复新液辅助治疗肺结核合并糖尿病临床疗效确切，可明显降低 HbA1c 水平、调节 T 淋巴细胞亚群水平，且可降低化疗药物毒性作用。

两组临床疗效比较［例（%）］（王红等，2017）

组别	例数	显效	有效	无效	总有效
观察组	64	32 (50.0)	29 (45.3)	3 (4.7)	61 (95.3)[①]
对照组	64	24 (37.5)	28 (43.8)	12 (18.8)	52 (81.3)

注：与对照组比较，① 表示 $\chi^2=5.37$、$P<0.05$。

两组治疗前后 HbA1c 水平比较（$\bar{x} \pm s$,%）（王红等，2017）

组别	例数	治疗前	治疗后	t 值	P 值
观察组	64	7.9±0.5	5.1±0.8	23.743	<0.05
对照组	64	7.8±0.6	6.7±0.5	11.267	<0.05
t 值		1.024	13.567		
P 值		>0.05	<0.05		

两组治疗前后各 T 淋巴细胞亚群指标比较（$\bar{x} \pm s$）（王红等，2017）

组别	例数	CD4+ (%)				CD8+ (%)				CD4+/CD8+			
		治疗前	治疗后	t 值	P 值	治疗前	治疗后	t 值	P 值	治疗前	治疗后	t 值	P 值
观察组	64	30.41±7.34	43.24±6.67	10.348	<0.05	30.14±7.85	22.15±6.87	6.128	<0.05	0.82±0.24	1.95±0.31	23.058	<0.05
对照组	64	30.38±8.25	35.22±7.12	3.053	>0.05	30.28±6.21	28.05±7.54	1.826	>0.05	0.91±0.37	1.24±0.41	2.780	>0.05
t 值		2.173	6.576			0.111	4.627			1.632	11.050		
P 值		>0.05	<0.05			>0.05	<0.05			>0.05	<0.05		

李文博等（2017）观察了康复新液联合支气管镜下注射药物治疗复治涂阳空洞型肺结核的效果及对免疫功能和呼吸功能的影响。将 126 例复治涂阳空洞型肺结核患者随机分为观察组（63 例）及对照组（63 例），两组均给予常规治疗，对照组在常规治疗基础上给予支气管镜下注射药物治疗，观察组在对照组治疗基础上给予康复新液治疗，两组疗程均为 6 个月。观察组治疗 1~6 个月的痰菌转阴率显著高于对照组（$P<0.05$）；观察组 2 个月末、6 个月末的空洞闭合率显著高于对照组（$P<0.05$）；两组 2 个月末、6 个月末的临床症状（低热、咳嗽咳痰、胸痛、食欲不振）均显著改善（$P<0.05$），且观察组的改善情况优于对照组（$P<0.05$）；两组 2 个月末、6 个月末的 CD3+、CD4+、CD4+/CD8+ 均较治疗前明显升高（$P<0.05$），CD8+ 较治疗前明显降低（$P<0.05$），观察组改善情况优于对照组（$P<0.05$）；两组 2 个月末、6 个月末的肺功能指标 FVC、FEV_1、FEV_1/FVC、PEF 均明显改善（$P<0.05$），观察组上述指标均明显优于对照组（$P<0.05$）。结果表明，支气管镜下注射药物联合康复新液治疗复治涂阳空洞型肺结核能够促进患者痰菌转阴、加速空洞闭合，并有效改善患者临床症状、免疫功能及肺功能，安全可靠。

两组治疗不同时期痰菌转阴情况比较［例（%）］（李文博等，2017）

组别	例数	治疗第1个月	治疗第2个月	治疗第3个月	治疗第4个月	治疗第5个月	治疗第6个月
观察组	63	37（58.7）	45（71.4）	48（76.2）	51（81.0）	55（87.3）	60（95.2）
对照组	63	26（41.3）	32（50.8）	36（57.1）	40（63.5）	45（71.4）	52（82.5）
χ^2值		4.895	5.134	4.663	5.193	4.832	4.730
P 值		<0.05	<0.05	<0.05	<0.05	<0.05	<0.05

两组治疗 2 个月末、6 个月末病灶空洞情况比较 ［例（%）］（李文博等，2017）

组别	例数	2 个月末				6 个月末			
		闭合	缩小	不变	增大	闭合	缩小	不变	增大
观察组	63	35 (55.6)	21 (33.3)	7 (11.1)	0 (0)	53 (84.1)	8 (12.7)	2 (3.2)	0 (0)
对照组	63	24 (38.1)	25 (39.7)	11 (17.4)	3 (4.8)	43 (68.3)	14 (22.2)	4 (6.3)	2 (3.2)
Z/χ^2 值		5.739		3.187		5.983		3.225	
P 值		<0.05		<0.05		<0.05		<0.05	

两组治疗前及 2 个月末、6 个月末的临床症状改善情况比较 ［例（%）］（李文博等，2017）

组别	例数	低热			咳嗽咳痰			胸痛			食欲不振		
		治疗前	2 个月末	6 个月末	治疗前	2 个月末	6 个月末	治疗前	2 个月末	6 个月末	治疗前	2 个月末	6 个月末
观察组	63	36 (57.1)	11 (17.5)[1]	3 (4.8)[1]	59 (93.7)	24 (38.1)[1]	9 (14.3)[1]	47 (74.6)	26 (41.3)[1]	11 (17.5)[1]	50 (79.4)	24 (38.1)[1]	9 (14.3)[1]
对照组	63	37 (58.7)	19 (130.2)[1]	9 (14.2)[1]	60 (95.2)	35 (55.6)[1]	19 (30.2)[1]	49 (77.8)	33 (52.4)[1]	18 (28.6)[1]	51 (81.0)	35 (55.6)[1]	18 (28.6)[1]
χ^2 值		0.278	5.820	4.895	0.321	6.291	5.289	0.209	5.672	4.895	0.629	5.190	5.228
P 值		>0.05	<0.05	<0.05	>0.05	<0.05	<0.05	>0.05	<0.05	<0.05	>0.05	<0.05	<0.05

注：与同组治疗前比较，[1] 表示 $P<0.05$。

两组治疗前及 2 个月末、6 个月末细胞免疫功能比较（$\bar{x} \pm s$）（李文博等，2017）

组别	例数	CD3+ （%）			CD4+ （%）		
		治疗前	2 个月末	6 个月末	治疗前	2 个月末	6 个月末
观察组	63	58.29± 2.25	64.42± 2.18[1]	69.13± 2.11[1]	23.72± 1.51	32.47± 1.29[1]	38.16± 1.42[1]
对照组	63	58.14± 2.29	61.54± 2.03[1]	65.53± 2.15[1]	23.59± 1.34	27.63± 1.41[1]	34.18± 1.33[1]
t 值		0.193	3.892	4.098	0.521	3.902	3.546
P 值		>0.05	<0.05	<0.05	>0.05	<0.05	<0.05

组别	例数	CD8+ （%）			CD4+/CD8+		
		治疗前	2 个月末	6 个月末	治疗前	2 个月末	6 个月末
观察组	63	34.12± 2.31	28.18± 1.89[1]	24.10± 1.25[1]	0.72± 0.15	1.15± 0.18[1]	1.50± 0.22[1]
对照组	63	34.26± 2.40	31.22± 2.10[1]	27.62± 1.48[1]	0.71± 0.17	0.89± 0.15[1]	1.28± 0.20[1]
t 值		0.217	3.280	4.116	0.316	7.902	8.235
P 值		>0.05	<0.05	<0.05	>0.05	<0.05	<0.05

注：与同组治疗前比较，[1] 表示 $P<0.05$。

两组治疗前及 2 个月末、6 个月末肺功能指标比较（$\bar{x}\pm s$）（李文博等，2017）

组别	例数	FVC（%）			FEV$_1$（%）		
		治疗前	2 个月末	6 个月末	治疗前	2 个月末	6 个月末
观察组	63	74.29± 4.55	82.44± 4.55①	89.73± 0.02①	72.18± 4.18	79.82± 5.22①	86.71± 4.92①
对照组	63	72.63± 4.83	77.41± 4.34①	84.56± 0.04①	71.67± 4.62	75.75± 4.61①	82.10± 3.89①
t 值		0.183	3.459	4.198	0.174	4.174	5.093
P 值		>0.05	<0.05	<0.05	>0.05	<0.05	<0.05

组别	例数	FEV$_1$/FVC（%）			PEF（L/min）		
		治疗前	2 个月末	6 个月末	治疗前	2 个月末	6 个月末
观察组	63	62.14± 5.33	73.83± 5.73①	80.83± 4.71①	333.58± 53.45	373.83± 55.82①	395.88± 74.71①
对照组	63	61.71± 5.51	68.61± 5.71①	75.67± 4.32①	331.92± 60.22	359.47± 57.93①	362.79± 69.83①
t 值		0.328	3.623	3.785	0.225	4.902	3.894
P 值		>0.05	<0.05	<0.05	>0.05	<0.05	<0.05

注：与同组治疗前比较，①表示 $P<0.05$。

张敏等（2018）观察了康复新液对溃疡型肠结核患者的效果及其对血清 EGF、IL-1、TNF-α 水平的影响。选取 105 例溃疡型肠结核患者分为对照组和观察组。对照组（50 例）给予常规抗结核药物治疗，观察组（55 例）在对照组治疗的基础上联合康复新液口服。治疗结束后，观察组治疗总有效率高于对照组（$\chi^2=4.96$，$P=0.03$）；两组肝功能总损伤率比较差异无统计学意义（$\chi^2=0.02$，$P=0.288$）；两组血清 EGF、IL-1、TNF-α 水平均低于治疗前，且观察组低于对照组（$P<0.05$）；两组不良反应总发生率比较差异无统计学意义（$\chi^2=0.09$，$P=0.276$）。结果表明，康复新液治疗溃疡型肠结核的临床效果良好，能有效降低患者血清 EGF、IL-1、TNF-α 水平，且不增加肝功能损伤等不良反应的发生率。

两组一般资料比较（张敏等，2018）

一般资料	观察组（$n=55$）	对照组（$n=50$）	χ^2/t 值	P 值
性别［例（%）］			0.14	0.71
男	31（56.36）	30（60.00）		
女	24（43.64）	20（40.00）		
年龄（$\bar{x}\pm s$，岁）	36.04±6.75	35.67±5.88	0.30	0.76
病变部位［例（%）］				
回盲部	32（58.18）	30（60.00）	0.04	0.85

续表

一般资料	观察组（$n=55$）	对照组（$n=50$）	χ^2/t 值	P 值
升结肠	15（27.27）	14（28.00）	0.01	0.93
空肠	7（12.72）	6（12.00）	0.01	0.91
其他	1（18.18）	0（0）	0.92	0.34

两组临床疗效比较［例（%）］（张敏等，2018）

组别	例数	显效	有效	无效	总有效
观察组	55	30（54.55）	19（34.55）	6（10.91）	49（89.09）[a]
对照组	50	19（38.00）	17（34.00）	14（28.00）	36（72.00）

注：与对照组比较，[a] 表示 $P<0.05$。

两组肝功能损伤情况比较［例（%）］（张敏等，2018）

组别	例数	肝功异常	轻度损伤	中度损伤	重度损伤	合计
观察组	55	5（9.09）	4（7.27）	3（5.45）	3（5.45）	15（27.27）
对照组	50	6（12.00）	3（6.00）	3（6.00）	1（2.00）	13（26.00）

两组血清素 EGF、IL－1、TNF－α 水平比较（$\bar{x}\pm s$）（张敏等，2018）

组别	例数	EGF（mmol/L）		IL－1（μg/L）		TNF－α（pg/mL）	
		治疗前	治疗后	治疗前	治疗后	治疗前	治疗后
观察组	55	67.41±8.32	34.27±4.38[a]	10.83±5.79	2.35±1.01[a]	87.21±13.78	45.36±6.47[a]
对照组	50	66.85±7.43	42.08±6.15[a]	11.02±6.17	3.07±1.16[a]	86.32±12.92	71.79±10.72[a]
t 值		0.36	7.43	0.16	3.38	0.34	15.11
P 值		0.72	<0.001	0.87	<0.001	0.73	<0.001

注：与同组治疗前比较，[a] 表示 $P<0.05$。

两组不良反应发生率比较［例（%）］（张敏等，2018）

组别	例数	肝功能损伤	肾功能损伤	贫血	肛门刺激症状	合计
观察组	55	15（27.27）	1（1.82）	2（3.64）	3（5.45）	18（32.73）
对照组	50	13（26.00）	1（2.00）	3（6.00）	1（2.00）	15（30.00）

王姬等（2018）研究了康复新液联合标准化疗方案治疗空洞型肺结核并发咯血的效果。将 182 例初治涂阳空洞型肺结核并发咯血患者随机分为两组：治疗组 93 例、对照组 89 例。对照组予标准化疗方案 2HRZE/4HR 加安慰药治疗，治疗组予标准化疗方案加康复新液治疗。治疗 2 个月末，治疗组咯血症状的缓解率 100.00%，优于对照组

92.13%（$P<0.01$）。治疗组 2 个月末、5 个月末和 6 个月末的痰菌转阴率分别为 88.17%、95.70%和 100.00%，均高于对照组同期（$P<0.05$）。治疗 2 个月末和 6 个月末，治疗组病灶吸收总有效率分别为 90.32%、98.92%，高于对照组同期（$P<0.05$）。治疗组空洞缩小总有效率分别为 65.59%、95.70%，高于对照组同期（$P<0.05$）。两组药物不良反应发生率差异无统计学意义（$P>0.05$）。结果表明，康复新液联合标准化疗方案治疗空洞型肺结核并发咯血效果良好，对控制咯血，促进病灶吸收、空洞闭合、痰菌阴转有一定作用，安全可靠。

两组不同时间痰菌阴转比较（王姬等，2018）

组别	例数	2 个月末		5 个月末		6 个月末	
		例数	百分比（%）	例数	百分比（%）	例数	百分比（%）
对照组	89	68	76.40	78	87.64	85	95.51
治疗组	93	82	88.17	89	95.70	93	100.00
χ^2 值		4.346		3.905		4.274	
P 值		0.037		0.048		0.039	

两组不同时间病灶改善比较（王姬等，2018）

组别	例数	完全或显著吸收		缩小		不变或变大		总有效	
		例数	百分比（%）	例数	百分比（%）	例数	百分比（%）	例数	百分比（%）
对照组	89								
2 个月末		48	53.93	22	24.72	19	21.35	70	78.65
6 个月末		72	80.90	11	12.36	6	6.74	83	93.26
治疗组	93								
2 个月末		54	58.06	30	32.26	9	9.68	84	90.32
6 个月末		78	83.87	14	15.05	1	1.08	92	98.92

两组不同时间空洞改善比较（王姬等，2018）

组别	例数	闭合		缩小		不变或变大		总有效	
		例数	百分比（%）	例数	百分比（%）	例数	百分比（%）	例数	百分比（%）
对照组	89								
2 个月末		9	10.11	36	40.45	44	49.44	45	50.56
6 个月末		43	48.31	35	39.33	11	12.36	78	87.64
治疗组	93								
2 个月末		14	15.05	47	50.54	32	34.41	61	65.59
6 个月末		52	55.91	37	39.78	4	4.30	89	95.70

两组治疗 2 个月后咯血症状比较（王姬等，2018）

组别	例数	治愈		有效		无效		总有效	
		例数	百分比（%）	例数	百分比（%）	例数	百分比（%）	例数	百分比（%）
对照组	89	71	79.78	11	12.36	7	7.87	82	92.13
治疗组	93	84	90.32	9	9.68	0	0	93	100.00

两组药物不良反应比较（王姬等，2018）

组别	例数	胃肠道反应		变态反应		肝损伤		白细胞减少		痛风		合计	
		例数	百分比（%）	例数	百分比（%）	例数	百分比（%）	例数	百分比（%）	例数	百分比（%）	例数	百分比（%）
对照组	89	7	7.87	2	2.25	2	2.25	1	1.12	2	2.25	14	15.73
治疗组	93	3	3.23	3	3.23	2	2.15	2	2.15	3	3.23	13	13.98

赵新国等（2018）观察了康复新液联合支气管镜下药物注射对复治涂阳空洞型肺结核的效果。选取复治涂阳空洞型肺结核患者 164 例，随机分为两组，各 82 例。对照组行常规治疗，观察组行康复新液联合支气管镜下药物注射治疗。比较两组临床疗效，观察组高于对照组（$P<0.05$），观察组 FEV1、FEV1/FVC、PEF 指标优于对照组（$P<0.05$），观察组症状改善情况优于对照组（$P<0.05$）。结果表明，康复新液联合支气管镜下药物注射治疗复治涂阳空洞型肺结核患者可提高临床疗效、改善肺功能、促进临床症状转归，值得推广应用。

两组治疗后临床疗效比较［例（%）］（赵新国等，2018）

时间	指标	对照组（$n=82$）	观察组（$n=82$）	χ^2 值	P 值
治疗后 2 个月	显效	35 (42.68)	46 (56.10)		
	有效	21 (25.61)	25 (30.49)		
	无效	26 (31.71)	11 (13.41)		
	总有效	56 (68.29)	71 (86.59)	7.853	0.005
治疗后 4 个月	显效	41 (50.00)	53 (64.63)		
	有效	22 (26.83)	20 (24.39)		
	无效	22 (26.83)	9 (10.98)		
	总有效	60 (73.17)	73 (89.02)	6.722	0.010
治疗后 8 个月	显效	54 (65.85)	68 (82.93)		
	有效	12 (14.63)	7 (8.54)		
	无效	16 (19.51)	7 (8.54)		
	总有效	66 (80.49)	75 (91.46)	4.096	0.043

两组治疗前后肺功能比较（$\bar{x}\pm s$）（赵新国等，2018）

时间	指标	对照组（$n=82$）	观察组（$n=82$）	t 值	P 值
治疗前	FEV1（L）	1.43±0.41	1.45±0.39	0.320	0.749
	FEV1/FVC（%）	61.14±4.13	61.83±4.73	0.995	0.321
	PEF（L/min）	333.52±53.24	332.48±58.34	0.119	0.905
治疗后2个月	FEV1（L）	1.55±0.42	1.95±0.36	6.548	0.000
	FEV1/FVC（%）	65.17±4.63	73.72±3.61	13.187	0.000
	PEF（L/min）	358.52±57.36	377.48±55.37	2.154	0.033
治疗后4个月	FEV1（L）	1.69±0.51	2.48±0.39	11.142	0.000
	FEV1/FVC（%）	67.26±4.12	76.94±4.07	15.136	0.000
	PEF（L/min）	355.37±59.03	385.62±64.38	3.136	0.002
治疗后8个月	FEV1（L）	1.86±0.53	2.61±0.36	10.600	0.000
	FEV1/FVC（%）	74.08±3.29	82.73±3.25	16.938	0.000
	PEF（L/min）	361.28±69.25	396.47±71.35	3.205	0.002

两组治疗后临床症状改善比较［例（%）］（赵新国等，2018）

时间	指标	对照组（$n=82$）	观察组（$n=82$）	χ^2 值	P 值
治疗后2个月	低热	21（25.10）	10（12.20）	4.813	0.028
	咳嗽	37（45.12）	24（29.27）	4.411	0.036
	胸痛	37（45.12）	22（26.83）	5.956	0.015
	食欲不振	38（46.34）	25（30.49）	4.356	0.037
治疗后4个月	低热	14（17.07）	4（4.88）	5.505	0.025
	咳嗽	26（31.71）	13（15.85）	5.685	0.017
	胸痛	25（30.49）	14（17.07）	4.071	0.044
	食欲不振	31（37.80）	14（17.07）	8.851	0.003
治疗后8个月	低热	11（13.41）	2（2.44）	6.767	0.009
	咳嗽	21（25.10）	8（9.76）	7.079	0.008
	胸痛	19（23.17）	8（9.76）	5.365	0.021
	食欲不振	22（26.83）	9（10.98）	6.722	0.010

　　周亚飞（2020）观察了康复新辅助胸腺五肽治疗复治菌阳性肺结核的效果。将98例复治菌阳性肺结核患者随机分为胸腺五肽组（49例）及联合用药组（49例）。胸腺五肽组在标准化疗基础上静脉注射胸腺五肽，联合用药组在胸腺五肽组基础上全程口服康复新液。治疗1~6个月，联合用药组痰菌转阴率均明显高于胸腺五肽组（$P<0.05$）；治疗2月末和6月末，联合用药组的病灶吸收率、空洞缩小闭合率明显高于胸

腺五肽组（$P<0.05$）。联合用药组 2 月末和 6 月末 CD4$^+$ T、CD8$^+$ T、CD4$^+$/CD8$^+$、用力肺活量（FVC）、FEV1/FVC 改善明显优于胸腺五肽组（$P<0.05$）。两组不良反应发生率比较差异无统计学意义（$P>0.05$）。结果表明，复治菌阳肺结核患者在标准化疗基础上联用胸腺五肽和康复新液可提高临床治疗效果，改善患者机体细胞免疫功能及呼吸功能，安全性较高。

两组治疗不同时期痰菌阴转、病灶及空洞变化比较［例（%）］（周亚飞，2020）

组别	例数	治疗不同时间痰菌阴转						病灶吸收		空洞缩小闭合	
		1个月	2个月	3个月	4个月	5个月	6个月	2月末	6月末	2月末	6月末
胸腺五肽组	49	7 (14.3)	11 (22.5)	16 (32.7)	23 (46.9)	26 (53.1)	31 (63.3)	13 (26.5)	31 (63.3)	16 (32.7)	33 (67.4)
联合用药组	49	18 (32.7)	21 (42.9)	43 (57.1)	35 (71.4)	38 (77.6)	40 (81.6)	24 (48.9)	41 (83.7)	28 (57.1)	42 (85.7)
χ^2值		4.602	4.640	5.939	6.083	6.485	4.141	5.254	5.235	5.939	4.602
P值		<0.05	<0.05	<0.05	<0.05	<0.05	<0.05	<0.05	<0.05	<0.05	<0.05

两组治疗不同时期细胞免疫功能比较（$\bar{x} \pm s$）（周亚飞，2020）

组别	例数	CD4$^+$T（%）			CD8$^+$T（%）			CD4$^+$/CD8$^+$		
		治疗前	2月末	6月末	治疗前	2月末	6月末	治疗前	2月末	6月末
胸腺五肽组	49	23.46±1.47	28.46±1.51[a]	33.99±1.66[a]	34.09±2.29	31.36±2.10[a]	27.89±1.52[a]	0.68±0.16	0.90±0.15[a]	1.21±0.21[a]
联合用药组	49	23.58±1.55	32.08±1.47[a]	38.08±1.79[a]	34.31±2.38	28.29±1.94[a]	24.66±1.33[a]	0.69±0.18	1.13±0.17[a]	1.54±0.23[a]
t值		0.393	12.024	11.728	0.466	7.517	11.195	0.291	7.101	7.417
P值		>0.05	<0.01	<0.01	>0.05	<0.01	<0.01	>0.05	<0.01	<0.01

注：与治疗前比较，a 表示 $P<0.05$。

两组治疗不同时期肺功能比较（$\bar{x} \pm s$）（周亚飞，2020）

组别	例数	FVC（L）			FEV1/FVC（%）		
		治疗前	2月末	6月末	治疗前	2月末	6月末
胸腺五肽组	49	1.46±0.41	1.67±0.45[a]	1.82±0.42[a]	54.41±6.62	60.09±5.71[a]	64.13±7.26[a]
联合用药组	49	1.44±0.42	1.92±0.47[a]	2.08±0.49[a]	53.91±6.82	63.16±5.69[a]	69.56±8.28[a]
t值		0.239	2.689	2.820	0.368	2.666	3.452
P值		>0.05	<0.01	<0.01	>0.05	<0.01	<0.01

注：与治疗前比较，a 表示 $P<0.05$。

高华等（2020）观察了康复新液辅助纤维支气管镜灌注联合化疗对耐多药肺结核患者肺功能、炎症因子和T淋巴细胞亚群的影响。将耐多药肺结核患者（68例）分为对照组（34例，纤维支气管镜灌注联合化疗）和研究组（34例，康复新液辅助纤维支气管镜灌注联合化疗）。研究组治疗12个月、20个月后病灶吸收率、痰菌转阴率、空洞闭合率均高于对照组（$P<0.05$）。两组治疗6个月后FEV1％、FVC％、每分钟最大通气量占预计值百分比（MVV％）、γ-干扰素（IFN-γ）、CD4$^+$T、CD4$^+$/CD8$^+$均较治疗前升高，且研究组高于对照组（$P<0.05$）。两组治疗6个月后IL-6、CRP、CD8$^+$均较治疗前降低，且研究组低于对照组（$P<0.05$）。两组总不良反应发生率比较差异无统计学意义（$P>0.05$）。结果表明，康复新液辅助纤维支气管镜灌注联合化疗治疗耐多药肺结核患者，能够有效改善患者肺功能和免疫功能，缓解炎症反应，安全性较好，具有一定的临床应用价值。

康冠楠等（2020）进行了康复新液联合二线药物对老年耐多药结核病患者的影响研究。将老年耐多药结核病患者316例随机分成对照组（158例，采用常规二线药物治疗）、观察组（158例，在对照组基础上使用康复新液治疗）。观察组在治疗3个月时咯血症状变化总有效率为100％，优于对照组（91.47％）（$P<0.05$）；观察组治疗3个月、6个月时的痰菌转阴率为89.87％和100.00％，高于对照组（$P<0.05$）；治疗6个月后，观察组空洞闭合的总有效率高于对照组（$P<0.05$）；观察组患者的临床总有效率高于对照组（$P<0.05$）；观察组出现不良反应例数合计26例，占比16.46％，对照组出现不良反应例数合计30例，占比18.99％，两组差异无统计学意义（$P>0.05$），但观察组胃肠道反应发生率明显低于对照组。结果表明，康复新液联合二线药物可有效治疗老年耐多药结核病，显著提高患者的痰菌阴转率，有效控制咯血，促进空洞闭合，降低患者胃肠道反应发生率，临床效果较好。

治疗3个月时咯血症状变化情况［例（%）］（康冠楠等，2020）

组别	例数	治愈	有效	不变	总有效
观察组	158	145（91.77）	13（8.23）	0（0.00）	158（100.00）
对照组	158	115（72.78）	29（18.35）	14（8.86）	144（91.47）

两组痰菌阴转率分析［例（%）］（康冠楠等，2020）

组别	例数	3个月末	6个月末
观察组	158	142（89.87）	158（100.00）
对照组	158	131（82.91）	143（91.57）
χ^2值		5.425	5.316
P值		0.019	0.021

两组空洞变化情况比较〔例（%）〕（康冠楠等，2020）

时间	例数	完全或显著	缩小	不变或增大	总有效
观察组	158				
3个月末		24 (15.19)	81 (51.27)	54 (34.18)	104 (62.82)
6个月末		88 (55.70)	63 (39.87)	6 (3.80)	151 (95.57)
对照组	158				
3个月末		17 (10.76)	63 (39.87)	80 (50.63)	81 (51.27)
6个月末		79 (50.00)	62 (39.24)	17 (10.76)	139 (87.97)

两组临床疗效比较（康冠楠等，2020）

组别	例数	显著	有效	不变	恶化	总有效〔例（%）〕
观察组	158	79	55	15	9	134 (84.81)
对照组	158	38	49	41	30	87 (55.06)
χ^2值						5.987
P值						0.019

两组不良反应比较〔例（%）〕（康冠楠等，2020）

组别	例数	白细胞减少	胃肠道反应	肝损伤	胆红素升高	合计
观察组	158	9 (5.70)	6 (3.80)	6 (3.80)	5 (3.16)	26 (16.46)
对照组	158	8 (5.06)	11 (6.96)	6 (3.80)	5 (3.16)	30 (18.99)
χ^2值						0.041
P值						0.387

赵兴忠等（2020）进行了康复新液联合胸腺五肽治疗肺结核患者的效果及对免疫功能的影响研究。选取结核分枝杆菌聚合酶链式扩增试验（TB-PCR）阳性或痰菌涂片阳性的初治肺结核患者140例，随机分为对照组（70例）和研究组（70例）。在治疗的最初2个月，研究组患者给予胸腺五肽+康复新液+利福平+异烟肼+乙胺丁醇+吡嗪酰胺，对照组给予利福平+异烟肼+乙胺丁醇+吡嗪酰胺。2个月后，研究组与对照组均给予利福平+异烟肼治疗4个月。研究组临床有效率为88.57%，对照组75.71%，研究组高于对照组（$P<0.05$）。两组不良反应发生率的差异无统计学意义（$P>0.05$）。治疗前两组CD8$^+$、CD4$^+$、CD3$^+$和CD4$^+$/CD8$^+$、CXCL-10水平的差异无统计学意义（$P>0.05$）。治疗后两组CXCL-10、CD8$^+$均明显下降，差异有统计学意义（$P<0.05$），且研究组明显低于对照组（$P<0.05$）。两组CD4$^+$、CD3$^+$和CD4$^+$/CD8$^+$均明显升高，且研究组明显高于对照组（$P<0.05$）。结果表明，康复新液联合胸腺五肽治疗肺结核具有较好的效果，可显著降低患者的炎症反应，提高患者的免疫功能，且安全性高，可在临床上推广应用。

两组治疗前后细胞免疫功能指标比较（$\bar{x}\pm s$）（赵兴忠等，2020）

组别	例数	CD8⁺（%）		CD4⁺（%）		CD3⁺（%）		CD4⁺/CD8⁺	
		治疗前	治疗后	治疗前	治疗后	治疗前	治疗后	治疗前	治疗后
研究组	70	0.35± 0.05	0.19± 0.01*#	0.41± 0.06	0.52± 0.08*#	0.52± 0.06	0.71± 0.09*#	1.25± 0.08	1.69± 0.27*#
对照组	70	0.36± 0.06	0.28± 0.03#	0.38± 0.08	0.42± 0.05#	0.53± 0.07	0.60± 0.08#	1.26± 0.07	1.43± 0.15#

注：与同组治疗前比较，# 表示 $P<0.05$；与对照组治疗后比较，* 表示 $P<0.05$。

四、康复新液治疗肺结核的典型病例

患者，女，43 岁，因无明显诱因出现咳嗽，咯白色泡沫痰，痰多，不易咯出，后变成黄色黏稠痰，伴双侧胸背部疼痛不适 1 个月，近几日患者自觉症状较前加重入院。

CT 检查显示：继发性肺结核伴双肺播散。诊断为继发性肺结核。治疗方法：常规抗痨治疗。治疗后出现恶心呕吐、腹痛不适，将方案调整为 HRELfx，并加强保肝，加入康复新液和美洲大蠊结合辅助治疗后，患者精神、食欲、睡眠可，未诉咳嗽、咳痰、潮热、盗汗、恶心、呕吐、乏力、腹痛等不适。出院后，常规用药加美洲大蠊和康复新液继续治疗。

4⁺ 个月后复查，病灶基本吸收。患者治疗时间较未用康复新液者缩短 2~4 月，生活质量也相对提高很多。

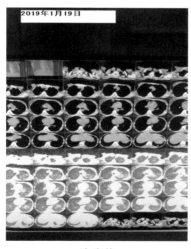
治疗前

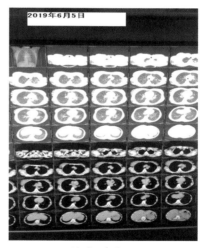
治疗 4⁺ 个月

治疗前后 CT 比较

参考文献

李兰娟，任红．传染病学［M］．8 版．北京：人民卫生出版社，2013.
葛均波，徐永健，王辰．内科学［M］．9 版．北京：人民卫生出版社，2018.
张伯礼，吴勉华．中医内科学［M］．4 版．北京：中国中医药出版社，2017.

王有木. 康复新液治疗肺结核咯血 30 例临床观察 [J]. 吉林医学，2012，33 (31)：6812.

程卫清，王建良. 康复新液辅助治疗空洞型肺结核 60 例临床观察 [J]. 浙江中医杂志，2013，48 (7)：544.

韩文革，尹相玉，王晶，等. 联用康复新液治疗复治菌阳肺结核的临床研究 [J]. 华西医学，2013，28 (11)：1689－1691.

陈华昕. 康复新液辅助治疗颈淋巴结核的临床效果 [J]. 中国医药导报，2014，11 (25)：78－80，90.

王怀冲，徐颖颖，张相彩，等. 中药与免疫调节剂辅助治疗复治肺结核临床研究 [J]. 中国全科医学，2014，12 (5)：815－817.

骆红霞，李月翠，胡伟跃，等. 康复新液早期治疗老年结核性胸膜炎 40 例 [J]. 中国中医药科技，2015，22 (3)：346－347.

崔英. 利用康复新液辅助治疗颈淋巴结核的临床研究 [J]. 中国伤残医学，2015，23 (11)：127－128.

牛建明，谭艳辉，张丹，等. 局部注药联合口服康复新液辅助治疗颈淋巴结结核疗效观察 [J]. 现代生物医学进展，2016，16 (22)：4339－4341，4362.

牛建明，谭艳辉，张丹，等. 异烟肼、链霉素联合康复新治疗浅表淋巴结结核疗效观察 [J]. 现代中西医结合杂志，2016，25 (36)：4064－4065.

王红，郑金萍. 康复新液辅助治疗肺结核合并糖尿病的疗效及对糖化血红蛋白与 T 淋巴细胞亚群的影响 [J]. 现代中西医结合杂志，2017，26 (24)：2643－2645.

李文博，刘超，孙扬，等. 康复新液联合支气管镜下注射药物治疗复治涂阳空洞型肺结核疗效及对免疫功能和呼吸功能的影响 [J]. 现代中西医结合杂志，2017，26 (27)：2972－2975，2988.

张敏，高金县，马静，等. 康复新液对溃疡型肠结核患者疗效及血清 EGF、IL－1、TNF－α 水平的影响 [J]. 解放军医药杂志，2018，30 (11)：74－77.

王姬，谢固雅，冯马龙. 康复新液联合标准化疗方案治疗空洞型肺结核并发咔血 93 例 [J]. 医药导报，2018，37 (4)：429－433.

赵新国，陈慧芬，曹维宁，等. 支气管镜下药物注射对复治涂阳空洞型肺结核的疗效 [J]. 实用医学杂志，2018，34 (8)：1351－1354.

周亚飞. 康复新辅助胸腺五肽治疗复治菌阳肺结核的效果 [J]. 国际流行病学传染病学杂志，2020，47 (2)：107－110.

高华，石海萍，张权武，等. 康复新液辅助纤维支气管镜灌注联合化疗对耐多药肺结核患者肺功能、炎症因子和 T 淋巴细胞亚群的影响 [J]. 现代生物医学进展，2020，21 (20)：4147－4151.

康冠楠，侯莉莉，马清艳，等. 康复新液联合二线药物对老年耐多药结核病患者影响的临床研究 [J]. 新疆医科大学学报，2020，43 (6)：754－757，762.

赵兴忠，赵新国，朱峰. 康复新液联合胸腺五肽治疗肺结核患者的效果及对免疫功能的影响 [J]. 徐州医科大学学报，2020，40 (7)：505－508.

后　记

　　康复新液，一款既可内服也可外用的溶液剂，主要用于各类溃疡、创面的治疗。康复新液自上市以来，在临床应用超过 30 年，疗效得到了广大患者及医务工作者的高度认可和赞誉，每年惠及患者超过 1 亿人，康复新液的研究论文已累计几千篇，临床应用几乎覆盖所有科室。疗效是检验一切医药、医术的金标准。"通利血脉，养阴生肌"，体内体外凡是有创面的地方，它都可以大显身手。

　　本书按科室、病种分章节，从医学理论、药理研究、临床应用三个方面，全面收集并系统总结了康复新液在十个临床科室中的研究与应用。全书科学实用，既适合临床医师、医药院校师生、家庭保健人员阅读，又可供相关疾病患者参考。

　　美洲大蠊系列的第一本专著《中药美洲大蠊大全》已于 2020 年出版，全面概述了美洲大蠊作为一味中药材的药用历史。本书作为该系列的第二本，就其现有制剂康复新液的临床应用给予了全面介绍。我们一直在问自己，中药有没有效？有效是什么在起效？怎么起效的？起效的过程是怎样的？因此，未来我们计划将从基因及分子层面，利用现代技术深入挖掘美洲大蠊新的药用价值。

　　本书是数千名临床专家对康复新液应用心得的结晶。感谢参与本书编撰的四川大学岳碧松教授，药用美洲大蠊四川省重点实验室的沈咏梅、黄媛莉、杜江、赵芙蓉、张强、龙慧、吴舒洁、伍卫平、刘姝、潘安、岳慧敏、刘彬、吴桃清、姜顺日。

耿福能

2022 年冬

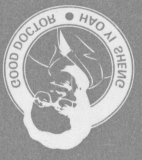

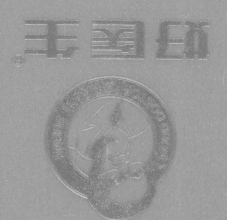